The Ophthalmology Volume

Interpretation
of Clinical Pathway

2022年版

临床路径释义
INTERPRETATION OF CLINICAL PATHWAY
眼科分册

主 编 王宁利 马建民

中国协和医科大学出版社
北 京

图书在版编目（CIP）数据

临床路径释义·眼科分册／王宁利，马建民主编. —北京：中国协和医科大学出版社，2022.5
ISBN 978-7-5679-1953-2

Ⅰ. ①临…　Ⅱ. ①王…②马…　Ⅲ. ①临床医学-技术操作规程 ②眼病-诊疗-技术操作规程　Ⅳ. ①R4-65

中国版本图书馆 CIP 数据核字（2022）第 044239 号

临床路径释义·眼科分册

主　　编：王宁利　马建民
责 任 编 辑：许进力　王朝霞
丛书总策划：张晶晶　冯佳佳
本 书 策 划：刘　雪　张晶晶

出版发行：**中国协和医科大学出版社**
　　　　　（北京市东城区东单三条 9 号　邮编 100730　电话 010-65260431）
网　　址：www.pumcp.com
经　　销：新华书店总店北京发行所
印　　刷：北京虎彩文化传播有限公司

开　　本：787mm×1092mm　　1/16
印　　张：37.25
字　　数：980 千字
版　　次：2022 年 5 月第 1 版
印　　次：2022 年 5 月第 1 次印刷
定　　价：168.00 元

ISBN 978-7-5679-1953-2

编 委 会

主 编
王宁利　马建民

副主编
孙兴怀　徐国兴

编 委（按姓氏笔画排序）
马建民　首都医科大学附属北京同仁医院
王 康　首都医科大学附属北京友谊医院
王利华　山东省立医院
王海彬　承德医学院附属医院
龙 琴　北京协和医院
叶 娟　浙江大学医学院附属第二医院
田彦杰　北京大学第三医院
白大勇　首都医科大学附属北京儿童医院
毕宏生　山东中医药大学附属眼科医院
曲 超　四川省医学科学院·四川省人民医院
朱 丹　内蒙古医科大学附属医院
朱德海　北京大学第一医院
刘 武　首都医科大学附属北京同仁医院
刘 虎　南京医科大学第一附属医院
刘祖国　厦门大学眼科研究所
刘爱民　北京协和医院
孙兴怀　复旦大学附属眼耳鼻喉科医院
严 宏　西安市人民医院　陕西省眼科医院
李贵刚　华中科技大学同济医学院附属同济医院
李俊红　山西省眼科医院
杨培增　重庆医科大学附属第一医院
杨新吉　中国人民解放军总医院第三医学中心
吴文灿　温州医科大学附属眼视光医院
张 红　哈尔滨医科大学附属第一医院眼科医院
张 虹　天津医科大学中新生态城医院
张顺华　北京协和医院
陆 方　四川大学华西医院

陈 俐 成都市第三人民医院
范先群 上海交通大学医学院附属第九人民医院
周 磊 成都市第三人民医院
郑雅娟 吉林大学第二医院
赵 晨 复旦大学附属眼耳鼻喉科医院
赵培泉 上海交通大学附属新华医院
郝燕生 北京大学第三医院
柯 敏 武汉大学中南医院
秦安京 首都医科大学附属复兴医院
袁 玲 昆明医科大学附属医院
袁洪峰 重庆爱尔眼科医院
原慧萍 哈尔滨医科大学附属第二医院
徐国兴 福建医科大学附属第一医院
郭 健 福建医科大学附属第一医院
唐罗生 中南大学湘雅二医院
葛 坚 中山大学附属中山眼科中心
蒋 沁 南京医科大学附属眼科医院
魏世辉 中国人民解放军总医院第三医学中心

序 言

随着科学技术的进步，眼科学的诊断、治疗手段有了很大的发展，各种先进仪器的使用及由于材料学发展所诞生的人工晶状体、人工角膜等眼内植入物的临床推广，使得眼科学领域内众多的治疗新理念和新技术、新术式蓬勃发展。在发展的同时，要注意学科良性运转及治疗的有效性及可及性，眼科患者面对突飞猛进的技术发展，能否在承担起治疗费用的基础上得到有效治疗，这是一个理性社会需要关注的问题。所以眼科诊疗的规范化管理尤为重要，眼科临床路径的管理是一种新型的眼科规范化管理模式，经过国外30多年的临床实践，已形成了成熟的管理制度、工作模式、运行机制、质量评估和持续改进体系，并证明能很好地规范诊疗行为、控制医疗费用的无序增长。在国内，临床路径虽然起步较晚，但是通过前期实施临床路径的结果可以看出：明显提供高了患者满意度，缩短了平均住院天数，降低了平均住院费用。

眼科临床路径的制定是以眼科临床诊疗指南为依据，其内容更简洁、易读，适用于包括眼科在内的多部门具体操作，是针对特定眼科疾病的诊疗流程，重点治疗过程中各专科间的协同性，注重治疗的结果，注重时间性。由于临床路径要求其文字简洁、内容规范，所以需要解释的内容不能在临床路径正文中出现，而眼科临床疾病复杂多样，我国各级医院诊疗水平、药物配置参差不齐，在这种条件下使用统一的路径管理，需要有一个详细的解释，具体疾病具体处理，让各位医生、护士掌握临床路径要求的每一个具体操作细节，更好地运用临床路径来指导临床诊疗工作，更好地造福人民，这就是《临床路径释义·眼科分册》产生的初衷。

值得注意的是"眼科临床路径"只是针对该种疾病的患者主体提供了诊疗流程，多数患者在治疗预期结果范围内可按照这一路径来执行，但考虑到临床实践的复杂性，要求临床医师要以人为本，根据患者个性特性及病情变化，及时准确地提供有效的规范化诊治，不能因为控制医疗费用增长而贻误患者的及时治疗。

本分册所针对的37种眼科疾病均由国内该领域权威专家亲自执笔，集多年临床实践在"临床路径"的框架下完成，旨在帮助眼科从业人员更加准确地理解、"消化"眼科临床路径的内容，是目前最完善、最权威的"眼科临床路径释义"系列图书之一。

谢立信

中国工程院　院士

山东省眼科研究所　名誉所长

前 言

开展临床路径工作是我国医药卫生改革的重要举措。临床路径在医疗机构中的实施为医院医疗质量管理提供标准和依据，是医院管理的抓手，是实实在在的医院内涵建设的基础，是一场重要的医院管理革命。

为更好地贯彻国务院深化医药卫生体制改革的有关精神，帮助各级医疗机构开展临床路径管理，保证临床路径工作顺利进行，自2011年起，受国家卫生健康管理部门委托，中国医学科学院承担了组织编写《临床路径释义》的工作。

在医院管理实践中，提高医疗质量、降低医疗费用、防止过度医疗是世界各国都在努力解决的问题。其重点在于规范医疗行为，控制成本过快增长与有效利用资源。研究与实践证实，临床路径管理是解决上述问题的有效途径，尤其在优化资源利用、节省成本、避免不必要检查与药物应用、建立较好医疗组合、提高患者满意度、减少文书作业、减少人为疏失等诸多方面优势明显。因此，临床路径管理在医改中扮演着重要角色。2016年11月，中共中央办公厅、国务院办公厅转发《国务院深化医药卫生体制改革领导小组关于进一步推广深化医药卫生体制改革经验的若干意见》，提出加强公立医院精细化管理，将推进临床路径管理作为一项重要的经验和任务予以强调。国家卫生健康管理部门也提出了临床路径管理"四个结合"的要求，即临床路径管理与医疗质量控制和绩效考核相结合、与医疗服务费用调整相结合、与支付方式改革相结合、与医疗机构信息化建设相结合。2021年1月，国家卫健委、医保局、财政部等8部委联合下发《关于进一步规范医疗行为促进合理医疗检查的指导意见》，明确要求国家卫健委组织制定国家临床诊疗指南、临床技术操作规范、合理用药指导原则、临床路径等；并要求截至2022年底前，三级医院50%出院患者、二级医院70%出院患者要按照临床路径管理。

临床路径管理工作中遇到的问题，既有临床方面的问题，也有管理方面的问题，最主要是对临床路径的理解一致性问题。这就需要统一思想，在实践中探索解决问题的最佳方案。《临床路径释义》是对临床路径的答疑解惑及补充说明，通过解读每一个具体操作流程，提高医疗机构管理人员和医务人员对临床路径管理工作的认识，帮助相关人员准确地理解、把握和正确运用临床路径，合理配置医疗资源，规范医疗行为，提高医疗质量，保证医疗安全。

本书由王宁利、马建民教授等数位知名专家亲自编写审定。编写前，各位专家认真研讨了临床路径在实施过程中各级医院遇到的普遍性问题，在专业与管理两个层面，从医师、药师、护士、患者多个角度进行了释义和补充，供临床路径管理者和实践者参考。

对于每个病种，我们在临床路径原文基础上补充了"医疗质量控制指标""疾病编码"和"检索方法""国家医疗保障疾病诊断相关分组"四个项目，将临床路径表单细化为"医师表单""护士表单"和"患者表单"，并对临床路径及释义中涉及的"给药方案"进行了详细的解读，即细化为"给药流程图""用药选择""药学提示""注意事项"，同时补充了"护理规范""营养治疗规范""患者健康宣教"等内容。在本书最后，为帮助实现临床路径病案质量的全程监控，我们在附录中增设"病案质量监控表单"，作为医务人员书写病案时的参考，同时作为病案质控人员在监控及评估时评定标准的指导。

"疾病编码"可以看作适用对象的释义，兼具标准化意义，使全国各医疗机构能够有统一标准，明确进入临床路径的范围。对于临床路径公布时个别不准确的编码我们也给予了修正和补充。增加"检索方法"是为了使医院运用信息化工具管理临床路径时，可以全面考虑所有因素，避免漏检、误检数据。这样医院检索获取的数据才能更完整，也有助于卫生行政部门的统计和考核。增加"国家医疗保障疾病诊断相关分组"是将临床路径与 DRG有机结合起来，临床路径的实施可为 DRG 支付方式的实施提供医疗质量与安全保障，弥补其对临床诊疗过程监管的不足。随着更多病例进入临床路径，也有助于 DRG 支付方式的科学管理，临床路径与 DRG 支付方式具有协同互促的效应。

依国际惯例，临床路径表单细化为"医师表单""护士表单"和"患者表单"，责权分明，便于使用。这些仅为专家的建议方案，具体施行起来，各医疗机构还需根据实际情况修改。

实施临床路径管理意义重大，但同时也艰巨而复杂。在组织编写这套释义的过程中，我们对此深有体会。本书附录对制定/修订《临床路径释义》的基本方法与程序进行了详细的描述，因时间和条件限制，书中不足之处难免，欢迎同行诸君批评指正。

编　者

2022 年 2 月

目 录

第一章

上睑下垂临床路径释义

【医疗质量控制指标】

指标一、诊断需结合症状、体征和辅助检查。

指标二、手术适应证选择符合上睑下垂矫正术。

指标三、手术疗效达到预期目标。

指标四、抗菌药物使用符合规范。

指标五、住院时间符合路径实施要求。

一、上睑下垂编码

疾病名称及编码：先天性上睑下垂（ICD-10：Q10.0）

手术操作及编码：上睑下垂矫正术（ICD-9-CM-3：08.31/08.32/08.33/08.34/08.35/08.36）

二、临床路径检索方法

Q10.0 伴 08.31/08.32/08.33/08.34/08.35/08.36（注：进入本路径为临床诊断为先天性上睑下垂的患者，故删除其他上睑下垂的编码 H02.4）。此路径上睑下垂矫正术不包括上睑下垂矫正过度复位术08.37。

三、国家医疗保障疾病诊断相关分组（CHS-DRG）

MDCC　眼疾病及功能障碍

CZ1　其他眼部疾患

四、上睑下垂临床路径标准住院流程

（一）适用对象

第一诊断为上睑下垂（ICD-10：H02.4，Q10.10），行上睑下垂矫正术（ICD-9-CM-3：08.3）。

> 释义
>
> ■ 适用对象编码参见第一部分。
>
> ■ 本路径适用对象为临床诊断为先天性上睑下垂的患者，不包括眼神经麻痹的上睑下垂和术后复发的上睑下垂，也不包括因外伤及其他疾病所引起的上睑下垂。

（二）诊断依据

根据《临床诊疗指南·眼科学分册》（中华医学会编著，人民卫生出版社，2006），《眼科临床指南（第3版）》（美国眼科学会编，2018）：

1. 出生后数月、数年双眼上睑下垂遮盖瞳孔 2mm 以上，上睑部分或全部不能提起，伴有耸眉、下颌上抬、仰头视物等特殊面容；单眼上睑下垂遮盖瞳孔，存在弱视的可能性。

2. 提上睑肌肌力试验小于或等于 4mm，额肌功能良好、Bell 征阳性、眼位及眼球运动无异常。

3. 鉴别诊断：

（1）因神经系统疾病、其他眼部或全身性疾病所致的获得性上睑下垂。

（2）Marcus-Gunn 综合征。

> **释义**
>
> ■ 根据《临床诊疗指南·眼科学分册》（中华医学会编著，人民卫生出版社，2006），《眼科临床指南（第 3 版）》（美国眼科学会编，2018）。
>
> ■ 出生后双眼或单眼上睑下垂遮盖角膜上缘 2mm 以上，上睑部分或全部不能提起，伴有耸眉、下颌上抬、抬头视物等特殊面容；重度上睑下垂遮盖瞳孔，存在弱视的可能性。
>
> ■ 正常提上睑肌肌力一般为 12~14mm，上睑下垂患者提上睑肌肌力测试小于正常肌力，不同严重程度上睑下垂患者的提上睑肌肌力测试可大于、小于或等于 4mm，额肌功能大多良好、Bell 征阳性、眼位及眼球运动无异常。
>
> ■ 同时伴有动眼神经或其他眼外肌（尤其上直肌多见）发育不良的患儿可出现 Bell 征减弱或消失，眼位及眼球运动障碍。
>
> ■ 单眼或双眼上睑下垂遮盖瞳孔均可造成弱视。
>
> ■ Marcus-Gunn 综合征所引起的上睑下垂是一类特殊的上睑下垂，累及单眼，特征是静止时一侧眼睑下垂，当咀嚼、张口或下颌朝向对侧移动时，下垂的上睑突然上提，甚至超过健侧高度。
>
> ■ 上睑下垂需与睑裂狭小综合征鉴别。睑裂狭小综合征是以独特的先天性眼睑异常为特征的眼部疾病，该病可以散发，也可以由常染色体显性遗传引起，其典型表现包括睑裂狭小、上睑下垂、逆向型内眦赘皮和内眦间距增宽。

（三）治疗方案的选择

根据《临床技术操作规范·眼科学分册》（中华医学会编著，人民军医出版社，2006）、《眼科手术学·理论与实践》（谢立信主编，人民卫生出版社，2005）。

1. 先天性上睑下垂以手术治疗为主。如果遮盖瞳孔，为避免弱视应尽早手术，特别是单眼患儿。

2. 因神经系统疾病、其他眼部或全身性疾病所致的获得性上睑下垂应先进行病因治疗或药物治疗，如无效时再考虑手术治疗。

3. 先天性动眼神经麻痹应先施行斜视矫正术，术后眼位正位、Bell 征阳性者再行上睑下垂手术。

4. 根据患者病情选择手术方式：包括提上睑肌缩短术、额肌瓣悬吊术、阔筋膜或硅胶悬吊术、Müller 肌缩短术和提上睑肌腱膜修补术等。

> **释义**
>
> ■ 先天性上睑下垂的手术时机一般 3~5 岁为宜，轻度上睑下垂不影响视力及心理发育前提下可考虑推迟手术；严重上睑下垂尤其是单眼上睑下垂的患者，为了避免弱视的形成可考虑 2 岁左右进行手术；部分患儿因上睑下垂导致头向后伸仰，可导致脊柱后弯等严重并发症，应尽早手术。如果明确诊断弱视，亦应尽早手术。

■ 手术方式的选择和手术量的设计应根据患者提上睑肌的肌力、Bell 现象、患者眼球运动情况和患者眼表状况综合考虑。对于提上睑肌肌力较好的患者尽量选择提上睑肌缩短术或 Müller 肌缩短术;对于 Bell 征阴性、眼球上转受限或眼表状态不良的患者,应慎重选择手术治疗,手术矫正量要保守,术后密切观察,防止暴露性角膜炎的发生。

(四) 标准住院日

5~7 天。

| 释义 |

■ 标准住院日为推荐的最低标准,提倡缩短住院日。一般标准住院日为 4~5 天。对于成人或配合较好的青少年患者考虑门诊手术;不配合的儿童及需要全身麻醉手术的患者需要住院手术。

(五) 进入临床路径标准

1. 第一诊断必须符合 ICD-10: H02.4, Q10.10 上睑下垂疾病编码。
2. 当患者同时具有其他疾病诊断,但在住院期间不需要特殊处理、不影响第一诊断的临床路径流程实施时,可以进入临床路径。

| 释义 |

■ 第一诊断为先天性上睑下垂的患者,不包括动眼神经麻痹引起的上睑下垂和术后复发的上睑下垂,也不包括因外伤及其他疾病如重症肌无力、Macus-Gunn 综合征、睑裂狭小综合征、Honor 综合征、神经纤维瘤病等引起的上睑下垂,可以进入该临床路径。

■ 患者同时伴有斜视、弱视、内眦赘皮等疾患,不影响手术、麻醉,也不需要特殊处理,不影响第一诊断的临床路径流程实施时,可以进入该临床路径。

(六) 术前准备 (术前评估)

1~2 天。

1. 必须的检查项目:
(1) 血常规、尿常规。
(2) 肝肾功能,凝血功能,感染性疾病筛查 (乙型肝炎、丙型肝炎、艾滋病、梅毒等)。
(3) 心电图、X 线胸片 (全身麻醉患儿)。
2. 眼部专科检查:
(1) 检查裸眼视力和矫正视力。
(2) 检查提上睑肌肌力和上睑下垂量。
(3) 检查上直肌和下斜肌等眼外肌功能。

（4）检查有无 Bell 现象和上睑迟滞现象。

（5）检查有无 Macus-Gunn 现象，必要时进行新斯的明试验。

3. 根据患者病情可选择超声心动图等。

> **释义**
>
> ■ 常规眼前节和眼底检查；检查额肌肌力；检查所有眼外肌，尤其是上直肌和下斜肌的功能；检查有无倒睫、Bell 现象和上睑迟滞现象；检查有无咀嚼、张口或下颌向健侧运动时，患侧上睑上提现象。必要时进行新斯的明试验排除重症肌无力。
>
> ■ 术前、术后常规影像学检查。

（七）预防性抗菌药物选择与使用时机

1. 按照《抗菌药物临床应用指导原则》（卫医发〔2015〕43 号）执行，结合患者病情合理使用抗菌药物。

2. 选用喹诺酮类或妥布霉素（儿童）类滴眼液，预防性用药时间为 1~3 天。

> **释义**
>
> ■ 不需要口服、肌内注射或静脉滴注抗菌药物。若行硅胶管悬吊术，需术前预防性使用抗菌药物。可选用喹诺酮类（左氧氟沙星）或氨基糖苷类（妥布霉素）滴眼液，预防性用药时间为 1 天。
>
> ■ 鉴于 2012 年 8 月 1 日起施行《抗菌药物临床应用管理办法》（卫生部令 84 号），路径中抗菌药物使用应按照新的管理规范执行，本路径均不再全身（口服、静脉注射或肌内注射）使用抗菌药物，原则上以局部使用抗菌药物预防感染。术前可以预防性使用局部抗菌药物，儿童多使用喹诺酮类（左氧氟沙星）或氨基糖苷类（妥布霉素）滴眼液，预防性用药时间可为 1 天。

（八）手术日

入院第 2~3 天。

1. 麻醉方式：局部麻醉或全身麻醉（儿童）。

2. 手术内固定物：无。

3. 术中用药：麻醉常规用药。

（九）术后住院恢复

3~4 天。

1. 必须复查的检查项目：

（1）角膜上皮、上睑、结膜情况。

（2）缝线位置、切口对合情况。

（3）眼球运动情况和 Bell 现象。

2. 术后用药：一般不需用药，抵抗力较差患者可酌情使用头孢或喹诺酮类抗菌药物，用药时间为 1~2 天。

> **释义**
>
> ■ 术后住院恢复2~3天。可根据患儿病情适当调整术后住院时间。如病情轻微,术后眼睑闭合良好可提前出院;如果患儿出现暴露性角膜炎,则需要延长住院观察时间。
>
> ■ 必需的检查项目还包括睁眼时上睑缘的位置、眼睑闭合情况、角膜暴露情况及有无倒睫情况。
>
> ■ 术后一般无需全身使用抗菌药物,若行硅胶管悬吊术,需术后预防性使用抗菌药物。特殊情况如轻微感冒等,可酌情使用头孢或喹诺酮类抗菌药物,用药时间为1~2天。根据患者术后睑裂闭合情况给予人工泪液、眼膏或眼用凝胶保护角膜和结膜,尤其是晚上睡眠时,对于眼睑闭合不全的患者,应使用眼膏涂满角膜,避免发生暴露性角膜炎。术后抗菌药物使用参考"(七)预防性抗菌药物选择与使用时机"。如果出现暴露性角膜症状或体征,可以同时使用绷带式角膜接触镜、抗菌药物滴眼液以及促进角膜修复等药物。

(十)出院标准

1. 切口愈合好,无活动性出血及感染征象。
2. 没有需要住院处理的并发症和/或合并症。

> **释义**
>
> ■ 需要住院处理的并发症和/或合并症包括:暴露性角膜炎、严重结膜脱垂、手术切口感染、严重倒睫、严重血肿等。

(十一)变异及原因分析

1. 术前实验室检查异常,需要复查相关检查,导致住院时间延长。
2. 有影响手术的并发症和/或合并症,如矫正不足、矫正过度、上睑内翻倒睫、暴露性角膜炎、结膜脱垂和眉额区血肿等,需要进行相关的诊断和治疗,导致住院时间延长、费用增加。

> **释义**
>
> ■ 住院后患者如出现感冒、发热等不宜手术的情况,需要等病情好转后才可手术,导致住院时间延长或出院观察。
>
> ■ 上睑下垂术后出现暴露性角膜炎、严重结膜脱垂、严重的内翻倒睫及严重的血肿,需再次手术,导致住院时间延长。

五、上睑下垂临床路径给药方案

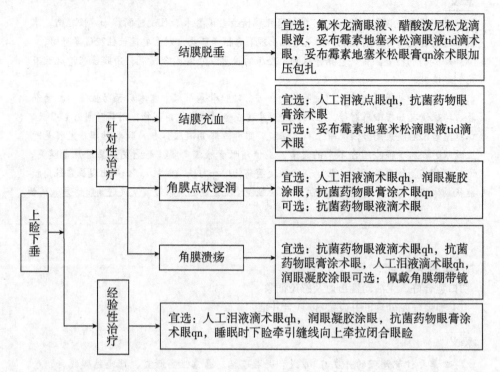

结膜脱垂 → 宜选：氟米龙滴眼液、醋酸泼尼松龙滴眼液、妥布霉素地塞米松滴眼液tid滴术眼，妥布霉素地塞米松眼膏qn涂术眼加压包扎

结膜充血 → 宜选：人工泪液点眼qh，抗菌药物眼膏涂术眼
可选：妥布霉素地塞米松滴眼液tid滴术眼

角膜点状浸润 → 宜选：人工泪液滴术眼qh，润眼凝胶涂眼，抗菌药物眼膏涂术眼qn
可选：抗菌药物眼液滴术眼

角膜溃疡 → 宜选：抗菌药物眼液滴术眼qh，抗菌药物眼膏涂术眼，人工泪液滴术眼qh，润眼凝胶涂眼可选：佩戴角膜绷带镜

经验性治疗 → 宜选：人工泪液滴术眼qh，润眼凝胶涂眼，抗菌药物眼膏涂术眼qn，睡眠时下睑牵引缝线向上牵拉闭合眼睑

1. 用药选择：

（1）对病原菌不明的感染应采用广谱抗菌药物或抗菌药物联合应用。妥布霉素的抗菌后续作用可达2~4小时，对于假单胞菌属600 000株连续11年的研究显示：妥布霉素的敏感性始终在90%以上。

（2）氟喹诺酮类药物抗菌活性强，对革兰阳性、革兰阴性临床常见致病菌具有较强的抗菌作用，对衣原体、支原体、军团菌及结核杆菌亦有较强的作用。单一种氟喹诺酮类药物（如左氧氟沙星滴眼液、氧氟沙星滴眼液）治疗与多种氟米龙滴眼液抗菌药物联合用药加强治疗的效果一致。

（3）糖皮质激素（简称激素）是眼科最常用，但也是最有争议的药物。眼部的各种炎症和变态反应性疾患均可用激素进行治疗，可以迅速消除炎症。一般认为对轻度的外眼感染，单独应用抗菌药物即能有效控制感染，无需加用激素。对严重的细菌性角结膜炎和眼内感染，若在有效抗菌药物应用的同时适当配合激素治疗，有利于阻止炎症反应所致的眼组织损伤，可加速治愈过程。临床常用药物包括氟米龙滴眼液、醋酸泼尼松龙滴眼液、妥布霉素地塞米松滴眼液和眼膏等。

2. 药学提示：

（1）氟喹诺酮类药物（如左氧氟沙星滴眼液），每日3~5次，每次1~2滴滴入患眼的结膜囊内。

（2）氨基糖苷类抗菌药物（如妥布霉素滴眼液），用于轻度及中度感染的患者，每日2~3次，每次1~2滴点入患眼，病情缓解后减量。

3. 注意事项：

氟喹诺酮类药物（如左氧氟沙星滴眼液）只限于滴眼用，不能用于结膜下注射，也不能直接滴入眼前房内。

六、上睑下垂护理规范

1. 术前护理：

（1）心理护理，适当讲解手术过程及注意事项，增加患者及家属对手术的理解，建立合理的疗效预期和风险考虑，情绪稳定接受手术治疗。

（2）术前遵医嘱滴抗菌药物滴眼液，清洁结膜囊预防术后感染。

（3）全身麻醉患者嘱患者术前 8 小时禁食、禁水。

（4）术前嘱患者排空大小便，取下义齿、手表、首饰等。

2. 术后护理：

（1）术后患者平卧位或者侧卧位，麻醉苏醒后 6 小时患者可适当下床活动，尽量避免低头、弯腰，谨防碰撞术眼。

（2）术后冰敷 48 小时。

（3）密切观察有无包扎纱布渗血、移位等情况，及时报告医师处理。

（4）术后第 2 天换药后开始点滴眼液及眼膏，操作时动作要轻柔。

七、上睑下垂营养治疗规范

饮食指导：

1. 应适当增加蛋白质和维生素的摄入量，如鸡蛋、豆制品，多吃新鲜水果蔬菜，以促进切口修复；多吃软食及易消化的食物，忌辛辣刺激的食物，忌用硬食，以防过度用力，使切口裂开。

2. 保持大便通畅，防止便秘，以防过度用力，使切口裂开。

八、上睑下垂健康宣教

1. 出院指导：上睑下垂矫正术后多存在眼睑闭合不全，需较长时间应用人工泪液等滴眼液和眼膏保护角膜，教会患者及家属正确使用滴眼液和眼膏的方法。如果下睑留置牵引缝线，嘱其在临睡前涂好眼膏后将下睑牵引线向上牵引固定后纱布封眼，保护术眼。

2. 术后 1 周眼科门诊复诊拆线。

3. 忌烟酒及辛辣的食物，因为辛辣食物可导致血管扩张眼部充血。

4. 睡眠要充足，注意保暖，早期应避免打喷嚏、咳嗽，保持大便通畅，以防止缝线脱落。

5. 术后半年内要注意保护术眼。注意用眼卫生，尽量少看电子产品。出院后要避免和传染患者接触，尽量少去公共场所。

6. 根据病情需要定期复诊，若出现结膜脱垂、角膜炎等症状应及时复诊。

九、推荐表单

（一）医师表单

上睑下垂临床路径医师表单

适用对象：第一诊断为上睑下垂（ICD-10：Q10.10）

行上睑下垂矫正术（ICD-9-CM-3：08.31/08.32/08.33/08.34/08.35/08.36）

患者姓名：		性别：　年龄：　门诊号：		住院号：
住院日期：　　年　月　日		出院日期：　　年　月　日		标准住院日：4~5天

时间	住院第1天	住院第1~2天	住院第2~3天（手术日）
主要诊疗工作	□ 询问病史及体格检查 □ 完成病历书写 □ 开实验室检查单或补充完善 □ 上级医师查房与术前评估 □ 初步确定手术方式和日期 □ 术前照相	□ 上级医师查房 □ 完成术前准备与术前评估 □ 根据体检结果行术前讨论，确定手术方案 □ 完成必要的相关科室会诊 □ 住院医师完成术前小结、上级医师查房记录等病历书写 □ 签手术知情同意书 □ 向患者及家属交代围术期注意事项	□ 手术 □ 术者完成手术记录 □ 住院医师完成术后病程记录 □ 上级医师查房 □ 向患者及家属交代病情及术后注意事项
重点医嘱	**长期医嘱** □ 眼科三级护理 □ 饮食 □ 抗菌药物滴眼液点术眼 **临时医嘱** □ 血常规、尿常规、肝肾功能、凝血功能、感染性疾病筛查 □ 需全身麻醉者查X线胸片、心电图 □ 超声心动图（必要时）	**长期医嘱** □ 患者既往基础用药 **临时医嘱** □ 术前医嘱 □ 常规准备明日在局部麻醉或全身麻醉下行上睑下垂矫正术：提上睑肌缩短术、提上睑肌腱膜前徙术、额肌瓣悬吊术、阔筋膜悬吊术、硅胶条悬吊术、Müller肌切除术 □ 术前禁食、禁水（全身麻醉患者） □ 术前术眼结膜囊冲洗	**长期医嘱** □ 眼科术后二级护理 □ 饮食 □ 人工泪液+抗菌药物滴眼液点术眼 □ 抗菌药物眼膏涂术眼 □ 术眼可佩戴治疗用绷带镜 **临时医嘱** □ 今日在局部麻醉或全身麻醉下行上睑下垂矫正术：提上睑肌缩短术、提上睑肌腱膜前徙术、额肌瓣悬吊术、阔筋膜悬吊术、硅胶条悬吊术、Müller肌缩短术 □ 切口物理降温（冰敷）
病情变异记录	□ 无　□ 有，原因： 1. 2.	□ 无　□ 有，原因： 1. 2.	□ 无　□ 有，原因： 1. 2.
护士签名			
医师签名			

时间	住院第 3~4 天 （术后第 1 日）	住院第 4~5 天 （术后第 2 日，出院日）
主要诊疗工作	□ 上级医师查房，观察病情变化，进行手术及切口评估，确定有无手术并发症，观察切口愈合情况，明确是否出院 □ 住院医师完成常规病历书写 □ 注意眼睑肿胀淤血程度、眼睑睑缘位置、结膜充血情况、睑裂闭合不全程度 □ 观察有无结膜脱垂，有无倒睫，下睑牵引缝线是否在位，角膜是否清亮，角膜上皮是否有脱失。使用绷带镜时，应观察绷带镜的位置是否有偏移、镜片表面沉淀物集聚情况及了解患者佩戴舒适度	□ 完成出院记录、病案首页、出院证明书 □ 向患者及家属交代出院后的注意事项，如返院复诊的时间、地点，发生紧急情况时的处理 □ 术后照相
重点医嘱	**长期医嘱** □ 眼科术后二级护理 □ 饮食 □ 人工泪液+抗菌药物滴眼液点术眼 □ 抗菌药物眼膏涂术眼 **临时医嘱** □ 术眼常规换药 □ 术眼绷带包扎或切口冰敷	**出院医嘱** □ 出院带药 □ 人工泪液+抗菌药物滴眼液点术眼 □ 术眼润眼凝胶涂术眼 □ 术后第 7~10 天拆除术眼上眼睑皮肤缝线和下眼睑皮肤牵引线（门诊） □ 快速可吸收皮肤切口缝线可以不拆线 □ 术后复诊
病情变异记录	□ 无　□ 有，原因： 1. 2.	□ 无　□ 有，原因： 1. 2.
医师签名		

（二）护士表单

上睑下垂临床路径护士表单

适用对象：第一诊断为上睑下垂（ICD-10：Q10.10）
　　　　　行上睑下垂矫正术（ICD-9-CM-3：08.31/08.32/08.33/08.34/08.35/08.36）

| 患者姓名： | | 性别：　年龄：　门诊号： | | 住院号： |

| 住院日期：　年　月　日 | | 出院日期：　年　月　日 | | 标准住院日：4~5 天 |

时间	住院第 1 天	住院第 1~2 天	住院第 2~3 天 （手术日）
健康宣教	□ 入院宣教 　介绍主管医师、护士 　介绍环境、设施 　介绍住院注意事项	□ 术前宣教 　宣教疾病知识、术前准备 　及手术过程 　告知准备物品、沐浴 　告知术后饮食、活动及探 　视注意事项 　告知术后可能出现的情况 　及应对方式 　主管护士与患者沟通，了 　解并指导心理应对 　告知家属等候区位置	□ 术后当日宣教 　告知术后注意事项 　告知饮食 　告知术后可能出现情况的应 　对方式 　给予患者及家属心理支持 　再次明确探视陪护须知
护理处置	□ 核对患者姓名，佩戴腕带 □ 建立入院护理病历 □ 卫生处置：剪指（趾）甲、 　沐浴，更换病号服 □ 年龄＜12 岁的未成年人需陪 　护 1 人	□ 协助医师完成术前检查 □ 术前准备 　冲洗结膜囊 　未成年者禁食、禁水 □ 卫生处置：头部清洁、沐浴	□ 送手术 　摘除患者各种活动物品 　核对患者资料及术中带药 　填写围术期单，签字确认 □ 接手术 　核对患者及资料，签字确认
基础护理	□ 三级护理 □ 晨晚间护理 □ 患者安全管理	□ 三级护理 □ 晨晚间护理 □ 患者安全管理	□ 二级护理 □ 晨晚间护理 □ 患者安全管理
专科护理	□ 护理查体 □ 填写跌倒及压疮防范表 □ 需要时，请家属陪护 □ 心理护理	□ 协助完成相关检查 □ 心理护理	□ 病情观察，观察术眼情况变化 □ 测量患者 TPR 变化 □ 遵医嘱用药 □ 切口给予物理降温 □ 全身麻醉患者做好术后全身 　麻醉护理 □ 心理护理
重点医嘱	□ 详见医嘱执行单	□ 详见医嘱执行单	□ 详见医嘱执行单
病情变异记录	□ 无　□ 有，原因： 1. 2.	□ 无　□ 有，原因： 1. 2.	□ 无　□ 有，原因： 1. 2.
护士签名			

时间	住院第 3~4 天 （术后第 1 日）	住院第 4~5 天 （术后第 2 日，出院日）
健康宣教	□ 术后宣教 眼药作用、频率、使用及保存方法 饮食、活动指导 复查患者对术前宣教内容的掌握程度	□ 出院宣教 告知复查时间及术眼眼睑皮肤缝线拆线时间 反馈眼药作用、频率、使用及保存方法 并发症的观察 活动休息 指导饮食 指导办理出院手续
护理处置	□ 协助完成眼部相关检查 □ 注意眼睑肿胀淤血程度，眼睑睑缘位置，睑裂闭合不全程度	□ 办理出院手续
基础护理	□ 二级护理 □ 晨晚间护理 □ 患者安全管理	□ 二级护理 □ 晨晚间护理 □ 患者安全管理
专科护理	□ 病情观察，观察术眼情况变化 □ 遵医嘱眼药治疗 □ 心理护理	□ 观察切口愈合情况 □ 遵医嘱眼药治疗 □ 心理护理
重点医嘱	□ 详见医嘱执行单	□ 详见医嘱执行单
病情变异记录	□ 无 □ 有，原因： 1. 2.	□ 无 □ 有，原因： 1. 2.
护士签名		

（三）患者（家属）表单

上睑下垂临床路径患者（家属）表单

适用对象：第一诊断为上睑下垂（ICD-10：Q10.10）

行上睑下垂矫正术（ICD-9-CM-3：08.31/08.32/08.33/08.34/08.35/08.36）

患者姓名：	性别：	年龄：	门诊号：	住院号：
住院日期： 年 月 日	出院日期： 年 月 日			标准住院日：4~5 天

时间	入　院	手术前	手术当天
医患配合	□ 配合询问病史、收集资料，请务必详细告知既往史、用药史、过敏史 □ 如服用抗凝剂，请明确告知 □ 配合进行体格检查 □ 有任何不适请告知医师	□ 配合完善术前相关检查 □ 麻醉师术前访视 □ 医师向患者及家属介绍病情及手术谈话、术前签字	□ 配合评估手术效果 □ 有任何不适请告知医师
护患配合	□ 配合测量体温、脉搏、呼吸、血压、体重 1 次 □ 配合完成入院护理评估（简单询问病史、过敏史、用药史） □ 接受入院宣教（环境介绍、病室规定、订餐制度、贵重物品保管等） □ 有任何不适请告知护士	□ 配合测量体温、脉搏、呼吸、询问大便次数 □ 接受术前宣教 □ 沐浴，加强头部清洁，剪指（趾）甲，男患者剃须 □ 准备好必要用物，吸水管 □ 取下义齿、饰品等，贵重物品交家属保管	□ 清晨测量体温、脉搏、呼吸、血压 □ 送手术室前，协助完成核对，带齐影像资料和术中带药，返回病房后，协助完成核对，配合过病床，配合血压测量 □ 配合检查意识 □ 遵医嘱采取正确体位 □ 配合术后用药 □ 配合缓解疼痛 □ 有任何不适请告知护士
饮食	□ 普通饮食	□ 全身麻醉者术前 12 小时禁食、禁水 □ 局部麻醉+镇静（必要时）可普通饮食	□ 全身麻醉者麻醉清醒前禁食、禁水 □ 全身麻醉者麻醉清醒 6 小时后，试饮水，无恶心、呕吐可进少量流食
排泄	□ 正常排尿便	□ 正常排尿便	□ 正常排尿便
活动	□ 正常活动	□ 正常活动	□ 全身麻醉完全清醒后可正常活动

时间	手术后	出 院
医患配合	□ 配合检查眼部情况 □ 配合眼部切口换药 □ 配合使用眼药	□ 接受出院前指导 □ 知道复查程序 □ 获取出院诊断书 □ 预约复诊日期 □ 获取术后上、下眼睑皮肤拆线时间
护患配合	□ 配合定时测量体温、脉搏、呼吸、每日询问排便情况 □ 注意活动安全，避免坠床或跌倒 □ 配合执行探视及陪护 □ 学习并配合使用眼药	□ 接受出院宣教 □ 办理出院手续 □ 获取出院带药 □ 知道眼药使用频率、方法和眼药保存注意事项 □ 知道复印病历方法
饮食	□ 普通饮食	□ 普通饮食
排泄	□ 正常排尿便 □ 避免便秘	□ 正常排尿便 □ 避免便秘
活动	□ 正常活动	□ 正常活动

附：原表单（2009 年版）

上睑下垂临床路径表单

适用对象：第一诊断为上睑下垂（ICD-10：H02.4，Q10.10）
行上睑下垂矫正术（ICD-9-CM-3：08.3）

| 患者姓名： | 性别： 年龄： 门诊号： | 住院号： |
| 住院日期： 年 月 日 | 出院日期： 年 月 日 | 标准住院日：4~5 天 |

时间	住院第 1 天	住院第 1~2 天	住院第 2~3 天（手术日）
主要诊疗工作	□ 询问病史及体格检查 □ 完成病历书写 □ 开实验室检查单或补充完善 □ 上级医师查房与术前评估 □ 初步确定手术方式和日期	□ 上级医师查房 □ 完成术前准备与术前评估 □ 根据体检行术前讨论，确定手术方案 □ 完成必要的相关科室会诊 □ 住院医师完成术前小结、上级医师查房记录等病历书写 □ 签手术知情同意书 □ 向患者及家属交代围术期注意事项	□ 手术 □ 术者完成手术记录 □ 住院医师完成术后病程 □ 上级医师查房 □ 向患者及家属交代病情及术后注意事项
重点医嘱	**长期医嘱** □ 眼科三级护理 □ 饮食 □ 抗菌药物滴眼液点术眼 **临时医嘱** □ 血常规、尿常规、肝肾功能、凝血功能、感染性疾病筛查 □ 需全身麻醉者查 X 线胸片、心电图 □ 超声心动图（必要时）	**长期医嘱** □ 患者既往基础用药 **临时医嘱** □ 术前医嘱： □ 常规准备明日在局部麻醉或全身麻醉下行上睑下垂修补术：额肌瓣矫正术、额肌腱膜瓣悬吊术、硬脑膜异体额肌悬吊术；上睑下垂提上睑肌缩短或折叠术、上睑肌腱膜前徙术 □ 术前禁食、禁水（全身麻醉患者） □ 术前术眼结膜囊冲洗	**长期医嘱** □ 眼科术后二级护理 □ 饮食 □ 抗菌药物滴眼液点术眼 □ 抗菌药物眼膏涂术眼 **临时医嘱** □ 今日在局部麻醉或全身麻醉下行上睑下垂修补术：额肌瓣矫正术、额肌腱膜瓣悬吊术、硬脑膜异体额肌悬吊术；上睑下垂提上睑肌缩短或折叠术、上睑肌腱膜前徙术 □ 切口冰敷
主要护理工作	□ 病区环境及医护人员介绍 □ 入院护理评估 □ 医院相关制度介绍 □ 执行医嘱 □ 饮食宣教、生命体征监测 □ 介绍相关治疗、检查、用药等应注意的问题 □ 完成护理记录单书写	□ 指导患者尽快适应病区环境 □ 介绍有关疾病的护理知识 □ 介绍相关治疗、检查、用药等应注意的问题 □ 术前心理与生活护理 □ 健康宣教：术前术中注意事项 □ 执行手术前医嘱 □ 完成术前护理记录单书写	□ 观察生命体征变化 □ 切口渗出 □ 健康宣教：术后注意事项 □ 术后心理与生活护理 □ 执行术后医嘱 □ 完成手术当日护理记录单书写 □ 观察动态病情变化，执行医嘱 □ 介绍相关治疗、检查、用药等应注意的问题

时间	住院第 1 天	住院第 1~2 天	住院第 2~3 天 （手术日）
病情 变异 记录	□无 □有，原因： 1. 2.	□无 □有，原因： 1. 2.	□无 □有，原因： 1. 2.
护士 签名			
医师 签名			

时间	住院第 3~5 天 （术后第 1~2 日）	住院第 5~6 天 （术后第 3 日）	住院第 7 天 （术后第 4 日，出院日）
主要诊疗工作	□ 上级医师查房，观察病情变化 □ 住院医师完成常规病历书写 □ 注意眼睑肿胀淤血程度、眼睑睑缘位置、睑裂闭合不全程度 □ 观察有无结膜脱垂，角膜是否清亮，角膜上皮是否有脱失	□ 上级医师查房，进行手术及切口评估，拆除皮肤缝线，确定有无手术并发症，观察切口愈合情况，明确是否出院 □ 住院医师完成常规病历书写	□ 完成出院记录、病案首页、出院证明书 □ 向患者及家属交代出院后的注意事项，如返院复诊的时间、地点，发生紧急情况时的处理
重要医嘱	**长期医嘱** □ 眼科术后二级护理 □ 饮食 □ 抗菌药物滴眼液点术眼 □ 抗菌药物眼膏涂术眼 **临时医嘱** □ 术眼常规换药 □ 术眼绷带包扎或切口冰敷	**长期医嘱** □ 眼科术后二级护理 □ 饮食 □ 抗菌药物滴眼液点术眼 □ 抗菌药物眼膏涂术眼 **临时医嘱** □ 术眼常规换药 □ 拆除术眼下眼睑皮肤牵引缝线	**出院医嘱** □ 出院带药 　抗菌药物眼膏涂术眼 　抗菌药物润眼凝胶涂术眼 □ 术后第 7~10 天拆除术眼上眼睑皮肤缝线（门诊） □ 术后复诊 □ 弱视治疗
主要护理工作	□ 执行术后长短期医嘱 □ 健康宣教：手术后相关注意事项，介绍有关患者康复锻炼方法 □ 术后用药知识宣教 □ 监测患者生命体征变化、观察术眼：倒睫、结膜脱垂、暴露性角膜炎、睑缘位置、肿胀程度 □ 执行医嘱，落实护理措施 □ 术后心理与生活护理 □ 完成术后护理记录单	□ 执行术后长短期医嘱 □ 监测患者生命体征变化、观察术眼：倒睫、结膜脱垂、暴露性角膜炎、睑缘位置、肿胀程度 □ 执行医嘱，落实护理措施 □ 术后心理与生活护理 □ 完成术后护理记录单	□ 出院指导及注意事项 □ 执行医嘱、完成出院护理记录单
病情变异记录	□ 无　□ 有，原因： 1. 2.	□ 无　□ 有，原因： 1. 2.	□ 无　□ 有，原因： 1. 2.
护士签名			
医师签名			

第二章

下睑眼袋矫正术临床路径释义

【医疗质量控制指标】

指标一、诊断需结合症状和体征。

指标二、手术适应证选择符合下睑眼袋矫正术。

指标三、手术疗效达到预期目标。

指标四、抗菌药物使用符合规范。

指标五、住院时间符合路径实施要求。

一、下睑眼袋矫正术编码

疾病名称及编码：下睑眼袋（ICD-10：H02.3）

手术操作名称及编码：双侧下睑眼袋矫正术（ICD-9-CM-3：08.86）

二、临床路径检索方法

H02.3 伴 08.86

三、国家医疗保障疾病诊断相关分组（CHS-DRG）

MDCC　眼疾病及功能障碍

CZ1　其他眼部疾患

四、下睑眼袋矫正术临床路径标准住院流程

（一）适用对象

第一诊断为下睑眼袋，行双侧下睑眼袋矫正术。

> 释义
>
> ■ 本路径适用对象为临床诊断为下睑眼袋形成的患者，根据患者意愿及全身情况自愿选择住院治疗的患者。合并下睑水平松弛、下睑退缩，不能入选本路径。下睑眼袋主要由年龄和遗传两大因素导致。下睑眼袋矫正术是恢复面部年轻化的常见手术之一。

（二）诊断依据

根据《整形外科学》（王炜等主编，浙江科学技术出版社，2008），《美容外科学（第2版）》（刘林嶓等主编，人民卫生出版社，2011）：

1. 症状：双侧下睑突出。

2. 体征：双侧下睑明显隆起，眼角处形成皱纹。

3. 患者有强烈眼袋矫正的要求。

4. 无其他疾病。

> **释义**
>
> ■该路径的制订主要参考国内权威参考书籍。症状和体征是诊断下睑眼袋形成的主要依据。下睑眼袋矫正术是一种美容整形手术，故应充分考虑患者手术矫正的意愿强烈程度。

（三）治疗方案的选择

根据《整形外科学》（王炜等主编，浙江科学技术出版社，2008），《美容外科学（第2版）》（刘林嶓等主编，人民卫生出版社，2011）。

行双侧下睑眼袋矫正术。

> **释义**
>
> ■下睑眼袋矫正术主要有皮肤入路（外路法）和结膜入路（内路法）两种方式。皮肤入路适用于下睑皮肤松弛，伴或不伴眼轮匝肌肥厚、眶脂肪膨出者。结膜入路适用于皮肤松弛不明显，仅有眶脂肪膨出者。

（四）标准住院日

1~4天。

> **释义**
>
> ■标准住院日为推荐的最低标准，提倡缩短住院日。对于配合较好、全身情况良好的患者可考虑门诊手术治疗。配合较差、全身情况欠佳的患者需要住院治疗。

（五）进入路径标准

1. 第一诊断必须符合下睑眼袋。
2. 当患者合并其他疾病，但住院期间不需要特殊处理也不影响第一诊断的临床路径流程实施时，可以进入路径。

> **释义**
>
> ■本路径适用对象为第一诊断为下睑眼袋突出的患者。合并全身疾病（如高血压、糖尿病和冠心病等）或者某些眼部病变［如老年性白内障（年龄相关性白内障）、眼底病变和单纯青光眼等］，但住院期间不需要特殊处理，而且可耐受手术的患者，也可以进入本路径。

（六）术前准备

0.5~1天。

必须的检查项目：

1. 血常规、尿常规。

2. 肝功能、肾功能、电解质、凝血功能、感染性疾病筛查（乙型肝炎、丙型肝炎、艾滋病、梅毒等）。

3. 心电图、血压。

> 【释义】
>
> ■ 术前应详细检查下睑松弛和脂肪脱垂的程度，以便根据患者的不同特征设计个性化的手术方式。检查有无下睑水平松弛，合并下睑水平松弛的患者，如单纯进行皮肤切除，术后容易发生下睑退缩或下睑外翻。因此，此类患者术中去除皮肤量应保守或同期行下睑水平紧缩术。合并下睑水平松弛，不能入选本路径。

（七）预防性抗菌药物选择与使用时机

按照《抗菌药物临床应用指导原则》（卫医发〔2015〕43 号）执行。通常不需预防用抗菌药物。

> 【释义】
>
> ■ 术前通常无需预防性使用抗菌药物。抵抗力较差患者可酌情局部使用广谱类抗菌药物，用药时间为 1~3 天。

（八）手术日

入院 1~4 天。

1. 麻醉方式：局部麻醉。

2. 手术方式：皮肤入路：下睑缘睫毛下 2mm 皮肤切口，打开眶隔取出适量脂肪，严密止血，修补眶隔，切除多余皮肤，关闭切口；结膜入路：下穹隆结膜切口，打开眶隔取出适量脂肪，严密止血，电凝或缝合关闭切口。

3. 术中用药：麻醉常规用药、止血药（酌情）。

4. 手术内固定物：无。

（九）术后住院恢复

2~3 天。

1. 术后用药：抗菌药物：按照《抗菌药物临床应用指导原则》（卫医发〔2015〕43 号）执行。通常不需预防用抗菌药物。

2. 眼部给予冰敷，严密观察有无出血等并发症，并做相应处理。

> 【释义】
>
> ■ 可根据患者病情适当调整恢复日。术后通常无需预防性使用抗菌药物。抵抗力较差患者可酌情局部使用广谱类抗菌药物，用药时间为 1~3 天。

（十）出院标准

1. 切口愈合好，无积血，无感染征象。

2. 没有需要住院处理的并发症和/或合并症。

> **释义**
>
> ■ 需要住院处理的并发症和/或合并症，包括下睑外翻、下睑退缩、下眶区塌陷、斜视复视、手术切口感染和严重血肿等。

（十一）变异及原因分析

有影响手术的合并症，需要进行相关的诊断和治疗。

> **释义**
>
> ■ 住院后患者出现特殊情况，如感冒、发热等，不宜手术，需要待病情好转后才可手术，导致住院时间延长或者出院观察。如术后出现严重并发症，需进行相应处理，导致住院时间延长。

五、下睑眼袋矫正术护理规范

1. 术前护理：

（1）心理护理，适当讲解手术过程及注意事项，增加患者对手术的理解，建立合理的疗效预期和风险考虑，情绪稳定接受手术治疗。

（2）结膜入路患者，术前遵医嘱滴抗菌药物滴眼液，冲洗结膜囊预防术后感染。

（3）术前嘱患者排空大小便，取下义齿、手表、首饰等。

2. 术后护理：

（1）术后可适当下床活动，注意术眼保护，无菌纱布遮盖，谨防碰撞术眼。

（2）密切观察有无出血、感染、并发症和/或合并症的发生，如下睑外翻、下睑退缩、斜视复视等，及时报告医师采取相应处理。

（3）结膜入路患者，术后第1天开始点眼药水，预防术后感染。

六、下睑眼袋矫正术营养治疗规范

饮食指导：

1. 皮肤入路切口大，应适当增加蛋白质和维生素的摄入量，如鸡蛋、豆制品，多吃新鲜水果蔬菜，以促进切口修复；多吃软食及易消化的食物，忌辛辣刺激的食物。

2. 保持大便通畅，防止便秘，以防过度用力，使切口裂开。

七、下睑眼袋矫正术健康宣教

1. 出院指导：应注意术眼保护，无菌纱布遮盖，抵抗力较差患者可酌情局部使用广谱类抗菌药物，防止细菌感染。

2. 多吃新鲜水果蔬菜，忌辛辣刺激的食物。

3. 早期应避免打喷嚏、咳嗽，保持大便通畅，以防止出血、缝线脱落或切口裂开等。

4. 注意用眼卫生，尽量少用眼。出院后要避免和传染病患者接触，尽量少去公共场所。

5. 术后7~10天拆除术眼下睑皮肤缝线，根据病情需要定期复诊。

八、推荐表单

（一）医师表单

双侧下睑眼袋矫正术临床路径医师表单

适用对象：双侧下睑眼袋形成（ICD-10：H02.3）

行双侧下睑眼袋矫正术（ICD-9-CM-3：08.86）

患者姓名：	性别：　　年龄：　　门诊号：		住院号：
住院日期：　　年　月　日	出院日期：　　年　月　日		标准住院日：4 天

日期	住院第 1 天	住院第 2 天 （手术日）	住院第 3 天 （术后第 1 天）	住院第 4 天 （出院日）
主要诊疗工作	□ 询问病史及体格检查 □ 完成住院病历和首次病程记录 □ 开检查检验单 □ 上级医师查房 □ 初步确定诊治方案和特殊检查项目 □ 手术医嘱 □ 完成术前准备与术前评估 □ 根据检查检验结果，确定手术方案 □ 住院医师完成上级医师查房记录、术前小结 □ 完成术前总结 □ 签署手术知情同意书、麻醉同意书或授权委托书 □ 向患者及家属交代病情、手术安排及围术期注意事项	□ 手术 □ 术者完成手术记录 □ 住院医师完成术后病程记录 □ 上级医师查房 □ 向患者及家属交代术后注意事项	□ 上级医师查房，观察病情变化 □ 住院医师完成常规病程记录 □ 向患者及家属交代术后恢复情况	□ 上级医师查房，明确是否符合出院标准 □ 完成出院记录、病案首页、出院证明书等 □ 通知出入院处 □ 通知患者及家属出院 □ 向患者告知出院后注意事项，如返院复诊时间、发生紧急情况时的处理 □ 出院小结、诊断证明书及出院须知交给患者
重点医嘱	**长期医嘱** □ 眼科三级护理 □ 饮食 □ 抗菌药物眼液点眼 4 次/日 □ 患者既往基础用药 **临时医嘱** □ 血常规、尿常规 □ 凝血功能、肝肾功能、电解质、感染性疾病筛查（乙型肝炎、丙型肝炎、艾滋病、梅毒等）、心电图、血压 □ 拟明日在局部麻醉下行下睑眼袋矫正术 □ 术前术眼结膜囊冲洗	**长期医嘱** □ 眼科二级护理 □ 饮食 □ 抗菌药物滴眼液点眼 4 次/日 □ 患者既往基础用药 **临时医嘱** □ 今日在局部麻醉下行下睑眼袋矫正术 □ 切口冰敷	**长期医嘱** □ 眼科二级护理 □ 饮食 □ 抗菌药物滴眼液点眼 4 次/日 □ 患者既往基础用药 **临时医嘱** □ 术眼常规换药 □ 切口换药（酌情）	**出院医嘱** □ 出院后相关用药 □ 切口门诊拆线
病情变异记录	□ 无　□ 有，原因： 1. 2.	□ 无　□ 有，原因： 1. 2.	□ 无　□ 有，原因： 1. 2.	□ 无　□ 有，原因： 1. 2.
医师签名				

（二）护士表单

双侧下睑眼袋矫正术矫正术临床路径护士表单

适用对象：双侧下睑眼袋形成（ICD-10：H02.3）

行双侧下睑眼袋矫正术（ICD-9-CM-3：08.86）

患者姓名：	性别： 年龄： 门诊号：	住院号：
住院日期： 年 月 日	出院日期： 年 月 日	标准住院日：4 天

日期	住院第 1 天	住院第 2 天 （手术日）	住院第 3 天 （术后第 1 天）	住院第 4 天 （出院日）
健康宣教	□ 入院宣教 　介绍主管医师、护士 　介绍环境、设施 　介绍住院注意事项 □ 术前宣教 　宣教疾病知识、术前准备及手术过程 　告知准备物品、沐浴 　告知术后饮食、活动及探视注意事项 　告知术后可能出现的情况及应对方式 　主管护士与患者沟通，了解并指导心理应对 　告知家属等候区位置	□ 术后当日宣教 　告知术后注意事项 　告知饮食 　告知术后可能出现情况的应对方式 　给予患者及家属心理支持 　再次明确探视陪护须知	□ 术后宣教 　眼药作用及频率 　饮食、活动指导 　复查患者对术前宣教内容的掌握程度	□ 出院宣教 　复查时间、术后7~10 天拆除术眼下睑皮肤缝线 　眼药使用方法 　活动休息 　指导饮食 　指导办理出院手续
护理处置	□ 核对患者姓名，佩戴腕带 □ 建立入院护理病历 □ 卫生处置：剪指（趾）甲、沐浴、更换病号服 □ 协助医师完成术前检查 □ 术前准备：冲洗结膜囊	□ 送手术 　摘除患者各种活动物品 　核对患者资料及术中带药 　填写手术交接单，签字确认 □ 接手术 　核对患者及资料，签字确认	□ 协助完成眼部相关检查	□ 办理出院手续
基础护理	□ 三级护理 □ 晨晚间护理 □ 患者安全管理	□ 二级护理 □ 晨晚间护理 □ 患者安全管理	□ 二级护理 □ 晨晚间护理 □ 患者安全管理	□ 二级护理 □ 晨晚间护理 □ 患者安全管理
专科护理	□ 护理查体 □ 协助完成相关检查 □ 需要时，填写跌倒及压疮预防表 □ 需要时，请家属陪护 □ 遵医嘱眼药治疗 □ 心理护理	□ 病情观察，观察术眼情况变化 □ 测量患者 TPR 变化 □ 遵医嘱眼药治疗 □ 心理护理	□ 病情观察，观察术眼情况变化 □ 遵医嘱眼药治疗 □ 心理护理	□ 观察切口愈合情况 □ 遵医嘱眼药治疗 □ 心理护理

续 表

日期	住院第 1 天	住院第 2 天 （手术日）	住院第 3 天 （术后第 1 日）	住院第 4 天 （出院日）
重点 医嘱	□ 详见医嘱执行单	□ 详见医嘱执行单	□ 详见医嘱执行单	□ 详见医嘱执行单
病情 变异 记录	□ 无 □ 有，原因： 1. 2.	□ 无 □ 有，原因： 1. 2.	□ 无 □ 有，原因： 1. 2.	□ 无 □ 有，原因： 1. 2.
护士 签名				

（三）患者（家属）表单

双侧下睑眼袋矫正术临床路径患者（家属）表单

适用对象：双侧下睑眼袋形成（ICD-10：H02.3）

行双侧下睑眼袋矫正术（ICD-9-CM-3：08.86）

患者姓名：		性别： 年龄： 门诊号：		住院号：
住院日期： 年 月 日		出院日期： 年 月 日		标准住院日：4 天

日期	入 院	手术当天	手术后	出 院
医患配合	□ 配合询问病史、收集资料，请务必详细告知既往史、用药史、过敏史 □ 如服用抗凝药，请明确告知 □ 配合进行体格检查 □ 配合完善术前相关检查 □ 医师与患者及家属介绍病情及手术谈话、术前签字 □ 有任何不适请告知医师	□ 配合评估手术效果 □ 有任何不适请告知医师	□ 配合检查眼部情况 □ 配合眼部切口换药	□ 接受出院前指导 □ 知道复查程序 □ 获取出院诊断书 □ 预约复诊日期
护患配合	□ 配合测量体温、脉搏、呼吸、血压、体重 □ 配合完成入院护理评估（简单询问病史、过敏史、用药史） □ 接受入院宣教（环境介绍、病室规定、订餐制度、贵重物品保管等） □ 接受术前宣教 □ 自行沐浴，加强头部清洁，剪指（趾）甲，男患者剃须 □ 准备好必要用物，吸水管 □ 取下义齿、饰品等，贵重物品交家属保管 □ 有任何不适请告知护士	□ 清晨测量体温、脉搏、呼吸 □ 送手术室前，协助完成核对，带齐影像资料和术中带药 □ 返回病房后，协助完成核对，配合过病床，配合血压测量 □ 遵医嘱采取正确体位 □ 配合缓解疼痛 □ 有任何不适请告知护士	□ 配合定时测量体温、脉搏、呼吸，每日询问排便 □ 注意活动安全，避免坠床或跌倒 □ 配合执行探视及陪护	□ 接受出院宣教 □ 办理出院手续 □ 获取出院带药 □ 知道眼药使用频率、方法和眼药保存注意事项 □ 知道复印病历方法
饮食	□ 普通饮食	□ 普通饮食	□ 普通饮食	□ 普通饮食
排泄	□ 正常排尿便	□ 正常排尿便	□ 正常排尿便 □ 避免便秘	□ 正常排尿便 □ 避免便秘
活动	□ 正常活动	□ 平卧休息 2~3 小时后正常活动	□ 适度活动，避免疲劳	□ 适度活动，避免疲劳

附：原表单（2016年版）

双侧下睑眼袋矫正术临床路径表单

适用对象：双侧下睑眼袋形成
行双侧下睑眼袋矫正术

患者姓名：	性别： 年龄： 门诊号：	住院号：
住院日期： 年 月 日	出院日期： 年 月 日	标准住院日：3天

日期	住院第1天 （手术日）	住院第2天 （术后第1日）	住院第3天 （出院日）
主要诊疗工作	□ 询问病史及体格检查 □ 完成住院病历和首次病程记录 □ 开实验室检查单 □ 上级医师查房 □ 初步确定诊治方案和特殊检查项目 □ 手术医嘱 □ 完成术前准备与术前评估 □ 根据检查检验结果，确定手术方案 □ 住院医师完成上级医师查房记录、术前小结 □ 完成术前总结 □ 签署手术知情同意书、麻醉同意书或授权委托书 □ 向患者及家属交代病情、手术安排及围术期注意事项	□ 麻醉医师完成麻醉记录 □ 完成术后首次病程记录 □ 完成手术记录 □ 向患者及家属说明手术情况	□ 上级医师查房 □ 明确是否符合出院标准 □ 完成出院记录、病案首页、出院证明书等 □ 通知出院处 □ 通知患者及家属 □ 向患者告知出院后注意事项，如康复计划、返院复诊、后续治疗及相关并发症的处理等 □ 出院小结、诊断证明书及出院须知交予患者
重点医嘱	**长期医嘱** □ 外科二级护理常规 □ 普通饮食 □ 抗菌药物眼液点眼4次/日 □ 患者既往基础用药 **临时医嘱** □ 血常规+血型、尿常规 □ 凝血功能、肝肾功能、心电图 □ 术前医嘱： 　常规准备明日在局部麻醉/全身麻醉下行下睑袋矫正术 　术前禁食、禁水 　药敏试验 　相应治疗（视情况）	**长期医嘱** □ 按相应麻醉术后护理 □ 饮食（禁食、禁水6小时，全身麻醉后） □ 心电监测6小时（全身麻醉后） □ 抗菌药物眼膏点眼2次/日 **临时医嘱** □ 酌情镇痛 □ 观察术后病情变化 □ 观察切口出血情况 □ 给予术后饮食指导 □ 指导并协助术后活动	**临时医嘱** □ 切口换药（酌情） **出院医嘱** □ 出院后相关用药 □ 切口门诊拆线

续　表

日期	住院第 1 天 （手术日）	住院第 2 天 （术后第 1 日）	住院第 3 天 （出院日）
主 要 护 理 工 作	□ 入院介绍 □ 入院评估 □ 静脉抽血 □ 健康教育 □ 饮食指导 □ 患者相关检查配合的指导 □ 执行入院后医嘱 □ 心理支持	□ 术后活动：自动体位 □ 密切观察患者情况 □ 疼痛护理 □ 生活护理 □ 术后饮食指导 □ 心理支持	□ 出院指导 □ 办理出院手续 □ 复诊时间 □ 作息、饮食、活动 □ 服药指导 □ 日常保健 □ 清洁卫生 □ 疾病知识
病情 变异 记录	□ 无　□ 有，原因： 1. 2.	□ 无　□ 有，原因： 1. 2.	□ 无　□ 有，原因： 1. 2.
护士 签名			
医师 签名			

第三章

眼睑肿物手术临床路径释义

【医疗质量控制指标】

指标一、术前根据病史、肿物外观及生长方式，诊断为眼睑良性肿物。

指标二、手术适应证为肿物局部切除，必要时行简单皮瓣移植。

指标三、根据患者全身情况确定围术期是否预防性应用抗菌药物及其使用情况。

指标四、术后并发症，如睑裂闭合不全、上睑下垂、睑内翻、睑外翻等。

指标五、患者对手术的体验及对术后外观的满意程度评价。

一、眼睑肿物编码

1. 原编码：

疾病名称及编码：眼睑肿物（ICD-10：H02.902）

2. 修改编码：

疾病名称及编码：眼睑良性肿物（ICD-10：D23.1）

眼睑肿物（ICD-10：H02.901）

手术操作名称及编码：眼睑肿物切除术（ICD-9-CM-3：08.2）

眼睑成形术（ICD-9-CM-3：08.61-08.74）

二、临床路径检索方法

（D23.1/ H02.901）伴（08.2/08.2+08.61-08.74）

三、国家医疗保障疾病诊断相关分组（CHS-DRG）

MDCC　眼疾病及功能障碍

CZ1　其他眼部疾患

四、眼睑肿物手术临床路径标准住院流程

（一）适用对象

第一诊断为眼睑肿物（ICD-10：H02.902），行眼睑肿物切除术。

> **释义**
>
> ■ 本路径适用对象是诊断为眼睑良性肿物的患者，包括上、下眼睑和累及睑缘者，如色素痣、黄斑瘤、血管瘤等。术前诊断为眼睑良性肿物，术中发现异常，经冷冻切片病理报告为恶性、需要继续扩大切除者，或术前诊断为眼睑恶性肿瘤者及肿瘤累及泪点者，不适用于此路径。原发于睑结膜的肿瘤不包括在此路径内。

（二）诊断依据

根据《实用眼科学（第3版）》（刘家琦等主编，人民卫生出版社，2010）：

1. 病史。

2. 体征。

> **释义**
>
> ■ 病史：根据患者主诉病史较长、生长缓慢，一般无自发破溃、出血，无疼痛及其他不适等自觉症状。
>
> ■ 体征：肿物局限于眼睑，无眼眶或周围组织蔓延，一般边界清楚，表面光滑或表面虽不光滑但无破溃、溃疡等。根据肿物的颜色、性状可做出色素痣、黄斑瘤、血管瘤等诊断。

（三）选择治疗方案的依据

根据《实用眼科学（第3版）》（刘家琦等主编，人民卫生出版社，2010）：
1. 符合手术适应证。
2. 能够耐受手术。

> **释义**
>
> ■ 符合以下手术适应证：上睑（含睑缘）肿物由于重力原因导致上睑（不全）下垂，患者自觉沉重感和遮挡感；肿物色素加重、表面变粗糙、毛细血管扩张、有恶变倾向；血管瘤触碰时容易出血者；影响美容，患者要求手术切除。
>
> ■ 全身和眼局部能够耐受手术：患者无活动性心脑血管疾病；血压、血糖控制良好。

（四）标准住院日

1~3 天。

> **释义**
>
> ■ 标准住院日是推荐的最低要求，提倡缩短住院日。通常手术日为入院第2天，如无严重手术并发症，术后恢复1天可予出院。如术前检查及准备在门诊已做好，也可于入院第1天手术、第2天出院；或日间手术、24小时内出院。

（五）进入路径标准

1. 第一诊断必须符合眼睑肿物疾病编码。
2. 当患者合并其他疾病，但住院期间不需要特殊处理，也不影响第一诊断的临床路径流程实施时，可以进入路径。

> **释义**
>
> ■ 本路径适用对象是诊断为眼睑良性肿物的患者，包括上、下眼睑和累及睑缘者，如色素痣、黄斑瘤、血管瘤等。术前诊断为眼睑良性肿物，术中发现异常，经冷冻切片病理报告为恶性、需要继续扩大切除者，或术前诊断为眼睑恶性肿瘤者及肿瘤累及泪点者，不适用于此路径。原发于睑结膜的肿瘤不包括在此路径内。

（六）术前准备（入院前）

术前必须的检查项目：

1. 血常规、尿常规。
2. 凝血功能。
3. 感染性疾病筛查（乙型肝炎、丙型肝炎、艾滋病、梅毒等）。
4. X线胸片，心电图。

> **释义**
>
> ■ 血常规、尿常规、凝血功能、感染性疾病筛查（乙型肝炎、丙型肝炎、艾滋病、梅毒等）是常规检查，每个拟行手术的患者均需完成。X线胸片、心电图检查主要是评估有无基础疾病，关系到围术期的患者安全和特殊处理，可能会影响到住院时间、医疗费用和患者预后。为缩短患者住院时间，上述检查项目可以在患者入院前于门诊完成。

（七）预防性抗菌药物选择与使用时机

按照《抗菌药物临床应用指导原则》（国卫办医发〔2015〕43号）执行，并结合患者的病情决定抗菌药物的选择与使用时间。建议使用第一、第二代头孢菌素。

> **释义**
>
> ■ 根据《抗菌药物临床应用指导原则》（国卫办医发〔2015〕43号），清洁手术不需预防性应用抗菌药物，但如遇手术时间较长、高龄、糖尿病、免疫缺陷等高危情况，可预防性应用抗菌药物，建议使用第一、第二代头孢菌素（如头孢呋辛酯、头孢克洛、头孢唑林、头孢丙烯等）。

（八）手术日

入院后0~3天。

1. 麻醉方式：局部麻醉。
2. 手术方式：眼睑肿物切除术，必要时加成形术。
3. 术中用药：麻醉用药、抗菌药物等。
4. 输血：必要时。

> 释义
>
> ■麻醉方式一般采用局部麻醉，若患者不配合，手术切除量大时，可以采用全身麻醉。
>
> ■手术方式为眼睑肿物切除术，如肿物切除后，眼睑组织能够对端缝合则直接缝合；如果切除范围较大，不能直接缝合者，可借周围皮肤移行或转移皮瓣，进行眼睑成形术。
>
> ■术中用药主要为局部浸润麻醉和表面麻醉药物，如利多卡因、布比卡因、丙美卡因等。需要预防性应用抗菌药物者，应在手术开始前30分钟给予抗菌药物。
>
> ■术中出血较多时，医师根据患者状况可考虑给予输血。

（九）术后住院恢复

1~3天。

1. 根据患者病情变化可选择相应的检查项目。

2. 术后根据情况用药：

（1）术后抗菌药物：一般局部应用抗菌药物眼药膏或眼液，必要时按照《抗菌药物临床应用指导原则》（国卫办医发〔2015〕43号）执行。

（2）镇痛药物。

> 释义
>
> ■切口愈合情况、切口是否平整、缝线有无脱落、切口有无渗血渗液、眼睑及睑缘位置是评价手术效果的主要指标。提上睑肌和眼轮匝肌功能是判断有无术后并发症的主要观察对象。
>
> ■术后局部应用抗菌药物眼膏或眼液3~7天。一般不需全身应用抗菌药物，必要时按照《抗菌药物临床应用指导原则》（国卫办医发〔2015〕43号）。一般情况下不需要使用镇痛药物，如果患者疼痛症状较重，必要时可给予镇痛药物口服或肌内注射。

（十）出院标准

1. 一般情况良好。

2. 切口无异常。

> 释义
>
> ■手术后切口对合好，缝线在位，无感染征象，无严重并发症和/或合并症的患者，可以考虑出院。出院后继续应用抗菌药物滴眼液和眼膏，定期到医院进行换药和拆线。

（十一）变异及原因分析

1. 术中、术后出现并发症，需要进一步诊治，导致住院时间延长、费用增加。

2. 术后原伴随疾病控制不佳，需请相关科室会诊，进一步诊治。
3. 住院后出现其他内、外科疾病，需进一步明确诊断。

> **释义**
>
> ■ 如术中发现肿物疑似恶性，需要进行冷冻切片病理检查，并行扩大切除的患者；术后发现切口渗血渗液、有感染征象；缝线脱落、切口裂开；或发现上睑下垂或睑裂闭合不全等并发症，需要进一步住院观察及治疗，导致住院时间延长、费用增加，应退出此路径。
>
> ■ 由于手术创伤，使患者原有的高血压、糖尿病、心肌缺血等全身疾病加重，需要相应科室会诊、继续住院治疗者，应退出此路径。
>
> ■ 患者住院后出现特殊情况，如感冒、发热、急性结膜炎等不宜手术的疾病，需要待病情好转后方可手术治疗，也不适合此路径。

五、眼睑肿物手术临床路径给药方案

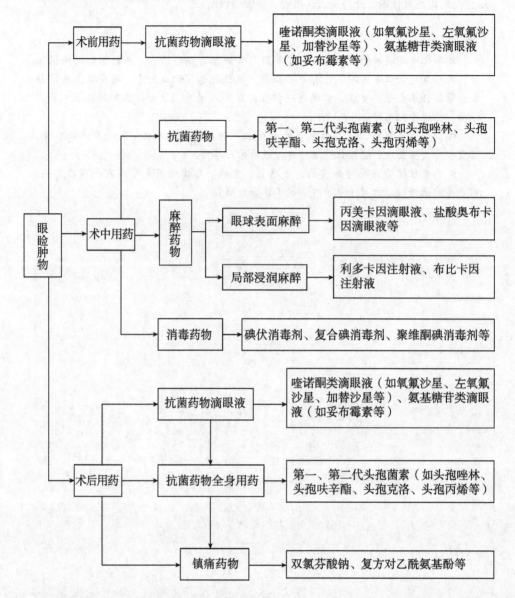

1. 用药选择：

（1）根据《抗菌药物临床应用指导原则》（国卫办医发〔2015〕43 号），清洁手术术前不需要全身应用抗菌药物预防感染。眼睑肿物切除手术属于清洁手术，如遇手术时间过长、高龄、同时合并糖尿病或自身免疫反应低下者，可考虑术前应用抗菌药物预防感染，一般用药时间在手术开始前 30 分钟，应用最长时间不超过 48 小时。选择的药物以第一、第二代头孢菌素为主，如头孢呋辛酯、头孢克洛、头孢唑林、头孢丙烯等。

（2）手术前应用广谱抗菌药物滴眼液 1~3 天，可以起到清洁结膜囊的作用。

（3）术中除手术区域皮肤消毒外，必要时还要进行结膜囊消毒，皮肤消毒可用碘伏消毒剂，结膜囊可以应用聚维酮碘消毒液有效灭菌。术前也可以生理盐水冲洗结膜囊。

（4）术中麻醉采用局部浸润麻醉，最常使用的药物为利多卡因注射液和布比卡因注射液，但要注意用药浓度、用量和注射速度，避免引起毒性作用。眼球表面麻醉可以使用丙美卡因滴眼液、盐酸奥布卡因滴眼液。

（5）眼睑手术后一般无需镇痛药，但如患者过度敏感、疼痛显著，可给予少量镇痛药如双氯芬酸钠或复方对乙酰氨基酚等对症治疗。

2. 药学提示：

头孢菌素类抗菌药物可导致严重过敏反应，应用时应注意，肝肾功能不全的患者慎用。

六、眼睑肿物手术护理规范

1. 术前护理：

（1）术前应向患者讲解手术前准备及术中注意事项，充分做好心理护理，安抚患者焦虑、恐惧情绪。

（2）充分了解患者既往病史，对于有高血压、糖尿病等慢性疾病者，嘱患者按时自行服药。

（3）术区皮肤准备，做好术眼眼睑及周围皮肤清洁，注意有无皮肤破溃、渗液等情况。

（4）遵医嘱患眼滴用抗菌药物滴眼液，预防术后感染。

（5）术前测量血压，嘱患者排空大小便，取下首饰、义齿等，手术日不宜化妆。

2. 术后护理：

（1）眼睑手术后尽量取平卧位，或避免手术一侧受压。可自行在室内活动，但不宜进行剧烈运动。

（2）注意观察切口敷料有无渗血、渗液及脱位。

（3）术后第2天打开敷料，开始滴用抗菌药物滴眼液，注意滴在下方结膜囊内，不触碰皮肤切口。

七、眼睑肿物手术营养治疗规范

如局麻手术，手术当日早餐应清淡饮食；如为全身麻醉手术，术前12小时禁食，6小时禁水，术后6小时少量饮水，逐渐增加流食及软食，1~2天后恢复正常饮食。应多进食富含蛋白质、维生素及高纤维素性食物，如瘦肉、鸡蛋、牛奶、蔬菜、水果等，保证切口的正常愈合，保持大便通畅，避免便秘。忌辛辣食品及过硬的食物，避免用力咀嚼，切口裂开。

八、眼睑肿物手术健康宣教

1. 出院后保持环境卫生清洁，尽量不要取下敷料，遵医嘱来院换药、拆线。

2. 点眼药水时用手指向下拉下眼睑，眼球上转，眼药水滴在下穹隆结膜囊内，不要直接滴在角膜上。

3. 注意饮食，进食富含蛋白质、维生素及高纤维素性食物，忌辛辣食品。

4. 注意休息，睡眠充足。避免因刺痒搔抓切口，防止切口感染及缝线脱落。面部清洁时应用干净的毛巾擦拭切口以外区域，避免切口浸入水中。

5. 如有睑裂闭合不全、眼红、异物感等不适症状，及时就医。

6. 根据病情需要定期复查。

九、推荐表单

(一) 医师表单

眼睑良性肿物临床路径医师表单

适用对象：第一诊断为眼睑良性肿物 (ICD-10：D23.1/H02.902)

行眼睑肿物切除术 (ICD-9-CM-3：08.2)；眼睑成形术 (ICD-9-CM-3：08.61-08.74)

患者姓名：		性别：	年龄：	门诊号：	住院号：
住院日期： 年 月 日		出院日期： 年 月 日			标准住院日：1~3 天

日期	住院前 (门诊)	住院第 1~2 天 (手术日)	住院第 2~3 天 (术后第 1~2 日，出院日)	出院第 1 天 (术后第 2~3 日)
主要诊疗工作	□ 开术前实验室检查单 □ 开住院单 □ 通知住院处 □ 通知病房	□ 问病史，体格检查 □ 完成病历及上级医师查房 □ 完成医嘱 □ 补录门诊术前各项检查医嘱 □ 向患者及家属交代围术期注意事项 □ 签署手术知情同意书 □ 术前预防使用抗菌药物 □ 手术 □ 术后向患者及家属交代病情及注意事项 □ 完成手术记录及术后病程记录	□ 观察病情 □ 上级医师查房 □ 完成病程记录 □ 观察切口情况，切口换药 □ 向患者及家属交代出院后注意事项 □ 嘱患者回院拆线 □ 完成出院病程记录 □ 出院 □ 定期复查	□ 术后按医嘱复查随访
重点医嘱	□ 血常规、尿常规 □ 感染性疾病筛查，凝血功能 □ X 线胸片，心电图	**长期医嘱** □ 眼科疾病护理常规 □ 三级护理 □ 饮食：普通饮食、特殊饮食 □ 术后护理常规 □ 三级护理 □ 术后即可恢复术前饮食 **临时医嘱** □ 血常规、尿常规 □ 感染性疾病筛查，凝血功能 □ X 线胸片，心电图 □ 手术医嘱 □ 准备术前预防用抗菌药物 □ 输液	**长期医嘱** □ 三级护理 **出院医嘱** □ 今日出院	
病情变异记录	□ 无 □ 有，原因： 1. 2.	□ 无 □ 有，原因： 1. 2.	□ 无 □ 有，原因： 1. 2.	
医师签名				

（二）护士表单

眼睑良性肿物临床路径护士表单

适用对象：第一诊断为眼睑良性肿物（ICD-10：D23.1/H02.902）

行眼睑肿物切除术（ICD-9-CM-3：08.2）；眼睑成形术（ICD-9-CM-3：08.61-08.74）

患者姓名：	性别： 年龄： 门诊号：	住院号：
住院日期： 年 月 日	出院日期： 年 月 日	标准住院日：1~3 天

日期	住院第1~2 天 （手术日）	住院第2~3 天 （术后第1~2 日，出院日）
健康宣教	□ 入院宣教 　介绍主管医师、护士 　介绍环境、设施 　介绍住院注意事项 □ 术前宣教 　宣教疾病知识、术前准备及手术过程 　告知准备物品、沐浴 　告知麻醉后注意事项 　告知术后饮食、活动及探视注意事项 　告知术后可能出现的情况及应对方式 　主管护士与患者沟通，了解并进行心理指导 　告知家属等候区位置	□ 出院宣教 　复查时间 　眼药使用方法 　指导日常活动 　指导饮食 　指导办理出院手续
护理处置	□ 核对患者姓名，佩戴腕带 □ 建立入院护理病历 □ 卫生处置：剪指（趾）甲、沐浴、更换病号服 □ 协助医师完成术前检查 □ 术前准备 □ 送手术 　摘除患者各种活动物品 　核对患者资料及术中带药 　填写手术交接单，签字确认 □ 接手术 　核对患者及资料，确认签字	□ 办理出院手续
基础护理	□ 三级护理 □ 晨晚间护理 □ 患者安全管理	□ 三级护理 □ 晨晚间护理 □ 患者安全管理
专科护理	□ 护理查体 □ 需要时填写跌倒及压疮防范表 □ 需要时请家属陪护 □ 遵医嘱抗菌药物滴眼液点眼（4次/日） □ 遵医嘱给予口服药物，必要时肌内注射或静脉滴注 □ 心理护理 □ 病情观察，观察术眼及全身变化 □ 测量患者生命体征	□ 护理查体 □ 遵医嘱抗菌药物滴眼液点眼（4次/日） □ 遵医嘱给予口服药物，必要时肌内注射或静脉滴注 □ 心理护理 □ 病情观察，观察术眼及全身变化 □ 测量患者生命体征

续 表

日期	住院第 1~2 天 （手术日）	住院第 2~3 天 （术后第 1~2 日，出院日）
重点 医嘱	□ 详见医嘱执行单	□ 详见医嘱执行单
病情 变异 记录	□无 □有，原因： 1. 2.	□无 □有，原因： 1. 2.
护士 签名		

（三）患者（家属）表单

眼睑良性肿物临床路径患者（家属）表单

适用对象：第一诊断为眼睑良性肿物（ICD-10：D23.1/H02.902）

行眼睑肿物切除术（ICD-9-CM-3：08.2）；眼睑成形术（ICD-9-CM-3：08.61-08.74）

患者姓名：	性别：	年龄：	门诊号：	住院号：
住院日期：　年　月　日	出院日期：　年　月　日			标准住院日：1~3 天

日期	住院前（门诊）	住院第 1~2 天（手术日）	住院第 2~3 天（术后第 1~2 日，出院日）	出院第 1 天（术后第 2~3 日）
医患配合	□ 详细了解疾病性质 □ 做好入院手术心理和物质准备 □ 如服用抗凝剂，请明确告知	□ 配合医师询问病史、收集资料，务必详细告知医师既往史、用药史、过敏史 □ 配合进行体格检查 □ 有任何不适请告知医师 □ 医师向患者及家属介绍病情及手术谈话、术前签字 □ 配合评估手术效果 □ 遵医嘱用药	□ 有任何不适请告知医师 □ 配合医师完成切口换药 □ 配合医师进行眼部检查 □ 接收出院前指导，了解复查程序 □ 获取出院诊断书 □ 预约复诊日期 □ 遵医嘱用药	□ 按复诊时间进行复诊、换药、拆线 □ 遵医嘱用药
护患配合		□ 配合测量体温、脉搏、呼吸、血压、体重 □ 配合完成入院护理评估（简单询问病史、过敏史、用药史） □ 接受入院宣教（环境介绍、病室规定、订餐制度、贵重物品保管等） □ 有任何不适告知护士 □ 配合护士完成抽血化验 □ 接受术前宣教 □ 自行沐浴、加强头部清洁、剪指（趾）甲 □ 准备好必要物品，吸水管等 □ 取下义齿、饰品等，贵重物品交家属保管 □ 送手术室前和返回病房后，配合完成核对，配合血压测量 □ 有任何不适告知护士 □ 注意活动安全，避免坠床或跌倒 □ 配合执行探视及陪护制度	□ 有任何不适告知护士 □ 配合定时测量体温、脉搏、呼吸、血压、每日询问排便情况 □ 注意活动安全，避免坠床或跌倒 □ 配合执行探视及陪护制度	
饮食	□ 普通饮食	□ 普通饮食	□ 普通饮食	□ 普通饮食
排泄	□ 正常排尿便	□ 正常排尿便	□ 正常排尿便	□ 正常排尿便
活动	□ 正常活动	□ 正常活动	□ 正常活动	□ 正常活动

附：原表单（2016 年版）

眼睑良性肿物临床路径表单

适用对象：第一诊断为眼睑良性肿物（ICD-10：H02.902）
行眼睑肿物切除术

患者姓名：		性别： 年龄： 门诊号：		住院号：
住院日期： 年 月 日		出院日期： 年 月 日		标准住院日 1~3 天

日期	住院前 （门诊）	住院第 2~3 天 （手术日）	住院第 2~3 天 （术后第 1~2 日，出院日）	出院第 1 天 （术后第 2~3 日）
主要诊疗工作	□ 开术前实验室检查单 □ 开住院单 □ 通知住院处 □ 通知病房	□ 问病史，体格检查 □ 完成病历及上级医师查房 □ 完成医嘱 □ 补录门诊术前各项检查医嘱 □ 向患者及家属交代围术期注意事项 □ 签署手术知情同意书 □ 术前预防使用抗菌药物 □ 手术 □ 术后向患者及家属交代病情及注意事项 □ 完成术后病程记录及手术记录	□ 观察病情 □ 上级医师查房 □ 完成病程记录 □ 观察切口情况，切口换药 □ 向患者及家属交代出院后注意事项 □ 嘱患者回院拆线 □ 完成出院病程记录 □ 出院 □ 定期复查	□ 术后按医嘱复查随访
重点医嘱	□ 血常规、尿常规 □ 感染性疾病筛查，凝血功能 □ X 线胸片，心电图	**长期医嘱** □ 眼科疾病护理常规 □ 三级护理 □ 饮食：普通饮食、特殊饮食 □ 术后护理常规 □ 三级护理 □ 术后即可恢复术前饮食 **临时医嘱** □ 血常规、尿常规 □ 感染性疾病筛查，凝血功能 □ X 线胸片，心电图 □ 手术医嘱 □ 准备术前预防用抗菌药物 □ 输液	**长期医嘱** □ 三级护理 **出院医嘱** □ 今日出院	
主要护理工作		□ 入院介绍 □ 术前相关检查指导 □ 术前常规准备及注意事项 □ 麻醉后注意事项 □ 术后饮食饮水注意事项 □ 术后活动指导	□ 术后饮食饮水注意事项 □ 指导介绍出院手续 □ 遵医嘱定期复查	

续　表

日期	住院前 （门诊）	住院第1~2天 （手术日）	住院第2~3天 （术后第1~2日，出院日）	出院第1天 （术后第2~3日）
病情 变异 记录	□无　□有，原因： 1. 2.	□无　□有，原因： 1. 2.	□无　□有，原因： 1. 2.	□无　□有，原因： 1. 2.
护士 签名				
医师 签名				

第四章

小儿睑板腺囊肿(霰粒肿)手术临床路径释义

【医疗质量控制指标】

指标一、诊断需结合症状、体征。

指标二、注意鉴别诊断。

指标三、手术疗效达到预期目标，术后随诊进行睑板腺按摩。

指标四、抗菌药物使用符合规范。

一、小儿睑板腺囊肿（霰粒肿）编码

1. 原编码：

疾病名称及编码：小儿霰粒肿（ICD-10：H00.1）

2. 修改编码：

疾病名称及编码：小儿霰粒肿（ICD-10：H00.1）

手术操作名称及编码：霰粒肿切除术（ICD-9-CM-3：08.21）

二、临床路径检索方法

H00.1 伴 08.21（年龄≤14 岁）

三、国家医疗保障疾病诊断相关分组（CHS-DRG）

MDCC 眼疾病及功能障碍

CZ1 其他眼部疾患

四、小儿睑板腺囊肿（霰粒肿）临床路径标准住院流程

（一）适用对象

第一诊断为小儿睑板腺囊肿（霰粒肿）（ICD-10：H00.101），行睑板腺囊肿（霰粒肿）切除术（ICD-9-CM-3：08.21）。

> 释义
>
> ■ 睑板腺囊肿（chalazion）也称霰粒肿。是因睑板腺排出管道阻塞和分泌物潴留而形成的睑板腺慢性无菌性肉芽肿性炎症，病理显示纤维结缔组织包囊，囊内含有睑板腺分泌物及巨噬细胞。该病进展缓慢，可反复发生，偶见囊肿自行破溃，排出胶样内容物后在结膜面上形成肉芽组织或者皮肤面瘢痕。与睑腺炎（麦粒肿，hordeolum）不同，霰粒肿缺乏红肿热痛的急性炎症表现。

（二）诊断依据

根据《实用眼科学（第 3 版）》（刘家琦等主编，人民卫生出版社，2010）：

1. 病史。

2. 体征。

> **释义**
>
> ■ 小儿霰粒肿表现为单发或者多发，可在眼睑上触及质硬肿块，常无疼痛，表面皮肤隆起，严重的霰粒肿可以引起上睑下垂和异物感。
>
> ■ 鉴别诊断：睑腺炎（麦粒肿，hordeolum）是指 Zeis 腺或睑板腺的急性感染，分别被称为外麦粒肿及内麦粒肿，眼睑表现为典型的红肿热痛等急性炎症反应。

（三）选择治疗方案的依据

根据《实用眼科学（第 3 版）》（刘家琦等主编，人民卫生出版社，2010）：

1. 符合手术适应证。
2. 能够耐受手术。

> **释义**
>
> ■ 早期较小的霰粒肿可通过热敷或者理疗（注意控制温度时间），促进消散吸收。如霰粒肿较大或保守治疗无效，选择手术治疗。

（四）标准住院日

≤1 天。

> **释义**
>
> ■ 术前患儿评估，无全身性疾病，如感冒、发热等。对于配合的患儿，可在门诊，局部麻醉行霰粒肿手术，术后观察 1 小时。如果为全身麻醉手术，术后需要留院观察 1 天。

（五）进入路径标准

1. 第一诊断必须符合小儿霰粒肿疾病编码。
2. 当患儿合并其他疾病，但住院期间不需要特殊处理也不影响第一诊断的临床路径流程实施时，可以进入路径。

> **释义**
>
> ■ 进入临床路径的患儿首先符合霰粒肿临床诊断标准，除外麦粒肿、眼睑血管瘤、钙化上皮瘤等眼睑病变。不能做出临床诊断的可行眼部彩色多普勒超声检查，以供鉴别诊断。
>
> ■ 如果患儿合并先天性心脏病、肺炎恢复期等其他病变，住院期间需要请相关科室会诊，确定对麻醉及手术无特殊影响后，方可进行手术治疗。对于凝血因子缺乏的患儿，入院后请血液科会诊，根据会诊意见给予补充冷冻血浆、纤维蛋白原或者相关凝血因子后再行手术。

(六) 术前准备 (入院前)

术前必须的检查项目:

1. 血常规、尿常规。
2. 凝血功能。
3. 可以进行感染性疾病筛查 (乙型肝炎、丙型肝炎、艾滋病、梅毒等)。
4. X 线胸片、心电图。

> **释义**
>
> ■ 儿童局部麻醉手术者, 术前需要行血常规及凝血功能检查。
> ■ 全身麻醉者术前还需要行心电图及 X 线胸部正位片检查, 必要时行传染病筛查 (包括乙型肝炎、丙型肝炎、梅毒和艾滋病)。

(七) 预防性抗菌药物选择与使用时机

按照《抗菌药物临床应用指导原则》(卫医发〔2015〕43 号) 执行, 并结合患儿的病情决定抗菌药物的选择与使用时间。建议术前 1~3 天使用抗菌药物眼液。

> **释义**
>
> ■ 按照《抗菌药物临床应用指导原则》(卫医发〔2015〕43 号), 一般不需要全身使用抗菌药物, 术前需要使用抗菌药物点眼治疗 3 天, 预防术后感染。

(八) 手术日

入院当天。

1. 麻醉方式: 局部麻醉或者全身麻醉。
2. 手术方式: 霰粒肿切除术。
3. 术中用药: 麻醉用药、抗菌药物等。
4. 输血: 必要时。

> **释义**
>
> ■ 多采用局部麻醉, 使用盐酸丙美卡因滴眼液局部点眼, 利多卡因局部注射。术中使用大小适合的睑板腺夹固定霰粒肿, 垂直于睑缘切开霰粒肿, 用刮匙刮净囊肿, 涂抗菌药物眼膏, 用手按压眼睑 20 分钟。
> ■ 术后有囊肿复发可能, 需要术前充分告知患儿家属, 有可能需要再次手术。
> ■ 术后 1 个月行睑板腺按摩或热敷以预防复发。

(九) 术后住院恢复

≤1 天。

1. 根据患儿病情变化可选择相应的检查项目。
2. 术后根据情况用药

（1）术后抗菌药物：按照《抗菌药物临床应用指导原则》（卫医发〔2015〕43号）执行，建议使用抗菌药物眼液。

（2）镇痛药物。

> **释义**
>
> ■ 术后建议使用抗菌药物眼液，给予妥布霉素眼液或眼膏。
>
> ■ 局部麻醉术中可以给予盐酸丙美卡因滴眼液点眼，减轻疼痛，一般不需要同时使用其他镇痛药物。

（十）出院标准

1. 一般情况良好。
2. 切口无异常。

> **释义**
>
> ■ 患儿一般情况良好，无发热、恶心、呕吐等全身症状，可以出院。
>
> ■ 检查切口无明显红肿、分泌物，无切口裂开，无眼睑内、外翻的患者儿可以出院，出院后继续使用抗菌药物眼液点眼治疗，通常不需要口服或者静脉滴注抗菌药物。

（十一）变异及原因分析

1. 术中、术后出现并发症，需要进一步诊治，导致住院时间延长、费用增加。
2. 术后原伴随疾病控制不佳，需请相关科室会诊，进一步诊治。
3. 住院后出现其他内、外科疾病需进一步明确诊断。

五、小儿睑板腺囊肿（霰粒肿）手术临床路径给药方案

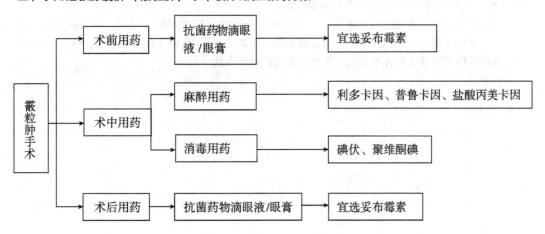

1. 用药选择：

（1）术前术后可以给予抗菌药物点眼预防感染，如妥布霉素滴眼液或眼膏。对于需要全身麻醉的幼小患儿，行心电图和X线胸部正位片时可以给予10%水合氯醛口服。

（2）术中可以使用碘伏消毒皮肤、5%的聚维酮碘冲洗结膜囊消毒。

（3）霰粒肿术中可以局部给予甲泼尼龙或者曲安奈德注射液减轻炎症反应。

2. 药学提示：

霰粒肿手术为眼部局部手术，一般局部抗菌药物应用即可，不需要全身使用抗菌药物（口服、静脉滴注、肌内注射）。

3. 注意事项：

霰粒肿进展较快的患者，尽早行手术治疗，以防囊肿累及皮肤面或者从皮肤面破溃，遗留瘢痕。

六、小儿睑板腺囊肿（霰粒肿）手术护理规范

1. 术前准备：术前做好有效的评估，如霰粒肿向皮肤面穿破，霰粒肿过大（占整个眼睑），霰粒肿在泪小点处，需预约手术由医师处理；如合并急性感染者，术前滴抗菌药物滴眼液2~3天，待炎症消退后方可手术。

2. 术前配合：术前嘱患儿及家属不可大量进食，防止患儿呕吐；应耐心做好患儿心理疏导工作，应向患儿家属讲解霰粒肿的基本知识及危害，消除其思想顾虑。患儿在进入手术室前，要对其年龄，姓名，手术名称及手术方式等进一步确认，避免由于工作疏忽造成手术事故的发生。根据儿童霰粒肿手术特点，准备所需眼药水和儿童约束带。

3. 术中配合：术中束缚带固定患儿，需要与患儿沟通交流，转移患儿的注意力，先用盐酸丙美卡因进行眼睛表面麻醉，选择适合规格的手术器械，如选用精细的手术刀、眼科剪、翻眼镊，小针细线缝合眼睑皮肤，根据儿童大小不同，选择合适的霰粒肿夹。

4. 术后配合：术后嘱患儿及家属手掌根部对准手术部位压迫20分钟，观察切口有无渗血，必要时弹力绷带加压包扎，方可回家。敷料包眼24小时，嘱患者24小时后可撕去敷料及绷带，术后第二天来门诊换药。换药时观察切口处有无红、肿、热、痛，以便及时处理。术后白天结膜囊内滴抗菌药物滴眼液3~4次，晚上睡前涂眼膏。告知患儿及家属，如患侧眼睑有轻度淤血或结膜充血，属正常反应，会逐渐自行消退，不用紧张。

七、小儿睑板腺囊肿（霰粒肿）手术营养治疗规范

嘱患儿及家属平时少吃辛辣刺激性食物，低脂饮食。

八、小儿睑板腺囊肿（霰粒肿）手术健康宣教

术后健康宣教。告知患儿及家属1个月后可复查行睑板腺按摩减少复发。嘱其注意眼部卫生，术后3周内避免用力揉眼，以及硬物碰击术眼，以防术后大出血。调节生物钟，规律的睡眠可以调节身体的各项功能，是保养眼睛的最佳方法。

九、推荐表单

（一）医师表单

小儿睑板腺囊肿（霰粒肿）手术临床路径医师表单

适用对象：第一诊断为霰粒肿（ICD-10：H00.1）

行霰粒肿切除术（ICD-9-CM-3：08.21）

患者姓名：	性别： 年龄： 门诊号：	住院号：
住院日期： 年 月 日	出院日期： 年 月 日	标准住院日：≤1 天

日期	住院前 （门诊）	住院第 1 天 （手术日）	住院第 1 天 （出院日）
主要诊疗工作	□ 开术前实验室检查单 □ 开住院单 □ 通知住院处 □ 通知病房 □ 嘱患儿家长患儿入院前 8 小时禁食、禁水 □ 请麻醉科会诊	□ 问病史，体格检查 □ 完成病历及上级医师查房 □ 完成医嘱 □ 补录门诊术前各项检查医嘱 □ 向患者及家属交代围术期注意事项 □ 签署手术知情同意书 □ 术前预防性使用抗菌药物 □ 手术 □ 术后向患者及家属交代病情及注意事项 □ 完成手术记录及术后病程记录	□ 观察病情 □ 上级医师查房 □ 上级医师查房 □ 完成病程记录 □ 观察切口情况，切口换药 □ 向患者及家属交代出院后注意事项 □ 嘱患者术后 10 天回院拆线 □ 完成出院病程记 □ 出院 □ 定期复查
重点医嘱	□ 血常规、尿常规 □ 感染性疾病筛查，凝血功能 □ X 线胸片，心电图 □ 嘱患儿家长患儿入院前 8 小时禁食、禁水	**长期医嘱** □ 眼科疾病护理常规 □ 三级护理 □ 饮食：禁食、禁水 □ 术后护理常规 □ 二级护理 □ 醒后即可恢复普通饮食 **临时医嘱** □ 血常规、尿常规 □ 感染性疾病筛查，凝血功能 □ X 线胸片，心电图 □ 手术医嘱 □ 术前肌内注射阿托品 □ 输液 □ 局部麻醉手术开当日出院	**长期医嘱** □ 三级护理 **出院医嘱** □ 全身麻醉手术开今日出院

续　表

日期	住院前 （门诊）	住院第 1 天 （手术日）	住院第 1 天 （出院日）
主要 护理 工作		□ 入院介绍 □ 术前相关检查指导 □ 术前常规准备及注意事项 □ 麻醉后注意事项 □ 术后饮食饮水注意事项 □ 术后活动指导	□ 术后饮食饮水注意事项 □ 指导介绍出院手续 □ 遵医嘱定期复查
病情 变异 记录	□ 无　□ 有，原因： 1. 2.	□ 无　□ 有，原因： 1. 2.	□ 无　□ 有，原因： 1. 2.
医师 签名			

（二）护士表单

小儿霰粒肿临床路径护士表单

适用对象：第一诊断为霰粒肿（ICD-10：H00.1）

行霰粒肿切除术（ICD-9-CM-3：08.21）

患者姓名：	性别：　年龄：　门诊号：	住院号：
住院日期：　　年　月　日	出院日期：　　年　月　日	标准住院日：≤1天

日期	住院第1天 （手术日）	住院第1天 （出院日）
健康宣教	□ 入院宣教 　介绍主管医师、护士 　介绍环境、设施 　介绍住院注意事项 　术前相关检查指导 　术前常规准备及注意事项 　麻醉后注意事项 　术后饮食饮水注意事项 　术后活动指导	□ 出院宣教 　复查时间 　眼药使用方法与频率 　拆线时间 　活动休息 　指导饮食 　指导办理出院
护理处置	□ 核对患儿姓名，佩戴腕带 □ 建立入院护理病历 □ 确定患儿禁食时间 □ 未成年人需陪护 □ 协助医师完成术前准备，确定术眼 □ 术眼点抗菌药物滴眼液3次 □ 送手术 □ 核对患儿资料 □ 病情观察，术眼情况变化 □ 观察全身麻醉术后全身情况 □ 局部麻醉手术协助办理出院 □ 出院宣教	□ 办理出院手续
重点医嘱	□ 详见医嘱执行单	□ 详见医嘱执行单
护士签名		

（三）患者（家属）表单

小儿霰粒肿临床路径患者（家属）表单

适用对象：第一诊断为霰粒肿（ICD-10：H00.1）

行霰粒肿切除术（ICD-9-CM-3：08.21）

患者姓名：	性别：	年龄：	门诊号：	住院号：
住院日期： 年 月 日	出院日期： 年 月 日			标准住院日：≤1天

日期	住院前 （门诊）	住院第1天 （手术日）	住院第1天 （出院日）
医患配合	□ 配合询问病史、收集资料，请务必详细告知既往史、用药过敏病史如服用抗凝剂，请明确告知 □ 配合进行体格检查 □ 有任何不适请告知医师	□ 家长配合评估患儿手术效果 □ 患儿有任何不适请告知医师	□ 接受出院前指导 □ 知道复查程序 □ 获取出院诊断书 □ 预约复诊日期
护患配合	□ 配合测量体温、脉搏、呼吸、血压、体重1次 □ 配合完成入院护理评估（简单询问病史、过敏史、用药史） □ 接受入院宣教（环境介绍、病室规定、订餐制度、贵重物品保管等） □ 有任何不适请告知护士 □ 接受术前宣教	□ 术前测量体温、脉搏、呼吸、送手术室前，协助完成核对，带齐影像资料和术中带药 □ 返回病房后，协助完成核对，配合过病床，配合血压测量配合术后输液有任何不适请告知护士	□ 接受出院宣教 □ 办理出院手续 □ 获取出院带药 □ 知道用药频率、方法和眼药保存注意事项 □ 知道复印病历方法
饮食	□ 普通饮食	□ 全身麻醉者术前6小时禁食、禁水 □ 局部麻醉（必要时）可普通饮食	□ 普通饮食
排便记录	□ 正常排便 □ 如异常告知医护	□ 正常排便 □ 如异常告知医护	□ 正常排便 □ 如异常告知医护

附：原表单（2016 年版）

小儿霰粒肿临床路径表单

适用对象：第一诊断为霰粒肿
行霰粒肿切除术

患者姓名：	性别：	年龄：	门诊号：	住院号：

住院日期： 年 月 日	出院日期： 年 月 日	标准住院日：≤1 天

日期	住院前 （门诊）	住院第 1 天 （手术日）	住院第 2 天 （术后第 1 日，出院日）	出院第 1 天 （术后第 2 天）
主要诊疗工作	□ 开术前实验室检查单 □ 开住院单 □ 通知住院处 □ 通知病房 □ 嘱患儿家长患儿入院前 8 小时禁食、禁水	□ 问病史，体格检查 □ 完成病历及上级医师查房 □ 完成医嘱 □ 补录门诊术前各项检查医嘱 □ 向患者及家属交代围术期注意事项 □ 签署手术知情同意书 □ 术前预防使用抗菌药物 □ 手术 □ 术后向患者及家属交代病情及注意事项 □ 完成术后病程记录及手术记录	□ 观察病情 □ 上级医师查房 □ 上级医师查房 □ 完成病程记录 □ 观察切口情况，切口换药 □ 向患者及家属交代出院后注意事项 □ 嘱患者回院拆线 □ 完成出院病程记录 □ 出院 □ 定期复查	□ 术后经治医师电话随访
重点医嘱	□ 血常规、尿常规 □ 感染性疾病筛查，凝血功能 □ X 线胸片，心电图 □ 嘱患儿家长患儿入院前 8 小时禁食、禁水	**长期医嘱** □ 眼科疾病护理常规 □ 三级护理 □ 饮食：禁食、禁水 □ 术后护理常规 □ 二级护理 □ 醒后即可恢复普通饮食 **临时医嘱** □ 血常规、尿常规 □ 感染性疾病筛查，凝血功能 □ X 线胸片，心电图 □ 手术医嘱 □ 术前肌内注射阿托品 □ 输液	**长期医嘱** □ 三级护理 **出院医嘱** □ 今日出院	

续　表

日期	住院前 （门诊）	住院第1天 （手术日）	住院第2天 （术后第1日，出院日）	出院第1天 （术后第2日）
主要 护理 工作		□ 入院介绍 □ 术前相关检查指导 □ 术前常规准备及注意事项 □ 麻醉后注意事项 □ 术后饮食饮水注意事项 □ 术后活动指导	□ 术后饮食饮水注意 　事项 □ 指导介绍出院手续 □ 遵医嘱定期复查	
病情 变异 记录	□ 无　□ 有，原因： 1. 2.	□ 无　□ 有，原因： 1. 2.	□ 无　□ 有，原因： 1. 2.	
护士 签名				
医师 签名				

第五章

倒睫手术临床路径释义

【医疗质量控制指标】

指标一、诊断需结合症状、体征和辅助检查。

指标二、手术适应证选择符合倒睫矫正术。

指标三、手术疗效达到预期目标。

指标四、抗菌药物使用符合规范。

指标五、住院时间符合路径实施要求。

一、倒睫手术编码

1. 原编码：

疾病名称及编码：倒睫（ICD-10：H02.002）

2. 修改编码：

疾病名称及编码：先天性倒睫（ICD-10：H02.001）

瘢痕性倒睫（ICD-10：H02.002）

倒睫（ICD-10：H02.004）

手术操作名称及编码：眼睑倒睫矫正术（ICD-9-CM-3：08.91/08.92/08.93）

二、临床路径检索方法

（H02.001/H02.002/H02.004）伴（08.91/08.92/08.93）

三、国家医疗保障疾病诊断相关分组（CHS-DRG）

MDCC　眼疾病及功能障碍

CZ1　其他眼部疾患

四、倒睫手术临床路径标准住院流程

（一）适用对象

第一诊断为倒睫（ICD-10：H02.002），行眼睑倒睫矫正术（无编码）。

> **释义**
>
> ■本路径适用对象为诊断倒睫的患者，包括沙眼、睑缘炎、眼睑外伤、皮肤或结膜瘢痕所致的睫毛位置和方向异常状态。倒睫是一种临床表现，而不是病因学诊断，多种原因引起的此病理状态均可进入此路径。

（二）诊断依据

根据《实用眼科学（第3版）》（刘家琦等主编，人民卫生出版社，2010）：

1. 病史。

2. 体征。

> **释义**
>
> ■ 病史：详细询问患儿家长小儿出生后有无畏光流泪症状和对睫毛状态的描述可辅助诊断。有无沙眼、睑缘炎、眼部外伤、眼睑皮肤烧伤、眼睑手术、慢性结膜炎、反复结膜结石等病史，可提供倒睫诊断的病史资料。
>
> ■ 体征：明显可见的倒睫，肉眼即可观察到。轻度或者部分倒睫需在裂隙灯下详细观察睫毛的位置、形态及其与眼球的相对关系。倒睫可观察到睫毛位置不规则，方向不是向外下或者外上，而是向眼球方向生长；不规则的乱生为乱睫；倒睫可以是1根、数根或者多根；摩擦结膜可以观察到结膜充血，摩擦角膜可观察到角膜上皮脱落，荧光素染色可见结膜及角膜点状、片状甚至地图状着色。严重者可见角膜混浊，继发感染形成角膜溃疡、新生血管及角膜角化等。

（三）选择治疗方案的依据

根据《实用眼科学（第3版）》（刘家琦等主编，人民卫生出版社，2010）：

1. 符合手术适应证。
2. 能够耐受手术。

> **释义**
>
> ■ 手术适应证：各种原因引起的倒睫只要引起患者的不适症状（畏光、流泪、异物感等），临床检查有结膜、角膜损伤的体征（荧光素染色可见结膜及角膜点状、片状甚至地图状着色。严重可见角膜混浊，继发感染形成角膜溃疡、新生血管及角膜角化等）均可列为倒睫手术适应证。部分小儿患者由于睫毛软，虽倒睫明确，但如果患儿无不适症状，临床检查也无角膜、结膜损伤的证据，可密切随访，并不急于手术。
>
> ■ 耐受手术：除严重器官衰竭等生命体征不稳定或者麻醉师评估认为不适宜手术等情况外，多数患者可耐受手术。小儿患者或不能配合手术者可考虑全身麻醉手术。

（四）标准住院日

≤1天。

> **释义**
>
> ■ 标准住院日是推荐的最低要求，提倡缩短住院日。儿童需全身麻醉下手术，需提前入院行术前准备及麻醉科会诊。通常手术日为入院第2~3天，如手术无严重并发症，术后恢复1~3天可予出院。成年患者全身情况良好者，可门诊手术治疗或日间手术24小时出院。术后拆线日期根据具体手术方式及术后恢复情况决定，一般在术后5~7天拆线。

（五）进入路径标准

1. 第一诊断必须符合倒睫疾病编码。

2. 当患者合并其他疾病，但住院期间不需要特殊处理也不影响第一诊断的临床路径流程实施时，可以进入路径。

> **释义**
>
> ■ 本路径适用对象为临床诊断为倒睫且需要手术治疗的患者。2 岁以下的小儿患者由于睫毛软，虽倒睫明确，但如患儿无不适症状，临床检查也无角膜、结膜损伤的证据，并不急于手术。建议先密切随访，不进入本路径。

（六）术前准备（入院前）

术前必须的检查项目：

1. 血常规、尿常规。
2. 凝血功能。
3. 感染性疾病筛查（乙型肝炎、丙型肝炎、艾滋病、梅毒等）。
4. X 线胸片、心电图。

> **释义**
>
> ■ 血常规、尿常规、凝血和 X 线胸片和心电图是常规检查，每个进入路径的患者均需完成。主要是评估有无基础疾病，关系到围术期的特殊处理，可能会影响到住院时间、费用以及治疗预后。
>
> ■ 感染性疾病筛查主要用于排除可能的传染源如乙型肝炎、丙型肝炎、艾滋病、梅毒等，这些患者的手术操作需要特殊处理。
>
> ■ 为缩短患者术前等待时间，以上检查项目可在患者入院前于门诊完成。

（七）预防性抗菌药物选择与使用时机

按照《抗菌药物临床应用指导原则》（卫医发〔2015〕43 号）执行，并结合患者的病情决定抗菌药物的选择与使用时间。建议使用抗菌药物眼液。

> **释义**
>
> ■ 鉴于 2012 年 8 月 1 日起施行《抗菌药物临床应用管理办法》（卫生部令第 84 号），路径中抗菌药物使用应按照新的管理规范执行，路径均不再全身（口服、静脉注射或肌内注射）使用抗菌药物，原则上以局部使用抗菌药物预防感染为主，有全身易感因素或者一旦感染后果严重的，可考虑术前临时预防性应用抗菌药物 1 次。

（八）手术日

入院当天。

1. 麻醉方式：局部麻醉。
2. 手术方式：眼睑倒睫矫正术。
3. 术中用药：麻醉用药、抗菌药物等。
4. 输血：必要时。

> **释义**
>
> ■麻醉方式以局部麻醉为主，儿童或者不能耐受局部麻醉手术的成人患者可局部麻醉联合神经安定镇痛治疗，也可以全身麻醉。手术方式总称眼睑倒睫矫正术，包含缝线法、眼睑赘皮矫正、灰线切开矫正、Z字矫正术、对于上睑下垂术后引起的上睑倒睫需要行上睑切口修补术等诸多具体方式。此类手术推荐利多卡因局部浸润麻醉；如果手术时间长可术中给予抗菌药物；如出血多，必要时可考虑输血。

（九）术后住院恢复

≤1天。

1. 根据患者病情变化可选择相应的检查项目。
2. 术后根据情况用药：

（1）术后抗菌药物：按照《抗菌药物临床应用指导原则》（卫医发〔2015〕43号）执行，建议使用抗菌药物滴眼液。

（2）镇痛药物。

> **释义**
>
> ■检查项目：患者症状、视力、裂隙灯检查是术后评价手术效果的主要指标。
> ■术后用药：术后可使用局部抗菌药物，儿童可局部应用妥布霉素类滴眼液或眼膏。如疼痛症状明显，可考虑加用非甾体抗炎镇痛药。

（十）出院标准

1. 一般情况良好。
2. 切口无异常。

> **释义**
>
> ■手术后生命体征稳定，无发热等。手术切口对合，无脓性分泌物，无严重并发症或合并症的患者，可以考虑出院。

（十一）变异及原因分析

1. 术中、术后出现并发症，需要进一步诊治，导致住院时间延长、费用增加。
2. 术后原伴随疾病控制不佳，需请相关科室会诊，进一步诊治。
3. 住院后出现其他内、外科疾病，需进一步明确诊断。

释义

■ 术后切口裂开，缝线松脱，对药物或缝线过敏，切口感染甚至全身出现感染等情况，患者需要住院观察，可能需要进一步处理，导致住院时间延长。

■ 术后原伴随疾病控制不佳，需请相关科室会诊，进一步诊治。

■ 住院后出现其他内、外科疾病，需进一步明确诊断。

五、倒睫手术临床路径给药方案

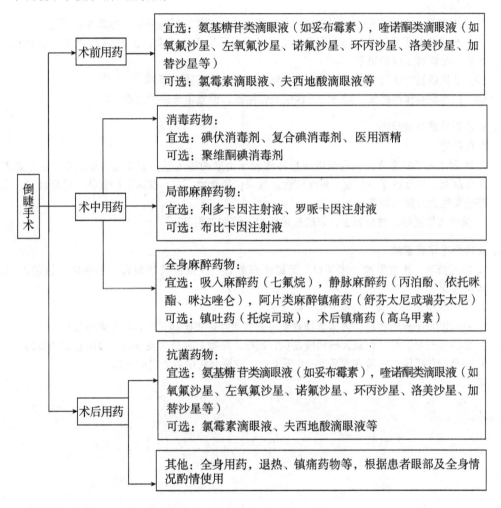

1. 用药选择：

（1）手术前可局部应用广谱抗菌药物1天，起到清洁结膜囊的作用。

（2）手术中除了眼睑皮肤消毒外，应重点消毒睫毛及根部。

（3）手术后常规应用广谱抗菌药物滴眼液，起到预防感染、控制炎症反应的作用。非甾体抗炎镇痛药可根据具体情况选用。

（4）儿童在局部麻醉下多不能配合手术，考虑全身麻醉下手术；成人在局部麻醉下行手术，可静脉应用神经安定镇痛药物。

（5）全身麻醉术后，部分患者会出现发热、呕吐等不适症状，给予退热、止吐等对症处理。

2. 药学提示：

儿童用药应尽量避免长期使用喹诺酮类药物。

六、倒睫手术护理规范

1. 术前护理：

（1）心理护理，适当讲解手术过程及注意事项，增加患者对手术的理解，建立合理的疗效预期和风险考虑，情绪稳定接受手术治疗。

（2）术前遵医嘱滴抗菌药物滴眼液，清洁结膜囊预防术后感染。

（3）术前嘱患者排空大小便，取下义齿、手表、首饰等。

2. 术后护理：

（1）观察有无术眼疼痛，依据疼痛评分，及时通知医师，遵医嘱给予冰敷和镇痛药。

（2）全身麻醉手术患者麻醉苏醒后6小时可适当下床活动，尽量避免低头、弯腰，谨防碰撞术眼，必要时戴保护眼罩。

（3）密切眼睑缝线有无松动，脱落，有异常及时通知医师处理。

（4）如有眼睑预留缝线，睡前给予医嘱眼膏涂眼，调整眼睑保护角膜。

七、倒睫手术营养治疗规范

饮食指导：

1. 为利手术切口愈合，应适当增加蛋白质和维生素的摄入量，如鸡蛋、豆制品，多吃新鲜水果蔬菜，以促进切口修复；多吃软食及易消化的食物，忌辛辣刺激的食物，忌用硬食，以防过度用力，使切口裂开。

2. 保持大便通畅，防止便秘，以防过度用力，使切口裂开。

八、倒睫手术健康宣教

1. 出院指导：注意保护手术切口，无菌纱布遮盖，涂抗菌药物眼膏，避免切口接触污水，防止感染。

2. 切口部位适当防晒，以减少切口瘢痕的发生。

3. 忌烟酒及辛辣的食物，因为辛辣食物可导致血管扩张眼部充血，加重瘢痕反应。

4. 睡眠要充足，注意保暖，早期应避免打喷嚏、咳嗽，保持大便通畅，以防止缝线脱落。

5. 如有缝线拆除，一般在术后5~10天复诊，或根据病情需要定期复诊。

九、推荐表单

（一）医师表单

倒睫矫正术临床路径医师表单

适用对象：第一诊断为先天性倒睫（ICD-10：H02.001）；瘢痕性倒睫（ICD-10：H02.002）；倒睫（ICD-10：H02.004）

行眼睑倒睫矫正术（ICD-9-CM-3：08.91/08.92/08.93）

患者姓名：	性别：　　年龄：　　门诊号：	住院号：
住院日期：　　年　月　日	出院日期：　　年　月　日	标准住院日：≤3天

日期	住院第1天 （术前）	住院第2天 （手术日）	住院第3天 （术后第1日，出院日）
主要诊疗工作	□ 开术前实验室检查单 □ 开住院单 □ 通知住院处 □ 通知病房	□ 问病史，体格检查 □ 完成病历及上级医师查房 □ 完成医嘱 □ 补录门诊术前各项检查医嘱 □ 向患者及家属交代围术期注意事项 □ 签署手术知情同意书 □ 术前预防使用抗菌药物 □ 手术 □ 术后向患者及家属交代病情及注意事项 □ 完成手术记录及术后病程记录	□ 观察病情 □ 上级医师查房 □ 完成病程记录 □ 观察切口情况，切口换药 □ 向患者及家属交代出院后注意事项 □ 嘱患者回院拆线 □ 完成出院病程记录 □ 出院 □ 定期复查
重点医嘱	□ 血常规、尿常规 □ 感染性疾病筛查，凝血功能 □ X线胸片，心电图	**长期医嘱** □ 眼科疾病护理常规 □ 三级或一级护理（全身麻醉后） □ 饮食：普通饮食、特殊饮食 □ 术后护理常规 □ 三级护理 □ 术后即可恢复术前饮食 **临时医嘱** □ 血常规、尿常规 □ 感染性疾病筛查，凝血功能 □ X线胸片，心电图 □ 手术医嘱 □ 准备术前预防用抗菌药物 □ 输液	**长期医嘱** □ 三级护理 **出院医嘱** □ 今日出院
病情变异记录	□ 无　□ 有，原因： 1. 2.	□ 无　□ 有，原因： 1. 2.	□ 无　□ 有，原因： 1. 2.
医师签名			

（二）护士表单

倒睫矫正术临床路径护士表单

适用对象：第一诊断为先天性倒睫（ICD-10：H02.001）；瘢痕性倒睫（ICD-10：H02.002）；倒睫（ICD-10：H02.004）

行眼睑倒睫矫正术（ICD-9-CM-3：08.91/08.92/08.93）

患者姓名：		性别：	年龄：	门诊号：	住院号：
住院日期：　　年　月　日		出院日期：　　年　月　日			标准住院日：≤3天

日期	住院第1天（术前）	住院第2天（手术日）	住院第3天（术后第1日，出院日）
健康宣教	□ 入院宣教 　介绍主管医师、护士 　介绍环境、设施 　介绍入院注意事项 □ 术前宣教 　宣教疾病知识、术前准备及手术过程 　告知准备物品、沐浴 　告知术后饮食、活动及探视注意事项 　告知术后可能出现的情况及应对方式 　主管护士与患者沟通，了解并指导心理应对 　告知家属等候区位置	□ 术后当日宣教 　告知术后注意事项 　告知术后饮食、活动及探视注意事项 　告知术后可能出现情况的应对方式 　给予患者及家属心理支持 　再次明确陪护探视须知	□ 出院宣教 　复查时间 　眼药使用方法与频率 　活动休息 　指导饮食 　指导办理出院手续
护士处置	□ 核对患者姓名，佩戴腕带 □ 建立入院护理病历 □ 卫生处置：剪指（趾）甲、沐浴，更换病号服 □ 未成年人陪住1人 □ 协助医师完成术前检查化验 □ 术前准备 □ 全身麻醉者禁食、禁水 □ 冲洗结膜囊	□ 送手术 　摘除患者各种活动物品 　核对患者资料及术中带药 　填写手术交接单，签字确认 □ 接手术 　核对患者及资料，签字确认	□ 办理出院手续
基础护理	□ 三级护理 □ 晨晚间护理 □ 患者安全管理	□ 一级护理（全身麻醉后） □ 晨晚间护理 □ 患者安全管理	□ 二级护理 □ 晨晚间护理 □ 患者安全管理
专科护理	□ 护理查体 □ 需要时，填写跌倒及压疮防范表 □ 协助完成相关检查 □ 遵嘱抗菌药物滴眼液点术眼（4次/日） □ 需要时，请家属陪护 □ 心理护理	□ 病情观察，观察术眼情况变化 □ 测量患者TPR变化 □ 全身麻醉患者遵医嘱给予静脉补液 □ 心理护理	□ 病情观察 □ 遵医嘱眼药治疗 □ 心理护理

续　表

日期	住院前 （门诊）	住院第 1 天 （手术日）	住院第 2 天 （术后第 1 日，出院日）
重点 医嘱	□ 详见医嘱执行单	□ 详见医嘱执行单	□ 详见医嘱执行单
病情 变异 记录	□ 无　□ 有，原因： 1. 2.	□ 无　□ 有，原因： 1. 2.	□ 无　□ 有，原因： 1. 2.
护士 签名			

（三）患者（家属）表单

倒睫矫正术临床路径患者（家属）表单

适用对象：第一诊断为先天性倒睫（ICD－10：H02.001）；瘢痕性倒睫（ICD－10：H02.002）；倒睫（ICD-10：H02.004）

行眼睑倒睫矫正术（ICD-9-CM-3：08.91/08.92/08.93）

患者姓名：	性别：	年龄：	门诊号：	住院号：
住院日期：　　年　月　日	出院日期：　　年　月　日			标准住院日：≤3天

日期	住院第1天（术前）	住院第2天（手术日）	住院第3天（术后第1日，出院日）
医患配合	□ 配合询问病史、收集资料，请务必详细告知既往史、用药史、过敏史 □ 如服用抗凝剂，请明确告知 □ 配合进行体格检查 □ 配合完善术前相关检查，如采血、留尿、心电图、X线胸片、眼科特殊检查 □ 医师与患者及家属介绍病情及手术谈话、术前签字、协助患者缓解紧张情绪 □ 有任何不适请告知医师 □ 麻醉师与患者进行术前访视	□ 配合评估手术效果 □ 配合医护完成患者用药及治疗 □ 有任何不适请告知医师	□ 配合检查眼部情况 □ 配合眼部切口换药 □ 接受出院前指导 □ 知道复查程序 □ 获取出院诊断书 □ 预约复诊日期
护患配合	□ 配合测量体温、脉搏、呼吸、血压、体重1次 □ 配合完成入院护理评估（简单询问病史、过敏史、用药史） □ 接受入院宣教（环境介绍、病室规定、订餐制度、贵重物品保管等） □ 有任何不适请告知护士 □ 配合测量体温、脉搏、呼吸、询问排便情况1次 □ 接受术前宣教 □ 自行沐浴，加强头部清洁，剪指（趾）甲 □ 准备好必要用物，吸水管 □ 取下义齿、饰品等，贵重物品交家属保管	□ 测量体温、脉搏、呼吸，送手术室前，协助完成核对，带齐影像资料和术中带药 □ 返回病房后，协助完成核对，配合过病床，配合血压测量 □ 配合检查意识 □ 配合术后输液 □ 遵医嘱采取正确体位 □ 配合缓解疼痛 □ 有任何不适请告知护士	□ 配合定时测量体温、脉搏、呼吸、每日询问排便 □ 注意活动安全，避免坠床或跌倒 □ 配合执行探视及陪护 □ 接受出院宣教 □ 办理出院手续 □ 获取出院带药 □ 知道眼药频率、方法和眼药保存注意事项 □ 知道复印病历方法
饮食	□ 普通饮食 □ 局部麻醉+镇静（必要时）可普通饮食 □ 全身麻醉者术前6小时禁食、禁水	□ 全身麻醉者麻醉清醒前禁食、禁水 □ 全身麻醉者麻醉清醒后，根据医嘱试饮水，无恶心呕吐可进少量流食	□ 普通饮食
排泄	□ 正常排尿便	□ 正常排尿便	□ 正常排尿便 □ 避免便秘
活动	□ 正常活动	□ 全身麻醉完全清醒后可正常活动	□ 正常活动

附：原表单（2016 年版）

倒睫矫正术临床路径表单

适用对象：第一诊断为倒睫
　　　　　行眼睑倒睫矫正术

患者姓名：	性别：　　年龄：　　门诊号：	住院号：
住院日期：　　年　月　日	出院日期：　　年　月　日	标准住院日：≤1 天

日期	住院前 （门诊）	住院第 1 天 （手术日）	住院第 2 天 （术后第 1 天，出院日）	出院第 1 天 （术后第 2 天）
主要诊疗工作	□ 开术前实验室检查单 □ 开住院单 □ 通知住院处 □ 通知病房	□ 问病史，体格检查 □ 完成病历及上级医师查房 □ 完成医嘱 □ 补录门诊术前各项检查医嘱 □ 向患者及家属交代围术期注意事项 □ 签署手术知情同意书 □ 术前预防使用抗菌药物 □ 手术 □ 术后向患者及家属交代病情及注意事项 □ 完成术后病程记录及手术记录	□ 观察病情 □ 上级医师查房 □ 完成病程记录 □ 观察切口情况，切口换药 □ 向患者及家属交代出院后注意事项 □ 嘱患者回院拆线 □ 完成出院病程记录 □ 出院 □ 定期复查	□ 术后经治医师电话随访
重点医嘱	□ 血常规、尿常规 □ 感染性疾病筛查，凝血功能 □ X 线胸片、心电图	**长期医嘱** □ 眼科疾病护理常规 □ 三级护理 □ 饮食：普通饮食、特殊饮食 □ 术后护理常规 □ 三级护理 □ 术后即可恢复术前饮食 **临时医嘱** □ 血常规、尿常规 □ 感染性疾病筛查，凝血功能 □ X 线胸片，心电图 □ 手术医嘱 □ 准备术前预防用抗菌药物 □ 输液	**长期医嘱** □ 三级护理 **出院医嘱** □ 今日出院	

续 表

日期	住院前 （门诊）	住院第1天 （手术日）	住院第2天 （术后第1日，出院日）	出院第1天 （术后第2日）
主要 护理 工作		□ 入院介绍 □ 术前相关检查指导 □ 术前常规准备及注意 　 事项 □ 麻醉后注意事项 □ 术后饮食饮水注意事项 □ 术后活动指导	□ 术后饮食饮水注意 　 事项 □ 指导介绍出院手续 □ 遵医嘱定期复查	
病情 变异 记录	□ 无　□ 有，原因： 1. 2.	□ 无　□ 有，原因： 1. 2.	□ 无　□ 有，原因： 1. 2.	
护士 签名				
医师 签名				

第六章

结膜肿物临床路径释义

【医疗质量控制指标】

指标一、诊断需结合症状、体征和辅助检查。

指标二、手术适应证选择符合结膜肿物切除术。

指标三、手术疗效达到预期目标。

指标四、抗菌药物使用符合规范。

指标五、住院时间符合路径实施要求。

一、结膜肿物编码

1. 原编码：

疾病名称及编码：结膜肿物（ICD-10：H18.901）

手术操作名称及编码：结膜肿物切除术（ICD-9-CM-3：10.31）

2. 修改编码：

疾病名称及编码：结膜恶性肿瘤（ICD-10：C69.0）

结膜良性肿瘤（ICD-10：D31.0）

结膜肉芽肿（ICD-10：H10.401）

结膜囊肿（ICD-10：H11.401）

结膜肿物（ICD-10：H11.901）

手术操作名称及编码：结膜肿物切除术（ICD-9-CM-3：10.31）

二、临床路径检索方法

（C69.0/D31.0/H10.401/H11.401/H11.901）伴 10.31

三、国家医疗保障疾病诊断相关分组（CHS-DRG）

MDCC　眼疾病及功能障碍

CR1　眼部恶性肿瘤及交界性肿瘤

CZ1　其他眼部疾患

四、结膜肿物临床路径标准住院流程

（一）适用对象

第一诊断为结膜肿物（ICD-10：H18.901），需行结膜肿物切除术（ICD-9-CM-3：10.31）。

> 释义
>
> ■ 第一诊断为结膜肿物（ICD-10：C69.0/D31.0/ H10.401/H11.401/H11.901），需行结膜肿物切除术（ICD-9-CM-3：10.31）。
>
> ■ 结膜肿物指发生于结膜的新生物，包括各种良恶性肿瘤及炎性肉芽肿等病变，表现为突出于结膜表面的肿块。

■ 结膜恶性肿瘤：恶性黑色素瘤、鳞状细胞癌、黏液上皮样癌、梭形细胞癌、非霍奇金淋巴瘤等。

■ 结膜良性肿瘤：乳头状瘤、血管瘤、上皮内瘤、皮样脂肪瘤、反应性淋巴增生、色素痣、结膜囊肿、结膜黑变病等。

■ 结膜肉芽肿：化脓性肉芽肿、结节病等。

（二）诊断依据

1. 症状：眼红、磨痛，伴流泪、异物感等。
2. 结膜肿物特征：患者睑结膜或球结膜组织透明或粉红色隆起，形态及颜色多样。
3. 相关眼部检查：视力、眼压、裂隙灯、眼前段照相。
4. 鉴别诊断：睑裂斑位于睑裂部球结膜，角膜缘内外侧有黄白色无定形隆起斑，不侵入角膜。

释义

■ 翼状胬肉：发生于睑裂部，球结膜增生肥厚，呈三角形向角膜内生长，常侵入角膜。

■ 结膜淋巴管扩张：由于炎症或外伤等原因造成的结膜淋巴管阻塞，导致淋巴循环受阻时球结膜出现串珠状、囊状或管状的透明样小泡。

■ 结膜肿物常不伴有明显的刺激症状，其生长的速度也与肿物的性质相关，炎性及恶性的肿物生长相对较快，良性肿瘤生长较慢，但良性肿瘤发生恶变后生长速度会发生明显变化。因此，在发现结膜肿物后，眼前节照相是必须要做的检查，通过照片的前后对比，判断肿物的变化情况，为明确诊断及治疗提供依据。

（三）治疗方案的选择

1. 非手术治疗：定期复查。
2. 手术治疗：结膜肿物切除术+常规送病理检查。

释义

■ 非手术治疗：对于较小的良性病变，或是患者本人没有明显不适的较大的良性病变，可以采取眼前节照相的方法，定期复查，对比肿物的大小、形态、颜色及血管分布的变化，同时观察患者有无症状的改变。

■ 手术治疗：

1. 适应证：①已明确诊断的恶性肿瘤；②有恶变倾向的色素痣；③生长较快的肿物；④高度怀疑恶性的肿物；⑤较大的良性病变；⑥有明显刺激症状的肿物；⑦影响患者外观的肿物。

2. 手术方法：

（1）恶性肿瘤：可以采用术中冷冻的方式判断肿瘤的性质，手术沿肿瘤边界外5mm扩大切除，切缘冷凝以减少术后复发。缺损结膜采用邻近结膜转位修补或羊膜移植。

（2）良性肿瘤：沿肿瘤边界完整切除肿瘤，小的缺损可以直接缝合，大的缺损采取结膜瓣转位或羊膜移植修补。

（四）标准住院日

5天。

> **释义**
>
> ■ 标准住院日是推荐的最低要求，提倡缩短住院日。儿童需全身麻醉下手术，需提前入院行术前准备及麻醉科会诊，通常手术日为入院第2~3天，如手术无严重并发症，术后恢复1~3天可予出院。成年患者全身情况良好者，可门诊手术治疗或日间手术24小时出院。成年患者若全身情况不佳、肿物较大、手术量较大时，可以常规入院治疗。病理报告可以等复诊时取。

（五）进入路径标准

1. 第一诊断必须符合结膜肿物疾病编码（ICD-10：H18.901）。
2. 当患者同时具有其他疾病诊断，但在住院期间不需要特殊处理也不影响第一诊断的临床路径流程实施时，可以进入路径。

> **释义**
>
> ■ 结膜肿物如果有明显角膜侵犯，并且需要做板层角膜移植的，以及结膜肿瘤侵及眶内的不能进入路径。

（六）术前准备

2天。
1. 检查项目：
（1）血常规、尿常规。
（2）肝肾功能，凝血功能，感染性疾病筛查（乙型肝炎、丙型肝炎、艾滋病、梅毒等）。
（3）心电图、X线胸片（可选）。
（4）检查视力、眼压、裂隙灯、眼前段照相。
2. 根据患者病情可选择以下检查项目，如眼眶CT，UBM，泪液分泌实验和泪膜破裂时间检查，心脏彩超等。

> **释义**
>
> ■ 全身检查项目中，血常规、血糖及心电图检查可以在门诊完成，如有问题需要行相应科室会诊后入院。怀疑结膜恶性肿瘤，且肿瘤有侵犯眶内或眼内迹象时，可以做眼眶MRI检查以判断肿瘤的范围，同时可以辅助眼部彩超检查。

(七) 预防性抗菌药物选择与使用时机

1. 按照《抗菌药物临床应用指导原则》（卫医发〔2015〕43号）执行，根据患者病情合理使用抗菌药物。
2. 选用抗菌药物滴眼液，根据病情调整用量。

释义

■ 结膜肿物切除手术不需要全身使用抗菌药物，如患者年龄太大或者抵抗力低下，可以术前30分钟预防性使用第一代头孢菌素1次。术后不需要全身应用抗菌药物，仅需局部点用抗菌药物眼液及眼膏，加用玻璃酸钠眼液点眼。

(八) 手术日

入院第3天。

1. 麻醉方式：局部麻醉（患者不能配合手术时可进行全身麻醉）。
2. 手术内固定物：无。
3. 术中用药：无。
4. 输血：无。

释义

■ 局部麻醉患者在消毒前后可用表面麻醉药物点术眼3次，每5分钟1次，使用混合少量肾上腺素的利多卡因行结膜下浸润麻醉。良性肿瘤沿其边界切除肿物，如考虑恶性肿瘤，常沿肿物边界5mm切除肿瘤，并在结膜切缘采用2~3次冷冻，以减少肿瘤复发。肿物切除后，如结膜缺损较小可直接缝合，缺损较大可做结膜瓣转位或游离结膜瓣修补，更大的结膜缺损可用羊膜或生物膜修补。位于肌肉止点附近的结膜肿物切除时，需小心保护直肌，勿切断肌肉。切除的肿物需送病理检查。

(九) 术后住院恢复

2天。

1. 需要复查的检查项目：视力、裂隙灯、眼前节照相。
2. 术后用药：
(1) 局部应用抗菌药物。
(2) 局部非甾体抗炎药物。
(3) 抗菌药物：按照《抗菌药物临床应用指导原则》（卫医发〔2015〕43号）执行，结合患者病情合理使用抗菌药物。

释义

■ 局部点用广谱抗菌药物滴眼液，晚上可涂抗菌药物眼膏。非甾体抗炎药物可选用普拉洛芬或溴芬酸钠滴眼液，同时可加用玻璃酸钠滴眼液。

（十）出院标准

1. 病情稳定，结膜切口愈合好，缝线在位。
2. 没有需要住院处理的并发症和/或合并症。

> **释义**
>
> ■ 病情稳定，结膜切口对合好，结膜瓣或羊膜瓣在位。
> ■ 术后如果没有发生严重并发症，切口无感染迹象，患者也没有明显不适，考虑为良性病变时，可以术后第二天出院；患者复诊时再取病理报告。

（十一）变异及原因分析

结膜切除后送病理回报如为恶性，需行二次手术，给予广泛彻底地清除。

> **释义**
>
> ■ 结膜肿物切除后送病理回报如为恶性，需行二次手术，给予广泛彻底清除，切缘采用冷冻治疗减少复发。如肿瘤为黑色素瘤等高度恶性肿瘤，需肿瘤科会诊行进一步的治疗，以减少肿瘤的复发及转移。
> ■ 结膜恶性肿瘤虽然手术扩大切除，切缘也采取冷冻治疗，但对侵犯范围广或恶性程度高的肿瘤，术后仍会出现转移及复发，严重威胁患者的生命。肿瘤科会诊后可根据肿瘤的敏感度采取化疗、放疗、靶向治疗、抗PD-1等治疗以减少肿瘤的复发。

五、结膜肿物切除术临床路径给药方案

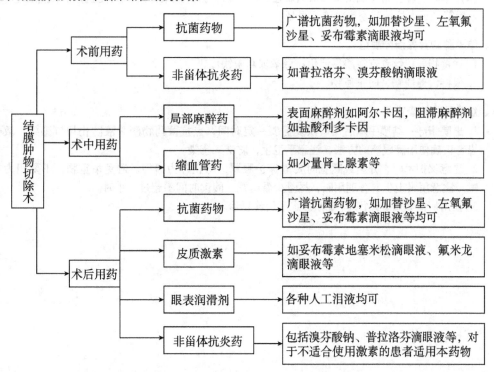

1. 用药选择：

（1）手术前应用广谱抗菌药物滴眼液 1~3 天，起到清洁结膜囊的作用。

（2）术中使用表面麻醉药滴术眼 3 次，然后使用利多卡因结膜下浸润麻醉。

（3）手术后常规应用广谱抗菌药物及非甾体抗炎药滴眼液，起到预防感染、控制炎症反应的作用。

（4）通常不需要静脉用药。

2. 药学提示：

（1）术后皮质激素类滴眼液不宜长期使用，因有导致激素性青光眼的可能。

（2）促细胞生长类药物及细胞因子类药物有导致肿瘤复发可能，应尽量避免使用。

3. 注意事项：

结膜肿物切除手术为眼局部手术，通常围术期眼局部点药即可，术后早期使用抗菌药物滴眼液预防感染，根据角膜上皮修复情况添加皮质激素滴眼液或非甾体抗炎药，一般不需要静脉用抗菌药物等，对于考虑恶性肿瘤或肿物性质不清楚的患者，术后尽量不使用生长因子等促细胞生长的眼药。

六、结膜肿物护理规范

1. 术前护理：

（1）心理护理，向患者及家属讲解手术过程及注意事项，取得患者合作，增加对手术的理解，解除顾虑，稳定情绪，接受手术。

（2）术前控制好血压、血糖，做好洗头、沐浴等个人卫生处置，女性需避开月经期。

（3）术眼准备：术前 3 日遵医嘱滴抗菌药物滴眼液，清洁结膜囊，预防术后感染。

（4）术前 30 分钟排空大小便，取下义齿、手表、首饰等，如全麻需按要求禁食、禁水。

2. 术后护理：

（1）体位管理：全身麻醉术后采取去枕平卧位 4 小时，麻醉清醒后采取半卧位，局部麻醉患者术后采取半卧位，可适当下床活动，动作宜慢，防止跌倒、坠床。

（2）术眼护理：密切观察眼部敷料渗血渗液，如有新鲜血液渗出及时更换敷料或加压包扎；术后第二天点抗菌药物滴眼液及眼膏。

七、结膜肿物营养治疗规范

1. 饮食指导：饮食宜清淡易消化，忌辛辣刺激饮食。

2. 保持大便通畅，防止便秘。

八、结膜肿物健康宣教

1. 出院指导：结膜手术后切口恢复需要一定时间，点抗菌药物滴眼液防止切口感染，教会患者正确使用滴眼液的方法，注意手卫生，防交叉感染。

2. 注意保护术眼，外出或睡觉时要戴保护眼罩，防止外力碰撞。避免举重物，不要用力咳嗽。注意用眼卫生，合理用眼，尽量少看电视，阅读时间不超过 1 小时。

3. 根据病情 2 周、1 个月、3 个月定期门诊复诊。

九、推荐表单

（一）医师表单

结膜肿物临床路径医师表单

适用对象：第一诊断为结膜肿物（ICD-10：C69.0/D31.0/H10.401/H11.401/H11.901）

行结膜肿物切除术（ICD-9-CM-3：10.31）

患者姓名：		性别：	年龄：	门诊号：	住院号：
住院日期：	年 月 日	出院日期：	年 月 日		标准住院日：4~5 天

时间	住院第 1 天	住院第 2 天 （手术前 1 日）
主要诊疗工作	□ 询问病史与体格检查 □ 完成首次病程记录 □ 完成病历书写 □ 开实验室检查单 □ 上级医师查房 □ 初步确定手术方式和日期	□ 上级医师查房与手术前评估 □ 向患者及其家属交代围术期注意事项 □ 根据检查结果，进行术前讨论，确定手术方案 □ 住院医师完成术前小结和术前讨论，上级医师查房记录等病历书写 □ 签署手术知情同意书
重点医嘱	**长期医嘱** □ 眼科二级或三级护理 □ 饮食 □ 局部应用抗菌药物滴眼液点眼 □ 未成年人需陪护 1 人 **临时医嘱** □ 血常规、尿常规，肝肾功能，感染性疾病筛查，凝血功能 □ 心电图、X 线胸片（可选） □ 眼科特殊检查：裂隙灯、眼前节照相	**长期医嘱** □ 眼科二级或三级护理 □ 饮食 □ 局部应用抗菌药物滴眼液点眼 □ 未成年人需陪护 1 人 **临时医嘱** □ 拟明日在局部麻醉或全身麻醉下行左/右眼结膜肿物切除术 □ 洗眼 □ 全身麻醉患者术前禁食、禁水 □ 局部麻醉+镇静（必要时）
病情变异记录	□ 无 □ 有，原因： 1. 2.	□ 无 □ 有，原因： 1. 2.
医师签名		

时间	住院第3天 （手术日）	住院第4天 （术后第1日）	住院第5天 （术后第2日）
主要诊疗工作	□ 手术前再次确认患者姓名、性别、年龄和眼别、手术方案 □ 手术 □ 怀疑恶性肿瘤可选术中冷冻病理 □ 术后标本送病理 □ 完成手术记录 □ 完成手术日病程记录 □ 向患者及其家属交代手术后注意事项	□ 检查患者，结膜切口愈合情况 □ 上级医师查房，确定有无手术并发症 □ 为患者换药 □ 完成术后病程记录 □ 向患者及家属交代术后恢复情况	□ 上级医师查房，进行手术及切口评估，确定有无手术并发症和切口愈合不良情况，确定今日出院 □ 完成出院记录等 □ 通知患者及其家属出院 □ 向患者交代出院后注意事项 □ 预约复诊日期 □ 将出院记录副本及诊断证明交给患者
重点医嘱	**长期医嘱** □ 眼科二级护理 □ 饮食 □ 局部应用抗菌药物滴眼液点眼 □ 未成年人需陪护1人 **临时医嘱** □ 根据病情需要下达	**长期医嘱** □ 眼科二级护理 □ 局部应用抗菌药物滴眼液点眼（视情况可适量应用含激素眼液） **临时医嘱** □ 根据病情需要下达	**长期医嘱** □ 眼科三级护理 □ 局部应用抗菌药物滴眼液点眼（视情况可适量应用含激素眼液） **临时医嘱** □ 眼前节照相 □ 今日出院 **出院医嘱** □ 同在院用药方法
病情变异记录	□ 无　□ 有，原因： 1. 2.	□ 无　□ 有，原因： 1. 2.	□ 无　□ 有，原因： 1. 2.
医师签名			

（二）护士表单

结膜肿物临床路径护士表单

适用对象：第一诊断为结膜肿物（ICD-10：C69.0/D31.0/H10.401/H11.401/H11.901）

行结膜肿物切除术（ICD-9-CM-3：10.31）

患者姓名：		性别：	年龄：	门诊号：	住院号：
住院日期：	年　月　日	出院日期：	年　月　日		标准住院日：4~5天

时间	住院第1天	住院第2天 （手术前1日）
健康宣教	□ 入院宣教 　介绍主管医师、护士 　介绍环境、设施 　介绍住院注意事项	□ 术前宣教 　术前准备及手术过程 　告知准备物品、沐浴 　告知术后饮食、活动及探视注意事项 　告知术后可能出现的情况及应对方式 　告诉家属等候区位置
护理处置	□ 核对患者姓名，佩戴腕带 □ 建立入院护理病历 □ 卫生处置：剪指（趾）甲、沐浴、更换病号服	□ 协助医师完成术前检查 □ 卫生处置：头部清洁、沐浴 □ 术前准备：剪睫毛、冲洗结膜囊
基础护理	□ 二级护理 □ 晨晚间护理 □ 患者安全管理	□ 二级护理 □ 晨晚间护理 □ 协助或指导活动 □ 患者安全管理
专科护理	□ 护理查体 □ 需要时，填写跌倒及压疮防范表 □ 需要时，请家属陪护 □ 遵医嘱抗菌药物滴眼液点术眼（4次/日） □ 心理护理	□ 遵医嘱完成相关检查 □ 遵医嘱抗菌药物滴眼液点术眼（4次/日） □ 心理护理
重点医嘱	□ 详见医嘱执行单	□ 详见医嘱执行单
病情变异记录	□ 无　□ 有，原因： 1. 2.	□ 无　□ 有，原因： 1. 2.
护士签名		

时间	住院第3天 （手术日）	住院第4天 （术后第1天）	住院第5天 （出院日）
健康宣教	□ 术后当日宣教 　告知体位要求 　告知饮食要求 　告知疼痛注意事项 　告知术后可能出现的情况及 　应对方式 　给予患者及家属心理支持 　再次明确探视陪护须知	□ 术前宣教 　术前准备及手术过程 　告知准备物品、沐浴 　告知术后饮食、活动及探视 　注意事项 　告知术后可能出现的情况及 　应对方式 　告诉家属等候区位置	□ 出院宣教 　复查时间 　眼药使用方法与频率 　活动休息 　指导饮食 　指导办理出院手续
护理处置	□ 送手术 　摘除患者各种活动物品 　核对患者资料及术中带药 　填写手术交接单，签字确认 □ 接手术 　核对患者及资料，签字确认	□ 协助医师完成术前检查 □ 卫生处置：头部清洁、沐浴 □ 术前准备：剪睫毛、冲洗结 　膜囊	□ 办理出院手续
基础护理	□ 二级护理 □ 晨晚间护理 □ 协助或指导活动 □ 患者安全管理	□ 二级护理 □ 晨晚间护理 □ 协助或指导活动 □ 患者安全管理	□ 二级护理 □ 晨晚间护理 □ 患者安全管理
专科护理	□ 病情观察，观察患者术眼情 　况变化 □ 术后协助患者的正确体位 □ 心理护理	□ 遵医嘱完成相关检查 □ 遵医嘱抗菌药物滴眼液点术 　眼（4次/日） □ 心理护理	□ 观察术眼情况 □ 遵医嘱眼药治疗 □ 心理护理
重点医嘱	□ 详见医嘱执行单	□ 详见医嘱执行单	□ 详见医嘱执行单
病情变异记录	□ 无　□ 有，原因： 1. 2.	□ 无　□ 有，原因： 1. 2.	□ 无　□ 有，原因： 1. 2.
护士签名			

（三）患者（家属）表单

结膜肿物临床路径患者（家属）表单

适用对象：第一诊断为结膜肿物（ICD-10：C69.0/D31.0/H10.401/H11.401/H11.901）
行结膜肿物切除术（ICD-9-CM-3：10.31）

患者姓名：	性别：	年龄：	门诊号：	住院号：
住院日期：　　年　月　日	出院日期：　　年　月　日			标准住院日：4~5天

时间	住院第1天	住院第2天
医患配合	□ 配合询问病史、收集资料，请务必详细告知既往史、用药史、过敏史 □ 如服用抗凝剂，请明确告知 □ 配合进行体格检查 □ 有任何不适请告知医师	□ 配合完善术前实验室检查，如采血、留尿、心电图 □ 配合完善眼科特殊检查 □ 医师与患者及家属介绍病情及手术谈话、术前签字 □ 有任何不适请告知医师
护患配合	□ 配合测量体温、脉搏、呼吸、血压、体重1次 □ 配合完成入院护理评估（简单询问病史、过敏史、用药史） □ 接受术前宣教（环境介绍、病室规定、订餐制度、贵重物品保管、病房探视陪住管理制度） □ 有任何不适请告知护士	□ 自行沐浴，加强头部清洁，剪指（趾）甲，男患者剃须 □ 准备好必要用物，吸水管、纸巾等 □ 取下义齿、饰品等，贵重物品交家属保管 □ 有任何不适请告知护士
饮食	□ 普通饮食	□ 普通饮食
排泄	□ 正常排尿便	□ 正常排尿便
活动	□ 正常活动	□ 正常活动

时间	住院第 3 天 （手术日）	住院第 4 天 （术后第 1 日）	住院第 5 天 （出院日）
医患配合	□ 配合评估手术效果 □ 有任何不适请告知医师	□ 配合检查眼部情况 □ 配合眼部切口换药	□ 接受出院前指导 □ 知道复查程序 □ 获取出院诊断书 □ 预约复诊时间
护患配合	□ 清晨测量体温、脉搏、呼吸 □ 送手术室前，协助完成核对，带齐影像资料和术中带药 □ 返回病房后，协助完成核对，配合过病床，配合血压测量 □ 遵医嘱采取正确体位 □ 配合缓解疼痛 □ 有任何不适请告知护士	□ 配合定时测量体温、脉搏、呼吸，每日询问排便情况 □ 注意活动安全，避免坠床或跌倒 □ 配合执行探视及陪护	□ 接受出院宣教 □ 办理出院手续 □ 获取出院带药 □ 知道眼药使用频率、方法和眼药保存注意事项 □ 知道复印病历方法
饮食	□ 普通饮食	□ 普通饮食	□ 普通饮食
排泄	□ 正常排尿便	□ 正常排尿便 □ 避免便秘	□ 正常排尿便 □ 避免便秘
活动	□ 卧床休息后根据体位要求活动	□ 适度活动，避免疲劳	□ 适度活动，避免疲劳

附：原表单（2017年版）

结膜肿物临床路径表单

适用对象：第一诊断为结膜肿物（ICD-10：H18.901）
行结膜肿物切除术（ICD-9-CM-3：10.31）

患者姓名：	性别：	年龄：	门诊号：	住院号：
住院日期： 年 月 日	出院日期： 年 月 日			标准住院日：4~5天

时间	住院第1天	住院第2天（手术前1日）
主要诊疗工作	□ 询问病史与体格检查 □ 完成首次病程记录 □ 完成病历书写 □ 开实验室检查单 □ 上级医师查房 □ 初步确定手术方式和日期	□ 上级医师查房与手术前评估 □ 向患者及其家属交代围术期注意事项 □ 根据检查结果，进行术前讨论，确定手术方案 □ 住院医师完成术前小结和术前讨论，上级医师查房记录等病历书写 □ 签署手术知情同意书
重点医嘱	**长期医嘱** □ 眼科二级或三级护理 □ 饮食 □ 局部应用抗菌药物滴眼液点术眼 □ 未成年人需陪护1人 **临时医嘱** □ 血常规、尿常规，肝肾功能，感染性疾病筛查，凝血功能 □ 心电图、X线胸片（可选） □ 眼科特殊检查：裂隙灯、眼前节照相	**长期医嘱** □ 眼科二级或三级护理 □ 饮食 □ 局部应用抗菌药物滴眼液点术眼 □ 未成年人需陪护1人 **临时医嘱** □ 拟明日在局部麻醉或全身麻醉下行左/右眼结膜肿物切除术 □ 洗眼 □ 全身麻醉患者术前禁食、禁水 □ 局部麻醉+镇静（必要时）
主要护理工作	□ 病区环境及医护人员介绍 □ 入院护理评估 □ 执行医嘱 □ 饮食宣教、生命体征监测 □ 介绍相关治疗、检查、用药等护理中应注意的问题 □ 完成护理记录单书写	□ 手术前物品准备、心理护理 □ 手术前准备（沐浴、更衣） □ 按医嘱执行护理治疗 □ 介绍有关疾病的护理知识 □ 介绍相关治疗、检查、用药等护理中应注意的问题 □ 健康宣教：术前术中注意事项 □ 完成术前护理记录单书写
病情变异记录	□ 无 □ 有，原因： 1. 2.	□ 无 □ 有，原因： 1. 2.
护士签名		
医师签名		

时间	住院第3天（手术日）	住院第4天（术后第1日）	住院第5天（术后第2日）
主要诊疗工作	□ 手术前再次确认患者姓名、性别、年龄和眼别、手术方案 □ 手术 □ 怀疑恶性肿瘤可选术中冷冻病理 □ 术后标本送病理 □ 完成手术记录 □ 完成手术日病程记录 □ 向患者及其家属交代手术后注意事项	□ 检查患者，结膜切口愈合情况 □ 上级医师查房，确定有无手术并发症 □ 为患者换药 □ 完成术后病程记录 □ 向患者及家属交代术后恢复情况	□ 上级医师查房，进行手术及切口评估，确定有无手术并发症和切口愈合不良情况，确定今日出院 □ 完成出院记录等 □ 通知患者及其家属出院 □ 向患者交代出院后注意事项 □ 预约复诊日期 □ 将出院记录副本及诊断证明交给患者
重点医嘱	**长期医嘱** □ 眼科二级护理 □ 饮食 □ 局部应用抗菌药物滴眼液点术眼 □ 未成年人需陪护1人 **临时医嘱** □ 根据病情需要下达	**长期医嘱** □ 眼科二级护理 □ 局部应用抗菌药物滴眼液点术眼（视情况可适量应用含激素眼液） **临时医嘱** □ 根据病情需要下达	**长期医嘱** □ 眼科三级护理 □ 局部应用抗菌药物滴眼液点术眼（视情况可适量应用含激素眼液） **临时医嘱** □ 眼前节照相 □ 今日出院 □ 出院用药：同在院用药方法
主要护理工作	□ 健康宣教；术后注意事项 □ 术后心理与生活护理 □ 执行术后医嘱 □ 完成手术当日护理记录单 □ 观察动态病情变化，及时与医师沟通，执行医嘱 □ 介绍相关治疗、检查、用药等护理中注意的问题	□ 执行术后医嘱 □ 健康宣教：手术后相关注意事项 □ 介绍有关患者康复方法 □ 术后用药知识宣教 □ 监测患者生命体征变化、术眼情况变化 □ 术后心理与生活护理 □ 完成术后第1日护理记录单	□ 执行术后医嘱、出院医嘱 □ 出院宣教：生活指导、饮食指导、用药指导 □ 协助患者办理出院手续、交费等事项 □ 完成术后出院护理记录
病情变异记录	□ 无　□ 有，原因： 1. 2.	□ 无　□ 有，原因： 1. 2.	□ 无　□ 有，原因： 1. 2.
护士签名			
医师签名			

第七章

翼状胬肉手术临床路径释义

【医疗质量控制指标】

指标一、诊断需结合症状、体征和辅助检查。

指标二、手术适应证选择符合翼状胬肉切除术。

指标三、手术疗效达到预期目标。

指标四、抗菌药物使用符合规范。

指标五、住院时间符合路径实施要求。

一、翼状胬肉编码

1. 原编码：

疾病名称及编码：翼状胬肉（ICD-10：H11.001）

手术操作名称及编码：翼状胬肉切除术（ICD-9-CM-3：11.311）

2. 修改编码：

疾病名称及编码：翼状胬肉（ICD-10：H11.0）

手术操作名称及编码：翼状胬肉切除术（ICD-9-CM-3：11.3）

二、临床路径检索方法

H11.0 伴 11.3

三、国家医疗保障疾病诊断相关分组（CHS-DRG）

MDCC　眼疾病及功能障碍

CZ1　其他眼部疾患

四、翼状胬肉手术临床路径标准住院流程

（一）适用对象

第一诊断为翼状胬肉（ICD-10：H11.001），行翼状胬肉切除术（ICD-10：11.311）。

> 释义
>
> ■ 本路径适用对象为原发性翼状胬肉的患者，不包括继发的假性胬肉和复发胬肉。

（二）诊断依据

根据《临床诊疗指南·眼科学分册》（中华医学会编著，人民卫生出版社，2006），《临床技术操作规范·眼科学分册》（中华医学会编著，人民军医出版社，2007）：

1. 症状：异物感、散光、视力下降、眼球运动障碍等。

2. 体征：睑裂区球结膜增生、肥厚，其下纤维血管侵入角膜，结膜充血。

3. 病变：直观，影响美观。

释义

■ 翼状胬肉在不同患者发展速度差异较大，一般早期表现为角膜缘结膜变性，逐渐增生肥厚并进行性向角膜中央生长。

■ 翼状胬肉除了患者可能有异物感、视力下降等自觉症状外，最主要的主诉是影响外观。

（三）进入路径标准

1. 第一诊断符合翼状胬肉（ICD-10：H11.001）疾病编码。
2. 有手术适应证，无手术禁忌证。
3. 当患者合并其他疾病，但住院期间不需要特殊处理也不影响第一诊断的临床路径流程实施时，可进入路径。

释义

■ 单纯翼状胬肉同时具有其他疾病，包括白内障、屈光不正、角膜老年环等，不需要特殊处理，可以进入本路径。

■ 复发性翼状胬肉、假性翼状胬肉不进入本路径。

■ 存在结膜炎症、慢性泪囊炎等眼部感染性疾病，为手术禁忌证；患有翼状胬肉，经检查，存在严重的内科、外科疾病，不能耐受该手术，为手术禁忌证。单纯翼状胬肉同时具有其他疾病，包括白内障、青光眼、眼底病变、严重糖尿病等，需要给予同时治疗，不进入本路径。

（四）标准住院日

2~3 天。

释义

■ 标准住院日是针对多数医院的现状制定，提倡缩短住院日。

■ 单纯翼状胬肉患者入院前应已经完成术前检查，对老年患者需要注意心肺功能检查。

（五）住院期间的检查项目

1. 必须的检查项目：
(1) 血常规、尿常规。
(2) 凝血功能、肝功能、肾功能、血糖、感染疾病筛查（乙型肝炎、丙型肝炎、艾滋病、梅毒等）、冲洗泪道。
(3) 心电图。
(4) 视力、眼压、验光、眼前节照相、泪液分泌试验（Schirmer 试验）、角膜曲率。
2. 根据患者病情进行的检查项目，如角膜地形图、眼前节 OCT。

> **释义**
>
> ■ 必查项目是确保手术治疗安全、有效开展的基础，在术前必须完成。相关人员应认真分析检查结果，以便及时发现异常情况并采取对应处理。
>
> ■ 为缩短患者术前等待时间，检查项目可以在患者入院前于门诊完成。
>
> ■ 术前视力、眼压、验光、角膜曲率、泪道冲洗等检查为术前常规检查，了解患者眼部健康情况，排除手术禁忌证；眼前节照相，可以作为术前术后的重要资料，与患者进行良好沟通的依据；特别提出，术前应对患者进行眼底仔细检查，排除眼底细小分支动静脉阻塞、视网膜裂孔、黄斑部疾病等潜在疾病。中老年患者常患有干眼症，泪液分泌试验可以评估患者术前干眼的程度。
>
> ■ 由翼状胬肉引起严重散光的患者，必要时可行角膜地形图检查。翼状胬肉侵犯角膜较深，可行眼前节 OCT 检查，评估术后角膜残留的白色变性区域。但是临床应用相对较少。

（六）治疗方案的选择

根据《临床诊疗指南·眼科学分册》（中华医学会编著，人民卫生出版社，2006），《临床技术操作规范·眼科学分册》（中华医学会编著，人民军医出版社，2007）。

1. 诊断明确者，建议手术治疗。

2. 对于手术风险大者（高龄合并全身内科疾病等）需向患者及家属详细交代病情，如不同意手术，应充分告知风险，对症保守治疗。

3. 对于有明显手术禁忌证者，对症保守治疗。

> **释义**
>
> ■ 翼状胬肉诊断明确，无手术禁忌证的患者，建议行手术治疗。
>
> ■ 如手术风险较大，需经患者及家属理解方可手术，如不同意，必须向患者告知，较大翼状胬肉可遮盖瞳孔，或引起较大散光，影响视力。

（七）预防性抗菌药物选择与使用时机

1. 术前推荐不含激素类的广谱抗菌药物眼液及非甾体眼液。常用量：局部广谱抗菌药物术前使用 12 次或以上，局部非甾体滴眼液每日 4 次。

2. 术后推荐广谱抗菌药物眼液及眼药膏。常用量：滴眼液每日 3~4 次，眼膏每晚 1 次。

> **释义**
>
> ■ 术前选用广谱的抗菌药物滴眼液，每日 4~6 次。同时应冲洗泪道，除外慢性泪囊炎。
>
> ■ 对于胬肉体部充血明显患者，可加用非甾体抗炎滴眼液。
>
> ■ 术后选用广谱的抗菌药物滴眼液或眼膏，如左氧氟沙星滴眼液、妥布霉素滴眼液等，每日 4~6 次；氧氟沙星眼膏每日 1~2 次至上皮愈合；如炎症反应较重可应用带有激素类药物的眼药膏，如妥布霉素地塞米松眼膏，每日 1~2 次。

> ■ 减轻炎性反应：术后第1~3天角膜上皮修复后，应用糖皮质激素和/或非甾体抗炎滴眼液，或应用抗菌药物和糖皮质激素复方滴眼液及眼膏，药物的抗炎活性、浓度逐步减小，用药频率逐步减少，直至眼表炎性反应消失。

（八）手术日

住院当天或第2天。

1. 麻醉方式：表面麻醉或联合局部注射浸润麻醉。
2. 手术方式：胬肉切除手术，有复发风险者联合带角膜缘干细胞的结膜瓣移植术。

【释义】

> ■ 本路径推荐的麻醉方式为局部麻醉，但年幼患者或对疼痛敏感患者也可以用全身麻醉，但不进入本路径。
> ■ 术中为了避免出血影响手术，可以在局部麻醉药中加用肾上腺素。1%利多卡因溶液中按1：400 000~1：200 000加入0.1%肾上腺素溶液，术中局部应用可收缩结膜血管，起到止血作用，但应充分认识到其止血作用的暂时性，且闭角性青光眼、心功能异常及高血压患者应慎用。
> ■ 对于翼状胬肉较大或充血肥厚、复发概率较高的患者，可以应用带角膜缘干细胞的结膜瓣移植术。

（九）术后恢复

≤2天。

1. 术后局部广谱抗菌药物眼膏涂于术眼结膜囊内，包扎术眼回病房。
2. 术后用药：术后应用广谱抗菌药物滴眼液及眼药膏预防感染；局部应用非甾体抗炎药或糖皮质激素减轻术后的炎症反应；对于胬肉较大较深者可依据患者症状使用绷带镜；出血风险较高者当天应用止血药物口服。
3. 如发现切口感染，伴全身症状者及时复查血常规，结膜下出血明显者及时进行对症处理。

【释义】

> ■ 术后结膜囊内涂广谱抗菌药物眼膏，如氧氟沙星眼膏或红霉素眼膏；也可涂含激素抗菌药物眼膏，如妥布霉素地塞米松眼膏。应用抗菌药物滴眼液及眼膏，2~4次/日，可用至上皮完全愈合为止。
> ■ 鉴于2012年8月1日起施行《抗菌药物临床应用管理办法》（卫生部令第84号），路径中抗菌药物使用应按照新的管理规范执行，均不再全身（口服、静脉注射或肌内注射）使用抗菌药物，原则上以局部使用抗菌药物预防感染。
> ■ 应用绷带镜可明显减轻患者术后局部疼痛、异物感等，促进角膜上皮愈合，但是应用绷带镜，不宜选用眼药膏类药物，以免影响绷带镜的透气性。
> ■ 术前应停用阿司匹林等抗凝药物，术前凝血功能必须正常方可行该手术治疗。
> ■ 切口感染、血常规异常应对症积极治疗，但应立即退出本路径。

（十）出院标准

1. 患者一般情况良好，手术部位无明显不适。
2. 体温正常，无阳性体征，相关实验室检查结果基本正常。
3. 切口愈合良好，结膜移植片在位（7 天可在门诊拆线）。

释义

　　■ 患者创口结膜对位好，角膜组织修复好，结膜移植片无脱落，眼球运动无受限，无感染迹象，符合以上检查标准，方可出院。若未达到如上标准，应分析原因，并做出相应处理。

（十一）变异及原因分析

1. 对于进展期翼状胬肉患者，先给予广谱抗菌药物预防感染和非甾体药物治疗炎症，对于复发风险较低的高龄患者择期行单纯翼状胬肉切除术；对于胬肉较大者行胬肉切除联合带角膜缘干细胞的结膜瓣移植术（ICD-9：11. 32002）等不进入路径。
2. 复发胬肉不进入临床路径。
3. 手术后继发切口感染、角膜溃疡形成、暴露巩膜坏死等并发症，导致围术期住院时间延长与费用增加。
4. 住院后出现其他内、外科疾病需进一步明确诊断，导致住院时间延长与费用增加。

释义

　　■ 变异是指入选临床路径的患者未能按路径流程完成医疗行为或未达到预期的医疗质量控制目标。而手术后出现切口感染、角膜溃疡形成、巩膜暴露坏死损伤内直肌等并发症，出现变异，出路径。复发翼状胬肉不入路径。住院后，出现内、外科疾病需要进行治疗，不入路径。而对于进展期翼状胬肉患者，门诊应先予广谱抗菌药物进行预防感染和非甾体药物治疗炎症，稳定后再行手术治疗；对于复发风险较低的高龄患者择期行单纯翼状胬肉切除术；对于胬肉较大者行胬肉切除联合带角膜缘干细胞的结膜瓣移植术等，进入路径。

五、翼状胬肉手术临床路径给药方案

1. 用药选择：
（1）手术前应用广谱抗菌药物滴眼液 1~3 天，起到清洁结膜囊的作用。
（2）手术中除了眼睑周围皮肤消毒外，还要注意结膜囊的消毒，除了术前冲洗结膜囊外，结膜囊应用 5%聚维酮碘消毒液可以起到有效的灭菌作用。
（3）手术后常规应用广谱抗菌药物以及甾体、非甾体抗炎滴眼液，起到预防感染、控制炎症反应的作用。
（4）通常不需要静脉用药。
2. 药学提示：
（1）术后糖皮质激素类滴眼液不宜长期使用，因有导致激素性青光眼的可能。
（2）促细胞增生类药物有导致胬肉复发可能，应该尽量避免使用。
（3）肾上腺素有散瞳作用，前房浅，有闭角型青光眼解剖特点患者，慎用，以免诱发青光眼。

3. 注意事项：

翼状胬肉单纯切除手术为眼局部的手术，通常围术期眼局部点药即可，术后早期使用抗菌药物滴眼液预防感染，根据角膜上皮修复情况添加糖皮质激素滴眼液或非甾体抗炎药，一般不需要静脉用抗菌药物等。

六、翼状胬肉手术护理规范

1. 术前护理：

（1）心理护理，适当讲解手术过程及注意事项，增加患者对手术的理解，建立合理的疗效预期和风险考虑，情绪稳定接受手术治疗。

（2）术前遵医嘱滴抗菌药物滴眼液，清洁结膜囊预防术后感染。

（3）协助患者做好个人卫生，术前嘱患者排空大小便，取下义齿、手表、首饰等。

（4）训练患者能按要求方向转动眼球，以利于手术和术后观察。

2. 术后护理：

（1）翼状胬肉术后患者会出现眼部异物感，疼痛不适，流泪等情况。尽量不要转动眼球，减少疼痛。如疼痛难以忍受可应用镇痛药物。或及时告知医师。

（2）术后注意眼部卫生，勿用手揉眼，不要弄湿，弄脏敷料。术后第1天更换敷料，开始点滴眼液，尽量滴在结膜上。

七、翼状胬肉手术营养治疗规范

饮食指导：翼状胬肉切除术可适当增加蛋白质和维生素的摄入量，如鸡蛋、豆制品，新鲜水果蔬菜，以促进切口修复；多吃软食及易消化的食物；忌食辣椒，大葱等辛辣刺激的食物等；并忌烟酒。

八、翼状胬肉手术健康宣教

1. 出院指导：应注意术眼保护，无菌纱布遮盖或戴保护镜，滴抗菌药物滴眼液，防止细菌感染。

2. 翼状胬肉术后可发生球内感染，角膜，巩膜穿孔等并发症，术后应该定期复诊，观察切口愈合情况、有无感染，有无角膜结膜穿孔等。如患者出现眼红，疼痛，分泌物增多，视力下降等症状，及时复诊、积极进行治疗。

3. 教会患者正确使用滴眼液的方法，用药剂量。如眼部滴用糖皮质激素滴眼液需定期复诊，监测眼压变化等。

4. 因翼状胬肉的发生与紫外线的照射，风沙刺激等因素有关，外出佩戴防护眼罩，减少紫外线的照射，减少风沙等外界因素的影响，减少复发的可能。

5. 忌烟酒及辛辣的食物，减轻对眼部的刺激。

6. 根据病情需要定期复诊。

九、推荐表单

（一）医师表单

翼状胬肉切除手术临床路径医师表单

适用对象：第一诊断为翼状胬肉（ICD-10：H11.0）

　　　　行翼状胬肉切除术（ICD-9-CM-3：11.3）

患者姓名：	性别：　　年龄：　　门诊号：	住院号：
住院日期：　　年　月　日	出院日期：　　年　月　日	标准住院日：2~3天

时间	住院第1天	住院第2天 （手术日）	住院第3天 （术后第1日，出院日）
主要诊疗工作	□ 询问病史、体格检查 □ 完成病历书写 □ 开实验室检查单 □ 上级医师与术者查房、制订治疗方案及术前评估 □ 初步确定手术方式和日期，提手术通知单 □ 完善术前检查和眼科特殊检查 □ 住院医师完成术前小结、术前讨论、上级医师查房记录等 □ 向患者及家属交代病情，签署手术同意书、自费用品协议书	□ 术前术者再次查看患者 □ 在术前准备充分的情况下完成手术治疗 □ 术者完成手术记录 □ 住院医完成术后病程 □ 上级医师查房 □ 向患者及家属交代病情及术后注意事项	□ 上级医师查房 □ 注意角膜表面光滑程度、巩膜有无坏死，缝线是否在位，结膜下有无渗血等 □ 住院医师完成常规病历书写 □ 根据眼科检查决定出院时间 □ 完成出院志，病案首页、出院诊断证明书等病历资料 □ 向患者交代出院后的后续治疗及相关注意事项，预约复诊时间
重点医嘱	**长期医嘱** □ 眼科三级护理 □ 饮食 □ 体位 □ 广谱抗菌药物滴眼液 □ 局部非甾体药物 **临时医嘱** □ 血常规、尿常规 □ 肝肾常规，凝血功能，感染性疾病筛查，心电图 □ 眼前节照相、眼压 □ 曲率、验光 □ 泪液分泌试验 □ 冲洗泪道 □ 选择性角膜地形图 □ 选择性眼前节OCT	**长期医嘱** □ 眼科术后护理常规 □ 二级护理 □ 饮食 □ 抗菌药物滴眼液 □ 局部应用非甾体抗炎药或糖皮质激素 □ 必要时口服止血药 **临时医嘱** □ 今日在局部麻醉下行翼状胬肉切除术 □ 手术前常规准备	**长期医嘱** □ 三级护理 □ 出院带药 □ 局部抗菌药物 □ 非甾体抗炎滴眼液或糖皮质激素 □ 门诊随诊 **临时医嘱** □ 眼前节照相
病情变异记录	□ 无　□ 有，原因： 1. 2.	□ 无　□ 有，原因： 1. 2.	□ 无　□ 有，原因： 1. 2.
医师签名			

（二）护士表单

翼状胬肉切除手术临床路径护士表单

适用对象：第一诊断为翼状胬肉（ICD-10：H11.0）
行翼状胬肉切除术（ICD-9-CM-3：11.3）

患者姓名：		性别：	年龄：	门诊号：	住院号：
住院日期： 年 月 日		出院日期： 年 月 日			标准住院日：2~3 天

时间	住院第 1 天	住院第 2 天 （手术日）	住院第 3 天 （出院日）
健康宣教	□ 入院宣教 　介绍主管医师、护士 　介绍环境、设施 　介绍住院注意事项 □ 术前宣教 　术前准备及手术过程 　告知准备物品、沐浴 　告知术后饮食、活动及探视注意事项 　告知术后可能出现的情况及应对方式 　告知家属等候区位置	□ 术后当日宣教 　告知体位要求 　告知饮食要求 　告知疼痛注意事项 　告知术后可能出现情况的 　应对方式 　给予患者及家属心理支持 　再次明确探视陪护须知	□ 出院宣教 　复查时间 　眼药使用方法与 　频率 　活动休息 　指导饮食 　指导办理出院手续
护理处置	□ 核对患者姓名，佩戴腕带 □ 建立入院护理病历 □ 卫生处置：剪指（趾）甲、沐浴，更 　换病号服 □ 协助医师完成术前检查	□ 送手术 　摘除患者各种活动物品 　核对患者资料及术中带药 　填写手术交接单，签字确认 □ 接手术 　核对患者及资料，签字确认	□ 办理出院手续
基础护理	□ 二级护理 □ 晨晚间护理 □ 患者安全管理	□ 二级护理 □ 晨晚间护理 □ 协助或指导活动 □ 患者安全管理	□ 二级护理 □ 晨晚间护理 □ 患者安全管理
专科护理	□ 护理查体 □ 需要时，填写跌倒及压疮防范表 □ 需要时，请家属陪护 □ 遵医嘱抗菌药物眼液点术眼（4次/日） □ 心理护理	□ 病情观察，观察术眼情况 　变化 □ 术后协助患者的正确体位 □ 心理护理	□ 观察术眼情况 □ 遵医嘱眼药治疗 □ 心理护理
重点医嘱	□ 详见医嘱执行单	□ 详见医嘱执行单	□ 详见医嘱执行单
病情变异记录	□ 无　□ 有，原因： 1. 2.	□ 无　□ 有，原因： 1. 2.	□ 无　□ 有，原因： 1. 2.
护士签名			

（三）患者（家属）表单

翼状胬肉切除手术临床路径患者（家属）表单

适用对象：第一诊断为翼状胬肉（ICD-10：H11.0）

行翼状胬肉切除术（ICD-9-CM-3：11.3）

患者姓名：	性别： 年龄： 门诊号：	住院号：
住院日期： 年 月 日	出院日期： 年 月 日	标准住院日：2~3天

时间	住院第1天	住院第2天（手术日）	住院第3天（出院日）
医患配合	□ 配合询问病史、收集资料，请务必详细告知既往史、用药史、过敏史 □ 如服用抗凝剂，请明确告知 □ 配合进行体格检查 □ 配合完善术前相关检查，如采血、留尿、心电图 □ 配合完善眼科特殊检查 □ 医师与患者及家属介绍病情及手术谈话、术前签字 □ 有任何不适请告知医师	□ 配合评估手术效果 □ 有任何不适请告知医师	□ 接受出院前指导 □ 知道复查程序 □ 获取出院诊断书 □ 预约复诊日期
护患配合	□ 配合测量体温、脉搏、呼吸、血压、体重1次 □ 配合完成入院护理评估（简单询问病史、过敏史、用药史） □ 接受入院宣教（环境介绍、病室规定、订餐制度、贵重物品保管、病房探视陪住管理制度等） □ 自行沐浴，加强头部清洁，剪指（趾）甲，男患者剃须 □ 准备好必要用物，吸水管、纸巾等 □ 取下义齿、饰品等，贵重物品交家属保管 □ 有任何不适请告知护士	□ 清晨测量体温、脉搏、呼吸、送手术室前，协助完成核对，带齐影像资料和术中带药 □ 返回病房后，协助完成核对，配合过病床，配合血压测量 □ 遵医嘱采取正确体位 □ 配合缓解疼痛 □ 有任何不适请告知护士	□ 接受出院宣教 □ 办理出院手续 □ 获取出院带药 □ 知道眼药频率、方法和眼药保存注意事项 □ 知道复印病历方法
饮食	□ 普通饮食	□ 普通饮食	□ 普通饮食
排泄	□ 正常排尿便	□ 正常排尿便	□ 正常排尿便
活动	□ 正常活动	□ 卧床休息后根据体位要求活动	□ 适度活动，避免疲劳

附：原表单（2016 年版）

翼状胬肉切除手术临床路径表单

适用对象：第一诊断为翼状胬肉（ICD-10：H11.001）

行翼状胬肉切除（ICD-9：11.39001）或联合术

患者姓名：	性别： 年龄： 门诊号：	住院号：
住院日期： 年 月 日	出院日期： 年 月 日	标准住院日：2~3 天

时间	住院第 1 天	住院第 2 天 （手术日）	住院第 3 天 （术后第 1 日，出院日）
主要诊疗工作	□ 询问病史、体格检查 □ 完成病历书写 □ 开实验室检查单 □ 上级医师与术者查房、制订治疗方案及术前评估 □ 初步确定手术方式和日期，提手术通知单 □ 完善术前检查和眼科特殊检查 □ 住院医师完成术前小结、术前讨论、上级医师查房记录等 □ 向患者及家属交代病情，签署手术同意书、自费用品协议书	□ 术前术者再次查看患者 □ 在术前准备充分的情况下完成手术治疗 □ 术者完成手术记录 □ 住院医完成术后病程 □ 上级医师查房 □ 向患者及家属交代病情及术后注意事项	□ 上级医师查房 □ 注意角膜表面光滑程度、巩膜有无坏死，缝线是否在位，结膜下有无渗血等 □ 住院医师完成常规病历书写 □ 根据眼科检查决定出院时间 □ 完成出院志，病案首页、出院诊断证明书等病历资料 □ 向患者交代出院后的后续治疗及相关注意事项，预约复诊时间
重点医嘱	**长期医嘱** □ 眼科三级护理 □ 饮食 □ 体位 □ 广谱抗菌药物滴眼液 □ 局部非甾体药物 **临时医嘱** □ 血常规、尿常规 □ 肝肾常规，凝血功能，感染性疾病筛查，心电图 □ 眼前节照相、眼压 □ 曲率、验光 □ 泪液分泌试验 □ 冲洗泪道 □ 选择性角膜地形图 □ 选择性眼前节 OCT	**长期医嘱** □ 眼科术后护理常规 □ 二级护理 □ 饮食 □ 抗菌药物滴眼液 □ 局部应用非甾体抗炎药或糖皮质激素 □ 必要时口服止血药 **临时医嘱** □ 今日在局部麻醉下行翼状胬肉切除术 □ 手术前常规准备	**长期医嘱** □ 三级护理 □ 出院带药 □ 局部抗菌药物 □ 非甾体抗炎滴眼液或糖皮质激素 □ 门诊随诊 **临时医嘱** □ 眼前节照相

续　表

时间	住院第1天	住院第2天 （手术日）	住院第3天 （术后第1日，出院日）
主要护理工作	□ 病区环境及医护人员介绍 □ 入院护理评估 □ 医院相关制度介绍 □ 执行医嘱 □ 饮食宣教、生命体征监测 □ 介绍相关治疗、检查、用药等护理中应注意的问题 □ 完成护理记录单书写	□ 手术前物品准备、心理护理 □ 手术前准备 □ 按医嘱执行护理治疗 □ 介绍有关疾病的护理知识 □ 介绍相关治疗、检查、用药等护理中应注意的问题 □ 健康宣教：术前术中注意事项 □ 完成术前护理记录单书写	□ 执行术后医嘱、出院医嘱 □ 出院宣教：生活指导、饮食指导、用药指导 □ 协助患者办理出院手续、交费等事项 □ 完成术后出院护理记录单
病情变异记录	□ 无　□ 有，原因： 1. 2.	□ 无　□ 有，原因： 1. 2.	□ 无　□ 有，原因： 1. 2.
护士签名			
医师签名			

第八章

角膜裂伤临床路径释义

【医疗质量控制指标】

指标一、诊断需结合外伤史、症状、体征和辅助检查。

指标二、手术适应证选择符合角膜裂伤缝合术。

指标三、手术疗效达到预期目标。

指标四、抗菌药物使用符合规范。

指标五、住院时间符合路径实施要求。

一、角膜裂伤编码

疾病名称及编码：角膜裂伤（ICD-10：S05.302）

手术操作名称及编码：角膜裂伤缝合术（ICD-9-CM-3：11.51）

二、临床路径检索方法

S05.302 伴 11.51

三、国家医疗保障疾病诊断相关分组（CHS-DRG）

MDCC　眼疾病及功能障碍

CT1　前房积血及眼创伤的非手术治疗

四、角膜裂伤临床路径标准住院流程

（一）适用对象

第一诊断为角膜全层裂伤（ICD-10：H05.302），行角膜裂伤缝合术（ICD-9-CM-3：11.51）。

> 释义
>
> ■角膜全层裂伤（corneal laceration）是指锐器刺入、高速飞行物切割造成角膜的全层裂开，也指机械性钝力致使眼压骤然升高引起的角膜全层裂开，伴有或不伴有眼内损伤或组织脱出。在儿童多为玩耍时被刀、针、玩具、棍棒、塑料子弹等伤及引起。可为角膜裂伤或角巩膜裂伤、规则裂伤或不规则裂伤、单纯裂伤、合并虹膜等眼内容物脱出及嵌顿、合并晶体脱位或白内障。
>
> ■行角膜裂伤缝合术：除眼外伤的一般处理原则外，角膜全层裂伤首要的是急诊Ⅰ期清创缝合切口，如合并虹膜脱出，应联合虹膜复位，如合并白内障，则根据病情选择白内障摘除。

（二）诊断依据

根据《临床诊疗指南·眼科学分册》（中华医学会编著，人民卫生出版社，2006）：

1. 病史：眼部外伤史。

2. 症状：眼部刺激症状。

3. 体征：角膜全层裂伤伴前房形成不良。

> **释义**
>
> ■ 外伤史：详细询问有关外伤的情况，如受伤环境、时间、致伤物及其性质、眼内异物的可能性、距离、有无戴防护眼镜、有无锤击金属、伤后有无作任何处理、受伤前伤眼视力等。除外伤史，还应询问眼科病史，屈光状态、过敏史，有无屈光手术、内眼手术等病史。
>
> ■ 症状：伤后有"热水"自眼内流出，伴疼痛、畏光、流泪，视力障碍。
>
> ■ 体征：检查见角（巩）膜切口，前房变浅或消失、虹膜等眼内容物脱出或嵌顿、晶体有无脱位/脱出或白内障、玻璃体有无溢出等。
>
> ■ 需注意观察伤者生命体征及全身重要脏器有无异常。

（三）治疗方案的选择

根据《临床诊疗指南·眼科学分册》（中华医学会编著，人民卫生出版社，2007）：

行角膜裂伤缝合术（ICD-9-CM-3：11.51）。

> **释义**
>
> ■ 手术适应证：
>
> 1. 各种形状，不伴有角膜组织大面积缺损的全层裂伤。
>
> 2. 不能固定的游离性板层裂伤。
>
> 3. 合并虹膜等眼内容物的脱出或嵌顿。
>
> 4. 合并晶体脱位/脱出或白内障。
>
> ■ 以下情况可以保守治疗：对合良好、前房完全形成、无虹膜嵌顿、角膜前面无显著屈光影响的短切口，可应用生物蛋白胶、加压包扎或佩戴角膜绷带镜等方法，不必缝合。

（四）标准住院日

5~6 天。

> **释义**
>
> ■ 如果患者条件允许，住院时间可以低于上述住院天数，视具体情况如果裂伤无感染危险也可以选择不住院或住日间病房。

（五）进入临床路径标准

1. 第一诊断符合 ICD-10：H05.302 角膜全层裂伤疾病编码。

2. 当患者同时具有其他疾病诊断，但在住院期间不需要特殊处理，也不影响第一诊断的临床路径流程实施时，可以进入临床路径。

> **释义**
>
> ■ 角膜裂伤属于眼科急症，若患者的身体状况允许则需要及时采取手术处理。

（六）住院期间检查项目

1. 必须的检查项目：血常规、尿常规。
2. 根据患者病情可选择的检查项目：
（1）眼眶 X 线片或 CT。
（2）必要时加查 X 线胸片、心电图。
（3）必要时加查肝、肾常规，免疫四项，凝血功能。

> **释义**
>
> ■ 眼部检查：
>
> 1. 检查视力：伤后视力的水平对判断伤情及预后具有重要意义，尤其光感必须反复确认。从法医学的角度看，准确的视力记录也是客观上的需要。如果在外伤时患者意识到他的伤眼视力已严重降低，那么伤后未能恢复良好的视力也会较易接受客观现实，并能更好地配合医护人员的治疗。
>
> 2. 在查明眼球的完整性之前，尽量少给予表面用药进行检查。如果有眼睑裂伤、眼睑肿胀或曾应用过眼药膏，检查时可用两个眼睑拉钩仔细分开上下眼睑，避免眼膏挤入切口内及减少对眼球的压力，从而避免眼内容物脱出。如果用手指拉开眼睑，应使用靠眶缘的拉力，以避免压迫眼球。
>
> 3. 裂隙灯检查：由于角膜裂伤导致眼内压降低，前房变浅或消失，虹膜、晶状体易与角膜内表面接触，且多伴有虹膜脱出或嵌顿于切口。只要病情许可，所有的角膜全层裂伤均要做裂隙灯检查，以便发现眼前段的损伤、角膜破裂的位置、前房的炎症或积血程度、前房的深度、瞳孔的变形及瞳孔缘的切迹、虹膜有无脱出或嵌顿、晶状体的损伤或脱位的程度、玻璃体有无进入前房。传入性瞳孔障碍的检查，即光照伤眼观察健眼瞳孔反应，也应当记录。
>
> ■ 部分检查可以在门诊完成，也可以根据病情不进行，在手术台上完成。

（七）手术日

入院第 1 天。
1. 手术前准备肌内注射破伤风抗毒素，清洁结膜囊。
2. 行角膜裂伤缝合术。

> **释义**
>
> ■ 术前准备：
>
> 1. 详细了解伤情，确定有无威胁生命的全身体征。
>
> 2. 如果怀疑有被异物穿透的角膜伤，屈光间质混浊的情况下，应做 CT 及 X 线眼眶照相正侧位，以除外眼球内异物。

3. 尽量避免超声波、巩膜外加压及房角镜等对眼球有压迫的检查。

4. 注意有无泪道炎症，如有则应做相应处理。

5. 服用抗菌药物预防感染。

6. 针对角膜裂伤是否应用破伤风抗毒素 1500U 皮下注射，目前尚有争议。

7. 假如临床提示有眼眶或颅脑损伤，应拍摄 CT 排除。

■ 麻醉：

1. 眼球表面麻醉。

2. 球结膜下、球周或球后麻醉应小心加压，防止眼内容物脱出（同时伴有巩膜裂伤者的麻醉方式需要指出）。

3. 儿童、精神紧张、不能配合的成年人可行全身麻醉。

4. 在小儿需全身麻醉手术者，常因已进食影响急症手术。对切口较大、眼内容物脱出较多需紧急手术的患儿可给予洗胃以争取时间。

■ 手术原则：

1. 尽可能采用显微手术处理。

2. 封闭眼球与外界相通状态，恢复眼球的密闭环境。

3. 按照不同角膜裂伤后屈光变化规律使缝合后屈光变化较少，尽可能地保存视功能。

4. 在最初修复手术中尽可能消除未来威胁眼球结构和视功能的潜在危险因素，是否应用黏弹剂、虹膜脱出的处理、外伤性白内障是否一期干预等均应在考虑范围。

■ 操作方法及程序：

1. 小心放置开睑器，尽量不给眼球施加压力，防止眼球内容物进一步脱出。

2. 局部可用稀释抗菌药物溶液或灭菌注射用水充分冲洗后，进行显微手术角膜切口修复。

3. 角膜切口的缝合质量直接关系到切口愈合及术后视力的恢复，手术要求在显微镜下进行，清创切口后探查清切口形状、大小、位置。一般选用 10-0 的尼龙线铲针进行缝合。

（1）角膜规则裂伤：切口呈线形，缝合时距切口两侧各 1.5mm 处进、出针，水肿者距离稍大些。进针时垂直角膜面，深达角膜的 2/3~4/5，最后将线结转入基质内。要求对位准确，镊夹角膜时准、轻、稳，勿损伤角膜内皮，避免重复动作以减少损伤。如手术显微镜下有 Placcido 盘，则在观测散光下调节缝线结扎松紧最佳。缝合后切口应达水密并且无虹膜前粘连或嵌顿。

（2）不规则切口：切口呈星形、Y 形或树枝状，则采取间断、连续、荷包、褥式等多种缝合方式相结合的方法，以达到闭合切口、减少散光的目的。如果伴有缺损或难以闭合切口，在条件允许的情况下，可使用羊膜、自体结膜填塞，或角膜植片修补。

4. 伴有虹膜脱出，显微镜下先去除脱出虹膜表面的炎性渗出膜，反复冲洗后还纳虹膜。脱出虹膜的处理应依照伤后时间、受伤环境和显微镜下脱出虹膜的性状来决定取舍，尽可能保留。

5. 术中使用黏弹剂具有重要的辅助作用，加深前房的同时压回嵌顿于切口的虹膜组织，形成前房维持眼内压，并使角膜恢复原有曲率，使角膜缝合对位更精密。术毕结束时，尽可能将黏弹剂抽吸干净，避免引起术后高眼压。

6. 角膜缝合缝线均匀，松紧适度，达到良好的密闭，并尽量避开瞳孔中央，以减少术后瘢痕和角膜散光。避免虹膜嵌夹于切口。缝合完毕后牵拉缝线将线结移至板层角膜内，以减少术后刺激症状。

7. 直视可见的前房内异物应一并摘除。

■ 手术注意事项：

1. 微小的晶状体囊损伤和局限的晶状体混浊可以不同时进行晶状体摘除，临床随诊。

2. 皮质溢出较多者，晶状体完全混浊，尤其合并继发性青光眼者应另选切口行白内障摘除，尽可能选择连续环形撕囊。是否Ⅰ期人工晶状体植入术，目前临床意见不一。多认为在不能排除感染和玻璃体视网膜评价异常的情况下，尽量不选择Ⅰ期人工晶状体植入。对囊膜破坏严重的患者，无法将人工晶体植入囊袋内或睫状沟内，可选择缝合固定人工晶体。

3. 对合并玻璃体脱出者，应小心清除到达切口及前房内的玻璃体，必要时行前段玻璃体切除术，避免术后玻璃体牵拉引起瞳孔变形移位、继发性青光眼、黄斑囊样水肿和视网膜脱离等并发症。

4. 对于体积不确定且不可见的深部异物，不应经切口用磁铁盲目吸引。

（八）术后用药

1. 防治感染建议全身使用抗菌药物。眼部应用抗菌药物滴眼液，必要时使用糖皮质激素、非甾体药物滴眼液，1%阿托品眼膏。

2. 防治术后出血，必要时口服止血药物。

释义

■ 防治感染：

1. 眼内的无菌环境与外界相通，就有了感染的危险。细菌可以来自眼睑、睫毛或结膜囊原有的菌群，也可以随致伤物本身进入眼内，甚至因手术消毒不严或患者交叉感染而来。

2. 感染不明显、损伤较少及感染可能性不大者局部使用抗菌药物滴眼液，严重的损伤且有感染可能者建议全身使用抗菌药物。如果怀疑或肯定合并眼内炎时，应术中应用抗菌药物/抗真菌等药物进行眼内注射，同时取房水或玻璃体做培养，待找到致病菌后再行相应敏感抗菌药物治疗，并根据药敏试验调整抗菌药物品种及剂量。

3. 对特殊人群，如糖尿病、营养不良及贫血等全身抵抗力下降患者，需注意预防感染。

■ 术后处理：①保持瞳孔活动；②眼垫遮盖术眼；③术后局部和全身首选对革兰阳性和革兰阴性细菌（包括厌氧菌）均有效的广谱抗菌药物；如怀疑真菌感染，则选择抗真菌药物；④如有球结膜不可吸收缝线，术后5天拆除；术后3个月或根据角膜散光情况拆角膜切口缝线；⑤必要时给予镇静镇痛药物。

■ 防治术后出血：对于术后是否应用止血药物，目前尚无定论，可根据患者情况适当选择止血药物，如氨基己酸、止血芳酸、止血环酸、肾上腺色腙片及注射用尖吻蝮蛇血凝酶等。

（九）术后检查

1. 视力、角膜切口愈合情况、前房深度、眼压。
2. 眼部炎症反应情况，有无角膜后沉积物（KP），前房液闪光（Tyndall），前房内渗出物、出血，瞳孔有否粘连。

> **释义**
>
> ■ 根据前房深度判断角膜切口有无渗漏，通过角膜荧光素染色判断角膜切口愈合是否良好，有无角膜刺激症状，有无角膜内皮损伤或炎症引起的水肿、角膜切口有无感染。
>
> 　1. 炎症反应：术后常见的炎症反应是虹膜睫状体炎，表现为畏光、流泪、眼痛、眼胀等症状。主要是外伤和手术过程中创伤刺激或术中、术后处理不当所致。如术眼视力突然明显下降、流泪、疼痛加重，分泌物增多，角膜上出现混浊、水肿等，则有可能眼内炎感染发生。
>
> 　2. 一过性高眼压：伴虹膜嵌顿、外伤性白内障或玻璃体溢出，由于前房炎症、残留的晶体皮质、黏弹剂等阻塞了小梁网而导致术后一过性眼压升高。患者眼痛、头痛剧烈，恶心、呕吐。一般情况下，一过性的高眼压不会造成视力损伤，但对严重的青光眼、手术前视野及视盘已有严重损伤的患者，一过性高眼压可能加重视力损伤，甚至失明，术后一旦发现眼压异常，需根据病情予以降眼压药处理。
>
> ■ 前房炎症反应可早期预警眼内炎的发生，必要时查B超排除眼内炎的发展。

（十）出院标准

1. 角膜切口闭合，前房形成。
2. 没有需要住院处理的并发症和/或合并症。

> **释义**
>
> ■ 如果出现必须要延长观察时间的情况，则由主管医师具体决定是否需要继续住院处理。
>
> 　1. 出现内科情况，需要延长由护士或其他熟练的护理人员实施的术后观察。
>
> 　2. 患者精神虚弱或者诊断有精神疾病。
>
> 　3. 患者在刚完成手术后一段时间内不能自理（或者不能获得应有的照顾）。
>
> 　4. 患者是功能性单眼，他们主要依靠的刚做完角膜裂伤修补手术的患眼。

（十一）变异及原因分析

1. 治疗中角膜切口愈合延期，或因炎症反应加重或前房积血等合并症，进行相关的诊断和治疗，并适当延长住院时间。
2. 若眼部 CT 显示有明确眼内异物，合并眼内容物脱出、晶状体皮质外溢或术后炎症反应进行性加重，有眼内炎趋势，退出此路径，进入相关路径。
3. 需全身麻醉时不进入临床路径。

> **释义**
>
> ■ 微小变异：因为医院检验项目的及时性，不能按照要求完成检查；因为节假日不能按照要求完成检查；患者不愿配合完成相应检查，短期不愿按照要求出院随诊。
>
> ■ 重大变异：因基础疾病需要进一步诊断和治疗；因各种原因需要其他治疗措施；医院与患者或家属发生医疗纠纷，患者要求离院或转院；不愿按照要求出院随诊而导致入院时间明显延长。

五、角膜裂伤临床路径给药方案

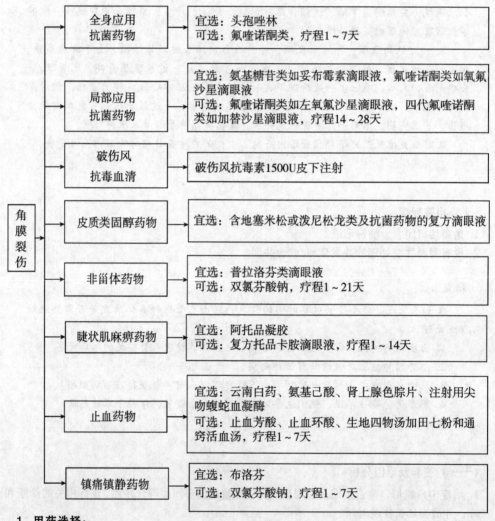

1. 用药选择：

（1）尽早开始抗菌药物经验治疗。应选用能覆盖葡萄球菌、肺炎链球菌等的广谱抗菌药物。轻症患者可口服用药；重症患者选用静脉给药。

（2）在大多数患者，局部滴用抗菌药物眼液可以获得较佳的组织药物浓度，是首选的给药途径。眼膏可用于术后患者，在睡前使用。结膜下注射适用于依从性较差的患者。

（3）对于高危患者，局部药物应当在最初的 1 小时内每 5~15 分钟给药 1 次，以便强化治疗，以后推荐每 15 分钟至 1 小时 1 次，在 24 小时内连续给药。对于合并毒力较弱的感染或预防用药，用药次数可相对减少。

（4）怀疑合并感染的患者在术中采取房水，最好在应用抗菌药物之前，做涂片革兰染色检查及培养。

（5）睫状肌麻痹剂可用来减少虹膜粘连的形成，缓解伤眼的疼痛。

（6）治疗方案的调整应根据伤眼术后疼痛、分泌物的量、眼睑和结膜充血、前房内炎症细胞、纤维素或积脓有无减轻，角膜切口有无愈合来调整抗菌药物治疗的剂型、浓度和频率。

（7）皮质类固醇药物有利于角膜裂伤的治疗，可以减轻炎症反应从而减少角膜瘢痕的产生而减少视力的损失，可根据病情酌情使用。

2. 药学提示：

（1）喹诺酮类大部分以原形经肾脏排泄，在体内代谢甚少，故肾功能不全者应根据肌酐清除率减量或延长给药时间。

（2）皮质类固醇药物可引起感染复发、局部免疫抑制反应、抑制角膜胶原合成和增加眼压，需在术后密切监测眼压；对怀疑真菌感染的伤眼，禁用皮质类固醇药物。

3. 注意事项：

合并感染的角膜裂伤，如果不及时治疗可能导致角膜穿孔，甚至发生眼内炎而摘除眼球。如果细菌毒力较强，可在 24 小时内破坏整个眼球结构，因此，最理想的治疗需要迅速识别可能的致病菌，及时制订治疗方案。

六、角膜裂伤护理规范

1. 术前护理：

（1）心理护理：伤后患者常有恐惧心理，在术前应向患者讲明手术的目的，细心听患者的述说，敏锐地抓住其心理上的细微变化，因人而异地制订心理护理，建立合理的疗效预期和风险考虑，情绪稳定接受手术治疗，以使其尽早进入治疗的最佳状态。

（2）协助医师做好全身与局部的各项检查，对疑有球内异物者拍 X 线等影像学检查。

（3）术前遵医嘱滴抗菌药物滴眼液，清洁结膜囊预防术后感染。

（4）角膜裂伤修补术前可选择毛果芸香碱缩瞳，有助于术中保护晶体不被损伤，但对于伴有虹膜嵌顿的患者，效果不佳。

（5）术前嘱患者排空大小便，取下义齿、手表、首饰等。

2. 术后护理：

（1）保护术眼，注意安全，详细了解术中情况，做到有针对性地观察与护理。术后术眼包扎，嘱患者卧床休息，勿用力揉眼，避免头部过度用力摆动和低头，避免咳嗽，以防切口裂开及前房积血。眼部疼痛可用镇痛剂。

（2）密切观察有无切口渗漏房水和眼内炎的发生，切口渗漏一般发生在术后 1~3 天后，如角膜荧光素染色有溪流现象，前房变浅；眼内炎一般发生在术后 1~14 天，如术眼疼痛加重，分泌物增多，视力突然明显下降、流泪，角膜上出现混浊、水肿等，及时报告医师抢救治疗。

（3）术后第 1 天开始点眼药水，尽量滴在结膜上，操作时动作要轻柔，以免眼球受压。

七、角膜裂伤营养治疗规范

饮食指导：

1. 角膜切口大，愈合慢，手术后给半流质饮食以后改为普食。多吃蔬菜、水果等易消化富含维生素的食物，应适当增加蛋白质和维生素的摄入量，如鸡蛋、豆制品，以促进切口修复，忌辛辣刺激的食物，忌用硬食，以防过度用力，使切口裂开。

2. 保持大便通畅，必要时给缓泻剂，防止便秘，以防过度用力，使切口裂开，导致前房积血、虹膜脱出、晶体移位等并发症。

八、角膜裂伤健康宣教

1. 出院指导：出院后必须定期到门诊复查，第一次复查于出院后 3~5 天最适宜，之后根据病情确定。提示患者或家属角膜缝线一般术后 2~3 个月医师根据角膜切口恢复情况决定拆线时间。

2. 遵医嘱反复交代患者及家属正确应用出院带药，并教会患者及家属正确使用滴眼液的方法及注意事项。嘱其出院后注意休息，应注意术眼保护，无菌纱布遮盖或戴保护镜，避免剧烈活动，防止患眼再度受到外伤，加强营养。

3. 忌烟酒及辛辣的食物，因为辛辣食物可导致血管扩张眼部充血，常易引起排斥反应。

4. 睡眠要充足，注意保暖，早期应避免打喷嚏、咳嗽，保持大便通畅，以防止缝线脱落。

5. 术后注意用眼卫生，尽量少看电视，避免强光刺激，阅读时间不超过 1 小时。出院后要避免和传染患者接触，尽量少去公共场所。

6. 根据病情需要定期复诊，如发现眼红、痛、流泪、视力下降等不适症状时，随时就诊。

九、推荐表单

(一) 医师表单

角膜裂伤临床路径医师表单

适用对象: 第一诊断为角膜裂伤 (ICD-10: S05.302)

行角膜裂伤缝合术 (ICD-9-CM-3: 11.51)

患者姓名:	性别: 年龄: 门诊号:	住院号:
住院日期: 年 月 日	出院日期: 年 月 日	标准住院日: 5~6 天

日期	住院第 1 天 (手术日)	住院第 2 天
主要 诊疗 工作	□ 询问病史及查体 □ 完成病历书写及术前检查 □ 上级医师查房, 术前评估 □ 签署手术同意书 □ 行角膜裂伤缝合手术	□ 术后眼部情况检查 □ 上级医师查房 □ 完成必要的相关科室会诊 □ 完成病程记录
重 点 医 嘱	**长期医嘱** □ 角膜裂伤护理常规 □ 二级护理 □ 饮食 (普通饮食或糖尿病饮食) □ 抗菌药物 (局部及全身) □ 镇痛镇静药物 (必要时) **临时医嘱** □ 血常规、尿常规 □ 裂隙灯检查 □ 眼眶 X 线片或 CT (必要时) □ X 线胸片、心电图、肝肾常规 (必要时) □ 角膜裂伤缝合手术 □ 房水细菌涂片和培养, 药敏试验 (必要时) □ 其他医嘱	**长期医嘱** □ 全身抗菌药物 (必要时) □ 抗菌药物滴眼液 □ 半坐卧位 (必要时) □ 镇痛镇静药物 (必要时) □ 皮质类固醇药物 (必要时) □ 非甾体药物 (必要时) □ 睫状肌麻痹剂 (必要时) □ 止血药物 (必要时) **临时医嘱** □ 裂隙灯检查 □ 眼部 B 超检查 (必要时) □ 裂隙灯照相 (必要时) □ 眼压 (必要时) □ 眼前节 OCT 或 UBM (必要时) □ 视觉诱发电位 (必要时)
病情 变异 记录	□ 无 □ 有, 原因: 1. 2.	□ 无 □ 有, 原因: 1. 2.
医师 签名		

日期	住院第 3~4 天	住院第 5~6 天 （出院日）
主要诊疗工作	□ 术后眼部情况检查 □ 上级医师查房 □ 完成病程记录	□ 术后眼部情况检查 □ 上级医师查房，适当调整眼部用药 □ 讲解术后拆线的时间，术后 6 个月不能做重体力劳动，避免震动和剧烈活动，注意防治感染 □ 如术眼红、痛、分泌物增多、视力下降、视物变形应就诊 □ 1 周后复查，以后每周复查 1 次；1 个月后，每 2 周复查 1 次；3 个月后根据病情复查 □ 完成病程记录
重点医嘱	**长期医嘱** □ 全身抗菌药物（必要时） □ 半坐卧位（必要时） □ 抗菌药物滴眼液 □ 镇痛镇静药物（必要时） □ 皮质类固醇药物（必要时） □ 非甾体药物（必要时） □ 睫状肌麻痹剂（必要时） □ 止血药物（必要时） **临时医嘱** □ 裂隙灯检查 □ 眼部超声检查（必要时） □ 裂隙灯照相（必要时） □ 眼压（必要时） □ 眼前节 OCT 或 UBM（必要时） □ 视觉诱发电位（必要时）	**长期医嘱** □ 口服或静脉注射抗菌药物（必要时） □ 抗菌药物滴眼液 □ 半坐卧位（必要时） □ 镇痛镇静药物（必要时） □ 皮质类固醇药物（必要时） □ 非甾体药物（必要时） □ 睫状肌麻痹剂（必要时） □ 止血药物（必要时） **出院医嘱** □ 出院带药 □ 定期门诊随访 □ 其他医嘱
病情变异记录	□ 无　□ 有，原因： 1. 2.	□ 无　□ 有，原因： 1. 2.
医师签名		

（二）护士表单

角膜裂伤临床路径护士表单

适用对象：第一诊断为角膜裂伤（ICD-10：S05.302）
行角膜裂伤缝合术（ICD-9-CM-3：11.51）

患者姓名：	性别：	年龄：	门诊号：	住院号：
住院日期：　　年　月　日	出院日期：　　年　月　日			标准住院日：5~6天

时间	住院第 1 天	住院第 2~5 天	住院第 6 天（出院日）
健康宣教	□ 介绍主管医师、护士 □ 介绍环境、设施 □ 介绍住院注意事项 □ 向患者宣教戒烟、戒酒的重要性，减少二手烟的吸入	□ 指导患者正确使用药物 □ 主管护士与患者沟通，了解并指导心理应对 □ 宣教疾病知识、用药知识及特殊检查操作过程 □ 告知检查及操作前后饮食（以半流质或软食为佳）、活动及探视注意事项及应对方式	□ 定时复查 □ 出院带药使用方法 □ 饮食休息等注意事项指导 □ 眼外伤的预防：增强安全意识，改善劳动条件，严格操作规程 □ 交感性眼炎的危险 □ 对合并全身病或其他部位外伤的，叮嘱到相关专科就诊
护理处置	□ 核对患者姓名，佩戴腕带 □ 建立入院护理病历 □ 卫生处置：剪指（趾）甲、沐浴、更换病号服 □ 随时观察患者病情变化 □ 遵医嘱正确使用抗菌药物 □ 协助医师完成各项检查，了解患者全身情况，关注血压、血糖、月经等 □ 术前准备，检查有无禁忌证，有无泪囊炎 □ 如需全身麻醉，需禁食、禁水（必要时）	□ 随时观察患者病情变化 □ 遵医嘱正确使用抗菌药物 □ 协助医师完成各项检查 □ 注意体位护理，如前房积血保持半卧位 □ 观察术眼敷料有无松脱及渗血、渗液情况 □ 观察术眼疼痛情况，术后24小时眼痛可按医嘱予镇痛剂，如疼痛不缓解，术后2~3天出现剧烈眼痛，可能由于眼内切口出血、眼压高、眼内感染等引起，应立即通知床位医师 □ 避免咳嗽，保持大便通畅。观察患者有无呕吐，教患者正确呕吐方法，并上报给主管医师	□ 办理出院手续 □ 书写出院小结
基础护理	□ 二级护理 □ 晨晚间护理 □ 患者安全管理	□ 二级护理（如有全身麻醉按全身麻醉术后护理常规） □ 晨晚间护理 □ 患者安全管理	□ 三级护理 □ 晨间护理 □ 患者安全管理

续　表

时间	住院第 1 天	住院第 2~5 天	住院第 6 天 （出院日）
专科护理	□ 护理查体 □ 呼吸频率、血氧饱和度监测 □ 需要时填写跌倒及压疮防范表 □ 需要时请家属陪护 □ 心理护理，关心患者，注意沟通，向患者及家属说明手术基本情况，消除紧张气氛	□ 呼吸频率、血氧饱和度监测 □ 遵医嘱完成相关检查 □ 心理护理 □ 必要时吸氧 □ 遵医嘱正确给药 □ 观察眼部分泌物 □ 提供并发症征象的依据	□ 病情观察：评估患者生命体征 □ 心理护理
重点医嘱	□ 详见医嘱执行单	□ 详见医嘱执行单	□ 详见医嘱执行单
病情变异记录	□ 无　□ 有，原因： 1. 2.	□ 无　□ 有，原因： 1. 2.	□ 无　□ 有，原因： 1. 2.
护士签名			

（三）患者（家属）表单

角膜裂伤临床路径患者（家属）表单

适用对象：第一诊断为角膜裂伤（ICD-10：S05.302）

行角膜裂伤缝合术（ICD-9-CM-3：11.51）

患者姓名：		性别：　　年龄：　　门诊号：	住院号：
住院日期：　　年　月　日		出院日期：　　年　月　日	标准住院日：5~6 天

时间	住院当天	住院第 2~5 天 （住院期间）	住院第 6 天 （出院日）
医患配合	□ 配合询问病史、收集资料，请务必详细告知外伤史、既往史、用药史、过敏史 □ 配合进行体格检查 □ 有任何不适告知医师	□ 配合完善相关检查，如采血、留尿、心电图、X 线胸片等 □ 医师向患者及家属介绍病情，如有异常检查结果需进一步检查 □ 配合用药及治疗 □ 配合医师调整用药 □ 有任何不适告知医师	□ 接受出院前指导 □ 了解伤眼的预后及注意事项 □ 知道复查程序 □ 获取出院诊断书
护患配合	□ 配合测量体温、脉搏、呼吸、血压、血氧饱和度、体重 □ 配合完成入院护理评估单（简单询问病史、过敏史、用药史） □ 接受入院宣教（环境介绍、病室规定、订餐制度、贵重物品保管等） □ 配合完成术前谈话及术前准备 □ 有任何不适告知护士	□ 配合测量体温、脉搏、呼吸，询问每日排便情况 □ 接受相关实验室检查宣教，正确留取标本，配合检查 □ 有任何不适告知护士 □ 接受输液、服药治疗 □ 注意活动安全，避免坠床或跌倒 □ 配合执行探视及陪护 □ 接受疾病及用药等相关知识指导	□ 接受出院宣教 □ 办理出院手续 □ 获取出院带药 □ 知道服药方法、作用、注意事项 □ 知道复印病历方法
饮食	□ 普通饮食	□ 普通饮食	□ 普通饮食
排泄	□ 正常排尿便	□ 正常排尿便	□ 正常排尿便
活动	□ 适度活动	□ 适度活动	□ 适度活动

附：原表单（2011 年版）

角膜裂伤临床路径表单

适用对象：第一诊断为角膜全层裂伤（ICD-10：H05.302）

　　　　　行角膜裂伤缝合术（ICD-9-CM-3：11.51）

患者姓名：		性别：	年龄：	门诊号：	住院号：
住院日期：	年 月 日	出院日期：	年 月 日		标准住院日：5~6 天

时间	住院第 1 天 （手术日）	住院第 2 天
主要 诊疗 工作	□ 询问病史及查体 □ 完成病历书写及术前检查 □ 上级医师查房，术前评估 □ 签署手术同意书 □ 行角膜裂伤缝合手术	□ 术后眼部情况检查 □ 上级医师查房 □ 完成必要的相关科室会诊 □ 完成病程记录
重 点 医 嘱	**长期医嘱** □ 眼科护理常规 □ 二级护理 □ 饮食（普通饮食或糖尿病饮食） □ 抗菌药物（局部及全身） **临时医嘱** □ 血常规、尿常规 □ 眼眶 X 线片或 CT（必要时） □ X 线胸片、心电图、肝肾常规（必要时） □ 角膜裂伤缝合手术 □ 其他医嘱	**长期医嘱** □ 全身抗菌药物 □ 抗菌药物滴眼液 □ 1%阿托品眼膏（必要时） □ 止血药物（必要时） **临时医嘱** □ 必要时眼部 B 超检查
主要 护理 工作	□ 入院宣教（环境、规章制度、治疗、检查等） □ 入院护理评估 □ 执行医嘱、生命体征监测	□ 执行医嘱、观察眼部情况 □ 健康宣教：疾病相关知识
病情 变异 记录	□无 □有，原因： 1. 2.	□无 □有，原因： 1. 2.
护士 签名		
医师 签名		

时间	住院第 3~4 天	住院第 5~6 天 （出院日）
主要 诊疗 工作	□ 术后眼部情况检查 □ 上级医师查房 □ 完成病程记录	□ 术后眼部情况检查 □ 上级医师查房，适当调整眼部用药 □ 完成病程记录
重 点 医 嘱	**长期医嘱** □ 全身抗菌药物 □ 抗菌药物滴眼液（必要时使用糖皮质激素或其他） □ 1%阿托品眼膏（必要时） □ 止血药物（必要时）	**长期医嘱** □ 必要时口服或静脉注射抗菌药物 □ 抗菌药物滴眼液（必要时使用糖皮质激素或其他） □ 1%阿托品眼膏（必要时） □ 止血药物（必要时） **出院医嘱** □ 出院带药 □ 定期门诊随访 □ 其他医嘱
主要 护理 工作	□ 执行医嘱 □ 观察患者病情变化 □ 心理与生理护理 □ 健康宣教：嘱患者避免剧烈运动	□ 执行医嘱 □ 观察患者病情变化 □ 心理与生理护理 □ 健康宣教：嘱患者避免剧烈运动
病情 变异 记录	□ 无 □ 有，原因： 1. 2.	□ 无 □ 有，原因： 1. 2.
护士 签名		
医师 签名		

第九章

细菌性角膜炎临床路径释义

【医疗质量控制指标】

指标一、诊断需结合病史、症状、体征和辅助检查。

指标二、手术适应证选择符合角膜病损切除术或结膜瓣掩盖术。

指标三、手术疗效达到预期目标。

指标四、抗菌药物使用符合规范。

指标五、住院时间符合路径实施要求。

一、细菌性角膜炎编码

1. 原编码：

疾病名称及编码：细菌性角膜炎（ICD-10：H16.952）

2. 修改编码：

疾病名称及编码：细菌性角膜炎（ICD-10：H16.803）

手术操作名称及编码：角膜病损切除术（ICD-9-CM-3：11.4903）

结膜瓣掩盖术（ICD-9-CM-3：11.53）

二、临床路径检索方法

H16.803 伴（11.4903/11.53）

三、国家医疗保障疾病诊断相关分组（CHS-DRG）

MDCC　眼疾病及功能障碍

CC1　角膜、巩膜、结膜手术

四、细菌性角膜炎临床路径标准住院流程

（一）适用对象

第一诊断为细菌性角膜炎（ICD-10：H16.952）需行角膜病损切除术或结膜瓣掩盖术。

> **释义**
>
> ■ 细菌性角膜炎是指因细菌侵入角膜引发的炎症性病变，是最常见的化脓性角膜炎。
>
> ■ 角膜病损切除术的目的是清除角膜坏死和浸润的组织，增加药物渗透性以提高药物疗效。操作简单、安全有效，适合在各级医院推广。
>
> ■ 结膜瓣掩盖术是指将带蒂的结膜瓣覆盖角膜创面，可提高局部抗感染的能力，有利于炎症消退和角膜修复，为进一步增视性手术提供条件。操作简便，不受角膜材料和羊膜材料的限制。

（二）诊断依据

根据《临床诊疗指南·眼科学分册》（中华医学会编著，人民卫生出版社，2006）：

1. 起病急，眼红、眼痛、视力下降，角膜外伤史或者角膜镜接触史，角膜异物剔除史或者慢性泪囊炎史等。

2. 角膜溃疡病灶特征。

3. 相关眼部检查：裂隙灯、眼压、角膜染色、眼前段照相、角膜刮片、细菌培养、细菌药敏试验、共聚焦显微镜、B超等。

> **释义**
>
> ■ 根据病史结合典型的临床表现可做出细菌性角膜炎的诊断，感染的严重程度及过程与角膜原来的状态、细菌的毒力、感染持续的时间以及宿主对感染菌的反应有关。不同感染菌存在不同的临床特征，实验室检查可用于确定感染菌种类和进一步指导临床用药。共聚焦显微镜检查可协助排除其他感染性角膜炎，如真菌性角膜炎、棘阿米巴性角膜炎等。B超检查可用于除外眼内积脓，化脓性眼内炎不适用于本临床路径。

（三）治疗方案的选择

根据《临床技术操作规范·眼科学分册》（中华医学会编著，人民军医出版社，2007）：

1. 对于未确定致病菌及敏感药物者，尽快局部采用广谱高效抗菌药物频繁滴眼。

2. 不能配合点药者可联合广谱抗菌药物结膜下注射。

3. 严重者（如有前房积脓或有眼内炎倾向）需全身联合使用抗菌药物治疗。

4. 并发虹膜睫状体炎者应用1%阿托品滴眼液或眼膏。

5. 局部可使用胶原酶抑制剂。

6. 口服维生素A、维生素E有助于溃疡愈合。

7. 施行角膜病损切除术或结膜瓣掩盖术。

> **释义**
>
> ■ 细菌性角膜炎起病急，发展迅速，如感染未得到控制，可导致角膜穿孔甚至眼内炎。因此，及时治疗十分重要。决定治疗方案前需根据病史、体征和相关的辅助检查进行判断，为避免延误治疗时机，可不必等待细菌培养和细菌药敏试验结果，尽快眼部频用广谱抗菌药物以获得很高的局部组织药物浓度，同时治疗可能存在的虹膜睫状体炎，必要时依据本临床路径施行角膜病损切除术或结膜瓣掩盖术。在前房积脓或波及巩膜时需加用全身抗菌药物。

（四）标准住院日

10~15天。

> **释义**
>
> ■ 标准住院日为推荐的最低标准，提倡缩短住院日。如果患者条件允许，住院时间可以低于上述住院天数或门诊治疗。如果出现角膜穿孔或者化脓性眼内炎，住院观察时间需要延长，属于变异情况。

（五）进入路径标准

1. 第一诊断必须符合细菌性角膜炎疾病编码（H16.006）。
2. 当患者同时具有其他疾病诊断，但在住院期间不需要特殊处理也不影响第一诊断的临床路径流程实施时，可以进入路径。

> **释义**
>
> ■ 患者必须确诊为细菌性角膜炎，并需接受角膜病损切除术或结膜瓣掩盖术，除外其他感染性角膜炎因素。
>
> ■ 合并眼内积脓（化脓性眼内炎）者不进入路径。
>
> ■ 病情严重有穿孔可能而需联合施行羊膜移植或角膜移植者不进入路径。
>
> ■ 病情严重，为避免交感性眼炎的发生，需摘除眼球或进行眼内容剜除者不进入本路径。
>
> ■ 如在住院期间需要特殊处理，影响第一诊断的临床路径流程实施时，如出现角膜穿孔、眼内炎等，则不进入本路径。

（六）术前准备（术前评估）

2~3天。

必须的检查项目：

1. 血常规、尿常规。
2. 肝肾功能，凝血功能，感染性疾病筛查（乙型肝炎、丙型肝炎、艾滋病、梅毒等）。
3. 心电图、X线胸片（必要时）。
4. 检查视力、眼压、裂隙灯、共聚焦显微镜、角膜染色、眼前段照相、角膜刮片、细菌培养、细菌药敏试验、必要时B超和眼前节OCT检查。

> **释义**
>
> ■ 血常规、尿常规、凝血功能是常规检查，每个进入路径的患者均需完成。
>
> ■ 肝肾功能、心电图和X线胸片检查用于评估有无基础疾病，关系到围术期是否需要特殊处理，将影响到住院时间、费用以及治疗预后。
>
> ■ 感染性疾病筛查用于排除可能的传染病，如乙型肝炎、丙型肝炎、艾滋病、梅毒等，这些患者的手术操作环境、器械及用品需要特殊处置。
>
> ■ 术前进行详细的眼科检查十分必要，如视力、眼压、裂隙灯、共聚焦显微镜（用于排除真菌或阿米巴等感染，观察病变特征和深度）、角膜染色、眼前段照相、角膜刮片、细菌培养、药敏试验（用于确定感染病原菌，调整用药方案），保留术前临床资料以便进行手术前后的对比。

■ 超声检查有助于排除化脓性眼内炎，眼前节 OCT 检查用于观察病变的深度和范围，设计手术方案，排除角膜穿孔的可能。

（七）预防性抗菌药物选择与使用时机

1. 按照《2015 年抗菌药物临床应用指导原则》执行，根据患者病情合理使用抗菌药物。
2. 选用抗菌药物滴眼液，根据病情调整用量。
3. 病情严重者全身应用抗菌药物。

> **释义**
>
> ■ 细菌性角膜炎及时治疗可有效改善预后，一旦确诊，应立即使用全身和/或眼部抗菌药物，用于治疗已经存在的细菌感染。同时，按照《2015 年抗菌药物临床应用指导原则》，为预防角膜病损切除术或结膜瓣掩盖术后可能发生的感染，术前2~3天应选用广谱抗菌药物滴眼液，每日 4~6 次，细菌性角膜炎病情严重者，为避免手术后感染加重，可术前全身应用抗菌药物。

（八）手术日

入院第 3~4 天。
1. 麻醉方式：局部麻醉。
2. 术中用耗品：缝线、一次性角膜刀。

> **释义**
>
> ■ 本路径推荐的麻醉方式为表面麻醉和局部麻醉，配合好的患者可以仅用表面麻醉，局部麻醉包括球结膜下浸润麻醉、球后麻醉及球周麻醉。儿童或者不能耐受局部麻醉手术的成人患者可采用全身麻醉，但不进入本路径。
>
> ■ 术中用耗品除缝线和一次性角膜刀外，还可能包括注射器、棉签、眼垫、手术贴膜等。
>
> ■ 角膜病损切除术中在充分清除病灶的同时需注意保护正常角膜组织，避免角膜穿孔。
>
> ■ 结膜瓣掩盖术中进行病灶清除术，为减少术后散光，术中尽量避免瞳孔区缝线。

（九）术后住院恢复

3~10 天。
1. 术后需要复查的项目：视力、裂隙灯、眼压、眼前节照相。
2. 术后用药
（1）局部应用抗菌药物：严重者（如有前房积脓或有眼内炎倾向）需全身联合使用抗菌药物治疗。
（2）局部非甾体抗炎药物。

（3）出现继发青光眼时局部或全身降眼压药物。

（4）抗菌药物：按照《2015年抗菌药物临床应用指导原则》执行，结合患者病情合理使用抗菌药物。

> **释义**
>
> ■ 术后观察视力、眼压、结膜充血及角膜情况，评估感染的控制程度，按照相关原则进行必要的用药，如抗青光眼药物和抗菌药物。眼前节照相有助于保留患者临床资料，进行对比和随访。

（十）出院标准

1. 病灶缩小，炎症浸润减轻，病情稳定。
2. 角膜溃疡愈合。
3. 切口愈合好，结膜瓣及缝线在位。
4. 没有需要住院处理的并发症和/或合并症。

> **释义**
>
> ■ 如果出现并发症，如角膜感染未控制、结膜瓣脱落后退或者缝线松脱等，是否需要继续住院处理，由主管医师具体决定。

（十一）变异及原因分析

1. 合并眼内积脓（化脓性眼内炎）者不进入路径。
2. 病情严重有穿孔可能而需联合施行羊膜移植或角膜移植者不进入路径。
3. 结膜瓣掩盖术后仍有穿孔可能，需二次手术者。
4. 病情恢复慢，需延长住院观察时间。
5. 病情严重，为避免交感性眼炎的发生，需摘除眼球或进行眼内容剜除。
6. 术前实验室检查异常，需要复查相关检查，导致住院时间延长。

> **释义**
>
> ■ 变异是指入选临床路径的患者未能按照路径流程完成医疗行为或未达到预期的医疗质量控制目标。包含以下情况：①第一诊断为细菌性角膜炎，但合并眼内积脓（化脓性眼内炎）或病情严重有穿孔可能而需联合施行羊膜移植或角膜移植者，需进入其他路径进行治疗；②按路径流程完成治疗，但出现非预期结果；或者不能按路径流程完成治疗，患者需要中途退出路径，如角膜病损切除术或结膜瓣掩盖术后出现角膜穿孔、眼内炎者；或者病情严重，为避免交感性眼炎的发生，需摘除眼球或进行眼内容剜除者，需进入其他路径进行治疗。术前角膜溃疡较深、致病菌毒力强、进展快以及患者抵抗力低下等是发生上述情况的高危因素；③按路径流程完成治疗，但超出了路径规定的时限或限定的费用。如患者术前实验室检查异常，需要复查相关检查，导致住院时间延长；病情恢复慢，需延长住院观察时间。

■微小变异：因为医院检验项目的及时性，不能按照要求完成检查；因为节假日不能按照要求完成检查；患者不愿配合完成相应检查，短期不愿按照要求出院随诊。

■重大变异：因基础疾病需要进一步诊断和治疗；因各种原因需要其他治疗措施；医院与患者或家属发生医疗纠纷，患者要求离院或转院；不愿按照要求出院随诊而导致入院时间明显延长。

■针对以上变异情况，主管医师均应进行原因分析，并在临床路径的表单中予以说明。

五、细菌性角膜炎临床路径给药方案

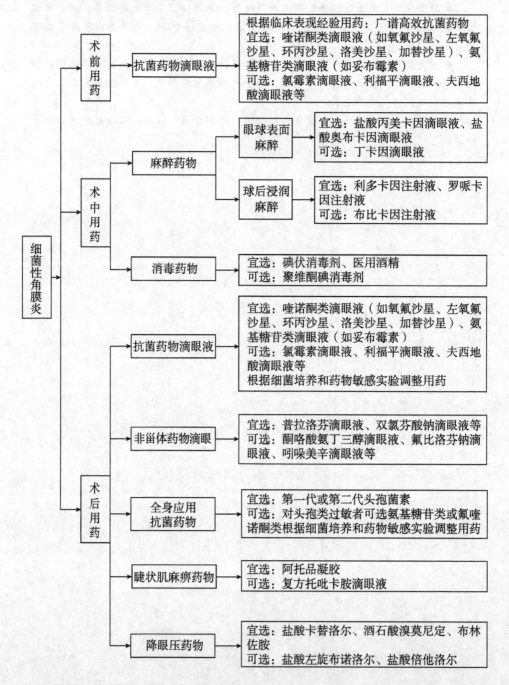

1. 用药选择：

（1）细菌性角膜炎在细菌培养和药物敏感试验的结果未报告前，应根据详细的病史和裂隙灯检查，结合临床经验，选择高效广谱的抗菌药物。对起病急、病情进展快者，首选氨基糖苷类滴眼液，对疑诊为葡萄球菌感染者首选喹诺酮类滴眼液，对临床不能判断的建议首选左氧氟沙星，其对阳性菌和阴性菌均有较好的作用。

（2）手术前应用广谱抗菌药物滴眼液1~3天，起到清洁结膜囊的作用，酌情全身用药。

（3）手术中除了眼睑皮肤消毒外，还需注意结膜囊的消毒，除了术前冲洗结膜囊外，结膜囊应用5%聚维酮碘消毒液可以起到有效的灭菌作用。

（4）手术后常规应用广谱抗菌药物、非甾体滴眼液，起到控制感染、控制炎症反应的作用。同时药物治疗可能发生的高眼压和虹膜睫状体炎，酌情全身用药。

2. 药学提示：

（1）对于周边前房浅、晶状体膨隆等有青光眼素质的患者，或者既往有闭角型青光眼病史者，使用散瞳剂需要慎重，避免诱发青光眼急性发作。

（2）全身用药需注意检测患者的肝肾功能等指标。

3. 注意事项：

（1）由于氨基糖苷类抗菌药物如妥布霉素滴眼液具有潜在的肾毒性和耳毒性，故小儿慎用。

（2）氟喹诺酮类药物（如左氧氟沙星滴眼液）只限于滴眼用，不能用于结膜下注射，也不能直接滴入眼前房内。

（3）术前术后抗菌药物的使用可参照细菌培养和药敏试验结果，然而，实验室的结果并不是绝对的，仍然需要观察临床效果以便及时调整用药。

六、细菌性角膜炎护理规范

1. 术前护理：

（1）心理护理，适当讲解手术过程及注意事项，增加患者对手术的理解，建立合理的疗效预期和风险考虑，情绪稳定接受手术治疗。

（2）术前依据临床经验滴用抗菌药物滴眼液，清洁结膜囊。

（3）术前嘱患者排空大小便，取下义齿、手表、首饰等。

2. 术后护理：

（1）角膜病损切除术或结膜瓣掩盖术后平卧位或者侧卧位，麻醉苏醒后6小时患者可适当下床活动，谨防碰撞术眼，必要时戴保护眼罩。

（2）密切观察有无病灶穿孔或者结膜瓣缝线松脱的发生，出现如术眼疼痛加重，分泌物增多，视力突然明显下降、流泪，角膜混浊、水肿加重等情况时，及时报告医师进行相应治疗。

（3）术后第2天开始点眼药水，尽量滴在结膜上，操作时动作要轻柔，以免眼球受压。

七、细菌性角膜炎营养治疗规范

饮食指导：

1. 应适当增加蛋白质和维生素的摄入量，如鸡蛋、豆制品，多吃新鲜水果蔬菜，以促进切口修复；多吃软食及易消化的食物，忌辛辣刺激的食物，忌用硬食，以防过度用力，使切口裂开。

2. 保持大便通畅，防止便秘，以防过度用力，使切口裂开。

八、细菌性角膜炎健康宣教

1. 出院指导：角膜病损切除术或结膜瓣掩盖术后需注意术眼保护，依据细菌性角膜炎用药规范使用药物，密切观察病情变化并及时调整用药。

2. 角膜病损切除术或结膜瓣掩盖术后，教会患者正确滴眼药水的方法。

3. 忌烟酒及辛辣的食物，因为辛辣食物可导致血管扩张眼部充血，不利于角膜恢复。

4. 睡眠充足，注意保暖，避免揉眼及眼部外伤，以防止结膜瓣缝线脱落。

5. 注意用眼卫生，避免强光刺激，阅读时间不超过1小时。出院后避免和传染病患者接触，尽量少去公共场所。

6. 根据病情需要定期复诊。

九、推荐表单

（一）医师表单

细菌性角膜炎临床路径医师表单

适用对象：第一诊断为细菌性角膜炎（ICD-10：H16.803）

行角膜病损切除术（ICD-9-CM-3：11.4903）；结膜瓣掩盖术（ICD-9-CM-3：11.53）

患者姓名：		性别：	年龄：	门诊号：	住院号：
住院日期：	年　月　日	出院日期：	年　月　日		标准住院日：≤15天

时间	住院第1天	住院第1~2天
主要诊疗工作	□ 询问病史与体格检查 □ 完成首次病程记录 □ 完成病历书写 □ 开实验室检查单 □ 上级医师查房 □ 初步确定手术方式和日期	□ 上级医师查房与病情评估 □ 向患者及其家属交代病情、注意事项 □ 局部抗菌药物滴眼液点术眼 □ 必要时全身应用抗菌药物 □ 有继发青光眼者全身或局部降眼压药物
重点医嘱	**长期医嘱** □ 眼科二级或三级护理 □ 饮食 □ 广谱抗菌药物、胶原酶抑制剂滴眼液点眼 □ 必要时全身抗菌药物应用 □ 未成年人需陪护1人 **临时医嘱** □ 血常规、尿常规，肝肾功能，感染性疾病筛查，凝血功能 □ 心电图、X线胸片（必要时） □ 眼科特殊检查：裂隙灯、眼压、眼前节照相、共聚焦显微镜、角膜刮片、细菌培养、细菌药敏试验 □ 必要时超声和眼前节OCT	**长期医嘱** □ 眼科二级或三级护理 □ 饮食 □ 抗菌药物滴眼液点术眼 □ 未成年人需陪护1人
病情变异记录	□ 无　□ 有，原因： 1. 2.	□ 无　□ 有，原因： 1. 2.
医师签名		

时间	住院第 2~3 天 （手术前 1 日）	住院第 3~4 天 （手术日）
主要诊疗工作	□ 上级医师查房与手术前评估 □ 向患者及其家属交代围术期注意事项 □ 继续完成眼科特殊检查 □ 根据检查结果，进行术前讨论，确定手术方案 □ 住院医师完成术前小结和术前讨论，上级医师查房记录等病历书写 □ 签署手术知情同意书	□ 手术前再次确认患者姓名、性别、年龄和准备手术的眼睛、手术方案 □ 手术 □ 完成手术记录 □ 完成手术日病程记录 □ 向患者及其家属交代手术后注意事项
重点医嘱	**长期医嘱** □ 眼科二级或三级护理 □ 饮食 □ 抗菌药物滴眼液点术眼 □ 未成年人需陪护 1 人 **临时医嘱** □ 全身或局部应用抗菌药物 □ 有继发青光眼者全身或局部降眼压药物 □ 拟明日在局部麻醉或全身麻醉下行左/右眼角膜病损切除术及结膜掩盖术 □ 备皮洗眼 □ 全身麻醉患者术前禁食、禁水 □ 局部麻醉+镇静（必要时）	**长期医嘱** □ 眼科二级护理 □ 饮食 □ 抗菌药物滴眼液点术眼 □ 未成年人需陪护 1 人 **临时医嘱** □ 根据病情需要下达
病情变异记录	□ 无 □ 有，原因： 1. 2.	□ 无 □ 有，原因： 1. 2.
医师签名		

时间	住院第 4~5 天 （术后第 1 日）	住院第 5~10 天 （术后第 2~5 日）	住院第 11~15 天 （出院日）
主要诊疗工作	□ 检查患者，注意角膜溃疡以及移植片愈合情况 □ 上级医师查房，确定有无手术并发症 □ 为患者换药 □ 完成术后病程记录 □ 向患者及家属交代术后恢复情况	□ 上级医师查房，进行手术及切口评估，确定有无手术并发症和切口愈合不良情况 □ 局部抗菌药物点眼 □ 必要时全身应用抗菌药物 □ 必要时全身或局部应用降眼压药物 □ 应用促进上皮生长的药物	□ 上级医师查房，进行手术及切口评估，确定有无手术并发症和切口愈合不良情况，确定当日或第 2 日出院 □ 完成出院记录等 □ 通知出院处 □ 通知患者及其家属出院 □ 向患者交代出院后注意事项 □ 预约复诊日期 □ 将出院记录副本及诊断证明交给患者
重点医嘱	**长期医嘱** □ 眼科二级护理 □ 抗菌药物滴眼液 □ 必要时全身应用抗菌药物 □ 必要时应用降眼压药物 □ 促进上皮生长的药物 **临时医嘱** □ 根据病情需要下达	**长期医嘱** □ 眼科二级护理 □ 抗菌药物滴眼液 □ 必要时全身应用抗菌药物 □ 必要时应用降眼压药物 □ 促进上皮生长的药物 **临时医嘱** □ 根据病情需要下达	**长期医嘱** □ 眼科三级护理 □ 抗菌药物滴眼液 □ 必要时全身应用抗菌药物 □ 必要时应用降眼压药物 □ 促进上皮生长的药物 **临时医嘱** □ 眼压 □ 眼前节照相 □ 当日或第 2 日出院 □ 出院用药：同在院用药方法
病情变异记录	□ 无　□ 有，原因： 1. 2.	□ 无　□ 有，原因： 1. 2.	□ 无　□ 有，原因： 1. 2.
医师签名			

（二）护士表单

细菌性角膜炎临床路径护士表单

适用对象：第一诊断为细菌性角膜炎（ICD-10：H16.803）

行角膜病损切除术（ICD-9-CM-3：11.4903）；结膜瓣掩盖术（ICD-9-CM-3：11.53）

患者姓名：	性别： 年龄： 门诊号：	住院号：
住院日期： 年 月 日	出院日期： 年 月 日	标准住院日：≤15 天

时间	住院第 1 天	住院第 1~2 天
健康宣教	□ 介绍主管医师、责任护士 □ 介绍环境、设施 □ 介绍住院注意事项 □ 向患者宣教戒烟、戒酒的重要性，医院内禁止吸烟	□ 疾病宣教 □ 责任护士与患者沟通，了解并指导心理应对 □ 告知手术前后饮食、活动及探视注意事项及应对方式
护理处置	□ 核对患者姓名，佩戴腕带 □ 建立入院护理病历 □ 卫生处置：指导患者剪指（趾）甲、沐浴、更换病号服	□ 密切观察患者病情变化 □ 协助医师完善术前各项检查
基础护理	□ 二级护理 □ 晨晚间护理 □ 患者安全管理	□ 二级护理 □ 晨晚间护理 □ 患者安全管理
专科护理	□ 护理查体 □ 需要时，填写跌倒及压疮防范表 □ 需要时，请家属陪护 □ 遵医嘱抗菌药物滴眼液点术眼 □ 心理护理	□ 遵医嘱完成相关检查 □ 遵医嘱抗菌药物滴眼液点术眼 □ 心理护理
重点医嘱	□ 详见医嘱执行单	□ 详见医嘱执行单
病情变异记录	□ 无 □ 有，原因： 1. 2.	□ 无 □ 有，原因： 1. 2.
护士签名		

时间	住院第2~3天 （手术前1日）	住院第3~4天 （手术日）
健康宣教	□ 术前宣教 　术前准备及手术过程 　告知准备物品、沐浴 　告知术后饮食、活动及探视注意事项 　告知术后可能出现的情况及应对方式 　告知家属等候区位置	□ 术后当日宣教 　告知饮食要求 　告知疼痛注意事项 　告知术后可能出现情况的应对方式 　给予患者及家属心理支持 　再次明确探视陪护须知
护理处置	□ 卫生处置：头部清洁、沐浴 □ 术前准备：剪睫毛、冲洗结膜囊	□ 送手术室 　摘除患者各种活动物品 　和对患者资料及术中带药 　填写手术交接单，签字确认 □ 接手术 　核对患者及资料，签字确认
基础护理	□ 二级护理 □ 晨晚间护理 □ 患者安全管理	□ 二级护理 □ 晨晚间护理 □ 协助或指导活动 □ 患者安全管理
专科护理	□ 病情观察 □ 遵医嘱抗菌药物滴眼液点术眼 □ 心理护理	□ 病情观察，观察术眼情况变化 □ 测量患者 TPR 变化 □ 心理护理
重点医嘱	□ 详见医嘱执行单	□ 详见医嘱执行单
病情变异记录	□ 无　□ 有，原因： 1. 2.	□ 无　□ 有，原因： 1. 2.
护士签名		

时间	住院第 4~5 天 （术后第 1 日）	住院第 5~10 天 （术后第 2~5 日）	住院第 11~15 天 （出院日）
健康宣教	□ 术后宣教 　眼药作用及频率 　饮食及活动指导 　复查患者对术前宣教内容的 　掌握程度	□ 术后宣教 　眼药作用及频率 　饮食及活动指导 　复查患者对术前宣教内容的 　掌握程度 　疾病恢复期注意事项	□ 出院宣教 　复查时间 　眼药使用方法及频率 　活动休息 　指导饮食 　指导办理出院手续
护理处置	□ 协助完成相关眼部检查	□ 遵医嘱完成相关检查	□ 办理出院手续
基础护理	□ 一级护理 □ 晨晚间护理 □ 协助或指导活动 □ 患者安全管理	□ 二级护理 □ 晨晚间护理 □ 患者安全管理	□ 二级护理 □ 晨晚间护理 □ 患者安全管理
专科护理	□ 病情观察，观察术眼情况 　变化 □ 遵医嘱眼药治疗 □ 心理护理	□ 病情观察，观察术眼情况变化 □ 遵医嘱眼药治疗 □ 心理护理	□ 观察术眼情况变化 □ 遵医嘱眼药治疗 □ 心理护理
重点医嘱	□ 详见医嘱执行单	□ 详见医嘱执行单	□ 详见医嘱执行单
病情变异记录	□ 无　□ 有，原因： 1. 2.	□ 无　□ 有，原因： 1. 2.	□ 无　□ 有，原因： 1. 2.
护士签名			

（三）患者（家属）表单

细菌性角膜炎临床路径患者（家属）表单

适用对象：第一诊断为细菌性角膜炎（ICD-10：H16.803）

行角膜病损切除术（ICD-9-CM-3：11.4903）；结膜瓣掩盖术（ICD-9-CM-3：11.53）

患者姓名：		性别：	年龄：	门诊号：	住院号：
住院日期： 年 月 日		出院日期： 年 月 日			标准住院日：≤15 天

时间	住院第 1 天	住院第 1~2 天
医患配合	□ 配合询问病史、收集资料，请务必详细告知既往史、用药史、过敏史 □ 如服用抗凝剂，请明确告知 □ 配合进行体格检查 □ 有任何不适请告知医师	□ 配合完善术前相关检查，如采血、留尿、心电图 □ 配合完善眼科特殊检查，B 超，前节 OCT 等
护患配合	□ 配合测量体温、脉搏、呼吸、血压、体重 1 次 □ 配合完成入院护理评估（简单询问病史、过敏史、用药史） □ 接受入院宣教（环境介绍、病室规定、订餐制度、贵重物品保管、病房探视陪住管理制度等） □ 有任何不适告知护士	□ 配合测量体温、脉搏、呼吸、询问排便情况 1 次 □ 有任何不适请告知护士
饮食	□ 普通饮食	□ 普通饮食
排泄	□ 正常排尿便	□ 正常排尿便
活动	□ 正常活动	□ 正常活动

时间	住院第 2~3 天 （术前第 1 日）	住院第 3~4 天 （手术日）
医患 配合	□ 配合完善术前检查 □ 医师与患者及家属介绍病情及手术谈话、术前签字，协助患者缓解紧张情绪	□ 配合医护完成患者用药及治疗 □ 配合评估手术效果 □ 有任何不适请告知医师
护 患 配 合	□ 接受术前宣教 □ 自行沐浴，加强头部清洁，剪指（趾）甲，男患者剃须 □ 准备好必要用物，吸水管、纸巾等 □ 取下义齿、饰品等，贵重物品交家属保管	□ 清晨测量体温、脉搏、呼吸 □ 送手术室前，协助完成核对，带齐影像资料和术中带药 □ 返回病房后，协助完成核对，配合必要的检查，如血压等 □ 配合缓解疼痛 □ 有任何不适请告知护士
饮食	□ 普通饮食	□ 普通饮食
排泄	□ 正常排尿便	□ 正常排尿便
活动	□ 正常活动	□ 正常活动

时间	住院第 4~5 天 （术后第 1 日）	住院第 5~10 天 （术后第 2~5 日）	住院第 11~15 天 （出院日）
医患配合	□ 配合检查眼部情况 □ 配合眼部切口换药	□ 配合检查眼部情况 □ 配合眼部切口换药	□ 接受出院前指导 □ 知道复查程序 □ 获取出院诊断书 □ 预约复诊日期
护患配合	□ 配合定时测量体温、脉搏、呼吸，每日询问排便情况 □ 注意活动安全，避免坠床或跌倒 □ 配合执行探视及陪护	□ 配合定是测量体温、脉搏、呼吸，每日询问排便情况 □ 注意活动安全，避免坠床或跌倒 □ 配合执行探视及陪护	□ 接受出院宣教 □ 办理出院手续 □ 获取出院带药 □ 知道眼药使用频率、方法和眼药保存注意事项 □ 知道复印病历方法
饮食	□ 普通饮食	□ 普通饮食	□ 普通饮食
排泄	□ 正常排尿便 □ 避免便秘	□ 正常排尿便 □ 避免便秘	□ 正常排尿便 □ 避免便秘
活动	□ 适度活动 □ 避免疲劳	□ 适度活动 □ 避免疲劳	□ 适度活动 □ 避免疲劳

附：原表单（2016 年版）

细菌性角膜炎临床路径表单

适用对象：第一诊断为细菌性角膜炎
行角膜病损切除术及结膜掩盖术

患者姓名：	性别： 年龄： 门诊号：	住院号：
住院日期： 年 月 日	出院日期： 年 月 日	标准住院日：≤15 天

时间	住院第 1 天	住院第 1~2 天
主要诊疗工作	□ 询问病史与体格检查 □ 完成首次病程记录 □ 完成病历书写 □ 开实验室检查单 □ 上级医师查房 □ 初步确定手术方式和日期	□ 上级医师查房与病情评估 □ 向患者及其家属交代病情、注意事项 □ 局部抗菌药物滴眼液点术眼 □ 必要时全身应用抗菌药物 □ 有继发青光眼者全身或局部降眼压药物
重点医嘱	**长期医嘱** □ 眼科二级或三级护理 □ 饮食 □ 广谱抗菌药物、胶原酶抑制剂滴眼液点术眼 □ 必要时全身抗菌药物应用 □ 未成年人需陪护 1 人 **临时医嘱** □ 血常规、尿常规，肝肾功能，感染性疾病筛查，凝血功能 □ 心电图、X 线胸片（必要时） □ 眼科特殊检查：裂隙灯、眼压、眼前节照相、共聚焦显微镜、角膜刮片、细菌培养、细菌药敏试验 □ 必要时 B 超和眼前节 OCT	**长期医嘱** □ 眼科二级或三级护理 □ 饮食 □ 抗菌药物滴眼液点术眼 □ 未成年人需陪护 1 人
主要护理工作	□ 病区环境及医护人员介绍 □ 入院护理评估 □ 医院相关制度介绍 □ 执行医嘱 □ 饮食宣教、生命体征监测 □ 介绍相关治疗、检查、用药等护理中应注意的问题 □ 完成护理记录单书写	□ 按医嘱执行护理治疗 □ 介绍有关疾病的护理知识 □ 介绍相关治疗护理中应注意的问题 □ 介绍相关检查护理中应注意的问题 □ 介绍相关用药护理中应注意的问题
病情变异记录	□ 无 □ 有，原因： 1. 2.	□ 无 □ 有，原因： 1. 2.
护士签名		
医师签名		

时间	住院第2~3天 （手术前1日）	住院第3~4天 （手术日）
主要诊疗工作	□ 上级医师查房与手术前评估 □ 向患者及其家属交代围术期注意事项 □ 继续完成眼科特殊检查 □ 根据检查结果，进行术前讨论，确定手术方案 □ 住院医师完成术前小结和术前讨论，上级医师查房记录等病历书写 □ 签署手术知情同意书	□ 手术前再次确认患者姓名、性别、年龄和准备手术的眼睛、手术方案 □ 手术 □ 完成手术记录 □ 完成手术日病程记录 □ 向患者及其家属交代手术后注意事项
重点医嘱	**长期医嘱** □ 眼科二级或三级护理 □ 饮食 □ 抗菌药物滴眼液点术眼 □ 未成年人需陪护1人 **临时医嘱** □ 全身或局部应用抗菌药物 □ 有继发青光眼者全身或局部降眼压药物 □ 拟明日在局部麻醉或全身麻醉下行左/右眼角膜病损切除术及结膜掩盖术 □ 备皮洗眼 □ 全身麻醉患者术前禁食、禁水 □ 局部麻醉+镇静（必要时）	**长期医嘱** □ 眼科二级护理 □ 饮食 □ 抗菌药物滴眼液点术眼 □ 未成年人需陪护1人 **临时医嘱** □ 根据病情需要下达
主要护理工作	□ 手术前物品准备、心理护理 □ 手术前准备（沐浴、更衣） □ 按医嘱执行护理治疗 □ 介绍有关疾病的护理知识 □ 介绍相关治疗、检查、用药等护理中应注意的问题 □ 健康宣教：术前术中注意事项 □ 完成术前护理记录单书写 □ 提醒患者禁食、禁水	□ 健康宣教：术后注意事项 □ 术后心理与生活护理 □ 执行术后医嘱 □ 完成手术当日护理记录单 □ 观察动态病情变化，及时与医师沟通，执行医嘱 □ 介绍相关治疗、检查、用药等护理中注意的问题
病情变异记录	□ 无　□ 有，原因： 1. 2.	□ 无　□ 有，原因： 1. 2.
护士签名		
医师签名		

时间	住院第 4~5 天 （术后第 1 日）	住院第 5~10 天 （术后第 2~5 日）	住院第 11~15 天 （出院日）
主要诊疗工作	□ 检查患者，注意角膜溃疡以及移植片愈合情况 □ 上级医师查房，确定有无手术并发症 □ 为患者换药 □ 完成术后病程记录 □ 向患者及家属交代术后恢复情况	□ 上级医师查房，进行手术及切口评估，确定有无手术并发症和切口愈合不良情况 □ 局部抗菌药物点眼 □ 必要时全身应用抗菌药物 □ 必要时全身或局部应用降眼压药物 □ 应用促进上皮生长的药物	□ 上级医师查房，进行手术及切口评估，确定有无手术并发症和切口愈合不良情况，确定今日或第 2 日出院 □ 完成出院记录等 □ 通知出院处 □ 通知患者及其家属出院 □ 向患者交代出院后注意事项 □ 预约复诊日期 □ 将出院记录副本及诊断证明交给患者
重点医嘱	**长期医嘱** □ 眼科二级护理 □ 抗菌药物滴眼液 □ 必要时全身应用抗菌药物 □ 必要时应用降眼压药物 □ 促进上皮生长的药物 **临时医嘱** □ 根据病情需要下达	**长期医嘱** □ 眼科二级护理 □ 抗菌药物滴眼液 □ 必要时全身应用抗菌药物 □ 必要时应用降眼压药物 □ 促进上皮生长的药物 **临时医嘱** □ 根据病情需要下达	**长期医嘱** □ 眼科三级护理 □ 抗菌药物滴眼液 □ 必要时全身应用抗菌药物 □ 必要时应用降眼压药物 □ 促进上皮生长的药物 **临时医嘱** □ 眼压 □ 眼前节照相 □ 今日或明日出院 □ 出院用药：同在院用药方法
主要护理工作	□ 执行术后医嘱 □ 健康宣教：手术后相关注意事项 □ 介绍有关患者康复方法 □ 术后用药知识宣教 □ 监测患者生命体征变化、术眼情况变化 □ 术后心理与生活护理 □ 完成术后第 1 日护理记录单	□ 执行术后医嘱 □ 完成术后护理记录单	□ 执行术后医嘱、出院医嘱 □ 出院宣教：生活指导、饮食指导、用药指导 □ 协助患者办理出院手续、交费等事项 □ 完成术后出院护理记录单
病情变异记录	□ 无 □ 有，原因： 1. 2.	□ 无 □ 有，原因： 1. 2.	□ 无 □ 有，原因： 1. 2.
护士签名			
医师签名			

第十章

角膜穿通伤术后拆线临床路径释义

【医疗质量控制指标】

指标一、诊断需结合病史、体征和辅助检查。

指标二、适应证选择符合拆线标准。

指标三、手术疗效达到预期目标。

指标四、抗菌药物使用符合规范。

指标五、住院时间符合路径实施要求

一、角膜穿通伤术后拆线编码

1. 原编码：

疾病名称及编码：角膜穿通伤术后拆线（ICD-10：S05.603）

2. 修改编码：

疾病名称及编码：角膜穿通伤术后拆线（ICD-10：Z48.0）

二、临床路径检索方法

Z48.0

三、国家医疗保障疾病诊断相关分组（CHS-DRG）

MDCX　影响健康因素及其他就医情况

XT1　其他后期照护

四、角膜穿通伤术后拆线临床路径标准住院流程

（一）适用对象

第一诊断为角膜穿通伤（ICD-10：S05.603）术后，需行角膜拆线术的患者。

> **释义**
>
> ■ 本路径适用对象为角膜穿通伤术后需拆线的患者，角膜穿通伤即由致伤物所致的角膜全层开放性损伤。开放伤分区划分为 I 区，可合并虹膜或晶状体等损伤。
>
> ■ 通常在角膜切口完全愈合（约术后 1 个月以后角膜切口瘢痕修复、组织重塑）可依据患者自身情况全部或选择性拆除缝线，对于缝线排斥、松脱、引发大度数散光、产生严重异物感、缝线感染需二次缝合的患者，可以进入本路径。创伤较重的不规则切口、横贯伤、切口愈合缓慢的老年人、伴有严重糖尿病或其他因素导致切口愈合不稳定的儿童等人群可根据自身情况酌情延长拆线时间或间断拆线；对于角膜切口未完全愈合或仅累及角巩膜缘部的缝线（比如缝线有利于加固角巩膜切口愈合、无线结突出刺激眼表、无缝线排斥反应等），不适用于此路径。

（二）诊断依据

根据《临床诊疗指南·眼科学分册》（中华医学会编著，人民卫生出版社，2006）：

1. 角膜穿通伤病史及角膜裂伤缝合手术史。

2. 相关眼部检查：裂隙灯、眼前段照相、角膜曲率、验光。

3. 切口已愈合，缝线在位。

释义

■ 裂隙灯检查能最直观判断角膜切口愈合情况，为能否行拆线手术提供最有价值的依据。

■ 拆线时间：从组织学上观察，角膜切口愈合时间需要45天，其愈合的临床标准为：切口收缩，缝线松动；切口中出现白色半透明的瘢痕；实质层新生血管长入。

■ 拆线时间的长短应根据角膜切口的长短、形状、缝合方式、缝线的种类和切口愈合的特征而定。一般尼龙线缝合以45~50天拆线为宜，间断缝合、切口较短者拆线时间可提前，复合性切口、连续缝合拆线时间应延长。

■ 眼前段照相、角膜曲率、验光可以记录每一次的患者眼部病情恢复与变化情况，每次眼前段照相分析角膜切口愈合密闭、瘢痕混浊、新生血管长入、缝线有无松脱、排斥、感染等情况。可根据裂隙灯检查决定是否行角膜荧光素染色，用1%~2%荧光素钠滴于下穹窿结膜囊内观察角膜切口愈合情况，角膜上皮缺损的部位有黄绿着色，穿通切口愈合不佳则有液体流出，状如清泉外流。角膜曲率、验光反映伤后角膜在不同时钟位上的曲率和散光变化。医师可以综合以上检查结果为拆线前后眼部情况的对比提供证据，分析间断拆线的次序，同时也为预估术后视功能、分析视力不良原因提供重要客观依据。

（三）治疗方案的选择

根据《临床技术操作规范·眼科学分册》（中华医学会编著，人民军医出版社，2007），清洁点眼后行角膜拆线术。

释义

■ 在确保角膜切口愈合良好及行角膜拆线术前，常规抗菌药物滴眼液点眼2~3天，每日3~4次，拆线过程中注意显微器械的无菌、操作轻柔避免二次创伤，拆线时应表麻后在显微镜或放大镜下用1ml注射器针尖侧缘或穿刺刀在远离线结的缝线暴露部位以背离角膜的方向力量轻柔地划断缝线，注意不要伤及角膜及周边组织，再用显微器械夹住缝线断端沿角膜切缘方向顺着缝线走行移除缝线。对于较大线结难以拆除可更换至另一端缝线入口处取出，不可强行拽出，避免切口撕裂。

（四）标准住院日

2~5天。

释义

■ 标准住院日是推荐的最低要求，提倡缩短住院日。儿童需全身麻醉下手术，需提前入院行术前准备及麻醉科会诊，通常手术日为入院第2~3天，如手术无严重并发症，术后恢复1~3天可予出院。成年患者全身情况良好者，可门诊手术治疗或日间24小时出院。

（五）进入路径标准

1. 第一诊断必须符合角膜穿通伤（ICD-10：S05.603）术后疾病编码。
2. 当患者同时具有其他疾病诊断，但在住院期间不需要特殊处理也不影响第一诊断的临床路径流程实施时，可以进入路径。

释义

■ 本路径适用对象为临床诊断为角膜穿通伤清创缝合术后的患者。如并发或继发其他眼病，建议先治疗急症、重症疾病，不进入本路径；如原发病不急或难以治疗，仅为去除缝线刺激，也可进入本路径。合并全身疾病但住院期间不需要特殊处理，并且可耐受手术的患者，也可以进入本路径。

（六）术前准备（术前评估）

1~2天。
必须的检查项目：
1. 血常规、尿常规。
2. 肝肾功能、凝血功能、感染性疾病筛查（乙型肝炎、丙型肝炎、艾滋病、梅毒等）。
3. 心电图、X线胸片（必要时）。
4. 检查视力、眼压、裂隙灯、眼前段照相、曲率、验光，冲洗泪道。

释义

■ 心电图、血常规、尿常规、凝血和生化检查、传染源筛查等是常规检查，每个进入路径的患者均需完成，肝肾功能、血糖、凝血功能、心电图、X线胸片主要是评估有无基础疾病，关系到围术期的特殊处理，可能会影响到住院时间、费用以及治疗预后。传染性疾病的筛查主要用于排除可能的传染源如乙型肝炎、丙型肝炎、艾滋病、梅毒等。这些患者的手术操作需要特殊处理。为缩短患者术前等待时间，检查项目可以在患者入院前于门诊完成。

■ 术前准备常规检查视力、眼压、裂隙灯、眼前段照相、曲率、验光，可选择性进行检查。其中，视力检查尤其是视功能差者必须严密遮挡健眼，避免假阳性、假阴性结果的发生。眼压、裂隙灯、眼前段照相、曲率、验光可以记录每一次的患者眼部病情恢复与变化情况，医师可以综合检查结果分析间断拆线的次序，以上检查为拆线前后眼部情况的对比提供证据，同时也是预估术后视功能、分析视力不良原因的重要客观依据。冲洗泪道可除外泪道有无炎症，防止术后感染的发生。

■ 对合并有晶状体、葡萄膜、玻璃体、视网膜等问题但不需本次入院处理的患者可根据情况行其他相关检查。

(七) 预防性抗菌药物选择与使用时机

1. 按照《抗菌药物临床应用指导原则》（卫医发〔2015〕43 号）执行，根据患者病情合理使用抗菌药物。
2. 局部应用广谱抗菌药物滴眼液，预防性用药时间可 1~2 天，术前共计使用超过 12 次。

> **释义**
>
> ■ 鉴于 2012 年 8 月 1 日起施行《抗菌药物临床应用管理办法》（卫生部令第 84 号），路径中抗菌药物使用应按照新的管理规范执行，路径均不再全身（口服、静脉注射或肌内注射）使用抗菌药物，原则上以局部使用抗菌药物预防感染。

(八) 手术日

入院第 1~3 天。
1. 麻醉方式：局部麻醉（包括表面麻醉）或全身麻醉。
2. 术中用耗品：眼科拆线包、一次性角膜刀。

> **释义**
>
> ■ 麻醉方式包括局部麻醉和全身麻醉，儿童或者不能耐受局部麻醉手术的成人患者可采用全身麻醉，也可行局部麻醉联合神经安定镇痛治疗。此类手术为外眼手术，除无菌铺单敷料及显微器械外，不使用眼内植入物及其他耗材。对于全身麻醉患者应注意非手术眼在术中的闭合保护；因局部麻醉药物使用次数过多会影响角膜上皮的愈合，故在路径中术前 3 次点眼即可，每 2 次间隔 5 分钟。

(九) 术后住院恢复

1~2 天。
1. 术后需要复查的项目：视力、眼压、眼前节照相、曲率、验光。
2. 术后用药：局部广谱抗菌药物预防感染。
3. 局部应用非甾体抗炎药。
4. 抗菌药物：按照《抗菌药物临床应用指导原则》（卫医发〔2015〕43 号）执行，结合患者病情合理使用抗菌药物。

> **释义**
>
> ■ 视力、眼压、裂隙灯、眼前段照相、曲率、验光等前节检查是术后评价手术效果的主要指标。参见"（六）术前准备（术前评估）"。术后常规使用局部抗菌药物，儿童多用氨基糖苷类滴眼液。通常还使用营养促修复药物、非甾体抗炎药或糖皮质激素滴眼液，以减轻术后炎症、水肿。

（十）出院标准

1. 手术后病情稳定。
2. 切口愈合好，切口对合齐，切口无裂开和感染征象。
3. 没有需要住院处理的并发症和/或合并症。

> **释义**
>
> ■ 手术后缝线拆除，异物感减轻，切口无感染，无严重并发症或合并症的患者，可以考虑出院。出院后继续使用营养促修复药物、抗菌药物滴眼液或合并使用糖皮质激素滴眼液，要定期随访，根据恢复情况及时调整用药。

（十一）变异及原因分析

1. 术前实验室检查异常，需要复查相关检查，导致住院时间延长。
2. 术后炎症反应或并发症（切口愈合不良、感染等）需要进一步处理，导致住院时间延长。
3. 合并其他疾病（如外伤性白内障），需二期行其他手术（如白内障摘除术或者玻璃体切割术）者不入路径。

> **释义**
>
> ■ 治疗过程中出现切口感染、愈合不良、切口渗漏、原发性供体衰竭或其他合并症者，需进行相关的诊断和治疗，可适当延长住院时间。
>
> ■ 微小变异：因为医院检验项目的及时性，不能按照要求完成检查；因为节假日不能按照要求完成检查；患者短期不愿按照要求出院随访；住院后患者出现特殊情况，如感冒、发热或全身急重症等不宜手术的疾病，需要等病情好转后才可手术治疗；或者因为检查项目需要时间，会导致住院时间延长。
>
> ■ 重大变异：出现因手术源性的并发症需要进一步治疗；医院与患者或家属发生医疗纠纷，患者要求离院或转院；不愿按照要求出院随访而导致入院时间明显延长。包括但不限于：①若意外穿通眼球壁或切口裂开，需行二次手术缝合切口；对于可能造成出血或晶状体、虹膜等眼内结构损伤的情况，还需酌情行一期或二期手术治疗；②如手术创伤严重、出现感染，或出现切口裂开、眼部其他并发症、患者对药物过敏等情况，可能需要住院观察，导致住院时间延长。
>
> ■ 拆线过程中缝线断开致线结残留，若线头未突出于角膜外，不会造成患者异物感或其他刺激症状可观察，不必完全取出以免加重创伤。

五、角膜穿通伤术后拆线临床路径给药方案

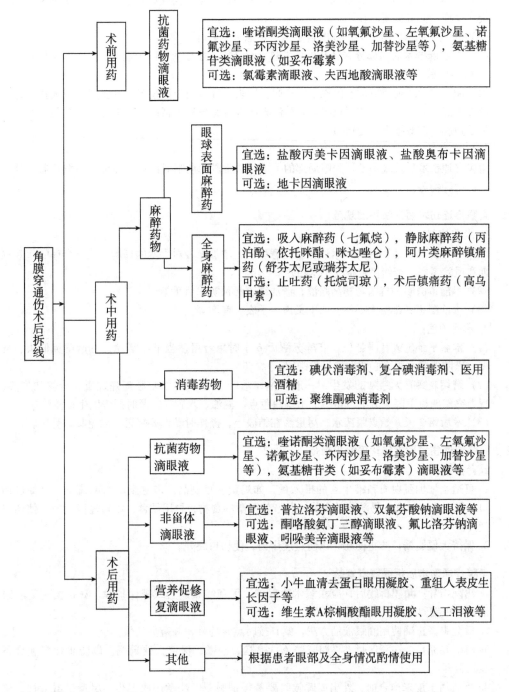

1. 用药选择：

（1）手术前应用广谱抗菌药物滴眼液 1~3 天，起到清洁结膜囊的作用。术前查视力、泪道冲洗等检查，泪道冲洗后行抗菌药物滴眼液常规点术眼，每日 3 次，每 2 次间隔 5 分钟。对于部分泪道狭窄、阻塞、有非脓性分泌物的患者、有脓性分泌物的患者可用于此路径，可酌情加用其他药物，炎症急性期不适用于此路径。

（2）手术中除了眼睑周围皮肤消毒外，还要注意结膜囊的消毒，除了术前冲洗结膜囊外，应用5%聚维酮碘消毒液可以起到有效的结膜囊灭菌作用。

（3）手术后常规应用广谱抗菌药物、甾体、非甾体、营养角膜滴眼液，起到预防感染、控制炎症反应、促进修复的作用。

（4）儿童在局部麻醉下多不能配合手术，考虑全身麻醉下手术。

（5）全身麻醉术后，部分患者会出现发热、呕吐等不适症状，给予退热、止吐等对症处理。

2. 药学提示：

泪道冲洗前及术前需表面麻醉滴眼液点眼，因表面麻醉滴眼液过多使用会造成眼表损害，故应常规点眼3次，不应频繁点眼。其他滴眼液因含有微量防腐剂，若不遵医嘱滥用药物可能加重角膜上皮等损害、延迟愈合。

3. 注意事项：

角膜穿通伤术后拆线手术，为眼局部的手术，通常围术期眼局部点药即可，一般不需要静脉用抗菌药物等。

六、角膜穿通伤术后拆线护理规范

1. 术前护理：

（1）心理护理，适当讲解手术过程及注意事项，增加患者对手术的理解，建立合理的疗效预期和风险考虑，情绪稳定接受手术治疗。

（2）术前遵医嘱滴抗菌药物滴眼液，清洁结膜囊预防术后感染。

（3）术前嘱患者排空大小便，取下义齿、手表、首饰等。

2. 术后护理：

（1）术后平卧位或者侧卧位，麻醉苏醒后6小时患者可适当下床活动，尽量避免低头、弯腰，谨防碰撞术眼，必要时戴保护眼罩。

（2）密切观察有无感染的发生，一般发生在术后1~3天，如术眼疼痛加重，分泌物增多，视力突然明显下降、流泪，角膜上出现白色点、混浊、水肿等，及时报告医生抢救治疗。

（3）术后第2天开始点眼药水，尽量滴在结膜上，操作时动作要轻柔，以免眼球受压。

七、角膜穿通伤术后拆线营养治疗规范

饮食指导：

1. 可适当增加蛋白质和维生素的摄入量，如鸡蛋、豆制品，多吃新鲜水果蔬菜，以促进切口修复；多吃软食及易消化的食物，忌辛辣刺激的食物，忌用硬食，以防过度用力，使切口裂开。

2. 保持大便通畅，防止便秘，以防过度用力，使切口裂开。

八、角膜穿通伤术后拆线健康宣教

1. 出院指导：角膜拆线后，应注意术眼保护，无菌纱布遮盖或戴保护镜，滴抗菌药物滴眼液，防止细菌感染。

2. 教会患者正确使用滴眼液的方法，嘱其按时点眼药外，并避免揉眼。

3. 睡眠要充足，注意保暖，早期应避免打喷嚏、咳嗽，保持大便通畅，以防止切口愈合不良的裂开。

4. 拆线后上皮未愈合前，外出或睡觉时要戴保护眼罩。注意用眼卫生，尽量少看电视，避免强光刺激，阅读时间不超过1小时。出院后要避免和传染病患者接触，尽量少去公共场所。

5. 根据病情需要定期复诊。

九、推荐表单

（一）医师表单

角膜穿通伤术后拆线路径医师表单

适用对象：第一诊断为角膜穿通伤术（ICD-10：Z48.0）后
　　　　　行角膜拆线术的患者

患者姓名：	性别：　　年龄：　　门诊号：	住院号：
住院日期：　　年　月　日	出院日期：　　年　月　日	标准住院日：2~5天

时间	住院第1天	住院第1~2天
主要诊疗工作	□ 询问病史与体格检查，包括视力、眼压、裂隙灯、眼前段照相、曲率、验光、泪道冲洗等 □ 完成首次病程记录 □ 完成病历书写 □ 开实验室检查单 □ 上级医师查房 □ 初步确定手术方式和日期	□ 上级医师查房与手术前评估 □ 向患者及其家属交代围术期注意事项 □ 继续完成术前检查和专科检查 □ 根据检查结果，进行术前讨论，确定手术方案，与患者沟通术中配合眼位，全部或部分拆线等事项 □ 住院医师完成术前小结和术前讨论，上级医师查房记录等病历书写 □ 签署手术知情同意书
重点医嘱	**长期医嘱** □ 眼科二级或三级护理 □ 饮食 □ 抗菌药物滴眼液点术眼 □ 局部非甾体抗炎药 □ 未成年人需陪护1人 **临时医嘱** □ 血常规、尿常规，肝、肾功能，感染性疾病筛查，凝血功能 □ 心电图、X线胸片（必要时） □ 眼科特殊检查：裂隙灯、眼压、眼前节照相、曲率、验光、冲洗泪道	**长期医嘱** □ 眼科二级或三级护理 □ 饮食 □ 局部抗菌药物滴眼液 □ 局部非甾体抗炎药 □ 未成年人需陪护1人 **临时医嘱** □ 拟明日在局部麻醉或全身麻醉下行左/右眼角膜拆线术 □ 备皮洗眼 □ 全身麻醉患者术前禁食、禁水 □ 局部麻醉+镇静（必要时）
病情变异记录	□ 无　□ 有，原因： 1. 2.	□ 无　□ 有，原因： 1. 2.
医师签名		

时间	住院第 2~3 天 （手术日）	住院第 3~4 天 （术后第 1 日）	住院第 4~5 日 （术后第 2 日，出院日）
主要诊疗工作	□ 手术前再次确认患者姓名、性别、年龄和准备手术的眼睛、手术方案 □ 手术：有手术适应证，无手术禁忌证 □ 完成手术记录 □ 完成手术日病程记录 □ 向患者及其家属交代手术后注意事项	□ 检查患者，注意切口、前节等情况，注意观察体温、血压等全身情况 □ 上级医师查房，确定有无手术并发症 □ 为患者换药 □ 完成术后病程记录 □ 向患者及家属交代术后恢复情况	□ 上级医师查房，进行手术及切口评估，确定有无手术并发症和切口愈合不良情况，确定今日出院 □ 完成出院记录等 □ 通知出院处 □ 通知患者及其家属出院 □ 向患者交代出院后注意事项 □ 预约复诊日期 □ 将出院记录副本及诊断证明交给患者
重点医嘱	**长期医嘱** □ 眼科二级护理 □ 饮食 □ 抗菌药物滴眼液 □ 非甾体抗炎药水 □ 未成年人需陪护 1 人 **临时医嘱** □ 根据病情需要下达	**长期医嘱** □ 眼科二级护理 □ 抗菌药物滴眼液 □ 非甾体抗炎药水 **临时医嘱** □ 换药、止吐等，根据病情需要下达 □ 裂隙灯、眼压、眼前节照相、曲率、验光	**长期医嘱** □ 眼科三级护理 □ 抗菌药物滴眼液 □ 局部非甾体抗炎药水 **临时医嘱** □ 今日出院 □ 出院用药：抗菌药物滴眼液 4 次/日，持续 1~2 周
病情变异记录	□ 无 □ 有，原因： 1. 2.	□ 无 □ 有，原因： 1. 2.	□ 无 □ 有，原因： 1. 2.
医师签名			

（二）护士表单

角膜穿通伤术后拆线路径护士表单

适用对象：第一诊断为角膜穿通伤术（ICD-10：Z48.0）后
行角膜拆线术的患者

患者姓名：	性别： 年龄： 门诊号：	住院号：
住院日期： 年 月 日	出院日期： 年 月 日	标准住院日：2~5 天

时间	住院第 1 天	住院第 1~2 天	住院第 2~3 天 （手术日）
健康宣教	□ 入院宣教 　介绍主管医师、护士 　介绍环境、设施 　介绍住院注意事项	□ 术前宣教 　宣教疾病知识、术前准备及 　手术过程 　告知准备物品、沐浴 　告知术后饮食、活动及探视 　注意事项 　告知术后可能出现的情况及 　应对方式 　主管护士与患者沟通，了解 　并指导心理应对 　告知家属等候区位置	□ 术后当日宣教 　告知术后注意事项 　告知术后饮食、活动及探 　视注意事项 　告知术后可能出现情况的 　应对方式 　给予患者及家属心理支持 　再次明确探视陪护须知
护理处置	□ 核对患者姓名，佩戴腕带 □ 建立入院护理病历 □ 卫生处置：剪指（趾）甲、 　沐浴，更换病号服 □ 未成年人需陪护 1 人	□ 协助医师完成术前检查 □ 术前准备 □ 未成年者禁食、禁水 □ 冲洗结膜囊 □ 卫生处置：头部清洁、沐浴	□ 送手术 　摘除患者各种活动物品 　核对患者资料及带药 　填写手术交接单，签字确认 □ 接手术 　核对患者及资料，签字确认
基础护理	□ 三级护理 □ 晨晚间护理 □ 患者安全管理	□ 三级护理 □ 晨晚间护理 □ 患者安全管理	□ 三级护理 □ 晨晚间护理 □ 患者安全管理
专科护理	□ 护理查体 □ 需要时，填写跌倒及压疮防 　范表 □ 需要时，请家属陪护 □ 遵医嘱抗菌药物眼液点术眼 　（4 次/日） □ 心理护理	□ 协助完成相关检查 □ 遵医嘱抗菌药物眼液点术眼 　（4 次/日） □ 心理护理	□ 病情观察，观察术眼情况 　变化 □ 测量患者 TPR 变化 □ 全身麻醉患者遵医嘱予静 　脉补液 □ 心理护理
重点医嘱	□ 详见医嘱执行单	□ 详见医嘱执行单	□ 详见医嘱执行单
病情变异记录	□ 无 □ 有，原因： 1. 2.	□ 无 □ 有，原因： 1. 2.	□ 无 □ 有，原因： 1. 2.
护士签名			

时间	住院第 3~4 天 （术后第 1~2 日）	住院第 4~5 天 （出院日）
健康宣教	□ 术后宣教，避免揉眼、脏水入眼或不慎碰眼 □ 眼药作用及频率 □ 饮食、活动指导 □ 复查患者对术前宣教内容的掌握程度	□ 出院宣教 □ 复查时间 □ 眼药使用方法与频率 □ 活动休息 □ 指导饮食 □ 指导办理出院手续
护理处置	□ 协助完成相关检查	□ 办理出院手续
基础护理	□ 二级护理 □ 晨晚间护理 □ 患者安全管理	□ 二级护理 □ 晨晚间护理 □ 患者安全管理
专科护理	□ 病情观察，观察术眼情况变化 □ 遵医嘱眼药治疗 □ 心理护理	□ 病情观察 □ 遵医嘱眼药治疗 □ 心理护理
重点医嘱	□ 详见医嘱执行单	□ 详见医嘱执行单
病情变异记录	□ 无 □ 有，原因： 1. 2.	□ 无 □ 有，原因： 1. 2.
护士签名		

（三）患者（家属）表单

角膜穿通伤术后拆线路径患者（家属）表单

适用对象：第一诊断为角膜穿通伤术（ICD-10：Z48.0）后
　　　　　行角膜拆线术的患者

患者姓名：		性别： 年龄： 门诊号：	住院号：
住院日期： 年 月 日		出院日期： 年 月 日	标准住院日：2~5 天

时间	入 院	手术前	手术当天
医患配合	□ 配合询问病史、收集资料，请务必详细告知既往史、用药史、过敏史 □ 如服用抗凝剂，请明确告知医师 □ 配合进行体格检查 □ 有任何不适请告知医师	□ 配合完善术前相关检查，如采血、留尿、心电图、X 线胸片 □ 眼科特殊检查：双眼视力、眼压、裂隙灯显微镜眼前段照相、角膜曲率、验光、泪道冲洗等 □ 医师与患者及家属介绍病情及手术谈话、术前签字	□ 配合评估手术效果 □ 有任何不适请告知医师
护患配合	□ 配合测量体温、脉搏、呼吸、血压、体重 1 次 □ 配合完成入院护理评估（简单询问病史、过敏史、用药史） □ 接受入院宣教（环境介绍、病室规定、订餐制度、贵重物品保管等） □ 有任何不适请告知护士	□ 配合测量体温、脉搏、呼吸、询问排便情况 1 次 □ 接受术前宣教 □ 自行沐浴，加强头部清洁，剪指（趾）甲 □ 接受入院宣教（环境介绍、病室规定） □ 准备好必要用物，吸水管 □ 取下义齿、饰品等，贵重物品交家属保管	□ 清晨测量体温、脉搏、呼吸；送手术室前，协助完成核对，带齐影像资料和术中带药 □ 返回病房后，协助完成核对，配合过病床，配合血压测量 □ 配合检查意识 □ 配合术后输液 □ 遵医嘱采取正确体位 □ 配合缓解疼痛 □ 有任何不适请告知护士
饮食	□ 普通饮食	□ 全身麻醉者术前 12 小时禁食、禁水 □ 局部麻醉+镇静（必要时），可普通饮食	□ 全身麻醉者麻醉清醒前禁食、禁水 □ 全身麻醉者麻醉清醒后，根据医嘱
排泄	□ 正常排尿便	□ 正常排尿便	□ 正常排尿便
活动	□ 正常活动	□ 正常活动	□ 全身麻醉完全清醒后可正常活动

时间	手术后	出　院
医患配合	□ 配合检查眼部情况 □ 配合眼部切口换药	□ 接受出院前指导 □ 知道复查程序 □ 获取出院诊断书 □ 预约复诊日期
护患配合	□ 配合定时测量体温、脉搏、呼吸、每日询问排便情况 □ 注意活动安全，避免坠床或跌倒 □ 配合执行探视及陪护	□ 接受出院宣教 □ 办理出院手续 □ 获取出院带药 □ 知道眼药用药频率、方法和眼药保存注意事项 □ 知道复印病历方法
饮食	□ 普通饮食	□ 普通饮食
排泄	□ 正常排尿便 □ 避免便秘	□ 正常排尿便 □ 避免便秘
活动	□ 正常活动	□ 正常活动

附：原表单（2016 年版）

角膜穿通伤术后拆线路径表单

适用对象：第一诊断为角膜穿通伤术后
　　　　　行角膜拆线术的患者

患者姓名：	性别：	年龄：	门诊号：	住院号：
住院日期：　年　月　日	出院日期：　年　月　日			标准住院日：2~5 天

时间	住院第 1 天	住院第 1~2 天
主要诊疗工作	□ 询问病史与体格检查 □ 完成首次病程记录 □ 完成病历书写 □ 开实验室检查单 □ 上级医师查房 □ 初步确定手术方式和日期	□ 上级医师查房与手术前评估 □ 向患者及其家属交代围术期注意事项 □ 继续完成眼科特殊检查 □ 根据检查结果，进行术前讨论，确定手术方案 □ 住院医师完成术前小结和术前讨论，上级医师查房记录等病历书写 □ 签署手术知情同意书
重点医嘱	**长期医嘱** □ 眼科二级或三级护理 □ 饮食 □ 抗菌药物滴眼液点术眼 □ 局部非甾体抗炎药 □ 未成年人需陪护 1 人 **临时医嘱** □ 血常规、尿常规，肝肾功能，感染性疾病筛查，凝血功能 □ 心电图、X 线胸片（必要时） □ 眼科特殊检查：裂隙灯、眼压、眼前节照相、曲率、验光、冲洗泪道	**长期医嘱** □ 眼科二级或三级护理 □ 饮食 □ 局部抗菌药物滴眼液 □ 局部非甾体抗炎药 □ 未成年人需陪护 1 人 **临时医嘱** □ 拟明日在局部麻醉或全身麻醉下行左/右眼角膜拆线术 □ 备皮洗眼 □ 全麻患者术前禁食、禁水 □ 局麻+镇静（必要时）
主要护理工作	□ 病区环境及医护人员介绍 □ 入院护理评估 □ 医院相关制度介绍 □ 执行医嘱 □ 饮食宣教、生命体征监测 □ 介绍相关治疗、检查、用药等护理中应注意的问题 □ 完成护理记录单书写	□ 手术前物品准备、心理护理 □ 手术前准备 □ 按医嘱执行护理治疗 □ 介绍有关疾病的护理知识 □ 介绍相关治疗、检查、用药等护理中应注意的问题 □ 健康宣教：术前术中注意事项 □ 完成术前护理记录单书写 □ 提醒患者禁食、禁水
病情变异记录	□ 无　□ 有，原因： 1. 2.	□ 无　□ 有，原因： 1. 2.
护士签名		
医师签名		

时间	住院第2~3天 （手术日）	住院第3~4天 （术后第1日）	住院第4~5天 （术后第2日，出院日）
主要诊疗工作	□ 手术前再次确认患者姓名、性别、年龄和术眼、手术方案 □ 手术 □ 完成手术记录 □ 完成手术日病程记录 □ 向患者及其家属交代手术后注意事项	□ 检查患者，注意切口、前节等情况，注意观察体温、血压等全身情况 □ 上级医师查房，确定有无手术并发症 □ 为患者换药 □ 完成术后病程记录 □ 向患者及家属交代术后恢复情况	□ 上级医师查房，进行手术及切口评估，确定有无手术并发症和切口愈合不良情况，确定今日出院 □ 完成出院记录等 □ 通知出院处 □ 通知患者及其家属出院 □ 向患者交代出院后注意事项 □ 预约复诊日期 □ 将出院记录副本及诊断证明交给患者
重点医嘱	**长期医嘱** □ 眼科二级护理 □ 饮食 □ 抗菌药物滴眼液 □ 非甾体抗炎滴眼液 □ 未成年人需陪护1人 **临时医嘱** □ 根据病情需要下达	**长期医嘱** □ 眼科二级护理 □ 抗菌药物滴眼液 □ 口服或静脉应用抗菌药物 **临时医嘱** □ 换药、止吐等，根据病情需要下达 □ 裂隙灯、眼压、眼前节照相、曲率、验光	**长期医嘱** □ 眼科三级护理 □ 抗菌药物滴眼液 □ 局部非甾体抗炎药 **临时医嘱** □ 今日出院 □ 出院用药：抗菌药物滴眼液4次/日，持续1~2周
主要护理工作	□ 健康宣教：术后注意事项 □ 术后心理与生活护理 □ 执行术后医嘱 □ 完成手术当日护理记录单 □ 观察动态病情变化，及时与医师沟通，执行医嘱 □ 介绍相关治疗、检查、用药等护理中注意的问题	□ 执行术后医嘱 □ 健康宣教：手术后相关注意事项 □ 介绍有关患者康复锻炼方法 □ 术后用药知识宣教 □ 监测患者生命体征变化、术眼情况变化 □ 术后心理与生活护理 □ 完成术后第1日护理记录单	□ 执行术后医嘱、出院医嘱 □ 出院宣教：生活指导、饮食指导、用药指导 □ 协助患者办理出院手续、交费等事项 □ 完成术后第2日及出院护理记录单
病情变异记录	□ 无 □ 有，原因： 1. 2.	□ 无 □ 有，原因： 1. 2.	□ 无 □ 有，原因： 1. 2.
护士签名			
医师签名			

第十一章

角膜白斑穿透性角膜移植术临床路径释义

【医疗质量控制指标】

指标一、诊断需结合症状、体征和辅助检查。

指标二、手术适应证选择符合穿透性角膜移植术。

指标三、手术疗效达到预期目标。

指标四、抗菌药物使用符合规范。

指标五、住院时间符合路径实施要求。

一、角膜白斑穿透性角膜移植术编码

1. 原编码：

疾病名称及编码：角膜白斑（ICD-10：H17.801）

手术操作名称及编码：穿透性角膜移植术（ICD-9-CM-3：11.64）

2. 修改编码：

疾病名称及编码：角膜白斑（ICD-10：H17.801）

角膜粘连性白斑（ICD-10：H17.0）

手术操作名称及编码：穿透性角膜移植术（ICD-9-CM-3：11.63/11.64）

二、临床路径检索方法

H17.801/ H17.0 伴（11.63/11.64）

三、国家医疗保障疾病诊断相关分组（CHS-DRG）

MDCC　眼疾病及功能障碍

CZ1　其他眼部疾患

四、角膜白斑穿透性角膜移植术临床路径标准住院流程

（一）适用对象

第一诊断为角膜白斑（ICD-10：H17.801），行穿透性角膜移植术（ICD-9-CM-3：11.64）。

> 释义
>
> ■ 角膜白斑是指角膜致密混浊呈白色，透过混浊区域不能透见虹膜的一种病理状态。根据角膜白斑形成的原因可以分为先天性角膜白斑、外伤性角膜白斑、感染性角膜炎症后白斑等情况。
>
> ■ 穿透性角膜移植术是利用透明的供体全层角膜植片置换病变混浊角膜组织的一种角膜移植手术，以达到增视、治疗角膜疾病或改善外观的目的。

（二）诊断依据

根据《临床诊疗指南·眼科学分册》（中华医学会编著，人民卫生出版社，2006）：

1. 症状：严重视力障碍。

2. 体征：瞳孔区角膜白色混浊。

（1）手术前要仔细检查判断是否为角膜全层混浊，如角膜基质层混浊未达到后弹力层者，则可以考虑行板层角膜移植或深板层角膜移植手术。

（2）必要时可行眼前节光学相干断层扫描仪（anterior segment optical coherence tomography, AS-OCT）检查辅助判断角膜混浊的深度。

> **释义**
>
> ■ 根据《临床诊疗指南·眼科学分册》（中华医学会编著，人民卫生出版社，2006）；全国高等学校教材《眼科学（第9版）》（杨培增主编，人民卫生出版社，2018）；《眼科临床指南（第3版）》（赵家良主编，人民卫生出版社，2018）。
>
> ■ 必要时可行眼前节光学相干断层扫描仪（anterior segment optical coherence tomography, AS-OCT）检查辅助判断角膜混浊的深度，或者采用超声生物显微镜（Ultrasound biomicroscope, UBM）检查角膜、房角、虹膜及晶体等结构。
>
> ■ 角膜瘢痕混浊根据严重程度，可分为角膜云翳、角膜斑翳和角膜白斑。瘢痕性混浊薄如云雾状，通过混浊部分仍能看清虹膜纹理者称角膜云翳；混浊较厚略呈灰白色，但通过混浊部分仍隐约可透见虹膜者称角膜斑翳；混浊厚重呈白色，不能透见虹膜者称角膜白斑，其中瘢痕组织与虹膜粘连者，称粘连性角膜白斑。

（三）治疗方案的选择

根据《临床诊疗指南·眼科学分册》（中华医学会编著，人民卫生出版社，2006）：

行穿透性角膜移植术（ICD-9：11.64）。

> **释义**
>
> ■ 依据《临床诊疗指南·眼科学分册》（中华医学会编著，人民卫生出版社，2006）；全国高等学校教材《眼科学（第9版）》（杨培增主编，人民卫生出版社，2018）；《眼科学临床诊疗指南（第3版）》（赵家良主编，人民卫生出版社，2018）。
>
> ■ 角膜移植手术前要仔细检查判断是否为角膜全层混浊，行眼前节OCT或者UBM检查，用于观察角膜病变的深度、范围大小，以评估严重程度、预判治疗效果等，作为选择手术方式的依据，如角膜混浊为浅层病变可以行准分子激光治疗性角膜浅层切除术（phototherapeutic keratectomy, PTK）或板层角膜移植术治疗，深层病变可以考虑行深板层角膜移植，全层病变则需要行穿透性角膜移植术。

（四）标准住院日

7~10天。如果患者条件允许，住院时间可以低于上述住院天数。

> **释义**
>
>   ■ 穿透性角膜移植术住院时间包含术前准备及手术后观察时间。一般而言要在病情稳定、角膜植片上皮完全愈合、眼压正常范围的情况下出院,因此一般需要7~10天住院日。角膜上皮愈合较快的患者,可以适当提前出院,低于上述7~10天的住院日。

(五) 进入路径标准

1. 第一诊断必须符合角膜白斑疾病编码 (ICD-10: H17.801)。
2. 当患者同时具有其他疾病诊断,但在住院期间不需要特殊处理,也不影响第一诊断的临床路径流程实施时,可以进入路径。

患者同时具有其他疾病影响第一诊断的临床路径流程实施时均不适合进入临床路径。

> **释义**
>
>   ■ 当患者同时具有影响第一诊断的其他疾病时,如角膜白斑合并白内障需要手术治疗,同时治疗白内障会影响第一诊断的临床路径流程实施,因此不适合进入临床路径。但是当患者具有的疾病不影响角膜白斑穿透性角膜移植术的临床路径流程实施,比如高血压,在采用药物控制血压正常范围的情况下住院期间不需要特殊处理,可以进入路径。

(六) 术前准备 (术前评估)

1~3天。

1. 必须的检查项目:
(1) 手术前全身常规检查:①血常规、尿常规;②肝功能、肾功能、生化全套检查、凝血功能、感染性疾病筛查 (乙型肝炎、丙型肝炎、梅毒、艾滋病等);③血压、心电图。
(2) 专科检查:视力、眼压、泪道冲洗及裂隙灯检查、光感和光定位检查 (红绿色觉检查)、眼科眼轴和超声检查、眼前段照相。
2. 根据患者病情可选择的检查项目:
(1) 眼科超声生物显微镜 (UBM) 检查。
(2) 视觉电生理检查。
(3) 眼前节 OCT 检查。
注意:部分检查可以在门诊完成。
如有慢性泪囊炎需先行处理泪囊炎,痊愈后再择期行角膜移植手术。
完善术前检查,可疑其他病变的相关科室会诊。

> **释义**
>
>   ■ 必须的检查项目:
>
>   1. 手术前全身常规检查:①血常规、尿常规;②肝功能、肾功能、生化全套检查、凝血功能、感染性疾病筛查 (乙型肝炎、丙型肝炎、梅毒、艾滋病、新冠病毒等);③血压、心电图。

2. 专科检查：视力、眼压、泪道冲洗及裂隙灯检查、光感和光定位检查（红绿色觉检查），眼轴和眼科超声检查、眼前段照相。

■ 根据患者病情可选择的检查项目：

1. 眼前节 OCT 检查。

2. 视觉电生理检查。

3. 眼部 B 超检查。

4. UBM 检查。

■ 部分检查可以在门诊完成。如有慢性泪囊炎者需先行处理泪囊炎，痊愈后再择期行角膜移植手术。完善术前检查，可疑其他科室疾病的请相关科室会诊。

■ 对排除闭角型青光眼的患者，可以进行散瞳后的检眼镜检查，有助于明确眼底健康情况，判断视力恢复预后。对角膜白斑严重影响眼底观察的患眼，可以不进行检眼镜检查。此时可行眼部 B 超检查或视觉电生理检查，有助于判断眼底健康情况。

■ 因角膜白斑，喷气式压平眼压计测量眼压不准确或测不出，此时可采用回弹式眼压计（Icare）、手持压平眼压计（Tono-Pen 眼压计）或者压陷式眼压计（Schiotz 眼压计）测量眼压，指测眼压也可以作为参考方法。

■ 角膜白斑患者穿透性角膜移植术为择期手术，因此对慢性泪囊炎患者，应先行治疗慢性泪囊炎，治愈后再择期行角膜移植手术。独眼、二次手术或感染性角膜白斑的高危人群等，术前建议行结膜囊细菌培养，结果阴性时选择手术。

（七）预防性抗菌药物选择与使用时机

1. 按照《抗菌药物临床应用指导原则（2015 年版）》（卫医发〔2015〕43 号）执行，根据患者病情合理使用抗菌药物。

2. 选用抗菌药物眼液，预防性用药时间 1~3 天。

> **释义**
>
> ■ 角膜白斑患者穿透性角膜移植术为择期手术，因此抗菌药物的使用均为预防性剂量和疗程，术前 3 天以局部应用广谱抗菌药物滴眼液或凝胶为主，术前 24 小时增加全身广谱抗菌药物预防性使用。全身抗菌药物的使用一般持续 1~3 天，局部抗菌药物使用可以持续数月至 1 年，直至缝线完全拆除。眼用凝胶的使用可以降低眼部用药频率，减少防腐剂可能引起的眼部并发症。

（八）手术日为入院第 1~4 天

1. 麻醉方式：局部麻醉，必要时行心电监护。

2. 手术中用材料：同种异体供体角膜、黏弹剂、缩瞳剂、平衡盐溶液、手术刀具（建议一次性刀具）或飞秒激光一次性耗材、显微缝线。

3. 输血：无。

> **释义**
>
> ■ 麻醉方式：局部麻醉，必要时行心电监护，或者全身麻醉。
>
> ■ 控制眶压及眼压、眼球制动是关系穿透角膜移植手术成败的关键因素。在患者全身情况允许的前提下，术前30分钟快速静脉滴注20%甘露醇注射液（按1~2g/kg体重计算用量）。没有磺胺药过敏史的患者术前2小时可以口服醋甲唑胺25~50mg。局部麻醉后应充分压迫眼球降眼压、软化眼球、降低眶压，从而降低手术过程中暴发性脉络膜出血和眼内容脱出的风险。全身麻醉需要平稳，避免手术进行中突然挣扎或者呕吐。

（九）术后住院恢复

5~10天。

1. 围术期预防性全身使用抗菌药物预防感染1~3天。

2. 术后戴护目镜。

3. 术后应用糖皮质激素、抗菌药物以及抗免疫排斥滴眼液点术眼，应用促进角膜切口愈合的滴眼液点术眼。

4. 术后观察切口对合情况、植片及缝线是否在位及眼内情况变化，如术后出现并发症，应对症处理，同时注意眼压。

> **释义**
>
> ■ 角膜移植手术属于清洁手术，但是因为术中置换角膜植片（异体植入组织），所以术后需要全身及局部预防性使用抗菌药物。围术期预防性全身使用抗菌药物预防感染1~3天。对病毒性角膜炎白斑患者可以全身使用抗病毒药物1~3周。
>
> ■ 术后可以佩戴护目镜、遮盖或包扎。
>
> ■ 术后观察切口对合情况、植片及缝线是否在位及眼内情况变化，如术后出现并发症，应对症处理，必要时采用绷带型隐形眼镜或羊膜移植术治疗，同时注意眼压。
>
> ■ 术后用药原则：角膜移植术后主要用药是抗免疫排斥反应药物，促进角膜上皮修复的药物以及人工泪液的应用有助于促进植片植床的愈合，减轻免疫抑制剂滴眼液引起的眼部不适症状。糖皮质激素滴眼液的合理应用对减轻和预防炎症反应，降低排斥反应发病风险有重要作用，但是要注意其引起角膜上皮愈合延迟、病毒性角膜炎复发、高眼压、白内障、继发感染的影响，因此应用期间需要按时复诊，测量眼压。对眼压控制良好，且炎症反应较轻的患者，可以采用非甾体抗炎药预防炎症反应，降低排斥反应的风险。高危患者可全身给药。

（十）出院标准

1. 一般情况良好。

2. 切口对合好、无渗漏，缝线无松动，前房形成，眼压正常。

3. 没有需要继续住院处理的并发症和/或合并症。

4. 需全身麻醉者不进入路径。

如果出现并发症，由主管医师决定患者是否需要继续住院处理。

> **释义**
>
> ■患者出院后一般一周以后才会进行第一次复诊，在此期间将脱离医护人员的每日观察，因此需要达到安全标准尚可安排出院，以确保手术后康复的顺利进行。术后如出现并发症，如切口渗漏、角膜上皮愈合延迟、高眼压，需要继续住院处理甚至手术，由主管医师具体决定。

（十一）变异及原因分析

治疗过程中出现切口感染、愈合不良、切口渗漏、原发性供体衰竭或其他合并症者，需进行相关的诊断和治疗，可适当延长住院时间。

微小变异：因为医院检验项目的及时性，不能按照要求完成检查；因为节假日不能按照要求完成检查；患者短期不愿按照要求出院随访。

重大变异：出现因手术源性的感染需要进一步抢救治疗，医院与患者或家属发生医疗纠纷，患者要求离院或转院；不愿按照要求出院随访而导致入院时间明显延长。

需行全身麻醉手术者不进入本路径。

> **释义**
>
> ■治疗过程中出现切口感染、愈合不良、切口渗漏、原发性供体衰竭或其他合并症者，需进行相关的诊断和治疗，可适当延长住院时间。
>
> ■微小变异指的是不影响本临床路径大致完成的情况，比如：患者短期不愿出院随诊，或者因为检查项目需要时间，会导致住院时间延长。
>
> ■重大变异指的是发生对本临床路径实施影响较大的情况，比如：出现因并发症或意外情况需要进一步治疗，患者或家属与医院发生医疗纠纷，患者要求离院或转院。

五、角膜白斑穿透性角膜移植术临床路径给药方案

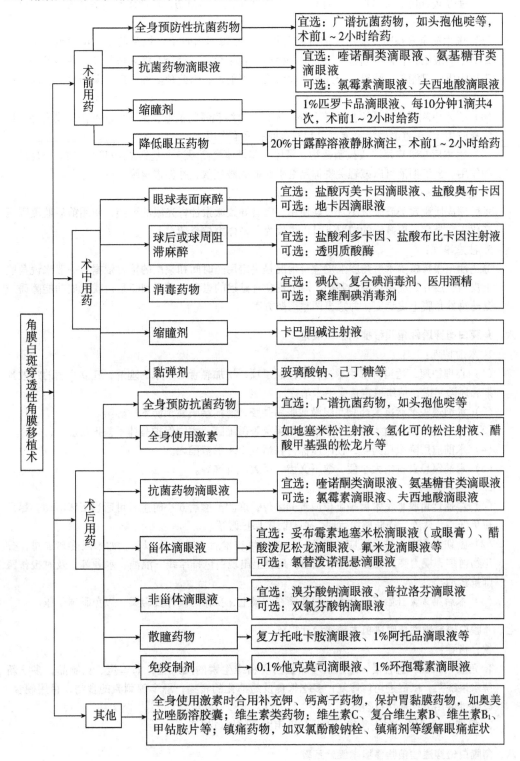

1. 用药选择：

（1）手术前应用广谱抗菌药物眼液 1~3 天，起到清洁结膜囊的作用，眼用凝胶可以减少用药次数，并且有利于夜间发挥抗菌作用。

（2）手术前缩瞳、降低眼压，有利于预防手术中晶状体损伤、玻璃体脱出等并发症，并降低暴发性脉络膜出血的风险。

（3）围术期全身预防性应用广谱抗菌药物，参照我国内眼手术抗菌药物应用规范，手术前1~2小时应用，合计不超过3天。但是根据患者年龄、是否合并糖尿病等情况适当延长。由于角膜供体只能是清洁级，合并微生物污染的可能性，因此预防性应用抗菌药物的时间一般为1周左右。

（4）手术中除了眼睑周围皮肤消毒外，还要注意结膜囊的消毒，除了术前冲洗结膜囊外，结膜囊应用5%聚维酮碘消毒液可以起到有效的灭菌作用。

（5）手术后常规应用广谱抗菌药物、甾体、非甾体类滴眼液，起到预防感染、控制炎症反应的作用。人工泪液可以减轻免疫抑制剂引起的刺激症状，并促进角膜上皮的愈合。

2. 药学提示：

术后糖皮质激素类滴眼液不宜长期使用，因有导致激素性青光眼的可能，使用前后监测眼压变化。在炎症反应减轻的情况下可以更换为非甾体类抗炎药。

3. 注意事项：

穿透性角膜移植手术后角膜上皮愈合情况是决定用药时间和频次的重要依据。一般来说角膜上皮愈合后开始应用免疫抑制剂。对上皮愈合延迟的患者，需要判断是角膜上皮功能障碍或是药物性角膜上皮病变，并适当调整用药方案。

六、角膜白斑穿透性角膜移植术护理规范

1. 术前护理：

（1）心理护理，适当讲解手术过程及注意事项，增加患者对手术的理解，建立合理的疗效预期和风险考虑，情绪稳定接受手术治疗。

（2）术前遵医嘱滴抗菌药物滴眼液或眼用凝胶，清洁结膜囊预防术后感染。

（3）穿透性角膜移植术患者手术前点毛果芸香碱缩瞳，术中保护晶体不被损伤。

（4）术前应用降眼压药物，使眼压保持在适宜手术的范围内。

（5）术前嘱患者排空大小便，取下义齿、手表、首饰等。

2. 术后护理：

（1）穿透性角膜移植术后平卧位或者侧卧位，麻醉苏醒后6小时患者可适当下床活动，尽量避免低头、弯腰，谨防碰撞术眼，必要时戴保护眼罩。

（2）密切观察有无排斥反应的发生，一般发生在术后10~15天以后，如术眼疼痛加重，分泌物增多，视力突然明显下降、流泪，角膜上出现白色排斥线、混浊、水肿等，及时报告医师抢救治疗。

（3）术后第2天开始点眼药水，尽量滴在结膜上，操作时动作要轻柔，以免眼球受压。

七、角膜白斑穿透性角膜移植术营养治疗规范

饮食指导：

1. 角膜切口大，愈合慢，应适当增加蛋白质和维生素的摄入量，如鸡蛋、豆制品，多吃新鲜水果蔬菜，以促进切口修复；多吃软食及易消化的食物，忌辛辣刺激的食物，忌用硬食，以防过度用力，使切口裂开。

2. 保持大便通畅，防止便秘，以防过度用力，使切口裂开。

八、角膜白斑穿透性角膜移植术健康宣教

1. 出院指导：角膜移植需很长时间恢复，应注意术眼保护，无菌纱布遮盖或戴保护镜，使用抗菌药物滴眼液或眼用凝胶，防止细菌感染。

2. 角膜移植术后，教会患者正确使用滴眼液的方法，嘱其按时吃药或使用滴眼液；眼部滴用糖皮质激素滴眼液及他克莫司滴眼液等。

3. 忌烟酒及辛辣的食物，因为辛辣食物可导致血管扩张眼部充血，易引起排斥反应。

4. 睡眠要充足，注意保暖，早期应避免打喷嚏、咳嗽，保持大便通畅，以防止缝线脱落。

5. 术后半年内要注意保护术眼，外出或睡觉时可以戴保护眼罩。注意用眼卫生，尽量少看电视，避免强光刺激，每天阅读时间不超过 1 小时。出院后要避免和传染病患者接触，尽量少去公共场所。

6. 根据病情需要定期复诊。

九、推荐表单

(一) 医师表单

角膜白斑穿透性角膜移植术临床路径医师表单

适用对象：第一诊断为角膜白斑 (ICD-10：H17.801)；角膜粘连性白斑 (ICD-10：H17.0)
行穿透性角膜移植术 (ICD-9-CM-3：11.63/11.64)

患者姓名：	性别：	年龄：	门诊号：	住院号：
住院日期：　年　月　日	出院日期：　年　月　日			标准住院日：7~10 天

日期	住院第 1~3 天	住院第 2~4 天 (手术日)
主要 诊疗 工作	□ 询问病史及体格和眼科检查 □ 术前准备，如冲洗泪道 □ 必要的相关科室会诊 □ 上级医师查房，术前讨论 □ 沟通病情及术式，签署手术知情同意书 □ 完成病历书写	□ 手术
重 点 医 嘱	**长期医嘱** □ 眼科护理常规 □ 三级护理 □ 饮食（普通饮食/糖尿病饮食/低盐低脂饮食） □ 抗菌药物滴眼液点术眼 **临时医嘱** □ 血常规、尿常规 □ 肝功能、肾功能、生化全套、凝血功能、感染性疾病筛查等 □ 血压、心电图 □ 冲洗泪道 □ 视力、眼压、眼前段照相、OCT □ 相关科室会诊 □ 其他医嘱	**长期医嘱** □ 术后护理常规 □ 二级护理 □ 饮食（普通饮食/糖尿病饮食/低盐低脂饮食） □ 术后糖皮质激素及非甾体抗炎药物滴眼液、抗菌药物滴眼液及促进切口修复滴眼液点术眼 □ 止血药物（必要时） □ 其他医嘱 **临时医嘱** □ 术前肌内注射止血药物（必要时） □ 术后应用镇痛药物（必要时）
病情 变异 记录	□ 无　□ 有，原因： 1. 2.	□ 无　□ 有，原因： 1. 2.
医师 签名		

日期	住院第 3~7 天	住院第 8~10 天 （出院日）
主要 诊疗 工作	□ 上级医师查房 □ 评估角膜植片及切口情况 □ 完成病程记录	□ 上级医师查房，确定是否出院 □ 完成出院记录、病案首页、出院证明书等 □ 向患者及其家属交代出院后的注意事项
重 点 医 嘱	**长期医嘱** □ 糖皮质激素、非甾体抗炎药、抗菌药、促进切 　口修复滴眼液点术眼 □ 其他医嘱 **临时医嘱** □ 根据眼压情况使用降眼压药物 □ 其他医嘱	**出院医嘱** □ 出院带药 □ 定期门诊随访，不适随诊 □ 其他医嘱
病情 变异 记录	□ 无　□ 有，原因： 1. 2.	□ 无　□ 有，原因： 1. 2.
医师 签名		

（二）护士表单

角膜白斑穿透角膜移植术临床路径护士表单

适用对象：第一诊断为角膜白斑（ICD-10：H17.801）；角膜粘连性白斑（ICD-10：H17.0）
　　　　　行穿透性角膜移植术（ICD-9-CM-3：11.63/11.64）

患者姓名：	性别：　　年龄：　　门诊号：	住院号：
住院日期：　　年　月　日	出院日期：　　年　月　日	标准住院日：7~10天

时间	住院第1~4天	住院第2~5天 （围术期）	住院第3~10天
健康宣教	□ 介绍主管医师、责任护士 □ 介绍环境、设施 □ 介绍住院注意事项 □ 向患者宣教戒烟、戒酒的重要性，医院内禁止吸烟	□ 责任护士与患者沟通，了解并指导心理应对 □ 告知手术前后饮食、活动及探视注意事项及应对方式	□ 术眼康复和锻炼 □ 饮食休息运动等事项指导 □ 正确指导患者出院用药 □ 遵医嘱定时复查
护理处置	□ 核对患者、佩戴腕带 □ 建立入院护理病历 □ 卫生处置：指导患者剪指（趾）甲、沐浴、更换病号服	□ 密切观察患者病情变化 □ 遵医嘱正确用药 □ 协助医师完善术前各项检查 □ 术前准备 □ 做好术后病情观察	□ 办理出院手续 □ 书写出院小结
基础护理	□ 三级护理 □ 晨晚间护理 □ 患者安全管理	□ 二级护理 □ 晨晚间护理 □ 患者安全管理	□ 二级护理 □ 晨晚间护理 □ 患者安全管理
专科护理	□ 指导患者正确点眼及用眼卫生 □ 宣教疾病知识、用药知识及特殊检查操作过程 □ 生命体征监测 □ 需要时填写跌倒及压疮防范表 □ 需要时请家属陪护 □ 心理护理	□ 生命体征监测 □ 心理护理 □ 遵医嘱正确给药 □ 指导患者咳嗽及眼部病情不适观察	□ 生命体征监测 □ 正确执行医嘱，观察术眼病情变化 □ 术后心理和生活护理，告知患者避免眼部感染、外伤等注意事项
重点医嘱	□ 详见医嘱执行单	□ 详见医嘱执行单	□ 详见医嘱执行单
病情变异记录	□ 无　□ 有，原因： 1. 2.	□ 无　□ 有，原因： 1. 2.	□ 无　□ 有，原因： 1. 2.
护士签名			

（三）患者（家属）表单

角膜白斑穿透角膜移植术临床路径患者（家属）表单

适用对象：第一诊断为角膜白斑（ICD-10：H17.801）；角膜粘连性白斑（ICD-10：H17.0）
行穿透性角膜移植术（ICD-9-CM-3：11.63/11.64）

患者姓名：	性别： 年龄： 门诊号：		住院号：
住院日期： 年 月 日	出院日期： 年 月 日		标准住院日：7~10 天

时间	入院 1~4 天	第 2~5 天 （住院期间，围术期）	住院第 5~10 天 （出院日）
医患配合	□ 配合询问病史、收集资料，请务必详细告知既往史、用药史、过敏史 □ 配合进行体格和眼科检查 □ 配合完善相关检查 □ 有任何不适，请及时告知医师	□ 手术前了解手术及围术期相关治疗，缓解紧张情绪 □ 配合用药及治疗 □ 有任何不适告知医师	□ 接受出院前指导 □ 知道复查程序 □ 获取出院诊断书
护患配合	□ 配合测量体温、脉搏、呼吸、血压、血氧饱和度、体重 □ 配合完成入院护理评估单（简单询问病史、过敏史、用药史） □ 接受入院宣教（环境介绍、病室规定、订餐制度、贵重物品保管等） □ 有任何不适，请及时告知护士	□ 配合测量体温、脉搏、呼吸，询问每日排便情况 □ 接受相关实验室检查宣教，正确留取标本，配合检查 □ 有任何不适告知护士 □ 接受疾病及用药等相关知识指导、接受输液、服药治疗 □ 注意活动安全，避免坠床或跌倒 □ 配合执行探视及陪护制度	□ 接受出院宣教 □ 办理出院手续 □ 获取出院带药 □ 指导用药方法、作用、注意事项 □ 指导复印病历方法
家属配合	□ 配合患者向医护人员汇报病史、收集资料，请务必详细告知既往史、用药史、过敏史 □ 配合进行体格和眼科检查 □ 配合完善相关检查 □ 患者有任何不适告知医师	□ 手术前了解手术及围术期相关治疗，协助患者缓解紧张情绪 □ 配合医护完成患者用药及治疗 □ 患者有任何不适告知医师	□ 接受出院前指导 □ 知道复查程序 □ 获取出院诊断书
饮食	□ 正常饮食	□ 正常饮食	□ 正常饮食
排泄	□ 正常排尿便	□ 正常排尿便	□ 正常排尿便
活动	□ 适度活动	□ 适度活动	□ 适度活动

附：原表单（2016 年版）

角膜白斑穿透性角膜移植术临床路径表单

适用对象：第一诊断为角膜白斑（ICD-10：H17.801）

行穿透性角膜移植术（ICD-9：11.64）

患者姓名：	性别： 年龄： 门诊号：	住院号：
住院日期： 年 月 日	出院日期： 年 月 日	标准住院日：7~10 天

日期	住院第 1~3 天	住院第 1~4 天 （手术日）
主要诊疗工作	□ 询问病史及体格和眼科查体 □ 冲洗泪道 □ 必要的相关科室会诊 □ 上级医师查房，术前讨论 □ 签署手术同意书 □ 完成病历书写	□ 手术
重点医嘱	**长期医嘱** □ 眼科护理常规 □ 三级护理 □ 饮食（普通饮食/糖尿病饮食） □ 抗菌药物眼液点术眼 **临时医嘱** □ 血常规、尿常规 □ 肝功能、肾功能、生化全套、凝血功能、感染性疾病筛查等 □ 血压、心电图 □ 冲洗泪道 □ 眼前段照相 □ 相关科室会诊 □ 其他医嘱	**长期医嘱** □ 术后护理常规 □ 二级护理 □ 饮食（普通饮食/糖尿病饮食） □ 术后糖皮质激素、抗菌药物滴眼液及促切口修复滴眼液点术眼 □ 止血药物（必要时） □ 其他医嘱 **临时医嘱** □ 术前肌内注射止血药物（必要时） □ 术后应用镇痛药物（必要时）
主要护理工作	□ 入院宣教（环境、规章制度、饮食、治疗、检查、用药、疾病护理等） □ 入院护理评估 □ 执行医嘱、生命体征监测	□ 执行医嘱、生命体征监测、观察术眼情况 □ 眼部护理 □ 术后心理与生活护理
病情变异记录	□ 无 □ 有，原因： 1. 2.	□ 无 □ 有，原因： 1. 2.
护士签名		
医师签名		

日期	住院第 5~7 天	住院第 7~10 天 （出院日）
主要 诊疗 工作	□ 上级医师查房 □ 评估角膜植片及切口情况 □ 完成病程记录	□ 上级医师查房，确定是否出院 □ 完成出院记录、病案首页、出院证明书等 □ 向患者及其家属交代出院后的注意事项
重 点 医 嘱	**长期医嘱** □ 糖皮质激素、抗菌药物、促切口修复滴眼液点术眼 □ 其他医嘱 **临时医嘱** □ 根据眼压情况使用降眼压药物 □ 其他医嘱	**出院医嘱** □ 出院带药 □ 定期门诊随访，不适随诊 □ 其他医嘱
主要 护理 工作	□ 执行医嘱、观察术眼情况 □ 健康宣教：疾病相关知识 □ 术后心理与生活护理	□ 执行医嘱 □ 出院指导：生活、饮食、用药等 □ 协助办理出院
病情 变异 记录	□ 无　□ 有，原因： 1. 2.	□ 无　□ 有，原因： 1. 2.
护士 签名		
医师 签名		

第十二章

先天性白内障临床路径释义

【医疗质量控制指标】

指标一、诊断需结合症状、体征和辅助检查。

指标二、手术适应证符合选择白内障吸出术+前段玻切+后囊切开术。

指标三、手术疗效达到预期目标。

指标四、围术期用药符合规范。

指标五、住院时间符合路径实施要求。

一、先天性白内障编码

1. 原编码：

疾病名称及编码：先天性白内障（ICD10：Q12.0）

手术操作名称及编码：白内障吸出术+前段玻切+后囊切开术（ICD-9-CM-3：13.41001/14.71001/13.90004）

2. 修改编码：

疾病名称及编码：先天性白内障（ICD10：Q12.0）

手术操作名称及编码：白内障吸出术+前段玻切（ICD-9-CM-3：13.41+14.71）

二、临床路径检索方法

Q12.0伴（13.41+14.71）

三、国家医疗保障疾病诊断相关分组（CHS-DRG）

MDCC　眼疾病及功能障碍

CW1　各种类型白内障

四、先天性白内障临床路径标准住院流程

（一）适用对象

第一诊断为先天性白内障（ICD10：Q12.000），行白内障吸出术+前段玻切+后囊切开术（ICD-9-CM-3：13.41001+14.71001+13.90004）。

> 释义
>
> ■ 适用对象编码参见第一部分。
>
> ■ 本路径适用对象为临床诊断为先天性白内障的7岁以下患儿。对于小于2岁的小儿，暂时不植入IOL；大于2岁的小儿，需要一期IOL的植入。如果伴有眼外伤（角膜裂伤、虹膜裂伤、球内异物等）、视网膜脱离、青光眼等疾病的并发性白内障不入选本路径。

（二）诊断依据

根据《临床诊疗指南·眼科学分册》（中华医学会编著，人民卫生出版社，2006）：

1. 病史：发现患儿眼斜视、瞳孔区发白、眼球不规则颤动、不能固视目标等。

2. 体格检查：晶状体混浊，眼底模糊，伴或不伴其他眼部发育异常。

> **释义**
>
> ■ 该路径的制订主要参考国内权威参考书籍和诊疗指南。
>
> ■ 病史和临床症状是诊断先天性白内障的初步依据，多数患儿表现为出生后的白瞳，严重的不能视物或不能抓物；裂隙灯显微镜检查可以看到晶状体出现混浊，严重者影响眼底观察，表现为眼底模糊、红光反射有所减弱。

（三）治疗方案的选择依据

根据《临床技术操作规范·眼科学分册》（中华医学会编著，人民军医出版社，2007）：

1. 诊断明确。

2. 征得患者及家属的同意。

> **释义**
>
> ■ 先天性白内障的诊断依据充分，包括年龄、晶状体明显混浊影响视力及无其他影响视力的眼部病变。
>
> ■ 如果患儿的晶状体混浊是双眼的，但是晶状体核不是很致密，患儿有0.3以上的视力，手术可以适当推迟，在2岁以后手术；如果患儿是单眼晶状体混浊，手术应该适当提早，可以在3~6个月考虑手术。如果患儿大于2岁，可以同期植入人工晶状体。

（四）标准住院日

3~9天。

> **释义**
>
> ■ 标准住院日为推荐最低标准，提倡缩短住院日。先天性白内障患儿入院后，1~2天内完成常规手术前检查，并且滴用抗菌药物眼液。入院后2~3天可以安排手术，手术后观察1~2天，如果没有严重术后反应，可以安排出院，总住院时间不超过9天符合本路径要求。

（五）进入路径标准

1. 第一诊断必须符合 ICD-10：Q12.000 先天性白内障疾病编码。

2. 当患者同时具有其他疾病诊断，如住院期间不需特殊处理也不影响第一诊断临床路径流程的实施时，可以进入路径。

> **释义**
>
> ■ 第一诊断为先天性白内障，排除其他原因所致的晶状体混浊。
>
> ■ 由于先天性白内障可能伴有虹膜和脉络膜发育不全，如虹膜残膜、虹膜缺失、脉络膜缺失等先天异常，但是不影响手术的实施，也可以进入路径。

（六）术前准备（术前评估）

1~2 天。

必须的检查项目：

1. 眼部常规检查：视力、眼压、前房、晶状体、眼底。
2. 感染性疾病筛查（包括乙型肝炎、丙型肝炎、艾滋病、梅毒等）。
3. 心电图、胸透或胸部 X 线片。
4. 血常规、尿常规、凝血功能、血生化（包括肝肾功能、血糖）。
5. 眼科 A+B 超、眼部彩超。

> **释义**
>
> ■ 患儿如果不能配合视力检查，不影响手术执行。医师可以依据裂隙灯检查结果评估手术的必要性。
>
> ■ 眼压是重要的眼科检查指标之一，对评估患儿房角、小梁网的发育很重要。如果患儿不能配合，可以在术前全身麻醉实施后进行。
>
> ■ 感染性疾病的筛查：主要用于排除可能的传染病，如乙型肝炎、丙型肝炎、艾滋病、梅毒等，患儿有母婴途径被感染的可能。被感染患儿的手术操作环境、器械及用品需要特殊的处理。
>
> ■ 心电图、血常规、尿常规、凝血和生化检查是常规检查，每个进入路径的患者均需完成。这些检查主要是评估患儿是否患有其他全身疾病，关系到围术期是否需要特殊处理，可能会影响到住院时间、费用以及治疗预后。
>
> ■ 眼科 A+B 超及角膜曲率是白内障患者必查的项目，用以计算人工晶状体度数，同时可以排除眼底病如视网膜脱离，视网膜母细胞瘤，原始玻璃体增生症，coats 病等需要鉴别的白瞳症。
>
> ■ 关于术后视力，一定要告知患儿家属，手术之后只是给了患儿一个能看见的基础，视网膜的发育需要术后的屈光矫正和弱视训练，任重道远。

（七）术前用药

1. 术前抗菌药物滴眼液，4~6 次/日，用药 2~3 天。
2. 术前阿托品眼膏，每日 1 次，用药 2~3 天。

> **释义**
>
> ■ 术前常规使用广谱抗菌药物滴眼液是有效防治眼内炎发生的重要手段，如妥布霉素滴眼液用药频率一般每日不少于 4 次，时间不少于 2 天，通常情况下可以到达预防效果。

■ 术前复方托吡卡胺滴眼液点眼 2~3 次，以保证术中瞳孔散大良好；术后主流观点是主张阿托品眼膏散瞳。

（八）手术日

入院第 2~3 天。

1. 麻醉方式：全身麻醉。
2. 手术方式：白内障吸出术+前段玻切+后囊切开术。
3. 术中用耗品：黏弹剂、一次性手术刀、眼内灌注液或平衡液、显微缝线。
4. 手术用设备：显微镜、超声乳化仪。
5. 输血：无。
6. 眼内植入物：无。

释义

■ 手术前，麻醉医师全面评估手术风险。

■ 患儿在全身麻醉中，未手术眼通常可能出现眼睑闭合不全的现象，在手术开始前，需要将未手术眼涂眼膏，或者粘贴胶带，保证其闭合状态。

■ 患儿需要意识恢复后，再回到眼科后续治疗，在意识未恢复前，一定要在观察室留观，尤其是伴有其他全身病的患儿。护士在接诊全身麻醉患儿回到眼科时，一定呼唤患儿名字，听到应答后，再签字转回。

■ 先天性白内障的手术方式与患儿的年龄密切相关，对于小于 2 岁的患儿，手术包括：白内障吸出术+前段玻切+后囊切开术。这是由于患儿的眼球发育不足，不能植入 IOL；而前部玻切的选择，是由于晶状体上皮细胞的增生能力很强，如果仅有后囊膜的环形撕囊，没有前部玻切，术后晶状体上皮细胞会在玻璃体前界膜表面增生，从而影响术后视力。大于 2 岁的患儿，要一期植入 IOL。大于 3 岁的患儿，仅做后囊膜的环形撕囊，不做前部玻切。大于 5 岁的患儿，不做后囊膜切开，也不做前部玻切。后发性白内障出现后，可以采取激光治疗。

■ 由于患儿的虹膜对于术中刺激极其敏感，过多刺激虹膜会引起术后的前房渗出，所以术前要给予充分的散瞳。术中黏弹剂的使用也会进一步将虹膜推向周边，从而避免虹膜受到刺激。

■ 手术完毕，要确认切口闭合好，无切口渗漏，如切口水密性不佳，一定要缝合主切口，有时即使患儿的切口闭合良好，仍然需要缝合，这是因为小儿的角膜较成人软，切口难以实现自闭。而术后患儿可能会揉眼，有切口渗漏、虹膜脱出的风险，所以必须缝合。

■ 对于小于 2 岁的小儿，可以做 2 个 1.5mm 的透明角膜切口，使用前部玻切头完成前囊膜的环形撕囊，可以使用灌注与吸出分离的双 I/A 手柄，完成皮质与软核的吸出。切口可以不缝合。

■ 2 岁以后，由于需要植入 IOL，可以做 2.2~2.6mm 的主切口，就不需要分体式 I/A 手柄了。

■ 对于小于 2 岁的小儿，暂时不植入 IOL。大于 2 岁的小儿，需要一期 IOL 的植入。

（九）术后住院恢复

2~6 天。

必须复查的检查项目：

1. 眼部常规检查：视力、眼压、前房、晶状体、眼底。
2. 术后用药：抗菌药物+类固醇激素滴眼液+散瞳滴眼液+非甾体抗炎药。

> **释义**
>
> ■ 视力：患儿如果不能正确回答问题，视力的检查可以通过抓物、识字等方法识别。但是患儿的视力不会在术后立即提高，因为这里存在弱视的问题，弱视需要训练，所以要明确告知家属。视力的提高是需要时间的，并且要正规视觉康复训练。手术只是治疗的开始，弱视的治疗需要更长的时间。
>
> ■ 眼压也是重要的观察指标，少数患儿有一过性的眼压升高，其原因可能是黏弹剂残留；持续性的眼压增高可能导致视力的损伤或虹膜的节段性萎缩，需要及时处理。
>
> ■ 裂隙灯检查可以直接观察切口的愈合情况，角膜是否水肿、前房深度及反应，瞳孔的大小、形态和位置，人工晶状体的位置，后囊膜的情况等，如情况异常可以及时处理。患儿通常在术后第 1 天难以配合，不必勉强。
>
> ■ 如果患儿术后反应重，如角膜水肿、前房炎症，需要加强局部用药，积极抗炎，个别情况下考虑全身用药，及时控制炎症反应。

（十）出院标准（围绕一般情况、切口情况、第一诊断转归）

1. 手术后反应较轻，或者炎症基本控制，病情稳定。
2. 切口闭合好，前房形成。
3. 眼压正常，裂隙灯检查无明显异常。

> **释义**
>
> ■ 患儿手术后 1~2 天，如果病情稳定，无并发症发生，眼压正常，角膜无水肿，切口对合良好，前房深浅正常，人工晶状体位置正常，可以出院。
>
> ■ 患儿的术后散瞳很重要，建议使用阿托品眼膏散瞳 1 个月。随访期间注意对瞳孔的观察。

（十一）变异及原因分析

1. 术后角膜水肿明显，眼压高，眼前节反应较明显需用药观察，其住院时间相应延长。
2. 出现手术并发症（晶状体后囊破裂、玻璃体外溢、晶状体核脱入玻璃体腔等），需要手术处理者，不进入路径。
3. 一期植入人工晶状体者不进入路径。
4. 第一诊断为先天性白内障，合并眼部其他病变者不进入路径。
5. 合并全身疾病、住院期间需要继续治疗，不进入路径。

释义

■ 一期植入人工晶状体者，如果无其他并发症，不影响住院时间，可以纳入本路径。

■ 出现手术并发症，如果仅是晶状体后囊破裂、玻璃体外溢等，并无其他严重问题，由于本路径包含前部玻璃体的处理，患儿仍然可以进入本路径。小儿晶状体可能有致密的混浊，但是一般没有较硬的核块，而玻璃体状态一般很好，一般少有坠核发生。

■ 第一诊断为先天性白内障，如果其他眼部病变不需要继续住院治疗，可以纳入本路径。如先天性无虹膜。如果其他问题严重，如眼外伤、先天性青光眼，则不能纳入本路径。

■ 如果患儿除了先天性白内障，还有出凝血功能障碍、智力障碍或其他器质性疾病，需要住院继续治疗的，不纳入本路径。如果存在其他疾病，如先天性唇裂等，但本次入院不计划治疗、不影响住院时间的，可以纳入本路径。

五、先天性白内障临床路径给药方案

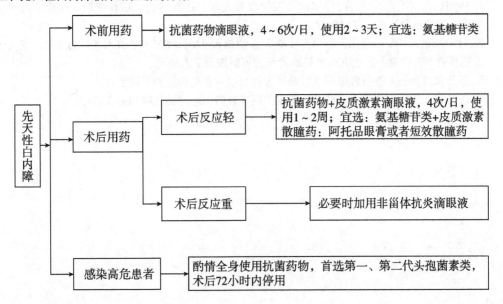

1. 用药选择：

（1）妥布霉素滴眼液是术后常规的抗菌药物选择。在散瞳药方面，建议使用阿托品眼膏；但是也有短效散瞳药，每日3次点术眼，瞳孔情况良好的报道。

（2）为降低麻醉风险，建议双眼先天性白内障患儿在一次全身麻醉中，完成双眼手术操作。但是，双眼手术需要按照两台独立手术的标准完成，以降低连台手术感染的风险。术后应使用全身抗菌药物。

2. 药学提示：

左氧氟沙星滴眼液不适合小儿使用。

3. 注意事项：

阿托品眼膏通常术后使用1个月左右。对于术后炎症反应较轻的患儿，可以单独使用短效散瞳药 2~3 周。

六、先天性白内障护理规范

1. 术前护理：

（1）心理护理，向患儿家属讲解手术过程和注意事项，交代手术风险，使患儿家属对先天性白内障手术的复杂性有充分了解，建立合理预期。

（2）术前遵医嘱滴抗菌药物滴眼液，清洁结膜囊预防术后感染。

（3）全身麻醉的宣教和术前注意事项告知，在规定时间内禁食、禁水。

2. 术后护理：

（1）麻醉苏醒后 6 小时患儿可适当下床活动，尽量避免低头、弯腰，谨防碰撞术眼，必要时戴保护眼罩。

（2）观察术后眼压和眼前节反应，如术眼疼痛加重、分泌物增多、视力突然明显下降、流泪，或患儿哭闹不止等，及时报告医师。

（3）术后第 2 天开始点眼药水，尽量滴在结膜上，操作时动作要轻柔，以免眼球受压。

七、先天性白内障营养治疗规范

饮食无特殊。

八、先天性白内障健康宣教

1. 告知患儿家属先天性白内障术后可能出现青光眼、虹膜粘连、瞳孔变形、眼前节炎症反应等，需要定期复查，及时治疗。

2. 对于未植入 IOL 的患儿，需要在年龄 2~4 岁植入 IOL；对于术中植入 IOL 的患儿，术后应定期复查 IOL 位置，发生 IOL 夹持或者移位可能需要手术处理。

3. 患儿在接受先天性白内障手术后必须进行长期的屈光矫正和弱视治疗

4. 患儿在先天性白内障手术后发生斜视的概率较高，应随访观察和必要治疗。

九、推荐表单

（一）医师表单

先天性白内障临床路径医师表单

适用对象：第一诊断为先天性白内障（ICD-10：Q12.0）

行白内障吸出术+前段玻切（ICD-9-CM-3：13.41+14.71）

患者姓名：		性别：　　年龄：　　门诊号：		住院号：
住院日期：　　年　月　日		出院日期：　　年　月　日		标准住院日：9 天

时间	住院第 1 天	住院第 2 天	住院第 3 天 （手术日）
主要诊疗工作	□ 询问病史 □ 体格检查 □ 交代病情 □ 完成首次病程记录和住院病历	□ 核实各项检查结果 □ 上级医师查房与术前评估 □ 向患者及家属交代术前、术中和术后注意事项 □ 患者选择人工晶状体（IOL） □ 选择手术用黏弹剂 □ 签署手术知情同意书	□ 术前再次确认患者姓名、性别、年龄和手术眼别 □ 实施手术 □ 完成手术记录 □ 向患者及其家属交代术后注意事项
重点医嘱	**长期医嘱** □ 眼科二级或三级护理 □ 抗菌药物滴眼液点术眼（4次/日） □ 阿托品眼膏点术眼（1次/日） **临时医嘱** □ 血常规、尿常规 □ 感染性疾病筛查（包括乙型肝炎、丙型肝炎、艾滋病、梅毒等） □ 凝血功能检查 □ 心电图、X 线胸片 □ 眼科 A+B 超 □ 眼彩超	**长期医嘱** □ 眼科二级或三级护理 □ 抗菌药物滴眼液点术眼（4次/日） □ 阿托品眼膏点术眼（1次/日） **临时医嘱** □ 明日在全身麻醉下行左/右眼超声乳化+前段玻切+后囊切开术 □ 术前 1 小时术眼滴复方托吡卡胺滴眼液散瞳 4 次	**长期医嘱** □ 眼科一级护理 **临时医嘱** □ 根据病情需要制订
病情变异记录	□ 无　□ 有，原因： 1. 2.	□ 无　□ 有，原因： 1. 2.	□ 无　□ 有，原因： 1. 2.
医师签名			

时间	住院第 4 天 （术后第 1 日）	住院第 5 天 （术后第 2 日）	住院第 6 天 （术后第 3 日）
主要诊疗工作	□ 检查患者术眼 □ 上级医师查房，确定有无手术并发症 □ 更换敷料 □ 完成病程记录 □ 向患者及家属交代术后恢复情况	□ 检查患者术眼 □ 上级医师查房，确定有无手术并发症 □ 更换敷料 □ 完成病程记录 □ 向患者及家属交代术后恢复情况	□ 检查患者术眼 □ 上级医师查房，确定有无手术并发症 □ 更换敷料 □ 完成病程记录 □ 向患者及家属交代术后恢复情况
重点医嘱	**长期医嘱** □ 眼科二级护理 □ 抗菌药物＋类固醇激素滴眼液＋非甾体滴眼液＋散瞳眼药 **临时医嘱** □ 根据病情需要制订	**长期医嘱** □ 眼科二级或三级护理 □ 抗菌药物＋类固醇激素滴眼液＋非甾体滴眼液＋散瞳眼药 **临时医嘱** □ 根据病情需要制订	**长期医嘱** □ 眼科二级或三级护理 □ 抗菌药物＋类固醇激素滴眼液＋非甾体滴眼液＋散瞳眼药 **临时医嘱** □ 根据病情需要制订
病情变异记录	□ 无　□ 有，原因： 1. 2.	□ 无　□ 有，原因： 1. 2.	□ 无　□ 有，原因： 1. 2.
医师签名			

时间	住院第 7 天 （术后第 4 日）	住院第 8 天 （术后第 5 日）	住院第 9 天 （术后第 6 日）
主要诊疗工作	□ 检查患者术眼 □ 上级医师查房，确定有无手术并发症 □ 更换敷料 □ 完成病程记录 □ 向患者及家属交代术后恢复情况	□ 检查患者术眼 □ 上级医师查房，确定有无手术并发症 □ 更换敷料 □ 完成病程记录 □ 评估患者明日是否可以出院	□ 上级医师查房，确定是否可以出院，若患者可以出院，则需完成出院记录 □ 通知出院处 □ 通知患者及其家属出院 □ 向患者交代出院后注意事项 □ 预约复诊日期 □ 出具诊断证明书
重点医嘱	**长期医嘱** □ 眼科二级护理 □ 抗菌药物＋类固醇激素滴眼液＋散瞳眼药 **临时医嘱** □ 根据病情需要制订	**长期医嘱** □ 眼科三级护理 □ 抗菌药物＋类固醇激素滴眼液＋散瞳眼药 **临时医嘱** □ 根据病情需要制订	**长期医嘱** □ 眼科三级护理 □ 抗菌药物＋类固醇激素滴眼液＋散瞳眼药 **临时医嘱** □ 今日出院 □ 出院带药：抗菌药物＋类固醇激素滴眼液＋散瞳眼药，4 次／日，持续3~4周
病情变异记录	□ 无　□ 有，原因： 1. 2.	□ 无　□ 有，原因： 1. 2.	□ 无　□ 有，原因： 1. 2.
医师签名			

（二）护士表单

先天性白内障临床路径护士表单

适用对象：第一诊断为先天性白内障（ICD-10：Q12.0）

行白内障吸出术+前段玻切（ICD-9-CM-3：13.41+14.71）

患者姓名：		性别： 年龄： 门诊号：		住院号：
住院日期： 年 月 日		出院日期： 年 月 日		标准住院日：9天

时间	住院第1天	住院第2天	住院第3天（手术日）
健康宣教	□ 入院宣教 介绍医师、护士 介绍环境、设施 介绍住院注意事项	□ 术前宣教 宣教疾病知识、术前准备及手术过程 告知准备物品、沐浴 告知术后饮食、活动及探视注意事项 告知术后可能出现的情况及应对方式 □ 主管护士与患者沟通，了解并指导心理应对 □ 告知家属等候区位置	□ 术后当日宣教 告知术后注意事项 告知饮食、体位要求 告知术后可能出现情况的应对方式 □ 给予患者及家属心理支持 □ 再次明确探视陪护须知
护理处置	□ 核对患者姓名，佩戴腕带 □ 建立入院护理病历 □ 卫生处置：剪指（趾）甲、沐浴、更换病号服 □ 年龄	□ 协助医师完成术前检查 □ 协助完成相关专科检查（眼科A+B超、角膜曲率、角膜内皮细胞计数） □ 术前准备 冲洗结膜囊 □ 卫生处置：头部清洁、沐浴	□ 送手术 摘除患者各种活动物品 核对患者资料及术中带药 填写手术交接单，签字确认 □ 接手术 核对患者及资料，签字确认
基础护理	□ 二级护理 □ 晨晚间护理 □ 患者安全管理	□ 二级护理 □ 晨晚间护理 □ 患者安全管理	□ 二级护理 □ 晨晚间护理 □ 患者安全管理
专科护理	□ 护理查体 □ 需要时，填写跌倒及压疮防范表 □ 需要时，请家属陪护 □ 遵医嘱抗菌药物滴眼液点术眼（4次/日） □ 心理护理	□ 抗菌药物滴眼液点术眼（4次/日） □ 心理护理	□ 病情观察，观察术眼情况变化 □ 测量患者TPR变化 □ 术前遵医嘱给予散瞳药滴术眼 □ 心理护理
重点医嘱	□ 详见医嘱执行单	□ 详见医嘱执行单	□ 详见医嘱执行单
病情变异记录	□ 无 □ 有，原因 1. 2.	□ 无 □ 有，原因 1. 2.	□ 无 □ 有，原因 1. 2.
护士签名			

时间	住院第 4~5 天 （术后第 1~2 日）	住院第 6 天 （术后第 3 日）
健康宣教	□ 术后宣教 　眼药作用及频率 　饮食、活动指导	□ 出院宣教 　复查时间 　眼药使用方法与频率 　活动休息 　指导饮食 　指导办理出院手续
护理处置	□ 协助完成眼部相关检查	□ 办理出院手续
基础护理	□ 二级护理 □ 晨晚间护理 □ 患者安全管理	□ 二级护理 □ 晨晚间护理 □ 患者安全管理
专科护理	□ 病情观察，观察术眼情况变化 □ 遵医嘱眼药治疗 □ 心理护理	□ 观察术眼情况 □ 遵医嘱眼药治疗 □ 心理护理
重点医嘱	□ 详见医嘱执行单	□ 详见医嘱执行单
病情变异记录	□ 无　□ 有，原因： 1. 2.	□ 无　□ 有，原因： 1. 2.
护士签名		

（三）患者（家属）表单

先天性白内障临床路径患者（家属）表单

适用对象：第一诊断为先天性白内障（ICD-10：Q12.0）

　　　　　行白内障吸出术+前段玻切（ICD-9-CM-3：13.41+14.71）

患者姓名：	性别：　　年龄：　　门诊号：	住院号：
住院日期：　　年　月　日	出院日期：　　年　月　日	标准住院日：9 天

时间	入　院	手术前	手术当天
医患配合	□ 配合询问病史、收集资料，请务必详细告知既往史、用药史、过敏史 □ 如服用抗凝剂，请明确告知 □ 配合进行体格检查 □ 有任何不适请告知医师	□ 配合完善术前相关检查，如采血、留尿、心电图、X 线胸片、眼科特殊检查（眼科 A+B 超、角膜曲率、角膜内皮细胞计数） □ 麻醉师与患者进行术前访视	□ 配合评估手术效果 □ 有任何不适请告知医师
护患配合	□ 配合测量体温、脉搏、呼吸、血压、体重 1 次 □ 配合完成入院护理评估（简单询问病史、过敏史、用药史） □ 接受入院宣教（环境介绍、病室规定、订餐制度、贵重物品保管等） □ 有任何不适请告知护士	□ 配合测量体温、脉搏、呼吸、询问排便 1 次 □ 接受术前宣教 □ 自行沐浴、加强头部清洁、剪指（趾）甲 □ 准备好必要用物，吸水管 □ 取下义齿、饰品等，贵重物品交家属保管	□ 清晨测量体温、脉搏、呼吸、血压 □ 送手术室前，协助完成核对，带齐影像资料和术中带药 □ 返回病房后，协助完成核对、过病床，配合血压测量 □ 遵医嘱采取正确体位 □ 配合缓解疼痛 □ 有任何不适请告知护士
饮食	□ 普通饮食	□ 普通饮食	□ 普通饮食
排泄	□ 正常排尿便	□ 正常排尿便	□ 正常排尿便
活动	□ 正常活动	□ 正常活动	□ 正常活动

时间	手术后	出 院
医患配合	□ 配合检查眼部情况 □ 配合眼部切口换药	□ 接受出院指导 □ 知道复查程序 □ 获取出院诊断书 □ 预约复诊日期
护患配合	□ 配合定时测量体温、脉搏、呼吸、每日询问排便情况 □ 注意活动安全 □ 配合执行探视及陪护	□ 接受出院宣教 □ 办理出院手续 □ 获取出院带药 □ 知道眼药使用频率、方法和眼药保存注意事项 □ 知道复印病历方法
饮食	□ 普通饮食	□ 普通饮食
排泄	□ 正常排尿便 □ 避免便秘	□ 正常排尿便 □ 避免便秘
活动	□ 适度活动，避免疲劳	□ 适度活动，避免疲劳

附：原表单（2016 年版）

先天性白内障临床路径表单

适用对象：第一诊断为先天性白内障（ICD-10：Q12.000）

行白内障吸出术+前段玻切+后囊切开术（ICD-9-CM-3：13.41001+14.71001+13.90004）

患者姓名：		性别：	年龄：	门诊号：	住院号：
住院日期： 年 月 日		出院日期： 年 月 日			标准住院日：9 天

时间	住院第 1 天	住院第 2 天	住院第 3 天（手术日）
主要诊疗工作	□ 询问病史 □ 体格检查 □ 交代病情 □ 完成首次病程记录和住院病历	□ 核实各项检查结果正常 □ 上级医师查房与术前评估 □ 向患者及家属交代术前、术中和术后注意事项 □ 患者选择人工晶状体（IOL） □ 选择手术用黏弹剂 □ 签署手术知情同意书	□ 术前再次确认患者姓名、性别、年龄和手术眼别 □ 实施手术 □ 完成手术记录 □ 向患者及其家属交代手术后注意事项
重点医嘱	**长期医嘱** □ 眼科二级或三级护理 □ 抗菌药物滴眼液点术眼（4 次/日） □ 阿托品眼膏点术眼（1 次/日） **临时医嘱** □ 血尿常规 □ 感染性疾病筛查（包括乙型肝炎、丙型肝炎、艾滋病、梅毒） □ 凝血功能检查 □ 心电图、X 线胸片 □ 眼科 A+B 超 □ 眼彩超	**长期医嘱** □ 眼科二级或三级护理 □ 抗菌药物滴眼液点术眼（4 次/日） □ 阿托品眼膏点术眼（1 次/日） **临时医嘱** □ 明日在全身麻醉下行左/右眼白内障吸出术+前段玻切+后囊切开术 □ 术前 1 小时术眼滴复方托吡卡胺滴眼液散瞳 4 次	**长期医嘱** □ 眼科一级护理 **临时医嘱** □ 根据病情需要制订
主要护理工作	□ 入院护理评估 □ 健康教育 □ 执行医嘱	□ 手术前物品准备 □ 手术前心理护理 □ 手术前患者准备 □ 执行医嘱	□ 随时观察患者情况 □ 术前冲洗结膜囊 □ 术后心理与基础护理 □ 执行医嘱 □ 术后健康教育
病情变异记录	□ 无 □ 有，原因： 1. 2.	□ 无 □ 有，原因： 1. 2.	□ 无 □ 有，原因： 1. 2.
护士签名	白班 小夜班 大夜班	白班 小夜班 大夜班	白班 小夜班 大夜班
医师签名			

时间	住院第4天 （术后第1日）			住院第5天 （术后第2日）			住院第6天 （术后第3日）		
主要诊疗工作	□ 检查患者术眼 □ 上级医师查房，确定有无手术并发症 □ 更换敷料 □ 完成病程记录 □ 向患者及家属交代术后恢复情况			□ 检查患者术眼 □ 上级医师查房，确定有无手术并发症 □ 更换敷料 □ 完成病程记录 □ 向患者及家属交代术后恢复情况			□ 检查患者术眼 □ 上级医师查房，确定有无手术并发症 □ 更换敷料 □ 完成病程记录 □ 向患者及家属交代术后恢复情况		
重点医嘱	**长期医嘱** □ 眼科二级护理 □ 抗菌药物+类固醇激素滴眼液+非甾体眼液+散瞳眼药 □ 全身应用抗菌药物 **临时医嘱** □ 根据病情需要制订			**长期医嘱** □ 眼科二级或三级护理 □ 抗菌药物+类固醇激素滴眼液+非甾体眼液+散瞳眼药 **临时医嘱** □ 根据病情需要制订			**长期医嘱** □ 眼科二级或三级护理 □ 抗菌药物+类固醇激素滴眼液+非甾体眼液+散瞳眼药 **临时医嘱** □ 根据病情需要制订		
主要护理工作	□ 随时观察患者病情 □ 执行医嘱			□ 随时观察患者病情 □ 执行医嘱			□ 随时观察患者病情 □ 执行医嘱		
病情变异记录	□ 无　□ 有，原因： 1. 2.			□ 无　□ 有，原因： 1. 2.			□ 无　□ 有，原因： 1. 2.		
护士签名	白班	小夜班	大夜班	白班	小夜班	大夜班	白班	小夜班	大夜班
医师签名									

时间	住院第7天 （术后第4日）	住院第8天 （术后第5日）	住院第9天 （术后第6日）
主要诊疗工作	□ 检查患者术眼 □ 上级医师查房，确定有无手术并发症 □ 更换敷料 □ 完成病程记录 □ 向患者及家属交代术后恢复情况	□ 检查患者术眼 □ 上级医师查房，确定有无手术并发症 □ 更换敷料 □ 完成病程记录 □ 评估患者明日是否可以出院	□ 上级医师查房，确定是否可以出院，若患者可以出院，则需完成出院记录 □ 通知出院处 □ 通知患者及其家属出院 □ 向患者交代出院后注意事项 □ 预约复诊日期 □ 出具诊断证明书
重点医嘱	**长期医嘱** □ 眼科一级或二级护理 □ 抗菌药物+类固醇激素滴眼液+散瞳眼药 **临时医嘱** □ 根据病情需要制订	**长期医嘱** □ 眼科三级护理 □ 抗菌药物+类固醇激素滴眼液+散瞳眼药 **临时医嘱** □ 根据病情需要制订	**长期医嘱** □ 眼科三级护理 □ 抗菌药物+类固醇激素滴眼液+散瞳眼药 **临时医嘱** □ 今日出院 □ 出院带药：抗菌药物+类固醇激素滴眼液+散瞳眼药，4次/日，持续3~4周
主要护理工作	□ 随时观察患者病情 □ 执行医嘱	□ 随时观察患者病情 □ 执行医嘱	□ 出院宣教 □ 如果患者可以出院，协助患者办理出院手续、交费等事项
病情变异记录	□ 无　□ 有，原因： 1. 2.	□ 无　□ 有，原因： 1. 2.	□ 无　□ 有，原因： 1. 2.
护士签名	白班　　小夜班　　大夜班	白班　　小夜班　　大夜班	白班　　小夜班　　大夜班
医师签名			

第十三章

并发性白内障临床路径释义

【医疗质量控制指标】

指标一、诊断需结合病史、症状、体征和辅助检查。

指标二、手术适应证选择符合并发性白内障手术。

指标三、手术疗效达到预期目标。

指标四、围术期抗菌药物使用符合规范。

指标五、住院时间符合路径实施要求。

一、并发性白内障编码

1. 原编码：

疾病名称及编码：并发性白内障（ICD-10：H26.200）

手术操作名称及编码：超声乳化白内障摘除术+人工晶状体植入术（ICD-9-CM-3：13.41001+13.71001）

2. 修改编码：

疾病名称及编码：并发性白内障（ICD-10：H26.200）

慢性虹膜睫状体炎性白内障（ICD-10：H26.200x005）

虹膜异色性白内障（ICD-10：H26.201）

青光眼性白内障（ICD-10：H26.202）

手术操作名称及编码：超声乳化白内障摘除术+人工晶状体植入术（ICD-9-CM-3：13.41+13.71）

白内障超声乳化抽吸术（ICD-9-CM-3：13.4100x001）

飞秒激光白内障超声乳化抽吸术（ICD-9-CM-3：13.4101）

经后路白内障切割吸出术（ICD-9-CM-3：13.4200x001）

白内障切割吸出术（ICD-9-CM-3：13.4300x001）

经颞下入路晶状体囊外摘出术（ICD-9-CM-3：13.5100）

白内障囊外摘除术（ICD-9-CM-3：13.5900x001）

后发性白内障切开术（ICD-9-CM-3：13.6400x001）

后发性白内障切除术（ICD-9-CM-3：13.6500x002）

晶状体前囊膜切除术（ICD-9-CM-3：13.6501）

晶状体后囊膜切除术（ICD-9-CM-3：13.6502）

晶状体后囊膜激光切开术（ICD-9-CM-3：13.6503）

后发膜机械性碎裂术［复发性白内障］（ICD-9-CM-3：13.6600）

激光后囊切开术［YAG］（ICD-9-CM-3：13.6900x002）

残留晶状体皮质切除术（ICD-9-CM-3：13.6901）

置入人工晶状体（ICD-9-CM-3：13.7000）

白内障摘除伴人工晶体一期置入术（ICD-9-CM-3：13.7100x001）

二、临床路径检索方法

H26.2伴（13.41+13.71）

三、并发性白内障临床路径标准住院流程

MDCC　眼疾病及功能障碍

CW1　各种类型白内障

四、并发性白内障临床路径标准住院流程

（一）适用对象

第一诊断为并发性白内障（ICD-10：H26.200），行超声乳化白内障摘除术+人工晶状体植入术（ICD-9-CM-3：13.41001+13.70001）。

> **释义**
>
> ■ 并发性白内障（complicated cataract）：并发性白内障是指眼局部病变造成晶状体局部上皮或内部新陈代谢异常，或是局部病变产生的炎症和变性、代谢产物对晶状体的侵蚀而造成晶状体混浊。就其本质意义上讲，凡是由全身或眼局部病变引起的白内障，应诊断为当属并发性白内障的范畴。
>
> ■ 并发性白内障的临床表现有以下特点：
>
> 1. 有原发病的特点改变，病变多为单眼，也可为双眼。
>
> 2. 眼前节病变导致的并发性白内障表现为局限性囊下混浊的白内障。
>
> 3. 眼后部疾病导致的并发性白内障表现为晶状体后极部囊膜与后囊下皮质一层颗粒状灰黄色混浊，并出现少数水泡，可局限于轴心部，以后逐渐向周围扩张最终形成放射状菊花样混浊。
>
> 4. 随着混浊加重可出现晶状体钙化，晶状体囊膜变厚，有白色沉淀。
>
> 5. 高度近视和视网膜脱离所致的并发性白内障多为核性白内障。

（二）诊断依据

根据《临床诊疗指南·眼科学分册》（中华医学会编著，人民卫生出版社，2006）：

1. 病史：渐进性视力下降。

2. 体格检查：晶状体出现混浊，眼底模糊，红光反射黯淡。

3. 有眼部炎症或退行性病变病史，如高度近视、葡萄膜炎、视网膜色素变性、视网膜脱离和青光眼等。

> **释义**
>
> ■ 除了上述诊断依据，在临床诊断时还需结合临床病因。
>
> 1. 眼前节病变引起的并发性白内障：
>
> （1）虹膜睫状体炎是引起并发性白内障的最常见原因，典型混浊可以发生在晶状体后极部，也常见于虹膜后粘连附近。
>
> （2）异色性虹膜炎70%并发白内障。
>
> （3）急性青光眼前囊下边界清楚的灰色斑点呈哑铃状或不规则圆形，不进展，状如散落在地的石灰浆，称为青光眼斑。
>
> （4）绝对期青光眼因眼压高，眼内组织广泛变性而营养障碍，致使晶状体核发生混浊。

　　(5) 青光眼手术因突然降低眼压或营养障碍可在术后发生白内障。

　　(6) 重症角膜溃疡并发的白内障均为前极瞳孔区圆锥状的囊膜下混浊。

　　2. 眼后节病变引起的晶状体后囊膜下混浊可见于任何类型的后葡萄膜炎及眼部炎症或退行性病变，如高度近视、视网膜色素变性、视网膜脱离和青光眼等。典型的并发性白内障混浊从后极部囊膜下开始，混浊呈小颗粒状和囊泡状密集成簇，构成了并发性白内障特有的形态特征。

(三) 治疗方案的选择

根据《临床技术操作规范·眼科学分册》(中华医学会编著，人民军医出版社，2007)：

1. 诊断明确。

2. 视力低于 0.5。

3. 眼部炎症很好控制以后可考虑手术。

4. 征得患者及家属的同意。

> **释义**
>
> ■ 治疗上主要强调：①治疗原发病；②手术：对晶状体明显混浊已影响工作和生活者，可择期进行手术摘除白内障。

(四) 标准住院日

1~6 天。

> **释义**
>
> ■ 如果患者条件允许，住院时间可以低于上述住院天数。

(五) 进入路径标准

1. 第一诊断必须符合 ICD-10：H26.200 并发性白内障疾病编码。

2. 当患者同时具有其他疾病诊断，如住院期间不需特殊处理也不影响第一诊断临床路径流程的实施时，可以进入路径。

> **释义**
>
> ■ 患者同时具有其他疾病影响第一诊断的临床路径流程实施时均不适合进入本临床路径。
>
> ■ 需要治疗全身病或需要入住 ICU 的患者不适合进入本临床路径。

(六) 入院后

第 1~3 天。

1. 必须的检查项目：
（1）眼部常规检查：视力、眼压、前房、晶状体、眼底。
（2）感染性疾病筛查（包括乙型肝炎、丙型肝炎、艾滋病、梅毒等）。
（3）心电图、胸透或胸部 X 线片。
（4）血常规、尿常规、凝血功能、血生化（包括肝肾功能、血糖）。
（5）眼科 A+B 超、角膜曲率、验光、角膜地形图、角膜内皮计数、人工晶状体测量、眼电生理检查。
2. 根据病情需要检查的项目：光学相干断层扫描、视野等。

> 释义
>
> ■ 部分检查可以在门诊完成。
> ■ 根据病情部分检查可以不进行。

（七）治疗方案与药物选择

1. 术前用药：术前抗菌药物眼液，4~6 次/日，用药 2~3 天。
2. 手术日为入院第 1~3 天。
（1）麻醉方式：表面麻醉或球后/球周阻滞麻醉。
（2）手术方式：超声乳化白内障摘除术+人工晶状体植入术。
（3）眼内植入物：人工晶状体。
（4）术中用耗品：黏弹剂、一次性手术刀、缩瞳剂、眼内灌注液或平衡液。
（5）手术用设备：手术显微镜、超声乳化仪。
（6）输血：无。
3. 术后住院恢复 1~3 天，检查必须的复查项目：
（1）眼部常规检查：视力、眼压、前房、晶状体、眼底。
（2）术后用药：抗菌药物滴眼液+类固醇激素滴眼液+非甾体抗炎滴眼液。

> 释义
>
> ■ 对晶状体明显混浊、已影响工作和生活者，如果患眼视力影响生活质量，红绿色觉正常，可进行手术摘除白内障。
> ■ 不同类型葡萄膜炎引起的白内障，对手术反应不同，应根据原发病的类型，在眼部炎症控制后，手术摘除白内障。
> ■ 是否植入 IOL 应根据眼部炎症控制情况而定，如眼部炎症已控制，可以考虑植入 IOL。
> ■ 手术前后，局部和全身应用糖皮质激素要根据并发性白内障的病因而决定其剂量大小与用药时间。
> ■ 凡适宜手术者，其治愈标准同老年性白内障（年龄相关性白内障）。但视力增进程度，随发病原因及眼底损害情况而异。

（八）出院标准

1. 手术后反应较轻，病情稳定。

2. 切口闭合好，前房形成。

3. 眼压正常，裂隙灯检查无明显异常，人工晶状体位置正常。

> **释义**
>
> ■如果出现并发症，是否需要继续住院处理，由主管医师具体决定。

（九）变异及原因分析

1. 术后角膜水肿明显，眼压高，眼前节反应较明显需用药观察，其住院时间相应延长。

2. 出现手术并发症（晶状体后囊破裂、玻璃体外溢、晶状体核脱入玻璃体腔等），需要手术处理者，不进入路径。

3. 出现严重手术后并发症（人工晶状体位置异常、视网膜脱离、眼内炎），不进入路径。

4. 第一诊断为并发性白内障，合并青光眼需行青白联合手术者，不进入路径。

5. 第一诊断为并发性白内障，合并糖尿病视网膜病变需同时行玻璃体视网膜手术者不进入路径。

6. 合并全身疾病、住院期间需要继续治疗，不进入路径。

7. 需全身麻醉者不进入路径。

> **释义**
>
> ■微小变异：因为医院检验项目的及时性，不能按照要求完成检查；因为节假日不能按照要求完成检查；患者不愿配合完成相应检查，短期不愿按照要求出院随诊。
>
> ■重大变异：因基础疾病需要进一步诊断和治疗；因各种原因需要其他治疗措施；医院与患者或家属发生医疗纠纷，患者要求离院或转院；不愿按照要求出院随诊而导致入院时间明显延长。

五、并发性白内障临床路径给药方案

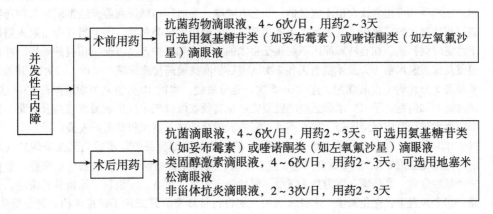

1. 用药选择：

（1）术前用药：抗菌药物滴眼液，4~6次/日，用药2~3天。可选用氨基糖苷类（如妥布霉素）或喹诺酮类（如左氧氟沙星）滴眼液。

（2）术后用药：

1）抗菌药物滴眼液：术后随访病情调整滴眼液的用药频次及时间长短，可选用氨基糖苷类（如妥布霉素）或喹诺酮类（如左氧氟沙星）等滴眼液。

2）类固醇激素滴眼液：术后随访病情调整眼液的用药频次及时间长短，可选用地塞米松滴眼液。

3）非甾体抗炎滴眼液：根据病情点术眼，术后随访病情调整滴眼液的用药频次及时间长短。

2. 药学提示：

（1）上述药物仅可眼部滴用。

（2）使用糖皮质激素与抗菌药物混合剂有可能发生二重感染，尤其是长期使用糖皮质激素，角膜可能发生真菌感染，产生抗药性菌种；如发生二重感染，应给予适当治疗。

（3）过量或长期使用眼部糖皮质激素可增加眼部并发症的风险并引起系统不良反应。长期使用眼部糖皮质激素可能会导致眼压升高和/或青光眼，伴随视神经受损，视力下降、视野缺损、后囊下白内障形成。有青光眼的患者应用糖皮质激素使眼压升高的风险更大。若长期使用激素，需定期检测眼压水平。

3. 注意事项：

为防止污染药液，药物滴眼时应注意避免容器的前端直接接触眼部。

六、并发性白内障护理规范

1. 护理评估：①病史：是否眼前有固定不动黑影及视野缺损，内眼手术史，葡萄膜炎、视网膜色素变性、视网膜脱离、青光眼、眼内肿瘤、眼压过低、高度近视等；②辅助检查：眼部 B 超检查，眼底检查，眼电生理检查、血糖检查；③症状：视力下降，晶体混浊，视物模糊；④心理社会反应：因视力下降，视物模糊，生活自理能力差，生活质量欠佳，出现焦虑情绪，失明恐惧。

2. 护理措施：

（1）患者入院时应热情接待，向其介绍主管医师，护理人员及周围住院环境。

（2）鼓励患者配合手术，教会患者使用传呼系统便于及时得到护士的帮助。

（3）做好三大常规等检查，血糖测定；指导患者做眼球转动训练。

（4）指导抗菌药物滴眼液 3~4 次/日滴眼。

（5）术前护理：术前应注意饮食起居避免感冒等，术前应清洁头部、沐浴、修剪指（趾）甲。手术当日可正常饮食但不宜过饱。如患有哮喘、高血压、糖尿病等需经常服用某种药物或有药物过敏的应预先告知医师，手术当日亦要常规服用该类药物。手术当日应由家人陪同于约定时间到达。如有特殊原因不能接受手术的，请通知医护人员以便做相应的处理。冲洗泪道及结膜囊术前一天及术前当天各 2 次洗眼后加滴抗菌药物滴眼液。术前 1~2 小时开始对术眼每 5 分钟滴 1 次散瞳剂，连续 3~5 次，充分散瞳。术前 10 分钟滴表面麻醉药 3~4 次，同时指导如何配合手术。术前还应注意服饰避免高领衣服以免术后更衣困难或触及术眼，当医师手术进行时应保持安静，如有不适，需咳嗽或移动体位请先告知医护人员。

（6）术后护理：①体位：取仰卧位或侧卧位侧卧位时取健侧卧位。术后当天充分休息（术后向上避免压迫眼球）。②饮食：进食营养丰富、易消化食物保持大便通畅防止便秘。禁食辛辣刺激食物。③环境：室内禁止吸烟。保持病室安静、整洁。④敷料：保持敷料清洁、干燥。⑤个人卫生：避免灰尘、水进入眼内；勿自行将纱布拆开或用手揉搓术眼。避免低头、剧烈运动；避免咳嗽、打喷嚏，以免影响切口和眼内容物；防止碰撞，不对眼施加压力。⑥病情：注意术眼有无出血、疼痛、视物突然模糊等，如有异常及时通知医师。⑦用药：遵医嘱用抗炎、镇痛药。⑧术后一周内按医嘱使用眼液，并按时滴用。⑨适量补充营养，进易消化软食，少食刺激性食物，增强体质，预防感冒、咳嗽、便秘等。

3. 出院指导：半个月内不能洗头。眼内勿进水。每周检查 1 次，1 个月后遵医嘱定期复查。术后 1 个月遵医嘱用激素及抗菌药物滴眼液及其他药物。长期用激素者注意眼压情况避免产生激素性青光眼。遵医嘱用抗炎药。定期到医院行检查，若出现疼痛、发红、看灯光有彩色光环等症状及时治疗。一般 1 个月后可正常工作和学习。控制读写和看电视时间。每隔半小时应闭眼休息或到户外活动几分钟。3 个月内应避免剧烈运动，尤其是低头动作，避免过度劳累，防止感冒。术后 3 个月应到医院常规检查并作屈光检查，有屈光变化者可验光配镜加以矫正。

七、并发性白内障营养治疗规范

指导患者进清淡易消化有营养的软食，适当增加新鲜蔬菜、水果的摄入。不可食带有骨刺、坚硬或刺激性食物。合并高血压的患者进低盐低脂饮食。合并糖尿病的患者应根据血糖情况严格控制饮食。尽量避免长时间的紫外线照射，外出时戴帽或佩戴深色眼镜，以减少紫外线对眼睛的损害。注重饮食，补充营养，多吃水果、蔬菜及富含各种维生素的食品，也可服用维生素 C 辅助。积极防治原发病，尤其对高血压、动脉硬化、糖尿病等疾病的治疗。

八、并发性白内障健康宣教

1. 并发性白内障常识：并发性白内障是由于眼部的炎症或退行性病变，使晶状体发生营养或代谢障碍而变混浊。多为囊膜下混浊，呈玫瑰花瓣状、网状、点状、条状或弥漫性，常有水泡及水裂，后皮质有彩虹样光泽。常见于葡萄膜炎、视网膜色素变性、视网膜脱离、晚期青光眼、眼内肿瘤、眼压过低、高度近视或内眼手术后等。

2. 心理指导：对患者及家属讲解术前、术中、术后的注意事项，告知患者白内障手术所需时间不长，但术中需要患者密切配合。解除患者的恐惧和不安心理，有利于患者对手术的配合。

3. 术前宣教：术前点抗菌药物滴眼液，预防术后感染。协助患者完善术前检查。术前禁烟酒，预防感冒，保证充足的睡眠。术前一日，嘱患者洗澡、头部清洁，做好个人清洁卫生。术前冲泪道，冲结膜囊预防术后感染。术前 1 小时遵医嘱点短效散瞳药。手术方式的选择：眼科显微技术的飞速发展，使白内障手术方式也越来越多，如白内障抽吸术、白内障囊内摘除术、白内障囊外摘除术、白内障超声乳化吸除术及人工晶状体植入术等。

4. 术后宣教：指导患者进清淡易消化有营养的软食，适当增加新鲜蔬菜、水果的摄入。不可食带有骨刺、坚硬或刺激性食物。合并高血压的患者进低盐低脂饮食。合并糖尿病的患者应根据血糖情况严格控制饮食。术后体位无特殊要求，以平卧位不压迫术眼为宜。术后避免长时间弯腰低头，避免剧烈活动、头部震动。一般情况下，患者 24 小时内，可有轻微疼痛，轻度异物感，告知患者不必紧张，不需用镇痛药。如出现眼痛剧烈，伴头痛、眼胀、恶心、呕吐等症状护士应立即报告医师处理。术后滴眼应注意：点眼药前请洗净双手，点药时勿将瓶口触及眼睑或睫毛，点药时勿用力挤压及压迫眼球。两种以上眼药点眼时每次间隔 5~10 分钟。抗炎眼药水不宜长期使用，医师将在复诊时对患者的用药进行适当调整。滴眼液使用后请拧紧瓶盖，宜放在阴凉避光处保存。一经开启 1 个月后不宜使用。告知患者术后 1 个月内不要让脏水或肥皂水进入手术眼内。出院 1 周后门诊复查。如出现眼痛、视力下降等应及时来院就诊。注意用眼卫生，读书、写字、看电视时间不宜过长，每隔 1~2 小时到户外活动，确保眼睛充分休息，看电视、读书时间以眼睛不疲劳为宜。手术 3 个月后部分患者可根据医嘱验光配镜，以调节屈光不正。尽量避免长时间的紫外线照射，外出时戴帽或佩戴深色眼镜，以减少紫外线对眼睛的损害。注重饮食，补充营养，多吃水果、蔬菜及富含各种维生素的食品，也可服用维生素 C 辅助。积极防治老年病，尤其是高血压、动脉硬化、糖尿病等疾病的防治。

九、推荐表单

(一) 医师表单

并发性白内障临床路径医师表单

适用对象：第一诊断为并发性白内障（ICD-10：H26.200）；慢性虹膜睫状体炎性白内障（ICD-10：H26.200x005）；虹膜异色性白内障（ICD-10：H26.201）；青光眼性白内障（ICD-10：H26.202）

行超声乳化白内障摘除术+人工晶状体植入术（ICD-9-CM-3：13.41001+13.70001）等（详见手术操作名称及编码）

患者姓名：		性别： 年龄： 门诊号：	住院号：
住院日期： 年 月 日		出院日期： 年 月 日	标准住院日：6 天

时间	住院第 1 天	住院第 2 天 （术前）	住院第 3 天 （手术日）
主要诊疗工作	□ 询问病史及查体 □ 完成病历书写 □ 开实验室检查单及相关检查单 □ 上级医师查房与术前评估	□ 上级医师查房 □ 继续进行相关检查 □ 根据实验室检查和相关检查结果，行术前讨论 □ 完成术前准备与术前评估 □ 必要时请相关科室会诊 □ 完成术前小结、上级医师查房记录等 □ 签署手术知情同意书、自费用品协议 □ 向患者及家属交代病情及围术期注意事项	□ 术前再次确认患者姓名、性别、年龄和手术眼别 □ 实施手术 □ 完成手术记录 □ 向患者及其家属交代术后注意事项
重点医嘱	**长期医嘱** □ 眼科护理常规 □ 陪护 1 人 □ 二级护理 □ 饮食 □ 测血压 tid **临时医嘱** □ 血常规 □ 普通视力检查 □ 裂隙灯检查 □ 眼底镜、直接（单） □ 尿常规 10 项+沉渣定量 □ 常规生化全套检查 □ 乙型肝炎两对半定量分析 □ 艾滋病抗体（Anti-HIV） □ 丙型肝炎抗体测定 □ 梅毒螺旋体特异抗体测定 □ 凝血全套 □ 常规心电图检查（十二通道） □ 前置镜检查	**临时医嘱** □ 白内障超声乳化摘除术+人工晶状体植入术 □ 拟明日上午 08：00 在表面麻醉下行左/右眼白内障超声乳化摘除术+人工晶状体植入手术 □ 剪睫毛 □ 冲洗结膜囊（10ml 针筒） □ 泪道冲洗（10ml） □ 局部麻醉 □ 散瞳 □ 0.9%氯化钠注射液 □ 盐酸丁卡因滴眼液 □ 0.9%氯化钠溶液（外用盐水） □ 苯巴比妥片 □ 盐酸利多卡因注射液 □ 盐酸肾上腺素注射液 □ 卡巴胆碱注射液 □ 乳酸钠林格注射液 □ 盐酸丁卡因滴眼液 □ 地塞米松磷酸钠注射液	**长期医嘱** □ 术后医嘱 □ 眼科术后护理常规 □ 二级护理 □ 饮食 □ 陪护 1 人 □ 测血压 qd **临时医嘱** □ 根据病情需要制定

续 表

时间	住院第 1 天	住院第 2 天 （术前）	住院第 3 天 （手术日）
重点医嘱	□ 前房深度测量（裂隙灯法） □ 色觉检查 □ 眼外肌功能检查 □ 非接触眼压计法 □ 局部麻醉 □ 角膜地形图检查 □ 角膜曲率测量 □ 电脑验光+试镜 □ 眼部 A 超 □ 局部麻醉 □ 前方深度测量 □ 人工晶状体度数测量 □ 超声计算机图文报告 □ 眼球 B 超 □ 角膜内皮镜检查 □ 眼前段照相 □ 扫描激光眼底检查（SLO） □ 视网膜电流图（ERG） □ 视觉诱发电位（VEP） □ 暗适应测定 □ B 型钠尿肽（BNP）测定 □ 光学相干断层成像（OCT） □ 左氧氟沙星滴眼液	□ 醋酸泼尼龙滴眼液 □ 左氧氟沙星眼膏 □ 左氧氟沙星滴眼液 □ 重组牛碱性成纤维细胞生长因子 □ 妥布霉素地塞米松眼膏 □ 普拉洛芬滴眼液	
病情变异记录	□ 无 □ 有，原因： 1. 2.	□ 无 □ 有，原因： 1. 2.	□ 无 □ 有，原因： 1. 2.
医师签名			

时间	住院第 4~5 天 （术后）	住院第 6 天 （出院日）
主要 诊疗 工作	□ 检查患者术眼 □ 上级医师查房，确定有无手术并发症 □ 更换敷料 □ 完成病程记录 □ 向患者及家属交代术后恢复情况	□ 检查患者术眼 □ 上级医师查房，确定是否出院 □ 更换敷料 □ 完成出院记录、病案首页、出院证明 □ 向患者及家属交代出院后的注意事项
重 点 医 嘱	**长期医嘱** □ 术后医嘱 □ 眼科术后护理常规 □ 二级护理 □ 饮食 □ 陪护 1 人 □ 测血压 qd □ 大换药（眼科） □ 普通视力检查 □ 裂隙灯检查 □ 前房深度测量 **临时医嘱** □ 根据病情需要制订	**长期医嘱** □ 术后医嘱 □ 眼科术后护理常规 □ 二级护理 □ 饮食 □ 陪护 1 人 □ 测血压 qd □ 大换药（眼科） □ 普通视力检查 □ 裂隙灯检查 □ 前房深度测量 **临时医嘱** □ 结账出院
病情 变异 记录	□ 无　□ 有，原因： 1. 2.	□ 无　□ 有，原因： 1. 2.
医师 签名		

（二）护士表单

并发性白内障临床路径护士表单

适用对象：第一诊断为并发性白内障（ICD-10：H26.200）；慢性虹膜睫状体炎性白内障（ICD-10：H26.200x005）；虹膜异色性白内障（ICD-10：H26.201）；青光眼性白内障（ICD-10：H26.202）

行超声乳化白内障摘除术＋人工晶状体植入术（ICD-9-CM-3：13.41001＋13.70001）等（详见手术操作名称及编码）

患者姓名：		性别： 年龄： 门诊号：		住院号：
住院日期： 年 月 日		出院日期： 年 月 日		标准住院日：6 天

时间	住院第 1 天	住院第 2 天 （术前）	住院第 3 天 （手术日）
健康宣教	□ 入院宣教 　介绍主管医师、护士 　介绍环境、设施及安全注意事项、病室规定、陪护、订餐制度、贵重物品保管等 　介绍相关疾病、治疗、检查、用药等注意事项	□ 术前宣教 　指导患者及家属围术期注意事项（术后饮食、活动） 　告知术后可能出现的情况及应对方式	□ 术后宣教 　饮食指导：进清淡易消化软食 　活动指导：勿低头弯腰、过度用力、碰撞术眼、剧烈活动等，防止晶状体脱位 　告知用药情况 　指导保持眼部卫生
护理处置	□ 安置患者，核对姓名并佩戴腕带 □ 评估自理能力、高危因素必要时启动防跌措施 □ 卫生处置：剪指（趾）甲、沐浴、更换病号服 □ 遵医嘱完成相关检查、治疗 □ 完成入院护理评估，建立入院护理病历，完成护理记录	□ 晨起抽血实验室检查 □ 执行医嘱，应用眼液 □ 术前准备：剪睫毛、冲洗泪道、冲洗结膜囊、备齐术中用药 □ 完成术前护理记录单书写	□ 执行术前医嘱（镇静、散瞳） □ 送手术 　摘除患者首饰及活动义齿 　核对患者资料、眼别及带药 □ 接手术 　测量患者生命征变化及术眼情况 □ 执行术后各项治疗 □ 完成手术日护理记录
基础护理	□ 二级护理 □ 晨晚间护理 □ 患者心理 □ 安全护理 □ 观察既往基础用药情况（根据病情、医嘱备选）	□ 二级护理 □ 晨晚间护理 □ 指导协助、个人卫生生活护理 □ 患者心理及安全护理	□ 二级护理 □ 晨晚间护理 □ 协助生活护理、保暖防感冒 □ 安全护理：预防跌倒、坠床 □ 观察既往基础用药情况（根据病情、医嘱备选）
专科护理	□ 按医嘱滴滴眼液 □ 指导患者注意眼卫生	□ 观察患者眼压变化 □ 观察生命征及全身情况 □ 遵医嘱按时滴滴眼液	□ 观察切口疼痛及眼压情况 □ 观察术眼出血、敷料渗血 □ 卧位护理（前房积血者半卧位），防止压迫术眼
重点医嘱	□ 详见医嘱执行单	□ 详见医嘱执行单	□ 详见医嘱执行单

续　表

时间	住院第 1 天	住院第 2 天 （术前）	住院第 3 天 （手术日）
病情 变异 记录	□无　□有，原因： 1. 2.	□无　□有，原因： 1. 2.	□无　□有，原因： 1. 2.
护士 签名			

时间	住院第 4~5 天 （术后）	住院第 6 天 （出院日）
健康宣教	□ 术后宣教 　指导患者注意用眼卫生 　指导患者进清淡易消化软食、保持大便通畅 　指导患者取正确体位 　指导尽量避免低头弯腰动作、勿碰撞术眼、避免过度用力及剧烈活动等	□ 出院指导 　告知复查时间 　指导患者注意用眼卫生 　用药指导：按时滴滴眼液、散瞳药注意事项 　活动休息指导：半年内避免过度低头弯腰动作、勿过度用力及剧烈活动 　饮食指导 　指导办理出院手续
护理处置	□ 遵医嘱完成各项治疗 □ 完成特殊护理记录 □ 测量患者生命征	□ 测量患者生命征 □ 协助办理出院手续 □ 提供相关复印资料 □ 发放满意度调查表、评价效果 □ 完成出院护理记录
基础护理	□ 二级护理 □ 晨晚间护理 □ 生活护理 □ 心理护理 □ 做好患者安全护理，预防跌倒、坠床的发生	□ 二级护理 □ 晨晚间护理 □ 患者安全管理
专科护理	□ 观察术眼出血、敷料渗血情况 □ 观察疼痛及眼压情况 □ 卧位护理、防止压迫术眼 □ 滴眼药动作轻柔，防止压迫眼球	□ 观察眼部情况 □ 滴眼药动作轻柔，防止压迫眼球 □ 完成出院指导
重点医嘱	□ 详见医嘱执行单	□ 详见医嘱执行单
病情变异记录	□ 无　□ 有，原因： 1. 2.	□ 无　□ 有，原因： 1. 2.
护士签名		

（三）患者（家属）表单

并发性白内障临床路径患者（家属）表单

适用对象：第一诊断为并发性白内障（ICD-10：H26.200）；慢性虹膜睫状体炎性白内障
（ICD-10：H26.200x005）；虹膜异色性白内障（ICD-10：H26.201）；青光眼性
白内障（ICD-10：H26.202）

行超声乳化白内障摘除术+人工晶状体植入术（ICD-9-CM-3：13.41001+
13.70001）等（详见手术操作名称及编码）

患者姓名：		性别：	年龄：	门诊号：	住院号：
住院日期： 年 月 日		出院日期： 年 月 日			标准住院日：6 天

时间	住院第 1 天	住院第 2 天（术前）	住院第 3 天（手术日）
医患配合	□ 配合询问病史、收集资料、体格检查，请务必详细告知既往史、用药史、过敏史 □ 配合进行体格检查 □ 有任何不适告知医师	□ 配合完善术前相关检查 □ 医师与患者及家属介绍病情及术前谈话、术前签字 □ 如需全身麻醉麻醉师与患者进行术前谈话	□ 配合评估手术效果 □ 配合术前检查 □ 有任何不适请告知医师
护患配合	□ 配合测量体温、脉搏、呼吸、血压、体重 1 次 □ 配合完成入院护理评估单（简单询问病史、过敏史、用药史） □ 接受入院宣教（环境介绍、病室规定、订餐制度、贵重物品保管等） □ 有任何不适告知护士	□ 配合测量体温、脉搏、呼吸，询问排便情况 1 次 □ 接受相关术前、术中、术后注意事项宣教，配合检查 □ 有任何不适告知护士	□ 配合测量体温、脉搏、呼吸、血压 1 次 □ 配合术前准备 □ 遵医嘱卧床、休息
饮食	□ 普通饮食	□ 普通饮食	□ 普通饮食
排泄	□ 正常排尿便	□ 正常排尿便	□ 正常排尿便
活动	□ 正常活动	□ 正常活动	□ 根据医嘱卧床、休息

时间	住院第 4~5 天 （术后）	住院第 6 天 （出院）
医患配合	□ 配合体格检查 □ 配合更换辅料 □ 有任何不适告知医师	□ 配合完善术前相关检查 □ 医师与患者及家属介绍病情及术前谈话、术前签字 □ 如需全身麻醉，麻醉师与患者进行术前谈话
护患配合	□ 配合测量体温、脉搏、呼吸、血压 1 次 □ 配合术后心理与基础护理 □ 配合术后健康教育 □ 有任何不适告知护士	□ 配合测量体温、脉搏、呼吸、血压 1 次 □ 配合出院指导 □ 有任何不适告知护士
饮食	□ 普通饮食	□ 普通饮食
排泄	□ 正常排尿便	□ 正常排尿便
活动	□ 正常活动	□ 正常活动

附：原表单（2016年版）

并发性白内障临床路径表单

适用对象：第一诊断为并发性白内障（ICD-10：H26.200）

行超声乳化白内障摘除术+人工晶状体植入术（ICD-9-CM-3：13.41001+13.70001）

患者姓名：	性别：	年龄：	门诊号：	住院号：

住院日期： 年 月 日	出院日期： 年 月 日	标准住院日：6天

时间	住院第1天	住院第2天	住院第3天（手术日）
主要诊疗工作	□ 询问病史 □ 体格检查 □ 交代病情 □ 完成首次病程记录和住院病历	□ 核实各项检查结果正常 □ 上级医师查房与术前评估 □ 向患者及家属交代术前、术中和术后注意事项 □ 患者选择人工晶状体（IOL） □ 选择手术用黏弹剂 □ 签署手术知情同意书	□ 术前再次确认患者姓名、性别、年龄和手术眼别 □ 实施手术 □ 完成手术记录 □ 向患者及其家属交代术后注意事项
重点医嘱	**长期医嘱** □ 眼科二级或三级护理 □ 抗菌药物滴眼液点术眼（4次/日） **临时医嘱** □ 血常规、尿常规 □ 感染性疾病筛查（包括乙型肝炎、丙型肝炎、艾滋病、梅毒等） □ 凝血功能检查 □ 心电图、X线胸片 □ 眼科A+B超测角膜曲率 □ 眼电生理、验光 □ 角膜内皮、人工晶状体测量 □ 角膜地形图	**长期医嘱** □ 眼科二级或三级护理 □ 抗菌药物滴眼液点术眼（4次/日） **临时医嘱** □ 明日在表面麻醉或球后/球周阻滞麻醉下行左/右眼超声乳化+人工晶状体植入手术 □ 术前1小时术眼滴复方托吡卡胺滴眼液散瞳4次 □ 术前15分钟术眼滴表面麻醉药3次	**长期医嘱** □ 眼科二级护理 **临时医嘱** □ 根据病情需要制订
主要护理工作	□ 入院护理评估 □ 健康教育 □ 执行医嘱	□ 手术前物品准备 □ 手术前心理护理 □ 手术前患者准备 □ 执行医嘱	□ 随时观察患者情况 □ 术前冲洗结膜囊 □ 术后心理与基础护理 □ 执行医嘱 □ 术后健康教育
病情变异记录	□ 无 □ 有，原因： 1. 2.	□ 无 □ 有，原因： 1. 2.	□ 无 □ 有，原因： 1. 2.
护士签名	白班 | 小夜班 | 大夜班	白班 | 小夜班 | 大夜班	白班 | 小夜班 | 大夜班
医师签名			

时间	住院第4天 （术后第1日）	住院第5天 （术后第2日）	住院第6天 （术后第3日）
主要诊疗工作	□ 检查患者术眼 □ 上级医师查房，确定有无手术并发症 □ 更换敷料 □ 完成病程记录 □ 向患者及家属交代术后恢复情况	□ 检查患者术眼 □ 上级医师查房，确定有无手术并发症 □ 更换敷料 □ 完成病程记录 □ 评估患者明日是否可以出院	□ 上级医师查房，确定是否可以出院，若患者可以出院，则需完成出院记录 □ 通知出院处 □ 通知患者及其家属出院 □ 向患者交代出院后注意事项 □ 预约复诊日期 □ 出具诊断证明书
重点医嘱	**长期医嘱** □ 眼科二级护理 □ 抗菌药物滴眼液+类固醇激素滴眼液+非甾体滴眼液 **临时医嘱** □ 根据病情需要制订	**长期医嘱** □ 眼科三级护理 □ 抗菌药物滴眼液+类固醇激素滴眼液+非甾体滴眼液 **临时医嘱** □ 根据病情需要制订	**长期医嘱** □ 眼科三级护理 □ 抗菌药物滴眼液+类固醇激素滴眼液+非甾体滴眼液 **临时医嘱** □ 今日出院 □ 出院带药：抗菌药物+类固醇激素滴眼液，4次/日，持续1~2周
主要护理工作	□ 随时观察患者病情 □ 执行医嘱	□ 随时观察患者病情 □ 执行医嘱	□ 出院宣教 □ 如果患者可以出院，协助患者办理出院手续、交费等事项
病情变异记录	□ 无 □ 有，原因： 1. 2.	□ 无 □ 有，原因： 1. 2.	□ 无 □ 有，原因： 1. 2.
护士签名	白班 / 小夜班 / 大夜班	白班 / 小夜班 / 大夜班	白班 / 小夜班 / 大夜班
医师签名			

第十四章

老年性白内障临床路径释义

【医疗质量控制指标】

指标一、诊断需结合症状、体征和辅助检查。

指标二、手术适应证选择符合老年性白内障手术。

指标三、手术疗效达到预期目标。

指标四、抗菌药物使用符合规范。

指标五、住院时间符合路径实施要求。

一、老年性白内障编码

1. 原编码：

疾病名称及编码：老年性白内障（年龄相关性白内障）（H25.900）

手术操作名称及编码：超声乳化白内障摘除术+人工晶状体植入术（IOL）（ICD-9-CM-3：
13.41+13.71）

2. 修改编码：

疾病名称及编码：老年性白内障（年龄相关性白内障）（ICD-10：H25）

手术操作名称及编码：超声乳化白内障摘除术+人工晶状体植入术（IOL）（ICD-9-CM-3：
13.41+13.71）

二、临床路径检索方法

H25 伴（13.41+13.71）

三、国家医疗保障疾病诊断相关分组（CHS-DRG）

MDCC　眼疾病及功能障碍

CW1　各种类型白内障

四、老年性白内障临床路径标准住院流程

（一）适用对象

第一诊断为老年性白内障（ICD-10：H25.900），行超声乳化白内障摘除术+人工晶状体植入
术（IOL）（ICD-9-CM-3：13.41+13.71）。

> **释义**
>
> ■ 适用对象编码参见第一部分。
>
> ■ 本路径适用对象为临床诊断为老年性白内障（年龄相关性白内障）患者，同
> 时是适合行白内障超声乳化手术联合人工晶状体植入者。如果是并发性白内障，如
> 葡萄膜炎、青光眼合并白内障、玻璃体切割术后白内障、各种内眼手术后白内障，
> 晶状体脱位或者是无法行超声乳化要行 ECCE 手术的患者，不能入选本路径。

（二）诊断依据

根据《临床诊疗指南·眼科学分册》（中华医学会编著，人民卫生出版社，2006）：
1. 病史：渐进性视力下降。
2. 体格检查：晶状体出现混浊；眼底模糊，红光反射黯淡。

> **释义**
>
> ■ 本路径的制订主要参考国内权威参考书籍和诊疗指南。
>
> ■ 病史和临床症状是诊断老年性白内障（年龄相关性白内障）的初步依据，多数患者表现为渐进性、无痛性视力下降；裂隙灯显微镜检查可以看到晶状体出现混浊，严重者影响眼底观察，表现为眼底模糊、红光反射有所减弱。

（三）治疗方案的选择依据

根据《临床技术操作规范·眼科学分册》（中华医学会编著，人民军医出版社，2007）：
1. 诊断明确。
2. 视力低于 0.5。
3. 征得患者及家属的同意。

> **释义**
>
> ■ 老年性白内障（年龄相关性白内障）的诊断依据充分，包括年龄、晶状体明显混浊影响视力及无其他严重影响视力的眼部病变。
>
> ■ 由于白内障超声乳化手术的进步，人工晶体质量的提高，以及患者对生活质量的高要求，甚至提出了白内障手术是一种屈光手术的概念，白内障手术的视力指征在逐步放宽。但是，作为一种治疗手段，还需满足最基本的手术要求：视力低于 0.5，或视力大于 0.5 但白内障导致视觉干扰明显，显著影响视觉质量时，向患者及家属说明手术存在的风险和并发症，取得患者和家属的理解，也可行手术治疗。

（四）标准住院日

6 天。

> **释义**
>
> ■ 标准住院日为推荐最低标准，提倡缩短住院日。白内障患者入院后，1~2 天内完成常规术前检查，并且滴用抗菌药物眼液；入院后，第 2~3 天可以安排手术，术后观察 1~2 天，如果没有严重术后反应，可以安排出院。总住院时间不超过 6 天符合本路径要求。现在的趋势是白内障手术按日间手术模式处理。

（五）进入路径标准

1. 第一诊断必须符合 ICD-10：H25.900 老年性白内障疾病编码。
2. 当患者同时具有其他疾病诊断，如住院期间不需特殊处理也不影响第一诊断临床路径流程的实施时，可以进入路径。

> **释义**
>
> ■ 第一诊断为老年性白内障（年龄相关性白内障），排除其他原因所致的晶状体混浊。
>
> ■ 由于患者均为老年人，可能伴有一些全身性疾病，如高血压、糖尿病、冠心病，或同时有一些眼部的病变，包括单纯性青光眼、眼底病变等，不影响白内障超声乳化手术的实施，可以进入路径。例如：对于非活动期 AMD，可正常入路径，但对于活动期 AMD，住院期间需联合玻璃体腔内抗 VEGF 因子注入或者激光治疗，影响术后视力预后的情况，需要退出路径。
>
> ■ 糖尿病、视网膜血管病变等引起的白内障需综合考虑是否进入路径。

（六）术前准备（术前评估）

1~2 天。

必须的检查项目：

1. 测量眼压、泪道冲洗。
2. 感染性疾病筛查（包括乙型肝炎、丙型肝炎、艾滋病、梅毒等）。
3. 心电图。
4. 血常规、尿常规、凝血功能、血生化（包括肝肾功能、血糖）。
5. 眼科 A+B 超、角膜曲率等。
6. 其他根据病情需要而定：胸透或胸部 X 线片、角膜内皮细胞计数、综合验光等。

> **释义**
>
> ■ 眼压是重要的眼科检查指标之一，眼压检查能够初步筛查出高眼压患者和排除青光眼患者，关系到白内障手术的预后。
>
> ■ 泪道冲洗是避免白内障手术感染的重要环节之一。尽管白内障手术前常规滴用抗菌药物滴眼液并冲洗结膜囊，以尽可能避免眼内炎的发生，但泪道潜伏的细菌是内眼手术感染的最危险因素之一。如果有慢性泪道感染，白内障手术发生眼内炎的风险较高。因此，白内障手术术前必须进行泪道冲洗，如果有泪道感染，如泪小管炎、慢性泪囊炎，必须在治疗痊愈后才能择期手术。
>
> ■ 感染性疾病的筛查主要用于排除可能的传染病，如乙型肝炎、丙型肝炎、艾滋病、梅毒等。这些患者的手术操作环境、器械及用品需要特殊处置。
>
> ■ 心电图、血常规、尿常规、凝血功能和生化检查是常规检查，每个进入路径的患者均需完成；肝肾功能、电解质、血糖、凝血功能、心电图及 X 线胸片主要是评估有无基础疾病，这关系到围术期是否需特殊处理，可能会影响到住院时间、费用以及治疗预后。
>
> ■ 眼科 A+B 超及角膜曲率是白内障患者必查的项目，用以计算人工晶状体度数，同时可以排除眼底病（如视网膜脱离、玻璃体混浊等），初步预测患者的白内障手术效果。
>
> ■ 角膜内皮细胞计数和 OCT：配有角膜内皮计数和 OCT 相关检查的医疗单位，建议该项为必查项目。对于不具备上述检查条件的医疗单位，可不作为必要术前检查项目，但若出现相关临床症状，符合相关疾病诊断，建议不进入该路径。

■ 对于硬核患者，或者曾行眼部其他手术也要进入白内障超声乳化手术路径者，手术可能会对角膜内皮产生影响，推荐进行内皮细胞计数，对手术方式的选择有重要的参考价值。如果内皮细胞计数过少，则不应选择超声乳化术，以防止术后出现角膜内皮细胞失代偿。

■ 干眼相关检查：建议有条件的医院开展。对于合并干眼症的老年性白内障患者，干眼症围术期处理对预后具有重要意义。根据《2021年中国白内障围术期干眼防治专家共识》指出，对于老年性白内障合并干眼症患者，术前局部可使用人工泪液病持续到术后，以改善眼表微环境，合并轻度 MGD 患者必须术前3~5天持续维持睑板腺按摩、热敷等物理治疗。对于合并中、重度干眼或 MGD 患者，应系统治疗待角膜上皮缺损基本修复后，再行白内障手术治疗。对于术前合并感染性睑缘炎的患者，应进行长期清洁、热敷、按摩（炎性反应活动期慎用）、局部或全身抗菌药物综合治疗后再考虑行白内障手术治疗。

■ 临床经验提示，有时患者的视力与晶状体混浊程度不相匹配，这时要考虑是否存在屈光不正的因素，需要进行综合验光。如果最佳矫正视力高于0.5，进行白内障手术要慎重，一要考虑手术可能提高视力，摘除眼镜，但是也要考虑到手术可能出现的风险，如果一定要手术，则应该向患者及家属交代清楚风险/益处的关系。如果矫正视力不能提高，要进一步检查排除其他引起视力下降的原因。

（七）术前用药

术前抗菌药物眼药，4~6次/日，用药2~3天。

| 释义 |

■ 术前局部抗菌药物使用，是预防白内障术后眼内感染的重要预防措施。根据2016年《美国眼科临床指南（Preferred Practice Pattern，PPP）》中指出：术前眼睑和结膜囊聚维酮碘消毒、术后局部应用抗菌药物滴眼液和术毕前房内注射抗菌药物，是目前3种预防眼内炎明确有效的干预措施。术前抗菌药物滴眼液的使用，可不必严格规范2~3天，手术前1天或者手术当天术前局部抗菌药物滴眼液的使用即可满足手术要求。术前一天可6~8次/日，手术当天可半小时1次频点。术前常规使用广谱抗菌药物滴眼液，是有效预防白内障术后眼内炎发生的重要手段，选用氟喹诺酮类（如0.5%左氧氟沙星滴眼液）和氨基糖苷类。

（八）手术日

入院第2~3天。
1. 麻醉方式：表面麻醉或球后/球周阻滞麻醉。
2. 手术方式：超声乳化白内障摘除术+人工晶状体植入术（IOL）。
3. 眼内植入物：人工晶状体。
4. 术中用耗品：黏弹剂、一次性手术刀、缩瞳剂、眼内灌注液或平衡液、显微手术缝线。
5. 手术用设备：显微镜、超声乳化仪。
6. 输血：无。

释义

■ 常用的白内障手术的麻醉方式有：表面麻醉和球后/球周阻滞麻醉两种。表面麻醉适用于能较好配合手术的患者，能避免球后/球周阻滞麻醉的并发症。如高度近视或者葡萄肿患者，注射麻药时有刺穿球壁的风险。同时注射麻醉还有恢复慢、球后出血、伤及视神经及术中眶压增高等风险。

■ 球后/球周阻滞麻醉适合于：配合能力差、紧张、过度敏感、不能耐受表面麻醉的患者或者预计手术时间长等情况。

■ 尽管白内障手术有多种方式可以选择，本临床路径的手术方式仅适用于超声乳化白内障摘除术+人工晶状体植入术（IOL）。此手术方式有切口小、大多无需缝线、并发症少及术后恢复快等优势。

■ 绝大多数患者要植入合适度数的人工晶状体，来获得满意的术后视力。目前可选择的人工晶状体包括硬性和可折叠两种，超声乳化白内障摘除术中理想的植入物为后者，无需扩大切口。鉴于白内障手术已经进入屈光性手术时代，可折叠人工晶状体应该包括：多焦点人工晶体和散光人工晶状体。多焦点人工晶状体包括：区域折射型、衍射性和 Toric 散光型人工晶体。

■ 常用的黏弹剂包括透明质酸钠、硫酸软骨素、甲基纤维素等，在手术中支撑前房和囊袋，不仅有保护角膜内皮的作用，还有助于人工晶状体安全植入囊袋内。一次性手术刀是为该手术特制的显微器械，包括隧道刀和15°穿刺刀，分别在手术的不同步骤中使用。人工晶状体植入后瞳孔仍然散大的情况下，使用缩瞳剂有助于人工晶状体稳定在合适的位置，并防止虹膜嵌顿角膜缘/角巩膜缘切口。眼内灌注液或平衡液在手术中起到维持前房、保持眼压的作用，有助于晶状体核的乳化摘除和晶状体皮质的吸除；另一方面，在超声乳化时液体的持续循环起到散热作用，避免对眼内组织的损伤。眼内灌注液种类众多、特征各异，需使用更接近房水成分的品种，同时考虑其对角膜内皮的保护作用，可选复方电解质眼内冲洗液等。有研究提示，局部应用胰蛋白酶可进一步清除残留的上皮细胞。大部分白内障超声乳化手术组织切口小、可自行密闭，不需要缝线，但偶尔切口密闭差，前房不能维持，则需使用显微手术缝线缝合，常用10-0尼龙线。

■ 白内障超声乳化手术是一种显微手术，整个手术过程需要在显微镜下进行。通常显微镜应具备良好的红光反射，有利于术者的操作。超声乳化仪也是该手术必备的设备，由超声发生器、超声换能器、注吸系统和控制系统构成。在前囊膜环形撕除后，把超声手术手柄连接超乳头，经角膜缘/角巩膜缘切口伸入前房内，对晶状体核进行乳化摘除。在晶状体核完全摘除后，使用 I/A 头进一步吸除晶状体皮质，随后植入人工晶状体。

（九）术后住院恢复

3 天。

必须复查的项目：

1. 裂隙灯显微镜检查。

2. 视力。

3. 眼压。

4. 术后用药抗菌药物+肾上腺皮质激素滴眼液+散瞳剂，必要时加用非甾体类抗炎滴眼液。

5. 预防性抗菌药物：使用第一、第二代头孢菌素类，术后72小时停止使用。

> **释义**
>
> ■ 术后每天检查视力，包括远、近视力，可以直接反映手术效果，视力不好时要积极查明原因。另外，需要向患者解释白内障术后视力的波动和转归情况，使患者对视力的变化有一个正确的认识。
>
> ■ 术后如恢复良好，无明显并发症，可与术后1~2天出院，最长不超过3天。
>
> ■ 眼压也是重要的观察指标，部分患者有一过性的眼压升高，其原因包括黏弹剂残留、手术操作引起的炎性反应、瞳孔阻滞等，持续的眼压增高可能导致视力损伤，要及时处理。
>
> ■ 裂隙灯检查可以直接观察切口愈合情况，角膜是否有水肿，前房深度，前房反应如KP、Tyndall征等，瞳孔的大小、形状及位置，人工晶状体的位置，后囊膜的情况等。上述情况如有异常，及时处理可以避免一些并发症的发生。
>
> ■ 如果患者术后反应重，如角膜水肿、前房炎症等，要加强局部用药，积极抗炎，包括结膜下注射激素，个别情况下也可以考虑全身用药，及时控制炎性反应。
>
> ■ 如果白内障手术中出现严重并发症，如后囊膜严重破裂，晶状体核掉入玻璃体腔，暴发性脉络膜上腔出血等，须退出该路径。
>
> ■ 路径中抗菌药物使用应按照新的管理规范执行，对于高龄、合并糖尿病、免疫性疾病等感染高危患者，可酌情全身使用抗菌药物，原则上以眼部使用抗菌药物预防感染为主，其中氟喹诺酮类药物的角膜穿透性强，能在前房内较长时间维持抑菌浓度，可选0.5%左氧氟沙星滴眼液等。术后常规使用抗菌药物滴眼液、糖皮质激素滴眼液和散瞳剂。

（十）出院标准（围绕一般情况、切口情况、第一诊断转归）

1. 手术后反应较轻，病情稳定。
2. 切口闭合好，前房形成。
3. 眼压正常，裂隙灯检查无明显异常，人工晶状体位置良好。

> **释义**
>
> ■ 患者手术后1~2天，如果病情稳定，无并发症发生，眼压正常、角膜无水肿、切口对合良好、前房正常深浅、人工晶状体位置正，可以出院。
>
> ■ 但是术后1~3天有可能不是术后反应最重的阶段，所以，一定要患者随诊，尤其是手术操作多、反应较重，或者有并发症，以及合并糖尿病、葡萄膜炎和青光眼的患者。视具体情况调整用药。

（十一）有无变异及原因分析

1. 等待术前检验结果。
2. 术后炎症反应或并发症。
3. 患者其他原因。

> **释义**
>
> ■ 白内障手术已经成为眼科最为模式化的手术，但也可能因种种原因出现各种风险和不能按照常规步骤进行的情况。
>
> ■ 比如患者在入院查体时可能出现全身异常，如血糖高、血压不稳、X 线胸片异常及凝血功能障碍等情况，此时应该控制好全身病，才能够进行手术。
>
> ■ 手术过程中也可能出现一些眼部的并发症，如角膜后弹力层脱离、后囊膜破裂、晶状体核掉入玻璃体腔或暴发性脉络膜上腔出血等，此时要及时处理，不能按照常规的路径进行。
>
> ■ 术中、术后也可能出现全身的情况，如心脏病发作、脑梗、药物过敏等，也不能按照常规路径进行。
>
> ■ 因患者方面的主观原因如过度焦虑、对手术效果的要求不合实际等导致执行路径出现变异，也需要医师在表单中予以说明。

五、老年性白内障临床路径给药方案

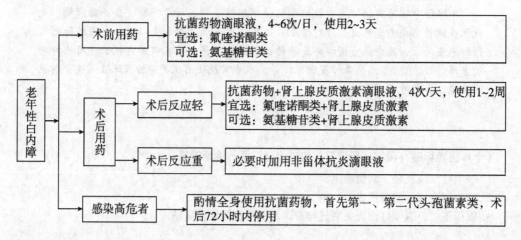

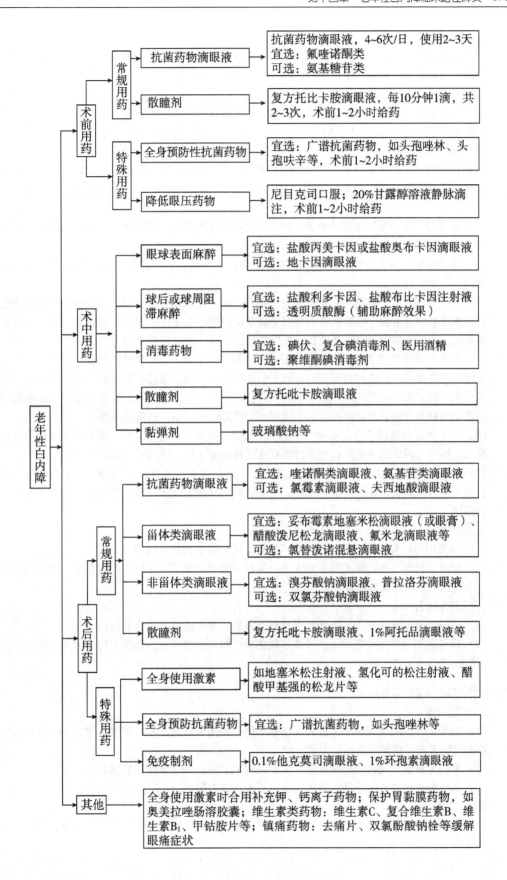

老年性白内障

术前用药
- 常规用药
  - 抗菌药物滴眼液 → 抗菌药物滴眼液，4~6次/日，使用2~3天；宜选：氟喹诺酮类；可选：氨基糖苷类
  - 散瞳剂 → 复方托比卡胺滴眼液，每10分钟1滴，共2~3次，术前1~2小时给药
- 特殊用药
  - 全身预防性抗菌药物 → 宜选：广谱抗菌药物，如头孢唑林、头孢呋辛等，术前1~2小时给药
  - 降低眼压药物 → 尼目克司口服；20%甘露醇溶液静脉滴注，术前1~2小时给药

术中用药
- 眼球表面麻醉 → 宜选：盐酸丙美卡因或盐酸奥布卡因滴眼液；可选：地卡因滴眼液
- 球后或球周阻滞麻醉 → 宜选：盐酸利多卡因、盐酸布比卡因注射液；可选：透明质酸酶（辅助麻醉效果）
- 消毒药物 → 宜选：碘伏、复合碘消毒剂、医用酒精；可选：聚维酮碘消毒剂
- 散瞳剂 → 复方托吡卡胺滴眼液
- 黏弹剂 → 玻璃酸钠等

术后用药
- 常规用药
  - 抗菌药物滴眼液 → 宜选：喹诺酮类滴眼液、氨基苷类滴眼液；可选：氯霉素滴眼液、夫西地酸滴眼液
  - 甾体类滴眼液 → 宜选：妥布霉素地塞米松滴眼液（或眼膏）、醋酸泼尼松龙滴眼液、氟米龙滴眼液等；可选：氯替泼诺混悬滴眼液
  - 非甾体类滴眼液 → 宜选：溴芬酸钠滴眼液、普拉洛芬滴眼液；可选：双氯芬酸钠滴眼液
  - 散瞳剂 → 复方托吡卡胺滴眼液、1%阿托品滴眼液等
- 特殊用药
  - 全身使用激素 → 如地塞米松注射液、氢化可的松注射液、醋酸甲基强的松龙片等
  - 全身预防抗菌药物 → 宜选：广谱抗菌药物，如头孢唑林等
  - 免疫制剂 → 0.1%他克莫司滴眼液、1%环孢素滴眼液

其他 → 全身使用激素时合用补充钾、钙离子药物；保护胃黏膜药物，如奥美拉唑肠溶胶囊；维生素类药物：维生素C、复合维生素B、维生素B$_1$、甲钴胺片等；镇痛药物：去痛片、双氯酚酸钠栓等缓解眼痛症状

1. 用药选择：

（1）对于高龄、糖尿病、外伤、独眼，围术期全身预防性应用广谱抗菌药物，参照我国内眼手术抗菌药物应用规范，术前 1~2 小时应用，合计不超过 3 天。

（2）对于需双眼手术患者，建议双眼手术必须作为完全独立的 2 台手术进行，如果第 1 眼手术时发生术中并发症，则第 2 眼手术必须推迟。建议双眼手术患者退出该临床路径。老年痴呆患者可以酌情考虑双眼同时手术，为预防感染考虑给予全身抗菌药物。

（3）术前散瞳剂不宜使用过早，否则造成瞳孔开大肌疲劳，术中瞳孔反而较小。

（4）局部应用抗菌药为预防眼内炎的重要措施。术前应用广谱抗菌药物滴眼液 1~3 天，如氟喹诺酮类和氨基糖苷类等滴眼液，起到抑制结膜囊细菌的作用。术后继续使用，约 1~2 周。

（5）术中除了眼睑周围皮肤消毒外，还要注意结膜囊的消毒，除了术前冲洗结膜囊外，结膜囊应用 5% 聚维酮碘消毒液可以起到有效的灭菌作用。

（6）术后常规应用广谱抗菌药物、甾体、非甾体滴眼液，起到预防感染、控制炎症反应的作用。

（7）对于普通患者，散瞳剂可以仅在睡前使用，减少患者的畏光症状。糖尿病和葡萄膜炎患者，术后要加强散瞳，短效散瞳剂可以每日 3 次使用。对于血糖不平稳的患者，预防术后前房渗出，术后考虑使用阿托品眼膏，依据病情的不同，可以每日 1~3 次使用。

（8）对于葡萄膜炎患者，建议非活动期行白内障手术治疗；需长期使用激素治疗患者，术后继续使用激素类或免疫抑制剂药物。对于活动期患者，建议先控制葡萄膜炎病情后再行白内障手术治疗。对于葡萄膜炎严重、术后有复发可能的患者，可以给予激素全身给药：甲泼尼龙琥珀酸钠或者地塞米松静脉给药，而后改为泼尼松等口服，逐渐减量停药。

（9）对于严重的葡萄膜炎，术后要长期使用激素，当激素减量后复发，或者为了预防类似情况的发生，可以使用免疫抑制剂替代激素从而避免激素长期使用的副作用的出现。

（10）对于过熟核引发的晶状体溶解性青光眼，术前需要给予降眼压处理。入院即可给予尼目克司等口服降压，眼压高于 30mmHg 的可以辅助甘露醇静脉给药降眼压。但是需要退出本路径。

2. 药学提示：

（1）局部用药如有过敏反应，可选用其他类型的广谱抗菌药物滴眼液。

（2）全身用药时，喹诺酮类抗菌药大部分以原形经肾脏排泄，在体内代谢甚少，故肾功能不全者应根据肌酐清除率减量或延长给药时间。

3. 注意事项：

（1）滴眼液只限于滴眼用，不能用于结膜下注射，也不能直接注入前房。

（2）延长使用局部抗菌药将可能导致非敏感微生物的过度生长，包括真菌。因此局部抗菌药不应长期使用。

六、老年性白内障护理规范

1. 术前护理：

（1）心理护理，适当讲解手术过程及注意事项，增加患者对手术的理解，建立合理的疗效预期和风险考虑，情绪稳定接受手术治疗。

（2）术前遵医嘱滴抗菌药物滴眼液，清洁结膜囊、泪道冲洗预防术后感染。

（3）术前嘱患者排空大小便，取下义齿、手表、首饰等。

2. 术后护理：

（1）白内障术后平卧位或者侧卧位，可适当下床活动，尽量避免突然低头、弯腰，谨防碰撞术眼。

（2）密切观察有无眼胀头痛等症状，一般发生在术后 24 小时以内，如出现上述症状，及时报告医生给予相应检查及治疗。

（3）术后第 2 天开始点眼药水，操作时动作要轻柔，以免眼球受压。

七、老年性白内障营养治疗规范

饮食指导：

1. 应适当增加易消化、富含维生素的营养食物，多吃新鲜水果蔬菜，适当增加饮水量，保持大便通畅，防止便秘，如有便秘，不可过度用力，可使用开塞露等通便药物。

2. 可适当增加富含蛋白质的食物，促进切口愈合。

3. 无需特殊忌口，但建议少吃坚硬的食物避免过度咀嚼。

八、老年性白内障健康宣教

1. 出院指导：角膜切口完全愈合一般需要一个月，应注意术眼保护，无菌纱布遮盖或戴保护镜，滴抗菌药物滴眼液，防止细菌感染。

2. 白内障术后，教会患者正确使用滴眼液的方法，嘱其按时使用滴眼液；除抗菌药物滴眼液外，还可眼部滴用糖皮质激素滴眼液、非甾体类滴眼液及散瞳剂等。

3. 忌烟酒及辛辣的食物，因为辛辣食物可导致血管扩张，易加重眼部炎症反应。

4. 睡眠要充足，注意保暖，早期应避免用力打喷嚏、咳嗽、头部或眼部碰撞等，以防止人工晶体脱位。

5. 术后 1 个月内要注意保护术眼，不要用力揉眼，避免洗发液、皂水等进入术眼，注意用眼卫生，阅读时间可逐渐延长，循序渐进。

6. 根据病情需要定期复诊。

九、推荐表单

（一）医师表单

老年性白内障（年龄相关性白内障）临床路径医师表单

适用对象：第一诊断为老年性白内障（年龄相关性白内障）（ICD-10：H25）

行超声乳化白内障摘除术+人工晶状体植入术（IOL）（ICD-9-CM-3：13.41+13.71）

患者姓名：	性别：　　年龄：　　门诊号：	住院号：
住院日期：　　年　月　日	出院日期：　　年　月　日	标准住院日：6 天

时间	住院第 1 天	住院第 2 天	住院第 3 天（手术日）
主要诊疗工作	□ 询问病史 □ 体格检查 □ 交代病情 □ 完成首次病程记录和住院病历	□ 核实各项检查结果正常 □ 上级医师查房与术前评估 □ 向患者及家属交代术前、术中和术后注意事项 □ 患者选择人工晶状体（IOL） □ 选择手术用黏弹剂 □ 签署手术知情同意书	□ 术前再次确认患者姓名、性别、年龄和手术眼别 □ 实施手术 □ 完成手术记录 □ 向患者及其家属交代术后注意事项
重点医嘱	**长期医嘱** □ 眼科二级护理 □ 抗菌药物滴眼液滴术眼（4 次/日） **临时医嘱** □ 血常规、尿常规 □ 感染性疾病筛查（包括乙型肝炎、丙型肝炎、艾滋病、梅毒等） □ 凝血功能检查 □ 心电图 □ 眼科 A+B 超、测角膜曲率、角膜内皮计数、人工晶体度数测定等相关眼部检查	**长期医嘱** □ 眼科二级护理 □ 抗菌药物滴眼液滴术眼（4 次/日） **临时医嘱** □ 明日在表面麻醉或球后/球周阻滞麻醉麻醉下行左/右眼超声乳化+人工晶状体植入手术 □ 术前 30 分钟术眼滴复方托吡卡胺滴眼液或其他散瞳剂 2 次 □ 术前 15 分钟术眼滴表面麻醉药 3 次	**长期医嘱** □ 眼科二级护理 □ 口服抗菌药物 **临时医嘱** □ 根据病情需要制订
病情变异记录	□ 无　□ 有，原因： 1. 2.	□ 无　□ 有，原因： 1. 2.	□ 无　□ 有，原因： 1. 2.
医师签名			

时间	住院第 4 天 （术后第 1 日）	住院第 5 天 （术后第 2 日）	住院第 6 天 （术后第 3 日）
主要诊疗工作	□ 检查患者术眼 □ 上级医师查房，确定有无手术并发症 □ 更换敷料 □ 完成病程记录 □ 向患者及家属交代术后恢复情况	□ 检查患者术眼 □ 上级医师查房，确定有无手术并发症 □ 更换敷料 □ 完成病程记录 □ 评估患者明日是否可以出院	□ 上级医师查房，确定是否可以出院，若患者可以出院，则需完成出院记录 □ 通知出院处 □ 通知患者及其家属出院 □ 向患者交代出院后注意事项 □ 预约复诊日期 □ 出具诊断证明书
重点医嘱	**长期医嘱** □ 眼科二级护理 □ 抗菌药物+肾上腺皮质激素滴眼液+散瞳剂 □ 口服抗菌药物 **临时医嘱** □ 根据病情需要制订	**长期医嘱** □ 眼科二级护理 □ 抗菌药物+肾上腺皮质激素滴眼液+散瞳剂 □ 口服抗菌药物 **临时医嘱** □ 根据病情需要制订	**长期医嘱** □ 眼科二级护理 □ 抗菌药物+肾上腺皮质激素滴眼液+散瞳剂 □ 口服抗菌药物 **临时医嘱** □ 今日出院 □ 出院带药：抗菌药物+肾上腺皮质激素滴眼液，4 次/日，持续 2~3 周；复方托吡卡胺滴眼液或其他散瞳剂，1 次/睡前，持续 2~3 周
病情变异记录	□ 无　□ 有，原因： 1. 2.	□ 无　□ 有，原因： 1. 2.	□ 无　□ 有，原因： 1. 2.
医师签名			

（二）护士表单

老年性白内障（年龄相关性白内障）临床路径护士表单

适用对象：第一诊断为老年性白内障（年龄相关性白内障）（ICD-10：H25）

行超声乳化白内障摘除术+人工晶状体植入术（IOL）（ICD-9-CM-3：13.41+13.71）

患者姓名：		性别：	年龄：	门诊号：	住院号：
住院日期：	年 月 日	出院日期：	年 月 日		标准住院日：6天

时间	住院第1天	住院第2天	住院第3天（手术日）
健康宣教	□ 入院宣教 介绍主管医师、护士 介绍环境、设施 介绍住院注意事项	□ 术前宣教 宣教疾病知识、术前准备及手术过程 告知准备物品、沐浴 告知术后饮食、活动及探视注意事项 告知术后可能出现的情况及应对方式 □ 主管护士与患者沟通，了解并指导心理应对 □ 告知家属等候区位置	□ 术后当日宣教 告知术后注意事项 告知饮食、体位要求 告知术后可能出现情况的应对方式 □ 给予患者及家属心理支持 □ 再次明确探视陪护须知
护理处置	□ 核对患者姓名，佩戴腕带 □ 建立入院护理病历 □ 卫生处置：剪指（趾）甲、沐浴，更换病号服 □ ＞80岁、双眼视力低于0.05需陪护1人	□ 协助医师完成术前检查化验，协助完成相关专科检查：眼科A+B超、角膜曲率、角膜内皮细胞计数、人工晶体度数测定等 □ 术前准备 结膜囊、泪道冲洗 □ 卫生处置：头部清洁、沐浴	□ 送手术 摘除患者各种活动物品 核对患者资料及术中带药 填写手术交接单，签字确认 □ 接手术 核对患者及资料，签字确认
基础护理	□ 二级护理 □ 晨晚间护理 □ 患者安全管理	□ 二级护理 □ 晨晚间护理 □ 患者安全管理	□ 二级护理 □ 晨晚间护理 □ 患者安全管理
专科护理	□ 护理查体 □ 需要时，填写跌倒及压疮防范表 □ 需要时，请家属陪护 □ 遵医嘱抗菌药物滴眼液点术眼（4次/日） □ 心理护理	□ 遵医嘱抗菌药物滴眼液点术眼（4次/日） □ 心理护理	□ 病情观察，观察术眼情况变化 □ 测量患者TPR变化 □ 术前遵医嘱给予散瞳剂滴术眼 □ 心理护理

时间	住院第 1 天	住院第 2 天	住院第 3 天 （手术日）
重点 医嘱	□ 详见医嘱执行单	□ 详见医嘱执行单	□ 详见医嘱执行单
病情 变异 记录	□ 无　□ 有，原因： 1. 2.	□ 无　□ 有，原因： 1. 2.	□ 无　□ 有，原因： 1. 2.
护士 签名			

时间	住院第 4~5 天 （术后第 1~2 日）	住院第 6 天 （术后第 3 日）
健康宣教	□ 术后宣教 　眼药作用及频率 　饮食、活动指导 　复查患者对术前宣教内容的掌握程度	□ 出院宣教 　复查时间 　眼药使用方法与频率 　活动休息 　指导饮食 　指导办理出院手续
护理处置	□ 协助完成眼部相关检查	□ 办理出院手续
基础护理	□ 二级护理 □ 晨晚间护理 □ 患者安全管理	□ 二级护理 □ 晨晚间护理 □ 患者安全管理
专科护理	□ 病情观察，观察术眼情况变化 □ 遵医嘱眼药治疗 □ 心理护理	□ 观察术眼情况 □ 遵医嘱眼药治疗 □ 心理护理
重点医嘱	□ 详见医嘱执行单	□ 详见医嘱执行单
病情变异记录	□ 无　□ 有，原因： 1. 2.	□ 无　□ 有，原因： 1. 2.
护士签名		

（三）患者（家属）表单

老年性白内障（年龄相关性白内障）临床路径患者（家属）表单

适用对象：第一诊断为老年性白内障（年龄相关性白内障）（ICD-10：H25）

行超声乳化白内障摘除术+人工晶状体植入术（IOL）（ICD-9-CM-3：13.41+13.71）

患者姓名：	性别：	年龄：	门诊号：	住院号：
住院日期： 年 月 日	出院日期： 年 月 日			标准住院日：6天

时间	入 院	手术前	手术当天
医患配合	□ 配合询问病史、收集资料，请务必详细告知既往史、用药史、过敏史 □ 如服用抗凝剂，请明确告知 □ 配合进行体格检查 □ 有任何不适请告知医师	□ 配合完善术前相关检查，如采血、留尿、心电图、X线胸片 □ 眼科特殊检查：眼科A＋B超、角膜曲率、角膜内皮细胞计数、人工晶体度数测定等 □ 麻醉师与患者进行术前访视	□ 配合评估手术效果 □ 有任何不适请告知医师
护患配合	□ 配合测量体温、脉搏、呼吸、血压、体重1次 □ 配合完成入院护理评估（简单询问病史、过敏史、用药史） □ 接受入院宣教（环境介绍、病室规定、订餐制度、贵重物品保管等） □ 有任何不适请告知护士	□ 配合测量体温、脉搏、呼吸、询问排便情况1次 □ 接受术前宣教 □ 自行沐浴，加强头部清洁，剪指（趾）甲，男患者剃须 □ 准备好必要用物，吸水管 □ 取下义齿、饰品等，贵重物品交家属保管	□ 清晨测量体温、脉搏、呼吸、血压 □ 送手术室前，协助完成核对，带齐影像资料和术中带药 □ 返回病房后，协助完成核对病床，配合血压测量 □ 遵医嘱采取正确体位 □ 配合缓解疼痛 □ 有任何不适请告知护士
饮食	□ 普通饮食	□ 普通饮食	□ 普通饮食
排泄	□ 正常排尿便	□ 正常排尿便	□ 正常排尿便
活动	□ 正常活动	□ 正常活动	□ 平卧休息2~3小时后正常活动

时间	手术后	出院
医患配合	□ 配合检查眼部情况 □ 配合眼部切口换药	□ 接受出院前指导 □ 知道复查程序 □ 获取出院诊断书 □ 预约复诊日期
护患配合	□ 配合定时测量体温、脉搏、呼吸、每日询问排便情况 □ 注意活动安全，避免坠床或跌倒 □ 配合执行探视及陪护	□ 接受出院宣教 □ 办理出院手续 □ 获取出院带药 □ 知道眼药用药频率、方法和眼药保存注意事项 □ 知道复印病历方法
饮食	□ 普通饮食	□ 普通饮食
排泄	□ 正常排尿便 □ 避免便秘	□ 正常排尿便 □ 避免便秘
活动	□ 适度活动，避免疲劳	□ 适度活动，避免疲劳

附：原表单（2009 年版）

老年性白内障临床路径表单

适用对象：第一诊断为老年性白内障（ICD-10：H25.900）

行超声乳化白内障摘除术+人工晶状体植入术（IOL）（ICD-9-CM-3：13.41+13.71）

患者姓名：	性别：　　年龄：　　门诊号：		住院号：
住院日期：　　年　月　日	出院日期：　　年　月　日		标准住院日　6 天

时间	住院第 1 天	住院第 2 天	住院第 3 天（手术日）
主要诊疗工作	□ 询问病史 □ 体格检查 □ 交代病情 □ 完成首次病程记录和住院病历	□ 核实各项检查结果正常 □ 上级医师查房与术前评估 □ 向患者及家属交代术前、术中和术后注意事项 □ 患者选择人工晶状体（IOL） □ 选择手术用黏弹剂 □ 签署手术知情同意书	□ 术前再次确认患者姓名、性别、年龄和手术眼别 □ 实施手术 □ 完成手术记录 □ 向患者及其家属交代手术后注意事项
重点医嘱	**长期医嘱** □ 眼科二级或三级护理 □ 抗菌药物滴眼液滴术眼（4 次/日） **临时医嘱** □ 血常规、尿常规 □ 感染性疾病筛查（包括乙型肝炎、丙型肝炎、艾滋病、梅毒等） □ 凝血功能检查 □ 心电图 □ 眼科 A+B 超、测角膜曲率	**长期医嘱** □ 眼科二级或三级护理 □ 抗菌药物滴眼液滴术眼（4 次/日） **临时医嘱** □ 明日在表面麻醉或球后/球周阻滞麻醉下行左/右眼超声乳化+人工晶状体植入手术 □ 术前 30 分钟术眼滴复方托吡卡胺或其他散瞳滴眼液 2 次 □ 术前 15 分钟术眼滴表面麻醉药 3 次	**长期医嘱** □ 眼科一级或二级护理 □ 口服抗菌药物 **临时医嘱** □ 根据病情需要制订
主要护理工作	□ 入院护理评估 □ 健康教育 □ 执行医嘱	□ 手术前物品准备 □ 手术前心理护理 □ 手术前患者准备 □ 执行医嘱	□ 随时观察患者情况 □ 术前冲洗结膜囊 □ 术后心理与基础护理 □ 执行医嘱 □ 术后健康教育
病情变异记录	□ 无　□ 有，原因： 1. 2.	□ 无　□ 有，原因： 1. 2.	□ 无　□ 有，原因： 1. 2.
护士签名			
医师签名			

时间	住院第 4 天 （术后第 1 日）	住院第 5 天 （术后第 2 日）	住院第 6 天 （术后第 3 日）
主要诊疗工作	□ 检查患者术眼 □ 上级医师查房，确定有无手术并发症 □ 更换敷料 □ 完成病程记录 □ 向患者及家属交代术后恢复情况	□ 检查患者术眼 □ 上级医师查房，确定有无手术并发症 □ 更换敷料 □ 完成病程记录 □ 评估患者明日是否可以出院	□ 上级医师查房，确定是否可以出院，若患者可以出院，则需完成出院记录 □ 通知出院处 □ 通知患者及其家属出院 □ 向患者交代出院后注意事项 □ 预约复诊日期 □ 出具诊断证明书
重点医嘱	**长期医嘱** □ 眼科一级或二级护理 □ 抗菌药物＋类固醇激素滴眼液 □ 口服抗菌药物 **临时医嘱** □ 根据病情需要制订	**长期医嘱** □ 眼科三级护理 □ 抗菌药物＋类固醇激素滴眼液 □ 口服抗菌药物 **临时医嘱** □ 根据病情需要制订	**长期医嘱** □ 眼科三级护理 □ 抗菌药物＋类固醇激素滴眼液 □ 口服抗菌药物 **临时医嘱** □ 今日出院 □ 出院带药：抗菌药物＋类固醇激素滴眼液，4 次／日，持续 2~3 周
主要护理工作	□ 随时观察患者病情 □ 执行医嘱	□ 随时观察患者病情 □ 执行医嘱	□ 出院宣教 □ 如果患者可出院，协助患者办理出院手续、交费等事项
病情变异记录	□ 无　□ 有，原因： 1. 2.	□ 无　□ 有，原因： 1. 2.	□ 无　□ 有，原因： 1. 2.
护士签名			
医师签名			

第十五章

白内障囊外摘除联合人工晶状体植入术临床路径释义

【医疗质量控制指标】

指标一、老年性白内障诊断需结合症状、体征和辅助检查。

指标二、手术适应证选择符合老年性白内障。

指标三、手术疗效达到预期目标。

指标四、抗菌药物使用符合规范。

指标五、住院时间符合临床路径实施要求。

一、白内障囊外摘除联合人工晶状体植入术编码

1. 原编码：

疾病名称及编码：老年性白内障（ICD-10：H25）

手术操作名称及编码：白内障囊外摘除术伴人工晶状体植入术（IOL）（13.59 伴 13.71）

2. 修改编码：

疾病名称及编码：老年性白内障（ICD-10：H25）

手术操作名称及编码：白内障囊外摘除术伴人工晶状体植入术（IOL）［ICD-9-CM-3：

（13.2-13.5）+13.71］

二、临床路径检索方法

H25 伴（13.2/13.3/13.4/13.5）+13.71

三、国家医疗保障疾病诊断相关分组（CHS-DRG）

MDCC　眼疾病及功能障碍

CW1　各种类型白内障

四、白内障囊外摘除联合人工晶状体植入术临床路径标准住院流程

（一）适用对象

第一诊断为老年性白内障（年龄相关性白内障）（ICD-10：H259），行白内障囊外摘除（ICD-9：13.59）联合人工晶状体植入手术（ICD-9：13.71）。

> 释义
>
> ■ 本路径适用对象为单纯性老年性白内障（年龄相关性白内障）患者，包括皮质性、核性、后囊下性。
>
> ■ 伴有虹膜缺损、瞳孔散大、轻度玻璃体混浊、开角型青光眼眼压控制良好的患者适用于本路径。
>
> ■ 年龄在 50 岁以上的非年龄相关性白内障以及术前难以明确其原因者，则治疗不适用本路径。
>
> ■ 不包括晶状体悬韧带大部分断裂的患者，以及伴有虹膜萎缩、虹膜后粘连或虹膜新生血管、瞳孔不能充分散大的患者。

■ 术眼既往曾接受过抗青光眼手术、虹膜 YAG 激光治疗、玻璃体切割、视网膜光凝、冷冻、复位、增殖膜剥除、眼内注药、眼内填充等处理患者不适用本路径。

■ 如果因合并其他控制不良的全身疾病，在住院期间需要其他科室医师协助处理的患者不进入本路径。

（二）诊断依据

根据《眼科临床指南》（中华医学会眼科学分会编译，人民卫生出版社，2006）：

1. 症状：无痛性、渐进性视力下降。
2. 体征：检查可见晶状体皮质、晶状体核、晶状体后囊下明显混浊，导致视力低下，眼前节检查基本正常。
3. 眼底超声检查无明显异常。

释义

■ 老年性白内障（年龄相关性白内障）患者主诉多数为无痛性、渐进性视力下降，但晶状体混浊的类型不同则表现不同，部分患者会出现视觉敏感度下降、色觉异常甚至出现中心及周边视野异常。在暗环境下，瞳孔散大时，皮质性白内障眩光较重，视力影响较明显；而核性白内障患者视力影响较轻，但在低照度、室内、阴天、傍晚、户外活动时，低对比视力障碍比较明显。在明亮环境下，由于瞳孔缩小，核性白内障视力下降最明显，多伴有颜色分辨力下降，而皮质性白内障视力比大瞳孔时要好。散大瞳孔后，可以确诊晶状体后囊下混浊，此时视力会有暂时的提高。

（三）治疗方案的选择

根据《眼科临床指南》（中华医学会眼科学分会编译，人民卫生出版社，2006），符合以下条件可以选择白内障囊外摘除联合人工晶状体植入手术。

1. 晶状体混浊明显导致视力低下不能满足患者需要，可行白内障手术能提高视力。
2. 眼压、前房及眼前节检查正常。
3. 直接或间接眼底检查无明显影响术后视力提高的眼底疾病。
4. 眼底 B 超检查无明显异常。
5. 晶状体核较硬（Ⅳ～Ⅴ级核）患者不具备行白内障超声乳化人工晶状体植入手术条件，或无超声乳化仪设备的基层医院。

释义

■ 单纯白内障囊外摘除术适合本路径。可以不同期植入人工晶状体。
■ 处理后囊中央、部分前部玻璃体切除不适用本路径。
■ 人工晶状体缝线固定、虹膜夹持固定不适用本路径。
■ 伴有脱位的白内障摘除术不适用本路径。
■ 白内障囊外摘除同时需要联合青光眼手术、视网膜手术、眼内注药、眼内填充的患者不适用本路径。

（四）标准住院日

5~7 天。

> **释义**
>
> ■ 标准住院日是针对多数医院的现状制订，提倡缩短住院日。
> ■ 术前检查可在住院前完成。入院准备 1~3 天（周末 2 天除外），在第 2~4 天手术，术后恢复 1~5 天出院。如果术后第 1 天检查房水清亮、眼压正常、人工晶状体位正，无其他并发症出现，术后第 1 天即可出院。如果术后前房有少量浮游细胞，或者出现其他并发症，可以观察数日并采取相应措施，病情稳定后再安排患者出院。

（五）进入临床路径标准

1. 第一诊断必须符合 ICD-10：H25.9 老年性白内障（年龄相关性白内障）疾病编码。
2. 当患者同时具有其他疾病诊断，但在住院期间不需要特殊处理也不影响第一诊断的临床路径流程实施时，可以进入临床路径。

> **释义**
>
> ■ 需要全身麻醉手术的白内障患者不适用本路径。
> ■ 需要心电监护的白内障患者适用本路径。
> ■ 患有开角型青光眼，但用药控制良好，不需要行青光眼手术的患者，可以进入本路径。
> ■ 同时患有少量陈旧性玻璃体积血和玻璃体混浊，本次住院不需要处理也不影响白内障手术的患者，可以进入本路径。
> ■ 同时患有屈光不正、老视、翼状胬肉等眼部情况，但在住院期间不需要特殊处理的患者，可以进入本路径。
> ■ 患者同时患有糖尿病、高血压、冠心病等全身疾病，但在住院期间不需要特殊处理的患者，可以进入本路径。但如果患者因全身疾病控制不良，在住院期间需要其他科室医师协助处理的患者不进入本路径。

（六）术前准备

1~2 天。
1. 必须的检查项目：
（1）手术前全身常规查体。
（2）专科检查：视力（裸视及矫正视力）、眼压、冲洗泪道；裂隙灯检查、晶状体混浊情况、眼底；角膜曲率、眼部 A+B 超及人工晶状体测算。
2. 根据患者病情可选择：角膜内皮镜检查、光学相干断层扫描、激光视力检查。

> **释义**
>
> ■ 必查项目在术前必须完成。相关人员应认真分析检查结果，选择合适的人工晶状体。

> ■ 具备选择检查项目的单位应当尽量做相应检查。对曾经有过前节手术史的患者，最好做角膜内皮检查；直接或间接眼底镜检查无法清晰观察眼底视网膜及黄斑区情况的患者，建议行光学相干断层扫描和激光视力检查，评估黄斑功能，预测白内障术后潜在视力。
>
> ■ 有条件可行 OPD-Scan 像差分析仪、IOL-master、眼前节全景仪、眼底照相及广角眼底照相等检查。

（七）治疗方案与药物选择

术眼滴抗菌药物滴眼液，酌情治疗原发病（高血压、糖尿病、冠心病）。

> **释义**
>
> ■ 术前 2~3 天应选用广谱的抗菌药物滴眼液，每日 4~6 次（可在住院前开始使用）。
>
> ■ 冲洗泪道，除外泪囊炎。
>
> ■ 对于合并有急性结膜炎等感染的患者，使用局部抗菌药物的时间应延长，直到炎症完全消退后 1 周方可手术，以预防术后感染。
>
> ■ 患有糖尿病的白内障患者，其空腹血糖应维持在标准值之内。
>
> ■ 患有高血压、冠心病的白内障患者，血压、心功能应稳定在医师调整的范围之内。术中给予心电、血压监护。

（八）手术日

入院第 2~4 天。

1. 麻醉方式：局部麻醉，必要时行心电监测。
2. 手术设备：手术显微镜。
3. 手术中用材料：显微手术器械、人工晶状体、黏弹剂、显微缝线。
4. 术中用药：缩瞳药（必要时）。
5. 输血：无。

> **释义**
>
> ■ 本路径推荐的麻醉方式为表面麻醉和局部麻醉，在消毒铺巾前已给予表面麻醉。局部麻醉包括球结膜下浸润麻醉、球后麻醉及球周麻醉，必要时可考虑前房使用适量利多卡因。全身麻醉不进入本路径。
>
> ■ 术中用聚维酮碘消毒皮肤，稀释液用于消毒结膜囊。
>
> ■ 视术中情况可能使用的药品还有：注射用芬太尼、乌拉地尔、肾上腺素、卡巴胆碱等。
>
> ■ 术中使用的耗材包括：眼内灌注液、注射器、受水袋、棉签、眼垫、手术贴膜、25 号平针头、烧灼止血器。

■ 术中必备的器械：包括有齿镊、穿刺刀、隧道刀、撕囊镊、晶状体核托板或圈套器、注吸针头、人工晶状体植入镊或平台镊、显微持针器、前部玻切头等。局部应用蛋白水解酶胰蛋白酶，有利于白内障摘除并减小眼部创伤。

■ 视术中情况，如果联合进行虹膜根切、张力环植入、玻璃体切除、视网膜光凝、增殖膜剥除、眼内注药、眼内填充、巩膜切开等操作，则退出本路径。

（九）术后住院恢复

1. 必须的复查项目：视力、眼压、裂隙灯检查、眼底检查等。
2. 术后用药：局部用抗菌药物+糖皮质激素滴眼液至手术后 1 个月，每日点药次数递减，酌情使用角膜营养药、非甾体滴眼液。

> **释义**
>
> ■ 术后常规眼部检查能判断视力恢复不好的主要原因。如系角膜水肿，需待水肿消退后再做评价。如果屈光介质完全透明，视力仍不理想，应安排在住院期间或出院后做必要的眼底检查，如眼底照相、广角眼底照相、眼部超声、OCT 等相关检查项目。
>
> ■ 根据术后眼部反应情况，调整用药种类和频次，长时间滴用激素类滴眼液时应注意监测眼压。
>
> ■ 鉴于 2012 年 8 月 1 日起施行《抗菌药物临床应用管理办法》（卫生部令第 84号），本路径中抗菌药物使用应按照新的管理规范执行，本路径均不再全身（口服、静脉注射或肌内注射）使用抗菌药物滴眼液，原则上以局部使用抗菌药物预防感染。
>
> ■ 眼科用药主要采用抗菌滴眼液；其他用药如甾体激素滴眼液、非甾体滴眼液、散瞳剂。

（十）出院标准

1. 眼压正常。
2. 切口愈合好。
3. 无明显眼前节炎症反应。
4. 人工晶状体位置正常。

> **释义**
>
> ■ 患者出院前应符合如上相关检查标准，若未达到如上标准或有眼内感染征象，应分析原因，并做相应处理。
>
> ■ 出现手术后并发症（前房积血、明显前房内炎性反应、术后高眼压未缓解、玻璃体炎性混浊、人工晶状体偏位），需较长时间观察和药物治疗者不进入本临床路径。

（十一）变异及原因分析

1. 术后角膜水肿明显，眼压高，眼前节反应较明显需用药观察，其住院时间相应延长。

2. 出现手术并发症（晶状体后囊破裂、玻璃体外溢、晶状体核脱入玻璃体腔等），需要手术处理者，退出临床路径。

3. 出现严重手术后并发症（人工晶状体位置异常、视网膜脱离、眼内炎），退出临床路径。

4. 第一诊断为老年性白内障（年龄相关性白内障），合并青光眼需行青白联合手术者，不进入临床路径。

5. 第一诊断为老年性白内障（年龄相关性白内障），合并糖尿病视网膜病变需同时行玻璃体视网膜手术者不进入临床路径。

6. 合并全身疾病住院期间需要继续治疗，退出临床路径。

7. 需全身麻醉者不进入临床路径。

释义

■ 变异是指：入选临床路径的患者，未能按路径流程完成医疗行为或未达到预期的医疗质量控制目标。这包含三方面情况：①按路径流程完成治疗，但出现非预期结果，可能需要后续进一步处理，如术中发生后囊破裂，放弃人工晶状体植入术、术后眼内炎等并发症。②按路径流程完成治疗，但超出了路径规定的时限或限定的费用，如实际住院日超出标准住院日要求，或未能在规定的手术日时间限定内实施手术等。对于这些患者，主管医师均应进行变异原因的分析，并在临床路径的表单中予以说明。③术中发现或发生其他情况需要改变术式，比如未植入人工晶状体、需要联合前部玻璃体切割手术。

五、白内障囊外摘除联合人工晶状体植入术临床路径给药方案

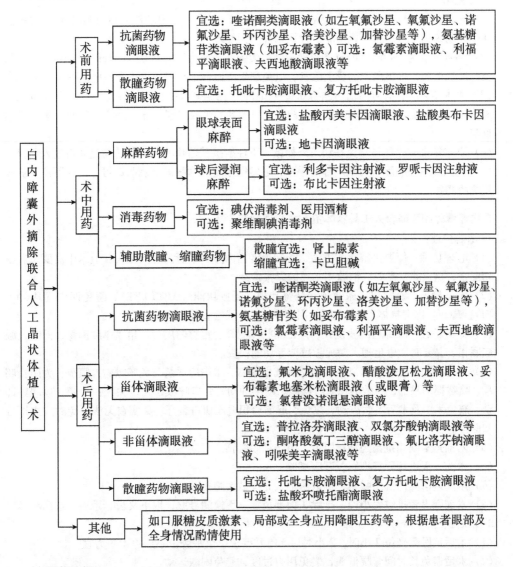

1. 用药选择：

（1）手术前应用广谱抗菌药物滴眼液1~3天，起到清洁结膜囊的作用。术前应用散瞳剂，方便眼底检查。个别患者对常用散瞳剂过敏，表现为眼红、眼痒等，可以试用盐酸环喷托酯滴眼液。

（2）手术中除了眼睑周围皮肤消毒外，还应当做结膜囊消毒，5%聚维酮碘消毒液可以起到有效的灭菌作用。

（3）手术后常规应用广谱抗菌药物、甾体、非甾体滴眼液，起到预防感染、控制炎症反应的作用。术后应用散瞳剂，不但方便眼底检查，也可以起到活动瞳孔、抑制炎症反应的作用。

（4）通常不需要静脉用药。

2. 药学提示：

（1）对于周边前房浅、晶状体膨隆等有青光眼素质的患者，或者既往有闭角型青光眼病史的患者，术前如使用散瞳剂，要注意诱发青光眼急性发作可能。

（2）术后甾体滴眼液不宜长期使用，因有导致激素性青光眼的可能。

3. 注意事项：

（1）术前应重视睑缘炎相关角膜结膜炎症（BKC）以及睑板腺功能障碍（MGD）等眼表疾病，有明确诱发术后感染风险者，建议术前干预处理。

（2）稀释浓度为1∶5000的肾上腺素辅助散大瞳孔。前房注射0.05～0.1ml，待瞳孔散大后，及时冲洗前房，排出剩余的肾上腺素，以免产生心血管不良反应，应有心电监护医师在场。

（3）手术结束时，有时需前房注射0.05～0.1ml卡巴胆碱收缩瞳孔，待瞳孔缩小至3mm以下时，应及时冲洗前房排出剩余的卡巴胆碱，以免药物吸收引起头痛、恶心、呕吐等全身不适反应。

（4）手术结束时，尽量避免在切口外侧结膜下注射抗菌药物等，防止药物经切口进入前房。

（5）白内障囊外摘除术为眼局部的手术，通常围术期手术眼局部滴眼即可，一般不需要静脉用抗菌药物。

六、白内障囊外摘除联合人工晶状体植入术护理规范

1. 术前护理：

（1）心理护理：简要讲解手术方法，告知患者白内障手术所需时间不长，但术中需要患者密切配合，这点非常重要。消除不必要的紧张情绪。

（2）术前检查：血常规、尿常规、肝肾常规、凝血功能（APTT+PT）、酶免四项（HbsAg，HIV，HCV，梅毒抗体）、心电图、泪道冲洗、X线检查等。

（3）专科检查：眼部超声波检查、人工晶状体测算、角膜内皮镜、角膜厚度测量、前节及眼底照相、必要时做电生理、对比敏感度等功能检查。

（4）注意预防上呼吸道感染，告知患者戒烟戒酒。术中应尽量避免咳嗽、打喷嚏，为防止咳嗽、喷嚏振动眼部，要教会患者有咳嗽、喷嚏冲动时张口呼吸，用舌尖顶住上腭，以缓解冲动，避免术中及术后突然震动，以免引起前房积血或切口裂开。如实在无法避免时应立即告知医师。

（5）术前遵医嘱滴抗菌药物滴眼液，清洁结膜囊预防术后感染。

（6）术前一天进行固视训练及呼吸试验。

（7）术前遵医嘱冲洗结膜囊，滴散瞳剂，充分散大瞳孔。

（8）术前嘱患者排空大小便，排除头面部炎症，更换病号服，取下义齿、手表、首饰等。

2. 术后护理：

（1）术后遵医嘱坐位2小时，2小时后无特殊要求，以平卧位不压迫术眼为宜。

（2）术后避免长时间弯腰低头，避免用力过度，避免剧烈运动。

（3）术后嘱患者不要弄湿、污染或自行拆开敷料，眼部有痒感或不适时不要用力闭眼或用手搔抓。

（4）部分患者术后仍有视物不清、轻度异物感、眼睑淤血属于正常现象。如出现眼痛、恶心、呕吐时不要紧张，立即通知医护人员。

（5）术后有眼红、畏光、流泪、持续性疼痛、分泌物增多等不适时，及时通知医护人员，给予早期处理。

（6）有糖尿病、高血压的患者，密切观察血糖、血压变化，提供相应的护理指导，如用药护理、饮食护理，指导患者自我监测血糖。

（7）术后2周至1个月内避免脏水或肥皂水进入术眼内。1个月内避免对术眼施加压力如揉眼，并预防外伤。

（8）术后遵医嘱合理用药，滴眼液时注意操作，动作轻柔，防止压迫眼球而导致眼内出血，并细心讲解药物作用。

七、白内障囊外摘除联合人工晶状体植入术营养治疗规范

饮食指导：

1. 疾病恢复期应选择含丰富维生素、蛋白质的饮食以增强体质，促进疾病的恢复食物，如瘦肉、鸡蛋、鱼类、新鲜蔬菜和水果，还应注意粗细粮的搭配。

2. 高血压、糖尿病患者参照治疗膳食指导进食。

八、白内障囊外摘除联合人工晶状体植入术健康宣教

1. 保持良好的心理状态，避免紧张激动的情绪，适当参加锻炼，增强自信心，愉快的心情有利于疾病的恢复。

2. 多食水果蔬菜、忌辛辣刺激食物。

3. 出院后常规 1 周复诊，若病情发生变化，应及时来院就诊，以免延误病情。

4. 要注意用眼卫生，坚持按时使用抗菌药物滴眼液，预防感染。

5. 适当休息，避免剧烈运动，勿碰伤术眼，以免引起植入的人工晶体移位，术眼出血等。

6. 保持大便通畅，有便秘时应用缓泻剂或开塞露通便，避免用力排便时使切口裂开，眼压增高，引起眼内出血，或人工晶状体脱位。

九、推荐表单

(一) 医师表单

白内障囊外摘除联合人工晶状体植入术临床路径医师表单

适用对象：第一诊断为老年性白内障（ICD-10：H25）

行白内障囊外摘除联合人工晶状体植入术（IOL）[ICD-9-CM-3：（13.2-13.5）+13.71]

患者姓名：		性别： 年龄： 门诊号：		住院号：
住院日期： 年 月 日		出院日期： 年 月 日		标准住院日：5~7 天

日期	住院第 1 天	住院第 2~3 天 （手术日）	住院第 4~7 天 （出院日）
主要诊疗工作	□ 询问病史，完成体格检查及眼科专科的常规检查：视力（裸视和矫正视力），眼压，冲洗泪道，散瞳后检查眼前节、晶状体混浊程度及眼底检查 □ 住院医师书写病历 □ 上级医师查房，制订诊疗计划 □ 完成眼科特殊检查：显然验光，角膜曲率，眼A、B超，人工晶状体测算，角膜内皮检查等	□ 继续完成眼科特殊检查 □ 上级医师查房，完善术前评估 □ 完成术前小结、术前讨论 □ 签署手术知情同意书、高风险协议书、自费用品协议书 □ 行白内障囊外摘除联合人工晶状体植入术 □ 术者完成手术记录，住院医师完成术后病程 □ 上级医师术后查房，向患者及家属交代病情及术后注意事项	□ 上级医师查房 □ 观察视力、眼压、裂隙灯下观察角膜清晰度、前节反应、人工晶状体位置等 □ 术中如有后囊破裂等并发症，需重点观察人工晶状体位置 □ 评估术后视力、角膜、眼前节等恢复情况 □ 住院医师完成术后病程记录、出院小结、出院带药、出院证明 □ 上级医师决定出院时间 □ 向患者告知出院后促进术眼恢复的相关注意事项
重点医嘱	**长期医嘱** □ 眼科二级护理常规 □ 饮食（普通饮食/糖尿病饮食/其他） □ 手术眼点抗菌药物眼液 □ 针对全身病的常规用药 **临时医嘱** □ 术前胸透、心电图、血尿常规、血糖、常规生化等检查（尽可能入院前完成检查） □ 测眼压、裂隙灯、眼底检查 □ 显然验光，角膜曲率，眼A、B超，人工晶状体生物测量 □ 角膜内皮检查（必要时）、冲洗泪道	**长期医嘱（术后）** □ 眼科二级护理常规 □ 饮食（普通饮食/糖尿病饮食/其他） □ 抗菌药物、糖皮质激素滴眼液、眼膏 □ 非甾体滴眼液（必要时） □ 角膜营养滴眼液（必要时） □ 口服抗菌药物（必要时） □ 降眼压药物（必要时） □ 散瞳剂（必要时） □ 止血药（必要时） □ 测眼压 qd □ 裂隙灯 qd/bid □ 换药（术眼清洁）qd **临时医嘱** □ 局部麻醉或心电监测下白内障囊外摘除联合人工晶状体植入术 □ 术前 1 小时快速散瞳剂点术眼 4~6 次 □ 术前半小时广谱抗菌药物静脉滴入（必要时） □ 术前半小时止血剂、镇静剂肌内注射（必要时） □ 酌情全身使用降眼压药	**长期医嘱（术后）** □ 眼科术后二级护理常规 □ 饮食（普通饮食/糖尿病饮食/其他） □ 抗菌药物、糖皮质激素滴眼液、眼膏 □ 非甾体滴眼液（必要时） □ 角膜营养滴眼液（必要时） □ 散瞳剂（必要时） □ 降眼压药物（必要时） □ 止血药（必要时） □ 测眼压 qd □ 裂隙灯 qd/bid □ 换药（术眼清洁）qd **临时医嘱** □ 间接检眼镜检查（必要时） □ 显然验光或电脑验光 □ 出院医嘱：抗菌药物、糖皮质激素滴眼液（根据情况逐渐减量）、非甾体滴眼液、角膜营养药、降眼压药物（必要时）及定期门诊复查

续　表

日期	住院第1天	住院第2~3天 （手术日）	住院第4~7天 （出院日）
病情 变异 记录	□无　□有，原因： 1. 2.	□无　□有，原因： 1. 2.	□无　□有，原因： 1. 2.
医师 签名			

（二）护士表单

白内障囊外摘除联合人工晶状体植入术临床路径护士表单

适用对象：第一诊断为老年性白内障（ICD-10：H25）

行白内障囊外摘除联合人工晶状体植入术（IOL）[ICD-9-CM-3：（13.2~13.5）+ 13.71]

患者姓名：		性别：	年龄：	门诊号：	住院号：
住院日期：	年　月　日	出院日期：	年　月　日		标准住院日：5~7天

时间	住院第1天（手术前）	住院第2~3天（手术日）	住院第4~7天（手术后和出院日）
健康宣教	□ 入院宣教 　介绍主管医师、护士 　介绍环境、设施 　介绍住院注意事项 □ 疾病宣教 　宣教疾病知识 　护士与患者沟通 □ 术前宣教 　术前准备及手术过程 　告知准备物品、沐浴 　告知术后饮食、活动及探视注意事项	□ 术后当日宣教 　告知体位要求 　告知饮食要求 　告知疼痛注意事项 　告知术后紧急呼叫方式 　给予患者及家属心理支持 　再次明确探视陪护须知 　告知家属等候区位置	□ 术后宣教 　告知体位要求、饮食要求 　告知术后紧急呼叫方式 　给予患者及家属心理支持 □ 出院宣教 　复查时间 　眼药使用方法与频率 　活动休息 　指导饮食 　指导办理出院手续
护理处置	□ 核对患者姓名，佩戴腕带 □ 卫生处置：剪指（趾）甲、沐浴，头部清洁，更换病号服 □ 协助医师完成术前检查 □ 协助完成眼科特殊检查：B超 □ 术前准备：剪睫毛、冲洗结膜囊	□ 送手术 　摘除患者各种活动物品 　核对患者资料及术中带药 　填写手术交接单，签字确认 □ 接手术 　核对患者姓名及资料，签字确认	□ 办理出院手续 □ 告知眼药作用及频率 □ 告知复查时间 □ 归还保存的物品
基础护理	□ 二级护理 □ 晨晚间护理 □ 患者安全管理	□ 二级护理 □ 晨晚间护理 □ 患者安全管理	□ 二级护理 □ 晨晚间护理 □ 患者安全管理
专科护理	□ 护理查体 □ 需要时，填写跌倒防范表 □ 需要时，请家属陪护 □ 遵医嘱抗菌药物滴眼液点术眼（4次/日） □ 心理护理	□ 遵医嘱完成相关检查 □ 遵医嘱抗菌药物滴眼液点术眼（4次/日） □ 术前遵医嘱给予散瞳药滴术眼 □ 心理护理	□ 病情观察注意眼压变化 □ 遵医嘱抗菌药物滴眼液点术眼（4次/日） □ 心理护理

时间	住院第 1 天 （手术前）	住院第 2~3 天 （手术日）	住院第 4~7 天 （手术后和出院日）
重点 医嘱	□ 详见医嘱执行单	□ 详见医嘱执行单	□ 详见医嘱执行单
病情 变异 记录	□ 无　□ 有，原因： 1. 2.	□ 无　□ 有，原因： 1. 2.	□ 无　□ 有，原因： 1. 2.
护士 签名			

（三）患者（家属）表单

白内障囊外摘除联合人工晶状体植入术临床路径患者（家属）表单

适用对象：第一诊断为老年性白内障（ICD-10：H25）

行白内障囊外摘除联合人工晶状体植入术（IOL）［ICD-9-CM-3：（13.2-13.5）+ 13.71］

患者姓名：	性别： 年龄： 门诊号：	住院号：
住院日期： 年 月 日	出院日期： 年 月 日	标准住院日：5~7 天

时间	住院第 1 天	住院第 2~3 天 （手术日）	住院第 4~7 天 （手术后）
医患配合	□ 配合询问病史、收集资料，请务必详细告知既往史、用药史、过敏史 □ 配合进行体格检查 □ 配合完善术前相关检查，如采血、留尿、心电图 □ 配合完善眼科特殊检查 □ 患者及家属听取病情，手术谈话、术前签字 □ 有任何不适请告知医师	□ 配合术前检查 □ 听取麻醉师的术前访视 □ 配合术前准备消毒铺巾 □ 配合医师手术 □ 术中回答医师询问 □ 有任何不适请告知医师	□ 配合术后检查：视力、眼压、裂隙灯、眼底镜 □ 配合评估手术效果 □ 配合术后处理换药 □ 接受出院前指导 □ 知道复查程序 □ 获取出院诊断书 □ 预约复诊日期 □ 有任何不明白请问医师
护患配合	□ 配合测量体温、脉搏、呼吸、血压、体重 □ 配合完成入院护理评估（简单询问病史、过敏史、用药史） □ 接受入院宣教（环境介绍、病室规定、订餐制度、贵重物品保管、病房探视陪住管理制度等） □ 自行沐浴，头部清洁，剪指（趾）甲，男患者剃须 □ 准备好必要用物，吸水管、纸巾等 □ 取下义齿、饰品等，贵重物品交家属保管 □ 有任何不适请告知护士	□ 清晨测量体温、脉搏、呼吸、 □ 配合手术室前核对，带药 □ 配合返回病房后核对，配合过病床，配合血压测量 □ 遵医嘱采取正确体位 □ 配合缓解疼痛 □ 执行探视及陪护 □ 有任何不适请告知护士	□ 接受出院宣教 □ 办理出院手续 □ 获取出院带药 □ 知道服药频率、方法和眼药保存注意事项 □ 知道特殊体位的时间 □ 知道复印病历方法 □ 清点收拾个人物品
饮食	□ 普通饮食	□ 普通饮食	□ 普通饮食
排泄	□ 正常排尿便	□ 正常排尿便	□ 正常排尿便
活动	□ 正常活动	□ 正常活动	□ 正常活动

附：原表单（2011 年版）

白内障囊外摘除联合人工晶状体植入术临床路径表单

适用对象：第一诊断为老年性白内障（年龄相关性白内障）（ICD-10：H25.9）

行白内障囊外摘除联合人工晶状体植入术（ICD-9：13.59+13.71）

患者姓名：	性别：　　年龄：　　门诊号：	住院号：
住院日期：　　年　月　日	出院日期：　　年　月　日	标准住院日：5~7 天

日期	住院第 1 天	住院第 2~3 天 （手术日）	住院第 5~7 天 （出院日）
主要诊疗工作	□ 询问病史，完成体格检查及眼科专科的常规检查：视力（裸视和矫正视力）；眼压；冲洗泪道；散瞳后检查眼前节、晶状体混浊程度及眼底检查 □ 住院医师书写病历 □ 上级医师查房，制订诊疗计划 □ 完成眼科特殊检查：显然验光，角膜曲率，眼 A、B 超，人工晶状体测算、角膜内皮检查等	□ 继续完成眼科特殊检查 □ 上级医师查房，完善术前评估 □ 完成术前小结、术前讨论 □ 签署手术知情同意书、高风险协议书、自费用品协议书 □ 行白内障囊外摘除联合人工晶状体植入术，术者完成手术记录 □ 住院医师完成术后病程 □ 上级医师术后查房，向患者及家属交代病情及术后注意事项	□ 上级医师查房 □ 观察视力、眼压、裂隙灯下观察角膜清晰度、前节反应、人工晶状体位置等 □ 术中如有后囊破裂等并发症，需重点观察人工晶状体位置 □ 评估术后视力、角膜、眼前节等恢复情况 □ 住院医师完成术后病程记录、出院小结、出院带药、出院证明 □ 上级医师决定出院时间 □ 向患者告知出院后促进术眼恢复的相关注意事项
重点医嘱	**长期医嘱** □ 眼科二级护理常规 □ 饮食（普通饮食/糖尿病饮食/其他） □ 手术眼点抗菌药物滴眼液 □ 针对全身病的常规用药 **临时医嘱** □ 术前胸透、心电图、血尿常规、血糖、常规生化等检查（尽可能入院前完成检查） □ 冲洗泪道 □ 测眼压、裂隙灯、眼底检查 □ 显然验光 □ 角膜曲率，眼 A、B 超，人工晶状体生物测量 □ 角膜内皮检查（必要时）	**长期医嘱（术后）** □ 眼科二级护理常规 □ 饮食（普通饮食/糖尿病饮食/其他） □ 抗菌药物、糖皮质激素滴眼液、眼膏 □ 非甾体滴眼液（必要时） □ 角膜营养滴眼液（必要时） □ 口服抗菌药物（必要时） □ 降眼压药物（必要时） □ 止血药（必要时） □ 眼压 qd □ 裂隙灯 qd/bid □ 换药（术眼清洁）qd **临时医嘱** □ 局部麻醉或心电监测下白内障囊外摘除联合人工晶状体植入术 □ 术前 1 小时快速散瞳剂点术眼 4~6 次 □ 术前半小时广谱抗菌药物静脉滴入（必要时） □ 术前半小时止血剂、镇静剂肌内注射（必要时） □ 酌情全身使用降眼压药	**长期医嘱（术后）** □ 眼科术后二级护理常规 □ 饮食（普通饮食/糖尿病饮食/其他） □ 抗菌药物、糖皮质激素滴眼液、眼膏 □ 非甾体滴眼液（必要时） □ 角膜营养滴眼液（必要时） □ 散瞳剂（必要时） □ 降眼压药物（必要时） □ 止血药（必要时） □ 眼压 qd □ 裂隙灯 qd/bid □ 换药（术眼清洁）qd **临时医嘱** □ 间接检眼镜检查 □ 显然验光 □ 出院医嘱：抗菌药物、糖皮质激素滴眼液（抗菌药物、糖皮质激素滴眼液每周递减，用至术后 1 个月停药），非甾体滴眼液、角膜营养药，降眼压药物（必要时），定期门诊复查

续　表

日期	住院第 1 天	住院第 2~3 天 （手术日）	住院第 5~7 天 （出院日）
主要 护理 工作	□ 病区环境介绍，指导患者 尽快适应病区环境 □ 入院护理评估、介绍责任 护士、护士长、主管医师 □ 医院相关制度介绍 □ 执行长短期医嘱、生命体 征监测 □ 饮食宣教，指导患者进食 易消化吸收食物及多食用 富含维生素的水果、蔬菜 □ 生活护理：①指导患者全 身清洁〔包括沐浴、头部 清洁、剪指（趾）甲〕； ②告知患者保持大便通畅， 有利于术后切口修复 □ 介绍相关疾病的护理知识 □ 介绍相关检查、治疗、用 药等护理中应注意的问题 □ 完成入院第 1 天交班报告	□ 执行长短期医嘱、生命体征 监测 □ 健康宣教：术前、术中注意 事项 □ 完成术前交班报告 □ 执行术后长短期医嘱、生命体 征监测 □ 健康宣教：告之患者白内障囊 外摘除联合人工晶状体植入术 的术后注意事项 □ 术后心理与生活护理 □ 完成手术当日交班报告 □ 观察动态病情变化，及时与医 师沟通，执行医嘱	□ 执行术后长短期医嘱、生 命体征监测、观察术眼 情况 □ 健康宣教：告知患者术后 及出院后相关注意事项 □ 术后心理与生活护理 □ 进行出院指导：生活指 导、饮食指导、用药指导
病情 变异 记录	□ 无　□ 有，原因： 1. 2.	□ 无　□ 有，原因： 1. 2.	□ 无　□ 有，原因： 1. 2.
护士 签名			
医师 签名			

第十六章

无晶状体眼临床路径释义

【医疗质量控制指标】

指标一、诊断需结合症状、体征和辅助检查。

指标二、手术适应证选择符合无晶状体眼手术要求。

指标三、手术疗效达到预期目标。

指标四、抗菌药物使用符合规范。

指标五、住院时间符合路径实施要求。

一、无晶状体眼编码

1. 原编码：

疾病名称及编码：无晶状体眼（ICD-10：H27.000）

手术操作名称及编码：人工晶状体二期植入术（ICD-9-CM-3：13.72001）

2. 修改编码：

疾病名称及编码：无晶状体眼（ICD-10：H27.0）

手术操作名称及编码：人工晶状体二期植入术（ICD-9-CM-3：13.72）

二、临床路径检索方法

H27.0 伴 13.72

三、国家医疗保障疾病诊断相关分组（CHS-DRG）

MDCC　眼疾病及功能障碍

CW1　各种类型白内障

四、无晶状体眼临床路径标准住院流程

（一）适用对象

第一诊断为无晶状体眼（ICD-10：H27.000），行人工晶状体二期植入术（ICD-9-CM-3：13.72001）。

> **释义**
>
> ■ 本路径适用对象为诊断为无晶状体眼的患者，并且屈光矫正（框架眼镜矫正或角膜接触镜矫正）视力有明显提高的患者。
>
> ■ 对于有严重的脉络膜病变、视网膜病变、黄斑部病变、角膜和虹膜严重损伤的患者，不进入本路径。
>
> ■ 先天性晶状体缺如、合并严重视神经病变、重度弱视，矫正视力无法提高的无晶状体眼的成人不进入该路径。

（二）诊断依据

根据《临床诊疗指南·眼科学分册》（中华医学会编著，人民卫生出版社，2006）：

1. 病史：既往行晶状体摘除术，视力不提高。
2. 体格检查：晶状体缺如。

> **释义**
>
> ■ 既往行晶状体摘除术，视力不提高的患者需要详细检查。晶状体阙如是主要原因，但存在较多复杂情况。无晶状体眼患者，眼部检查需要关注角膜内皮细胞计数、虹膜瞳孔的形态和结构是否完整，这对于无晶状体眼二期人工晶状体植入的方式和人工晶状体的选择非常重要。同时，要详细检查眼底视网膜黄斑部及视神经的结构和功能，确保眼底无特殊病变。
>
> ■ 对于既往行晶状体摘除术，视力不提高者，要明确屈光矫正后的矫正视力是否可以达到较理想的结果，同时要了解对侧眼的裸眼视力和最佳屈光矫正视力，以期达到平衡。

（三）治疗方案的选择依据

根据《临床技术操作规范·眼科学分册》（中华医学会编著，人民军医出版社，2007）：

1. 诊断明确。
2. 征得患者及家属的同意。

> **释义**
>
> ■ 明确无晶状体眼的原因：是否既往行晶状体摘除术、晶状体后囊膜破裂、外伤性无晶状体眼、前后节联合手术致无晶状体眼、晶状体脱位等。
>
> ■ 若合并眼底和视神经病变，矫正视力不佳者应该放弃二期人工晶状体植入术。
>
> ■ 无晶状体囊膜支撑的无晶状体眼，可以采用人工晶状体缝线固定、无缝线巩膜层间人工晶状体固定、虹膜夹持固定等。

（四）标准住院日

6天。

> **释义**
>
> ■ 标准住院日是针对多数医院的现状制订，提倡缩短住院日，但人工晶状体缝线固定等多种固定术式，手术后眼部反应不同，可以适当调整住院时间。
>
> ■ 术前检查可在住院前完成。入院准备1~3天（周末2天除外），在第2~4天手术，术后恢复1~5天出院。如果术后第1天检查房水清亮，眼压正常，IOL位置正，无倾斜和移位，瞳孔圆，无其他并发症，可以观察数日并采取相应措施，稳定后再安排患者出院。

（五）进入路径标准

1. 第一诊断必须符合 ICD-10：H27.000 无晶状体眼疾病编码。

2. 当患者同时具有其他疾病诊断，如住院期间不需特殊处理也不影响第一诊断临床路径流程的实施时，可以进入路径。

> **释义**
>
> ■ 需要全身麻醉手术的无晶状体眼患者不适用本路径。
>
> ■ 无晶状体眼、屈光矫正视力有明显提高的患者适用本路径。
>
> ■ 需要心电监护的无晶状体眼患者适用本路径。
>
> ■ 同时合并有青光眼，但用药控制良好，不需要抗青光眼手术的患者，可以进入本路径。
>
> ■ 同时患有糖尿病、高血压、冠心病等全身疾病，但在住院期间不需要特殊处理的患者，可以进入本路径。但如果因全身疾病控制不良，在住院期间需要其他科室医师协助处理的患者不进入本路径。

（六）术前准备（术前评估）

1~2 天。

必须的检查项目：

1. 眼部常规检查：视力、眼压、前房、晶状体、眼底。

2. 感染性疾病筛查（包括乙型肝炎、丙型肝炎、艾滋病、梅毒等）。

3. 心电图、胸透或胸部 X 线片。

4. 血常规、尿常规、凝血功能、血生化（包括肝肾功能、血糖）。

5. 眼科 A+B 超、角膜曲率、验光、角膜地形图、角膜内皮计数、人工晶状体测量。

6. 根据病情需要检查的项目：光学相干断层扫描、视野等。

> **释义**
>
> ■ 必查项目在术前必须完成，其中眼部常规检查还应包括对瞳孔形状、晶状体囊膜（前后囊膜）形态和大小的检查，尤其应仔细检查晶状体囊膜情况，以便确定人工晶状体的植入和固定方式、人工晶状体的类型和度数的计算。
>
> ■ 术前的屈光矫正和眼后节的检查尤其重要，确保无其他严重合并症。
>
> ■ 内皮细胞计数很重要，对于无晶状体患者，由于外伤或者手术等原因内皮细胞均有丢失可能。

（七）术前用药

术前抗菌药物眼液，4~6 次/日，用药 2~3 天。

> **释义**
>
> ■ 术前应选择穿透力强、广谱抗菌药物滴眼液。
>
> ■ 其他术前用药与白内障囊外摘除/超声乳化联合人工晶状体植入手术相同。

（八）手术日

入院第 2~3 天。

1. 麻醉方式：表面麻醉或球后/球周阻滞麻醉。

2. 手术方式：人工晶状体二期植入术。

3. 眼内植入物：人工晶状体。

4. 术中用耗品：黏弹剂、一次性手术刀、缩瞳剂、眼内灌注液或平衡液。

5. 手术用设备：显微镜、超声乳化仪。

6. 输血：无。

> **释义**
>
> ■ 本路径推荐的麻醉方式为表面麻醉或球后/球周阻滞麻醉，全身麻醉不进入本路径。
>
> ■ 术中用耗品黏弹剂、一次性手术刀、人工晶状体固定缝线、缩瞳剂、眼内灌注液或平衡液。
>
> ■ 术前的消毒、冲洗泪道同白内障手术。
>
> ■ 根据晶状体囊膜的情况选择术式。晶状体后囊膜完整或缺损范围不大，可以晶状体囊袋内或睫状沟植入折叠型人工晶状体。
>
> ■ 晶状体囊膜缺损较大或者缺如，需要人工晶状体缝线固定。若为外伤性、玻璃体切割术后眼，为稳定手术中眼压，需要增加前房或后房灌注。
>
> ■ 视术中情况，如需要联合进行玻璃体视网膜手术和抗青光眼手术者，不进入本路径。

（九）术后住院恢复

3 天。

必须复查的检查项目：

1. 眼部常规检查：视力、眼压、前房、晶状体、眼底。

2. 术后用药：抗菌药物+类固醇激素滴眼液+非甾体抗炎滴眼液+复方托吡卡胺滴眼液。

> **释义**
>
> ■ 术后常规眼部检查（视力、眼压、前房、人工晶体位置、瞳孔形状、眼底），基本能够判断视力恢复情况的原因，对于视力恢复不佳患者需要待角膜或前房炎症消退后再进行评价。对于炎症反应较明显的可以适当延长局部用药时间。
>
> ■ 人工晶状体位置判断非常重要，是否居中，尤其缝线固定的人工晶状体偏位或倾斜，均会影响到矫正视力和视觉质量。同时，判断人工晶状体与瞳孔和虹膜的关系。
>
> ■ 眼压检测是人工晶状体缝线固定术后重要的检测指标，密切关注是否有切口渗漏和低眼压，并行相应处理。
>
> ■ 根据术后眼部反应情况，调整用药种类和频次，长时间滴用激素类滴眼液时应注意检测眼压。
>
> ■ 如果屈光介质完全透明，人工晶状体位置居中，人工晶状体度数计算无误，视力仍不理想，应安排在住院期间或出院后做必要的眼底检查、眼部超声、OCT 和 UBM 等相关检查。

（十）出院标准（围绕一般情况、切口情况、第一诊断转归）

1. 手术后反应较轻，病情稳定。
2. 切口闭合好，前房形成。
3. 眼压正常，裂隙灯检查无明显异常，人工晶状体位正。

释义

　　■ 患者出院前应符合如上相关检查标准，若未达到如上标准或有眼内感染征象，应分析原因，并做相应处理。
　　■ 出现手术并发症（前房积血、明显前房内炎症反应、术后高眼压或持续低眼压未缓解、玻璃体炎性混浊、玻璃体视网膜出血、睫状体脉络膜脱离、人工晶状体偏位等），需较长时间观察和药物治疗者不进入本临床路径。

（十一）变异及原因分析

1. 术后角膜水肿明显、眼压高、眼前节反应较明显需用药观察，其住院时间相应延长。
2. 出现严重手术后并发症（人工晶状体位置异常、视网膜脱离、眼内炎），不进入路径。
3. 合并全身疾病、住院期间需要继续治疗，不进入路径。
4. 需全身麻醉者不进入路径。

释义

　　■ 按照无晶状体眼临床路径完成手术治疗，但出现非预期的结果，可能需要后期进一步处理，如人工晶状体偏位、倾斜、睫状体脱离、瞳孔夹持、视网膜脱离、术后眼内炎等并发症。
　　■ 按照路径流程完成手术，但超出路径规定的时限或限定的费用，应进行变异原因的分析，并在临床路径的表单中予以说明。
　　■ 术中发现或发生其他情况需要改变术式，如未植入人工晶状体、需要前后节联合手术等。
　　■ 要区别对待微小变异和重大变异。

五、无晶状体眼临床路径给药方案

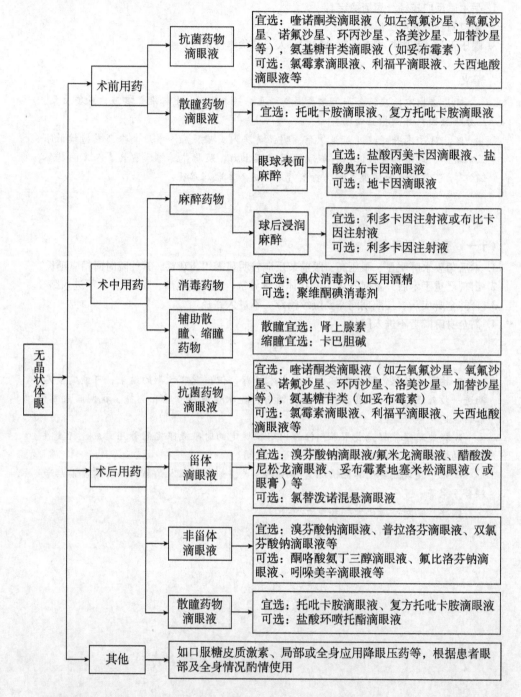

1. 用药选择：

（1）手术前应用广谱抗菌药物滴眼液 1~3 天，起到清洁结膜囊的作用。术前检影验光，评估患者屈光状态及视力情况，部分患者对常见的散瞳剂过敏，表现为眼红、眼痒等，可以试用盐酸环喷托酯滴眼液。小儿及青少年应在睫状肌麻痹的状态下检影验光。为便于住院后进行检查，也可在入院前完成屈光状态检查。

（2）手术中除了眼睑周围皮肤消毒外，还要注意结膜囊的消毒，除了术前冲洗结膜囊外，结膜囊应用5%聚维酮碘消毒液可以起到有效的灭菌作用。

（3）手术后常规应用广谱抗菌药物、甾体、非甾体滴眼液，起到预防感染、控制炎症反应的作用。必要时散瞳方便眼底检查，也可以起到活动瞳孔、防止瞳孔粘连、抑制炎症反应的目的，但要防止人工晶状体瞳孔夹持。

（4）儿童在局部麻醉下多不能配合手术，考虑全身麻醉下手术。

（5）通常不需要静脉给药。

2. 药学提示：

（1）术前有青光眼病史或青光眼眼部特征性改变的患者，术前不宜过早使用散瞳剂，二期人工晶状体植入时要考虑联合抗青光眼手术。

（2）术后糖皮质激素类滴眼液不宜长期使用，因有导致激素性青光眼的可能，使用前后监测眼压变化。

3. 注意事项：

（1）术中可以使用稀释浓度为1∶5000的肾上腺素辅助散大瞳孔。前房注射0.05~0.1ml，待瞳孔散大后，及时冲洗前房，排除剩余的肾上腺素，以免产生心血管不良反应，应密切心电监护。

（2）手术结束时，根据植入的人工晶状体位置和瞳孔大小，有时需要前房注射0.05~0.1ml卡巴胆碱收缩瞳孔，待瞳孔缩小到3~4mm以下时，确保人工晶状体与虹膜正常的位置，应及时冲洗前房排出剩余的卡巴胆碱，以免药物吸收引起头痛、恶心、呕吐等全身不适反应。

（3）手术结束，根据手术复杂情况，可以结膜下注射抗菌药物，注射部位要远离切口，要避免有毒性药物经切口流入前房，造成药物对角膜等眼内组织的不良反应。

（4）常规二期人工晶状体植入，以局部点眼即可，一般不需要静脉使用抗菌药物，但对于高危人群（糖尿病患者、独眼患者、眼部情况复杂、手术时间久等）可以联合全身使用抗菌药物，糖皮质激素的使用时间需要适当延长，但要检测眼压。

六、无晶状体眼护理规范

1. 术前护理：

（1）心理护理：适当讲解手术过程及注意事项，增加患者对手术的理解，建立合理的疗效预期和风险考虑，情绪稳定接受手术治疗。

（2）术前遵医嘱滴抗菌药物滴眼液，冲洗泪道，清洁结膜囊预防术后感染。

（3）人工晶体二期植入和固定手术前充分散瞳。

（4）术前应用降眼压药，使眼压保持在适宜手术的范围内。

（5）避免着凉，以防感冒；术前禁止抽烟，以免刺激气管黏膜，增加分泌物，诱发咳嗽。

（6）术前做好个人清洁卫生，头部清洁、沐浴、剪指（趾）甲，换好干净内衣。

（7）手术当日不要穿套头衫、高领衫，穿对胸结扣的衣服，领口要松，以免术后穿脱衣服时碰伤术眼。

（8）术前训练患者能按要求向各方向转动眼球，以利于术中或术后观察和治疗。

（9）术前嘱患者排空大小便，取下义齿，手表、首饰等。

2. 术中护理：

（1）指导患者如何抑制咳痰和打喷嚏，即用舌尖顶压上腭或用手指压人中穴，以免术中及术后因突然震动引起出血或切口裂开。

（2）手术中需克服紧张情绪，精神放松，保持头、手、身体不动，有不适情况随时向医师示意说明。

（3）手术过程中根据医师的指导调整注视方向。

3. 术后护理：

（1）人工晶体眼二期植入和固定术后取平卧位或者侧卧位，术后 4~6 小时，患者可适当下床活动，尽量避免低头、弯腰，谨防碰撞术眼，必要时戴保护眼罩，人工晶状体固定术后同一般术后护理。

（2）密切观察患者有无术后高眼压或低眼压，一般发生在术后 1~3 天，如术眼疼痛加重，分泌物增多，视力突然明显下降等及时报告医师抢救治疗。

（3）术后保持眼部敷料干燥清洁，防止碰撞。注意观察敷料有无渗血，眼垫、纱布有无松脱。

（4）术后第二天术眼敷料打开后，遵医嘱给予抗菌药物滴眼液点术眼，注意手部卫生，点药时动作要轻柔，以免眼球受压。

（5）术后注意保护手术眼，防止碰撞，不要用力挤眼、揉眼，洗脸时勿用力擦洗，避免污水进入手术眼。

（6）术后避免去人多拥挤，烟尘刺激的公共场所。室外阳光强烈时，可佩戴墨镜。

七、无晶状体眼营养治疗规范

饮食指导：

1. 全身麻醉完全清醒后 4~6 小时进流质饮食。术后第二天可进普通饮食。局部麻醉可在返回病房后半小时进清淡易消化饮食。

2. 人工晶状体固定手术时间稍长，切口多，损伤多，愈合慢，应适当增加蛋白质和维生素的摄入量，如鸡蛋、豆制品，多吃新鲜水果蔬菜，以促进切口修复，多吃软食，易消化的食物，忌烟酒辛辣刺激的食物，忌用硬食，以防用力咀嚼，牵拉切口。

3. 注意营养摄入均衡，多食粗纤维食物。保持大便通畅，防止便秘，预防过度用力，使切口裂开。

八、无晶状体眼健康宣教

1. 出院指导：按要求严格规范使用滴眼液，防止细菌感染，滴用滴眼液时，清洁双手，用手轻拉下眼睑，滴用滴眼液时，滴眼液瓶口与眼球相距 1~2cm，瓶口勿触及眼部及睫毛，每次仅需 1~2 滴，每种滴眼液之间间隔 5 分钟。

2. 忌烟酒及辛辣食物，多食水果蔬菜以及粗纤维的食物，防止便秘。

3. 术后 1 月内避免到人口密集、扬尘拥挤、烟尘刺激的公众场合，沐浴、洗脸时，勿将脏水流入眼内。

4. 保持充足的睡眠，看电视、看手机、读书均以眼睛不疲劳为标准。

5. 手术后眼花，轻度异物感，球结膜充血属正常现象。如发生明显眼痛、恶心、呕吐或视力突然下降，请立即与医师联系。

6. 伴有全身疾病如高血压，心脏病，肾病，糖尿病的患者出院后要继续治疗，控制症状发生。尤其是糖尿病患者，术后仍要很好地控制血糖，才能保证和巩固术后效果。

7. 手术后避免剧烈活动、负重及强光刺激。避免用力咳嗽、打喷嚏、弯腰提重物等，有便秘和咳嗽者宜用药物加以控制。

8. 出院后定期复查。一般在出院后 1 周、2 周、3 个月携带门诊病历复查；如有任何眼部不适如：眼红、肿、胀痛及视力下降等情况，请及时就诊。

9. 屈光不正的患者术后 3 个月验光，必要时配镜，调整看远或看近的视力，以达到最佳效果。

10. 先天性白内障患儿伴有屈光不正及弱视者，手术后需及时配镜及做弱视训练。

九、推荐表单

（一）医师表单

无晶状体眼临床路径医师表单

适用对象：第一诊断为无晶状体眼（ICD-10：H27.0）
行人工晶状体二期植入术（ICD-9-CM-3：13.72）

患者姓名：	性别： 年龄： 门诊号：	住院号：
住院日期： 年 月 日	出院日期： 年 月 日	标准住院日：5~7 天

时间	住院第 1 天	住院第 2~3 天 （手术日）	住院第 4~7 天 （出院日）
主要诊疗工作	□ 询问病史，完成体格检查及眼科专科的常规检查：视力（裸视和矫正视力）；眼压；冲洗泪道；散瞳后检查眼前节、瞳孔大小、晶状体前后囊膜及眼底检查 □ 住院医师书写病历 □ 上级医师查房，制订诊疗计划 □ 完成眼科特殊检查：显然验光，角膜曲率，眼 A+B 超，人工晶状体测算，角膜内皮检查等	□ 继续完成眼科特殊检查 □ 上级医师查房，完善术前评估 □ 完成术前小结 □ 签署手术知情同意书、高风险协议书、自费用品协议书 □ 行无晶状体眼二期人工晶状体植入术（或二期人工晶状体缝线固定术/巩膜层间固定术） □ 术者完成手术记录，住院医师完成术后病程 □ 上级医师术后查房，向患者及家属交代病情及术后注意事项	□ 上级医师查房 □ 观察视力、眼压、裂隙灯下观察角膜清晰度、前节反应、瞳孔形态和大小、人工晶状体位置等 □ 评估术后视力、角膜、眼前节等恢复情况 □ 住院医师完成术后病程记录、出院小结、出院带药、出院证明 □ 上级医师决定出院时间 □ 向患者告知出院后促进术眼恢复的相关注意事项
重点医嘱	**长期医嘱** □ 眼科二级护理常规 □ 饮食（普通饮食/糖尿病饮食/其他） □ 手术眼点抗菌药物滴眼液 □ 针对全身病的常规用药 **临时医嘱** □ 术前胸透、心电图、血尿常规，血糖、常规生化等检查（尽可能入院前完成检查） □ 测眼压、裂隙灯、眼底检查 □ 显然验光，角膜曲率，眼 A+B 超，人工晶状体生物测量 □ 角膜内皮检查（必要时），冲洗泪道	**长期医嘱**（术后） □ 眼科二级护理常规 □ 饮食（普通饮食/糖尿病饮食/其他） □ 抗菌药物、糖皮质激素滴眼液、眼膏 □ 非甾体滴眼液（必要时） □ 角膜营养滴眼液（必要时） □ 口服抗菌药物（必要时） □ 降眼压药物（必要时） □ 止血药（必要时） □ 测眼压每日 1 次 □ 裂隙灯每日 1 次/每日 2 次 □ 换药（术眼清洁）每日 1 次 **临时医嘱** □ 局部麻醉或心电监测下二期人工晶状体植入术 □ 术前 1 小时快速散瞳剂点眼术眼 4~6 次 □ 术前半小时广谱抗菌药物静脉滴入（必要时） □ 术前半小时止血剂、镇静剂肌内注射（必要时） □ 酌情全身使用降眼压药	**长期医嘱**（术后） □ 眼科术后二级护理常规 □ 饮食（普通饮食/糖尿病饮食/其他） □ 抗菌药物、糖皮质激素滴眼液、眼膏 □ 非甾体滴眼液（必要时） □ 角膜营养滴眼液（必要时） □ 散瞳剂（必要时） □ 降眼压药物（必要时） □ 止血药（必要时） □ 测眼压每日 1 次 □ 裂隙灯每日 1 次/每日 2 次 □ 换药（术眼清洁）每日 1 次（必要时） **临时医嘱** □ 间接检镜检查（必要时） □ 显然验光或电脑验光 □ 出院医嘱：抗菌药物、糖皮质激素滴眼液（每周递减、至术后 1 个月停药）、非甾体滴眼液、角膜营养药、降眼压药物（必要时）及定期门诊复查

续　表

时间	住院第 1 天	住院第 2~3 天 （手术日）	住院第 4~7 天 （出院日）
病情 变异 记录	□无　□有，原因： 1. 2.	□无　□有，原因： 1. 2.	□无　□有，原因： 1. 2.
医师 签名			

（二）护士表单

无晶状体眼临床路径护士表单

适用对象：第一诊断为无晶状体眼（ICD-10：H27.0）

行人工晶状体二期植入术（ICD-9-CM-3：13.72）

患者姓名：	性别： 年龄： 门诊号：	住院号：
住院日期： 年 月 日	出院日期： 年 月 日	标准住院日：5~7 天

时间	住院第 1 天 （术前）	住院第 2~3 天 （手术日）	住院第 4~7 天 （术后和出院日）
健康宣教	□ 入院宣教 　介绍主管医师、护士 　介绍环境、设施 　介绍住院注意事项 □ 疾病宣教 　宣教疾病知识 　护士与患者沟通 □ 术前宣教 　术前准备及手术过程 　告知准备物品、沐浴 　告知术后饮食、活动及探视注意事项	□ 术后当日宣教 　告知体位要求 　告知饮食要求 　告知疼痛注意事项 　告知术后紧急呼叫方式 　给予患者及家属心理支持 　再次明确探视陪护须知 　告知家属等候区位置	□ 术后宣教 　告知体位要求、饮食要求 　告知术后紧急呼叫方式 　给予患者及家属心理支持 □ 出院宣教 　复查时间 　眼药使用方法与频率 　活动休息 　指导饮食 　指导办理出院手续
护理处置	□ 核对患者姓名，佩戴腕带 □ 卫生处置：剪指（趾）甲、更换病号服，头部清洁、沐浴 □ 协助医师完成术前检查化验 □ 协助完成眼科特殊检查：B 超 □ 术前准备：剪睫毛、冲洗结膜囊	□ 送手术 　摘除患者各种活动物品 　核对患者资料及术中带药 　填写手术交接单，签字确认 □ 接手术 　核对患者及资料，签字确认	□ 办理出院手续 　告知眼药作用及频率 　告知复查时间 　归还保存的物品
基础护理	□ 二级护理 □ 晨晚间护理 □ 患者安全管理	□ 二级护理 □ 晨晚间护理 □ 患者安全管理	□ 二级护理 □ 晨晚间护理 □ 患者安全管理
专科护理	□ 护理查体 □ 需要时，填写跌倒防范表 □ 需要时，请家属陪护 □ 遵医嘱抗菌药物滴眼液点术眼（4 次/日） □ 心理护理	□ 遵医嘱完成相关检查 □ 遵医嘱抗菌药物滴眼液点术眼（4 次/日） □ 术前遵医嘱给予散瞳药滴眼 □ 心理护理	□ 病情观察，注意眼压变化 □ 遵医嘱抗菌药物滴眼液点术眼（4 次/日） □ 心理护理
重点医嘱	□ 详见医嘱执行单	□ 详见医嘱执行单	□ 详见医嘱执行单
病情变异记录	□ 无 □ 有，原因： 1. 2.	□ 无 □ 有，原因： 1. 2.	□ 无 □ 有，原因： 1. 2.
护士签名			

（三）患者（家属）表单

无晶状体眼临床路径患者（家属）表单

适用对象：第一诊断为无晶状体眼（ICD-10：H27.0）

行人工晶状体二期植入术（ICD-9-CM-3：13.72）

患者姓名：		性别： 年龄： 门诊号：		住院号：
住院日期： 年 月 日		出院日期： 年 月 日		标准住院日：5~7 天

时间	住院第 1 天	住院第 2~3 天 （手术日）	住院第 4~7 天 （术后）
医患配合	□ 配合询问病史、收集资料，请务必详细告知既往史、用药史、过敏史 □ 配合进行体格检查 □ 配合完善术前相关检查，如采血、留尿、心电图 □ 配合完善眼科特殊检查 □ 患者及家属听取病情，手术谈话、术前签字 □ 有任何不适请告知医师	□ 手术前了解手术及围术期相关治疗，协助患者缓解紧张情绪 □ 听取麻醉师的术前访视 □ 配合医护完成患者用药及治疗 □ 配合术前准备、消毒铺巾 □ 配合医师手术 □ 术中回答医师询问 □ 有任何不适请告知医师	□ 配合术后检查：视力、眼压、裂隙灯、眼底镜 □ 配合评估手术效果 □ 配合术后处理、换药 □ 接受出院前指导 □ 知道复查程序 □ 获取出院诊断书 □ 预约复诊日期 □ 有任何疑问请医师解答
护患配合	□ 配合测量体温、脉搏、呼吸、血压、体重 □ 配合完成入院护理评估（简单询问病史、过敏史、用药史） □ 接受入院宣教（环境介绍、病室规定、订餐制度、贵重物品保管、病房探视陪住管理制度等） □ 自行沐浴，头部清洁，剪指（趾）甲，男患者剃须 □ 准备好必要用物，吸水管、纸巾等 □ 取下义齿、饰品等，贵重物品交家属保管 □ 有任何不适请告知护士	□ 清晨测量体温、脉搏、呼吸 □ 配合手术室前核对，术中带药 □ 配合返回病房后核对，配合过病床，配合血压测量 □ 遵医嘱采取正确体位 □ 配合缓解疼痛 □ 执行探视及陪护 □ 有任何不适请告知护士	□ 接受出院宣教 □ 办理出院手续 □ 获取出院带药 □ 知道眼药使用频率、方法和眼药保存注意事项 □ 知道特殊体位的时间 □ 知道复印病历方法 □ 清点收拾个人物品
饮食	□ 普通饮食	□ 普通饮食	□ 普通饮食
排泄	□ 正常排尿便	□ 正常排尿便	□ 正常排尿便
活动	□ 正常活动	□ 正常活动	□ 正常活动

附：原表单（2016 年版）

无晶状体眼临床路径表单

适用对象：第一诊断为无晶状体眼（ICD-10：H27.000）

行人工晶状体二期植入术（ICD-9-CM-3：13.72001）

患者姓名：	性别：　　年龄：　　门诊号：	住院号：
住院日期：　　年　月　日	出院日期：　　年　月　日	标准住院日：6 天

时间	住院第 1 天	住院第 2 天	住院第 3 天 （手术日）
主要诊疗工作	□ 询问病史 □ 体格检查 □ 交代病情 □ 完成首次病程记录和住院病历	□ 核实各项检查结果正常 □ 上级医师查房与术前评估 □ 向患者及家属交代术前、术中和术后注意事项 □ 患者选择人工晶状体（IOL） □ 选择手术用黏弹剂 □ 签署手术知情同意书	□ 术前再次确认患者姓名、性别、年龄和手术眼别 □ 实施手术 □ 完成手术记录 □ 向患者及其家属交代术后注意事项
重点医嘱	**长期医嘱** □ 眼科二级或三级护理 □ 抗菌药物滴眼液点术眼（4 次/日） **临时医嘱** □ 血常规、尿常规 □ 感染性疾病筛查（包括乙型肝炎、丙型肝炎、艾滋病、梅毒等） □ 凝血功能检查 □ 心电图、X 线胸片 □ 眼科 A+B 超、角膜曲率 □ 眼电生理、验光 □ 角膜内皮、人工晶状体测量 □ 角膜地形图	**长期医嘱** □ 眼科二级或三级护理 □ 抗菌药物滴眼液点术眼（4 次/日） **临时医嘱** □ 明日在表面麻醉或球后/球周阻滞麻醉下行左/右眼人工晶状体植入手术 □ 术前 1 小时术眼滴复方托吡卡胺滴眼液散瞳 4 次 □ 术前 15 分钟术眼滴表面麻醉药 3 次	**长期医嘱** □ 眼科一级或二级护理 **临时医嘱** □ 根据病情需要制订
主要护理工作	□ 入院护理评估 □ 健康教育 □ 执行医嘱	□ 手术前物品准备 □ 手术前心理护理 □ 手术前患者准备 □ 执行医嘱	□ 随时观察患者情况 □ 术前冲洗结膜囊 □ 术后心理与基础护理 □ 执行医嘱 □ 术后健康教育
病情变异记录	□ 无　□ 有，原因： 1. 2.	□ 无　□ 有，原因： 1. 2.	□ 无　□ 有，原因： 1. 2.
护士签名	白班　　小夜班　　大夜班	白班　　小夜班　　大夜班	白班　　小夜班　　大夜班
医师签名			

时间	住院第 4 天 （术后第 1 日）			住院第 5 天 （术后第 2 日）			住院第 6 天 （术后第 3 日）		
主要诊疗工作	□ 检查患者术眼 □ 上级医师查房，确定有无手术并发症 □ 更换敷料 □ 完成病程记录 □ 向患者及家属交代术后恢复情况			□ 检查患者术眼 □ 上级医师查房，确定有无手术并发症 □ 更换敷料 □ 完成病程记录 □ 评估患者明日是否可以出院			□ 上级医师查房，确定是否可以出院，若患者可以出院，则需完成出院记录 □ 通知出院处 □ 通知患者及其家属出院 □ 向患者交代出院后注意事项 □ 预约复诊日期 □ 出具诊断证明书		
重点医嘱	**长期医嘱** □ 眼科一级或二级护理 □ 抗菌药物+类固醇激素滴眼液+非甾体滴眼液+复方托吡卡胺滴眼液 **临时医嘱** □ 根据病情需要制订			**长期医嘱** □ 眼科三级护理 □ 抗菌药物+类固醇激素滴眼液+非甾体滴眼液+复方托吡卡胺滴眼液 **临时医嘱** □ 根据病情需要制订			**长期医嘱** □ 眼科三级护理 □ 抗菌药物+类固醇激素滴眼液+非甾体滴眼液+复方托吡卡胺滴眼液 **临时医嘱** □ 今日出院 □ 出院带药：抗菌药物+类固醇激素滴眼液，4 次／日，复方托吡卡胺滴眼液 □ 持续 3~4 周		
主要护理工作	□ 随时观察患者病情 □ 执行医嘱			□ 随时观察患者病情 □ 执行医嘱			□ 出院宣教 □ 如果患者可以出院，协助患者办理出院手续、交费等事项		
病情变异记录	□ 无　□ 有，原因： 1. 2.			□ 无 □ 有，原因： 1. 2.			□ 无 □ 有，原因： 1. 2.		
护士签名	白班	小夜班	大夜班	白班	小夜班	大夜班	白班	小夜班	大夜班
医师签名									

第十七章

单纯硅油填充取出临床路径释义

【医疗质量控制指标】

指标一、诊断需结合病史、原发病、症状、体征和辅助检查。

指标二、手术适应证选择必须是单纯玻璃体硅油取出术，不包括需要联合激光、增殖膜剥除等情况。

指标三、手术疗效达到预期目标。

指标四、抗菌药物使用符合规范。

指标五、住院时间符合路径实施要求。

一、单纯硅油填充取出编码

1. 原编码：

疾病名称及编码：单纯硅油填充眼（ICD-10：Z98.801）

2. 修改编码：

疾病名称及编码：取出眼内硅油（ICD-10：Z48.801）

　　　　　　　　眼科术后取出硅油（ICD-10：Z48.800x003）

手术操作名称及编码：玻璃体硅油取出术（ICD-9-CM-3：14.6x02）

二、临床路径检索方法

Z48.801/Z48.800x003 伴 14.6x02

三、国家医疗保障疾病诊断相关分组（CHS-DRG）

MDCC　眼疾病及功能障碍

CZ1　其他眼部疾患

四、单纯硅油填充取出临床路径标准住院流程

（一）适用对象

第一诊断为单纯硅油填充眼（ICD-10：Z98.801）。

1. 症状：硅油填充眼相关症状。

2. 体征：玻璃体切割术后硅油填充、视网膜贴伏良好符合硅油取出指征者及前房可见硅油乳化颗粒可伴有高眼压的患者。

3. 辅助检查：眼部 B 超：硅油填充眼，视网膜贴伏良好。

> **释义**
>
> ■ 本路径适用对象为单纯硅油填充患者。
>
> ■ 眼部其他问题需要处理的，如并发性白内障、需要处理的青光眼、黄斑前膜、视网膜增殖条索、视网膜裂孔，不适合本路径。
>
> ■ 全身系统性疾病控制不良的，如高血压、糖尿病、心脑血管疾病，不适合本路径。
>
> ■ 全身麻醉患者不适合本路径。

（二）诊断依据

根据《临床诊疗指南·眼科学分册》（中华医学会编著，人民卫生出版社，2006），《临床技术操作规范·眼科学分册》（中华医学会编著，人民军医出版社，2007），《眼科临床指南（第3版）》（美国眼科学会编，人民卫生出版社，2018），《眼科学（8年制版）》（葛坚等主编，人民卫生出版社，2015）。

> **释义**
>
> ■ 单纯硅油填充眼指行玻璃体切割术并充填硅油，未合并新发视网膜裂孔、视网膜脱离、视网膜增殖条索、黄斑前膜和并发性白内障。
>
> ■ 眼部B超：由于硅油对超声波的干扰，B超检查结果尤其眼轴仅供参考，最好采用光学生物检测法，如IOL-Master、Lenstar等。

（三）治疗方案的选择

根据《临床诊疗指南·眼科学分册》（中华医学会编著，人民卫生出版社，2007），《临床技术操作规范·眼科学分册》（中华医学会编著，人民军医出版社，2007），《眼科学（8年制版）》（葛坚等主编，人民卫生出版社，2015）：

符合以下手术指征者予以单纯硅油取出术。

1. 玻璃体切除并硅油填充术后2个月到半年左右，取出时限可依据眼部情况具体放宽。
2. 经散瞳眼底检查裂孔周围充分机化、瘢痕化，视网膜贴伏良好。
3. 硅油乳化严重、继发性难以控制的高眼压者。

> **释义**
>
> ■ 硅油取出术的时限一般建议术后2个月到半年。因为增生性病变发展一般在3个月内达到稳定期，所以，对于复杂性玻璃体脱离、玻璃体无法切除干净的患者，建议硅油填充3个月后取出。
>
> ■ 儿童玻璃体切割术后增生活跃、葡萄膜炎和肿瘤切除术后眼内炎症反应重，需半年后取油。
>
> ■ 散瞳详细检查眼底发现视网膜裂孔者可予术前先行裂孔激光光凝治疗后取油。如果周边视网膜裂孔伴随局部视网膜脱离者，可先行巩膜外加压及经巩膜冷凝裂孔后观察4周取油。对于前部PVR或怀疑周边有细小裂孔的患者，可视严重程度先予行360°全周视网膜激光光凝2圈或者行巩膜环扎术后间隔1~4周取油。
>
> ■ 硅油乳化后将诱发炎症反应，进入前房造成角膜变性，进入前房引起难以控制的高眼压。因此，一旦出现硅油乳化并进入前房，可于术后2个月取出。

（四）标准住院日

7~10天。

> 释义

■ 标准住院日是针对多数医院的现状制订，提倡尽量缩短住院日。

■ 单纯硅油眼入院后，术前检查术前准备1~3天，在入院第2~4天手术。术后恢复1~5天出院。

■ 单纯硅油取出术后正常情况下，术后1~3天即可出院，但是部分患者可能出现以下情况，需要延迟出院时间：低眼压、高眼压、无法解释的视力下降、玻璃体腔混浊严重和前房积血。

（五）进入路径标准

1. 第一诊断必须符合（ICD-10：Z98.801）玻璃体切除硅油充填状态。

2. 当患者同时具有其他疾病诊断，但在住院期间不需要特殊处理也不影响第一诊断的临床路径流程实施时，可以进入路径。

3. 存在控制稳定的全身系统性疾病，如高血压、糖尿病、心脑血管疾病。

4. 非全身麻醉患者。

> 释义

■ 本路径适用对象为单纯硅油填充患者。

■ 对于术前检查发现存在视网膜裂孔、视网膜未完全复位、视网膜增殖条索、黄斑前膜的患者不适用本路径。

■ 对于已行硅油取出术，术后视网膜脱离复发的二次取油患者，估计再次注油可能性较大者不适用本路径。

■ 合并并发性白内障，需联合白内障手术的患者不适用本路径。

■ 对于合并高眼压的患者，如术前药物控制较好，计划只行硅油填充取出术的患者可入路径。

■ 如果因合并其他控制不良的全身疾病，在住院期间需要其他科室医师会诊处理的患者不适用本路径。

■ 需要全身麻醉行硅油填充取出术的患者不适用本路径。

（六）术前准备（术前评估）

1~3天。

1. 入院常规检查项目：

（1）血常规、尿常规。

（2）肝肾功能、电解质、血糖，凝血功能，感染性疾病筛查（乙型肝炎、丙型肝炎、艾滋病、梅毒等）。

（3）心电图，X线胸片（儿童可不行）。

（4）眼部相关检查：验光、眼压、视野、OCT扫描、眼底照相。

2. 根据患者病情需要可选择行眼轴长度（A+B超检查）。

> **释义**
>
> ■ 全身性检查属于术前常规检查，为了排除影响手术的禁忌证，确保手术安全。
> ■ 验光和矫正视力可以明确患者硅油眼下的屈光状态以及最佳矫正视力，便于术后对比和评估。
> ■ 硅油眼患者可能继发青光眼，对于眼压过低的患者，术后视网膜脱离的可能性大，需要慎重考虑是否行硅油取出术。
> ■ OCT检查可以评估黄斑前膜、黄斑下液、黄斑水肿等会影响手术方式选择或手术后效果的因素。对于硅油取出术后发生不明原因视力下降的患者，可以前后对比黄斑区病变的改变情况，对寻找视力下降原因有益。
> ■ 由于硅油对超声波的干扰，A+B超检查眼轴准确率低，有条件的医疗机构最好采用光学生物检测法，如IOL-Master、Lenstar等。

（七）预防性抗菌药物选择与使用时机

选用抗菌药物滴眼液，预防性用药时间：术前1~3天。

> **释义**
>
> ■ 该手术为选择性Ⅰ类切口手术，不建议全身使用抗菌药物。宜选用广谱抗菌药物滴眼液滴眼，入院当日即开始使用，每日4~6次。

（八）手术日

入院第2~4天。

1. 麻醉方式：局部麻醉。
2. 手术中眼内填充物为单纯灌注液填充（水眼）、膨胀气体、无菌空气、硅油再次填充（若术中发现视网膜脱离需退出临床路径）。
3. 术中用药：利多卡因、罗哌卡因或布比卡因等局部麻醉药物、肾上腺素、庆大霉素针、地塞米松针、抗菌药物眼膏（金霉素、红霉素或妥布霉素地塞米松眼膏）、阿托品眼膏或阿托品眼用凝胶。
4. 术中用耗品20件眼科器械包、导光纤维、穿刺刀、8-0或7-0可吸收巩膜缝线、20G或23G或25G套管针。

> **释义**
>
> ■ 本路径麻醉方式为局部麻醉，需要行全身麻醉者退出路径。
> ■ 术中填充物选择：对于单纯性的硅油取出术，术后灌注液填充即可。如果术中采用反复气液交换，以尽量清除干净残余硅油者，最后一次气液交换后可以视情况保留气体。术中发现视网膜裂孔或旧孔不完全封闭者可以考虑惰性气体充填。
> ■ 单纯硅油填充取出手术时间短，一般可不用罗哌卡因或布比卡因，但是视术前评估而定。
> ■ 术中用耗品根据使用的设备和手术方法不同有所不同。

（九）术后住院恢复

5~8 天。

1. 术后需要复查的项目 视力（验光）、眼压、裂隙灯眼前节、眼底检查、根据患者病情变化选择检查项目。

2. 选择用药：

（1）抗菌药物滴眼液；抗炎滴眼液。

（2）降眼压药物。

（3）散瞳剂。

释义

■硅油取出术后必须每日关注矫正视力、眼压、裂隙灯眼前节、眼底检查。视力下降可以是术后早期炎症反应、角膜水肿等原因引起，也可能是由于血流灌注改变、有害性的可溶性生长因子及自由基释放影响到黄斑功能，造成难以恢复的永久性损伤。

■眼压检查对于硅油取出术患者尤为重要：高眼压和低眼压都是硅油取出术后常见的并发症。可以是一过性的，也可能是持续性的。如果出现低眼压，必须注意有没有切口漏或者脉络膜视网膜脱离。

■裂隙灯眼前节检查可以发现角膜水肿、前房硅油残留等并发症。

■眼底检查可以发现玻璃体腔混浊程度、视网膜复位情况等。

■抗菌药物使用：一般术后常规使用5~7天抗菌药物眼液。

■由于手术穿刺口经过睫状体平坦部，一般术后常规使用糖皮质激素和非甾体类抗炎药滴眼液减轻葡萄膜炎症反应。

■硅油取出术后高眼压多与手术刺激炎症反应、术中气体填充有关。

■使用散瞳剂目的为减轻术后睫状肌炎症反应。

（十）出院标准

1. 眼压正常范围、矫正视力基本达术前矫正视力。

2. 玻璃体腔无严重混浊，视网膜形态可辨、贴伏良好。

3. 巩膜穿刺口、结膜切口愈合好，无明显眼前节炎症反应。

释义

■一过性低眼压一般在1周左右恢复，部分患者持续性低眼压与睫状体的脱离、萎缩有关。高眼压多与手术刺激炎症反应、术中气体填充有关。持续性低眼压或高眼压均会对视功能造成严重后果，需要监测稳定方可出院。

■硅油取出术后视力明显低于术前矫正视力可能由于各种手术并发症、角膜水肿、眼前节炎症、黄斑水肿或玻璃体混浊等造成。另外，尚有一种无法解释的视力下降，临床表现为硅油取出术后视力下降，未发现引起视力下降的原因，多焦ERG提示黄斑功能不良，可能是黄斑中心凹视网膜中外层特异性损伤。可能与血流灌注改变、有害性的可溶性生长因子及自由基释放、钾钠钙等离子有关。

■硅油取出术后玻璃体腔混浊可能是由于硅油滴残留、非感染性炎症和感染性炎症造成。如果考虑非感染性炎症引起，予全身激素治疗；如为感染性炎症，则按眼内炎处理。

（十一）变异及原因分析

1. 存在需手术治疗的合并疾病，如白内障、青光眼。

2. 存在眼部活动性感染性疾病。

3. 出现严重并发症（脉络膜脱离、视网膜脱离、玻璃体积血、白内障加重、低眼压、高眼压、感染性眼内炎、角膜水肿及严重眼前节反应等）。

4. 需行全身麻醉手术者不进入路径。

5. 患者依从性差。

> **释义**
>
> ■ 本路径适用对象为单纯硅油填充患者。对于需联合行白内障手术或需要处理的高眼压者不适合本路径。
>
> ■ 本手术为选择性手术，眼部活动性感染性疾病需要先行治疗后再择期手术。如入组后发现有慢性泪囊炎等感染性疾病者即为变异。
>
> ■ 单纯硅油取出术一般比较安全，术中或术后并发症包括脉络膜脱离、视网膜脱离、驱逐性出血、玻璃体积血、白内障加重、低眼压、高眼压、感染性眼内炎、角膜水肿及严重眼前节反应。如出现以上需要处理的并发症即为变异。
>
> ■ 术前检查发现需要处理的全身系统性疾病或者术后出现全身情况，如血压波动、血糖升高等，即为变异。

五、单纯硅油填充取出临床路径给药方案

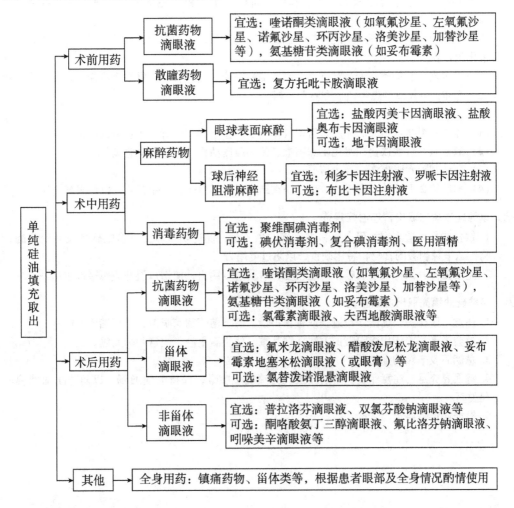

1. 用药选择：

（1）手术前应用广谱抗菌药物滴眼液1~3天，起到清洁结膜囊的作用。

（2）手术中除了眼睑周围皮肤消毒外，还要注意结膜囊的消毒，除了术前冲洗结膜囊外，结膜囊应用5%聚维酮碘消毒液可以起到有效的灭菌作用。

（3）手术后常规应用广谱抗菌药物、甾体、非甾体滴眼液，起到预防感染、控制炎症反应的作用。

（4）术后，部分患者会出现疼痛等不适症状，给予镇痛、非甾体抗炎等对症处理。

2. 药学提示：

术后糖皮质激素类滴眼液不宜长期使用，因有导致激素性青光眼的可能，使用前后应监测眼压变化。

3. 注意事项：

该手术为选择性Ⅰ类切口手术，不建议全身使用抗菌药物。通常围术期眼局部点药即可，一般不需要静脉用抗菌药物等。

六、单纯硅油填充取出护理规范

1. 术前护理：

（1）心理护理：因为患者已接受过硅油注入术，心理护理重点可以放在沟通解释两种手术的不同之处，消除患者的顾虑和紧张情绪。讲解手术过程和注意事项，增加患者对手术的理解。

（2）手术前一日的护理：嘱患者按时滴抗菌药物滴眼液，加强饮食指导，摄入营养丰富、易消化的食物。

（3）手术当日的护理：清洁结膜囊，滴散瞳滴眼液。嘱患者术前排空大小便，取下义齿、手表、首饰，留长发的患者梳成左右两个辫子。

2. 术后护理：

（1）体位：根据术中玻璃体腔是否留气体给予体位指导。留有气体者禁仰卧位。

（2）嘱松软、清淡饮食，避免剧烈咳嗽、使用腹压动作。避免术眼碰撞。

（3）密切观察术眼疼痛、视力情况。

（4）术后第2天开始点滴眼液，尽量滴在结膜囊内，操作时动作轻柔，以免眼球受压。

七、单纯硅油填充取出营养治疗规范

1. 饮食指导：适当增加蛋白质和维生素的摄入量，促进切口修复；多吃软食及易消化的食物，忌辛辣刺激的食物，忌用硬食，以防过度用力。

2. 生活指导：保持大便通畅，防止便秘，以防过度用力，使切口裂开或驱逐性出血。

八、单纯硅油填充取出健康宣教

1. 注意术眼保护，无菌纱布遮盖或戴保护镜，滴抗菌药物滴眼液，防止细菌感染。

2. 教会患者正确使用滴眼液的方法，嘱其按时使用滴眼液，注意用药间隔。

3. 忌烟酒及辛辣的食物。

4. 睡眠要充足，注意保暖，早期应避免打喷嚏、咳嗽，保持大便通畅，以防止出血或视网膜脱离。

5. 根据病情需要定期复诊。

九、推荐表单

（一）医师表单

单纯硅油填充取出临床路径医师表单

适用对象：第一诊断为取出眼内硅油（ICD-10：Z48.801）；眼科术后取出硅油（ICD-10：Z48.800x003）

行玻璃体硅油取出术（ICD-9-CM-3：14.6x02）

患者姓名：	性别：	年龄：	门诊号：	住院号：

住院日期： 年 月 日	出院日期： 年 月 日	标准住院日：7~10 天

时间	住院第 1 天	住院第 2 天	住院第 3 天
主要诊疗工作	□ 询问病史及体格检查，眼科常规检查：包括视力、眼压、裂隙灯眼前节、眼底检查、并完成病历书写 □ 开实验室检查单 □ 完成首次病程记录 □ 完成病历书写 □ 上级医师查房与术前评估 □ 初步确定手术方式和日期	□ 上级医师查房与术前评估 □ 视力、眼压、裂隙灯眼底检查 □ 三面镜周边视网膜评估 □ 完善术前检查和术前评估 □ 对侧眼检查	□ 术前检查结果确认 □ 排除手术禁忌证 □ 调整全身用药，控制血压、血糖等 □ 术前再次眼部检查评估 □ 向患者及其家属交代围术期注意事项 □ 根据检查结果，进行术前讨论，确定手术方案 □ 住院医师完成术前小结和术前讨论，上级医师查房记录等 □ 签署手术同意书、自费用品同意书
重点医嘱	**长期医嘱** □ 眼科二级护理常规 □ 饮食、陪护、测血压 □ 抗炎、抗感染、散瞳药物点术眼 **临时医嘱** □ 血常规、尿常规，血糖、肝肾功能，凝血功能，电解质、传染病筛查 □ 心电图，X 线胸片，细菌培养及药敏试验 □ 视力、验光、眼压、裂隙灯、眼底检查 □ 眼科特殊检查：OCT 扫描、眼底照相、视野、A+B 超	**长期医嘱** □ 眼科二级护理常规 □ 饮食、陪护、测血压 □ 抗炎、抗感染、散瞳药物点术眼 **临时医嘱** □ 视力、眼压、裂隙灯、眼底检查	**长期医嘱** □ 眼科二级护理常规 □ 饮食、陪护、测血压 □ 抗炎、抗感染、散瞳药物点术眼 **临时医嘱**（术前 1 日） □ 常规术前医嘱：冲洗泪道、结膜囊、剪睫毛、静脉留置针 □ 抗菌药物皮试（高危患者） □ 拟明日在局部麻醉下行左/右眼单纯硅油填充取出术 □ 术前散瞳 □ 术前镇静、止血药物
病情变异记录	□ 无　□ 有，原因： 1. 2.	□ 无　□ 有，原因： 1. 2.	□ 无　□ 有，原因： 1. 2.
医师签名			

时间	住院第 2~4 天 （手术日）	住院第 3~5 天 （术后第 1 日）
主要诊疗工作	□ 上级医师查房 □ 手术眼别标识 □ 手术前再次确认患者姓名、性别、年龄和 　准备手术的眼睛、手术方案 □ 完成既定方案手术 □ 术者完成手术记录、术后病程记录 □ 术后病情交代及术后注意事项	□ 上级医师查房 □ 视力、眼压、裂隙灯、眼底检查 □ 换药、包眼 □ 病程记录书写 □ 向患者及家属交代术后恢复情况
重点医嘱	**长期医嘱** □ 眼科术后二级护理常规 □ 饮食、陪护、测血压 □ 糖皮质激素、非甾体、抗感染、散瞳药物 　点术眼 □ 必要时营养神经、改善微循环药物、抗炎 　药物 **临时医嘱** □ 必要时使用止血药	**长期医嘱** □ 眼科术后二级护理常规 □ 饮食、陪护、测血压 □ 视力、眼压、裂隙灯、眼底检查 □ 糖皮质激素、非甾体、抗感染、散瞳药物点术眼 □ 必要时营养神经、改善微循环药物、抗炎药物 □ 眼部换药、包眼 **临时医嘱** □ 如高眼压：降眼压药物全身、局部应用 □ 必要时使用止血药
病情变异记录	□ 无　□ 有，原因： 1. 2.	□ 无　□ 有，原因： 1. 2.
医师签名		

时间	住院第 4~6 天 （术后第 2~3 日）	住院第 7~10 天 （出院日）
主要诊疗工作	□ 上级医师查房 □ 视力、眼压、裂隙灯、眼底检查 □ 换药、包眼 □ 病程记录书写	□ 上级医师查房 □ 视力、眼压、裂隙灯、眼底检查 □ 换药、包眼 □ 病程记录书写 □ 复查验光、OCT □ 根据手术切口、玻璃体腔、视网膜情况等决定术后出院时间 □ 完成出院志、病案首页、出院诊断证明书等病历材料 □ 向患者交代出院后的后续治疗及相关注意事项，如复诊时间等
重点医嘱	**长期医嘱** □ 眼科术后二级护理常规 □ 饮食、陪护、测血压 □ 视力、眼压、裂隙灯、眼底检查 □ 糖皮质激素、非甾体、抗感染、散瞳药物点术眼 □ 必要时营养神经、改善微循环药物、抗炎药物 □ 眼部换药、包眼 **临时医嘱** □ 如高眼压：降眼压药物全身、局部应用 □ 必要时使用止血药	**长期医嘱** □ 眼科术后二级护理常规 □ 饮食、陪护、测血压 □ 视力、眼压、裂隙灯、眼底检查 □ 糖皮质激素、非甾体、抗感染、散瞳药物点术眼 □ 必要时营养神经、改善微循环药物、抗炎药物 □ 眼部换药、包眼 **临时医嘱** □ 今日出院 □ 出院带药 □ 抗菌药物滴眼液 □ 非甾体滴眼液 □ 糖皮质激素滴眼液 □ 降眼压药物（必要时） □ 口服药物：营养神经、抗炎减轻水肿、改善微循环药物（必要时）
病情变异记录	□ 无 □ 有，原因： 1. 2.	□ 无 □ 有，原因： 1. 2.
医师签名		

（二）护士表单

单纯硅油填充取出临床路径护士表单

适用对象：第一诊断为取出眼内硅油（ICD-10：Z48.801）；眼科术后取出硅油（ICD-10：Z48.800x003）

行玻璃体硅油取出术（ICD-9-CM-3：14.6x02）

患者姓名：		性别： 年龄： 门诊号：	住院号：
住院日期： 年 月 日		出院日期： 年 月 日	标准住院日：7~10 天

时间	住院第 1 天	住院第 2 天	住院第 3 天
健康宣教	□ 入院宣教 　介绍主管医师、护士 　介绍环境、设施 　介绍住院注意事项	□ 术前宣教 　主管护士与患者沟通，了解并指导心理应对	□ 术前宣教 　宣教疾病知识、术前准备及手术过程 　告知准备物品、沐浴 　告知术后饮食、活动及探视注意事项 　告知术后可能出现的情况及应对方式 □ 主管护士与患者沟通，了解并指导心理应对 □ 告知家属等候区位置
护理处置	□ 核对患者姓名，佩戴腕带 □ 建立入院护理病历 □ 卫生处置：剪指（趾）甲、沐浴，更换病号服 □ 未成年人需陪护 1 人	□ 协助医师完成术前检查	□ 协助医师完成术前检查 □ 术前准备 　冲洗结膜囊 　卫生处置：头部清洁、沐浴
基础护理	□ 二级护理 □ 晨晚间护理 □ 患者安全管理	□ 二级护理 □ 晨晚间护理 □ 患者安全管理	□ 二级护理 □ 晨晚间护理 □ 患者安全管理
专科护理	□ 护理查体 □ 需要时，填写跌倒及压疮防范表 □ 需要时，请家属陪护 □ 遵医嘱抗菌药物滴眼液点术眼（4次/日） □ 心理护理	□ 协助完成相关检查 □ 遵医嘱抗菌药物滴眼液点术眼（4次/日） □ 心理护理	□ 协助完成相关检查 □ 遵医嘱抗菌药物滴眼液点术眼（4次/日） □ 心理护理
重点医嘱	□ 详见医嘱执行单	□ 详见医嘱执行单	□ 详见医嘱执行单
病情变异记录	□ 无 □ 有，原因： 1. 2.	□ 无 □ 有，原因： 1. 2.	□ 无 □ 有，原因： 1. 2.
护士签名			

时间	住院第2~4天 （手术日）	住院第3~5天 （术后第1日）
健康宣教	□ 术后当日宣教 　告知术后注意事项 　告知术后饮食、活动及探视注意事项 　告知术后可能出现情况的应对方式 □ 给予患者及家属心理支持 □ 再次明确探视陪护须知	□ 术后宣教 　眼药作用及频率 　饮食、活动指导 　复查患者对术前宣教内容的掌握程度
护理处置	□ 送手术 　摘除患者各种活动物品 　核对患者资料及术中带药 　填写手术交接单，签字确认 □ 接手术 　核对患者及资料，签字确认	□ 协助完成相关检查
基础护理	□ 二级护理 □ 晨晚间护理 □ 患者安全管理	□ 二级护理 □ 晨晚间护理 □ 患者安全管理
专科护理	□ 病情观察，观察术眼情况变化 □ 测量患者TPR变化 □ 心理护理	□ 病情观察，观察术眼情况变化 □ 遵医嘱眼药治疗 □ 心理护理
重点医嘱	□ 详见医嘱执行单	□ 详见医嘱执行单
病情变异记录	□ 无　□ 有，原因： 1. 2.	□ 无　□ 有，原因： 1. 2.
护士签名		

时间	住院第4~6天 （术后第2~3日）	住院第7~10天 （出院日）
健康宣教	□ 术后宣教 　眼药作用及频率 　饮食、活动指导 　复查患者对术前宣教内容的掌握程度	□ 出院宣教 　复查时间 　眼药使用方法与频率 　活动休息 　指导饮食 　指导办理出院手续
护理处置	□ 协助完成相关检查	□ 办理出院手续
基础护理	□ 二级护理 □ 晨晚间护理 □ 患者安全管理	□ 二级护理 □ 晨晚间护理 □ 患者安全管理
专科护理	□ 病情观察，观察术眼情况变化 □ 遵医嘱眼药治疗 □ 心理护理	□ 病情观察，观察术眼情况变化 □ 遵医嘱眼药治疗 □ 心理护理
重点医嘱	□ 详见医嘱执行单	□ 详见医嘱执行单
病情变异记录	□ 无　□ 有，原因： 1. 2.	□ 无　□ 有，原因： 1. 2.
护士签名		

（三）患者（家属）表单

单纯硅油填充取出临床路径患者（家属）表单

适用对象：第一诊断为取出眼内硅油（ICD-10：Z48.801）；眼科术后取出硅油（ICD-10：Z48.800x003）

行玻璃体硅油取出术（ICD-9-CM-3：14.6x02）

患者姓名：	性别： 年龄： 门诊号：	住院号：
住院日期： 年 月 日	出院日期： 年 月 日	标准住院日：7~10 天

时间	住院第 1 天	住院第 2 天	住院第 3 天
医患配合	□ 配合询问病史、收集资料，请务必详细告知既往史、用药史、过敏史 □ 如服用抗凝剂，请明确告知 □ 配合进行体格检查 □ 有任何不适请告知医师	□ 配合进行相关检查 □ 有任何不适请告知医师	□ 配合完善术前相关检查，如采血、留尿、心电图、X 线胸片、眼科特殊检查：OCT、超声、眼底照相等 □ 医师与患者及家属介绍病情及手术谈话、术前签字
护患配合	□ 配合测量体温、脉搏、呼吸、血压、体重 1 次 □ 配合完成入院护理评估（简单询问病史、过敏史、用药史） □ 接受入院宣教（环境介绍、病室规定、订餐制度、贵重物品保管等） □ 有任何不适请告知护士	□ 配合测量体温、脉搏、呼吸、询问排便情况 1 次	□ 配合测量体温、脉搏、呼吸、询问排便情况 1 次 □ 接受术前宣教 □ 自行沐浴，加强头部清洁，剪指（趾）甲 □ 准备好必要用物，吸水管 □ 取下义齿、饰品等，贵重物品交家属保管
饮食	□ 普通饮食	□ 普通饮食	□ 普通饮食
排泄	□ 正常排尿便	□ 正常排尿便	□ 正常排尿便
活动	□ 正常活动	□ 正常活动	□ 正常活动

时间	住院第 2~4 天 （手术日）	住院第 3~5 天 （术后第 1 日）
医患 配合	□ 配合评估手术效果 □ 有任何不适请告知医师	□ 配合检查眼部情况 □ 配合眼部切口换药
护 患 配 合	□ 清晨测量体温、脉搏、呼吸、送手术室前，协 　助完成核对，带齐影像资料和术中带药 □ 返回病房后，协助完成核对，配合过病床，配 　合血压测量 □ 配合检查意识 □ 配合术后输液 □ 遵医嘱采取正确体位 □ 配合缓解疼痛 □ 有任何不适请告知护士	□ 配合定时测量体温、脉搏、呼吸、每日询问 　排便情况 □ 注意活动安全，避免坠床或跌倒 □ 配合执行探视及陪护
饮食	□ 普通饮食	□ 普通饮食
排泄	□ 正常排尿便 □ 避免便秘	□ 正常排尿便 □ 避免便秘
活动	□ 正常活动	□ 正常活动

时间	住院第 4~6 天 （术后第 2~3 日）	住院第 7~10 天 （出院日）
医患配合	□ 配合检查眼部情况 □ 配合眼部切口换药	□ 接受出院前指导 □ 知道复查程序 □ 获取出院诊断书 □ 预约复诊日期
护患配合	□ 配合定时测量体温、脉搏、呼吸、每日询问排便 □ 注意活动安全，避免坠床或跌倒 □ 配合执行探视及陪护	□ 接受出院宣教 □ 办理出院手续 □ 获取出院带药 □ 知道眼药频率、方法和眼药保存注意事项 □ 知道复印病历方法
饮食	□ 普通饮食	□ 普通饮食
排泄	□ 正常排尿便 □ 避免便秘	□ 正常排尿便 □ 避免便秘
活动	□ 正常活动	□ 正常活动

附：原表单（2016 年版）

单纯硅油填充眼临床路径表单

适用对象：第一诊断为单纯硅油填充眼（ICD-Z98.801）：玻璃体切除硅油充填状态。玻璃体切割术后硅油填充眼患者，视网膜贴伏良好，符合硅油取出指征者

| 患者姓名： | | 性别： | 年龄： | 门诊号： | 住院号： |

| 住院日期： 年 月 日 | 出院日期： 年 月 日 | 标准住院日：7~10 天 |

时间	住院第 1 天	住院第 2 天	住院第 3 天
主要诊疗工作	□ 询问病史及体格检查。眼科常规检查：包括视力、眼压、裂隙灯眼前节、眼底检查、并完成病历书写 □ 开实验室检查单 □ 上级医师查房与术前评估 □ 初步确定手术方式和日期	□ 上级医师查房 □ 视力、眼压、裂隙灯眼底检查 □ 三面镜周边视网膜评估 □ 完善术前检查和术前评估 □ 特殊眼部检查：验光、OCT 扫描、眼底照相、视野、A+B 超 □ 对侧眼检查	□ 术前检查结果确认 □ 排除手术禁忌证 □ 调整全身用药，控制血压、血糖等 □ 术前再次眼部检查评估 □ 住院医师完成术前小结和术前讨论，上级医师查房记录等 □ 签署手术同意书、自费用品同意书
重点医嘱	**长期医嘱** □ 眼科二级护理常规 □ 饮食、陪护、测血压 □ 抗炎、抗感染、散瞳药物点术眼 **临时医嘱** □ 血常规、尿常规，血糖、肝肾功能，凝血功能，电解质、传染病筛查 □ 心电图，X 线胸片，抗菌药物用药培养 □ 视力、眼压、裂隙灯、眼底检查	**长期医嘱** □ 眼科二级护理常规 □ 饮食、陪护、测血压 □ 抗炎、抗感染、散瞳药物点术眼 **临时医嘱** □ 视力、眼压、裂隙灯、眼底检查 □ 验光、OCT 扫描、眼底照相、视野、A+B 超	**长期医嘱** □ 同前日 **临时医嘱（术前 1 日）** □ 常规术前医嘱：冲洗泪道、结膜囊、剪睫毛、静脉留置针 □ 抗菌药物皮试（高危患者） □ 术前散瞳 □ 术前镇静、止血药物
主要护理工作	□ 病区环境及医护人员介绍 □ 医院相关制度介绍 □ 入院评估 □ 执行医嘱 □ 饮食宣教 □ 观察生命体征 □ 介绍相关治疗、检查、用药等护理中应注意的问题 □ 体位介绍 □ 完成护理记录单书写	□ 指导患者尽快适应病区环境 □ 按医嘱执行护理治疗 □ 介绍有关疾病的护理知识 □ 介绍相关治疗、检查、用药等护理中应注意的问题 □ 饮食宣教 □ 观察生命体征 □ 完成护理记录单书写	□ 按医嘱执行护理治疗 □ 饮食宣教 □ 观察生命体征 □ 健康宣教：术前、术中注意事项 □ 执行手术前医嘱 □ 完成术前护理记录单书写
病情变异记录	□ 无 □ 有，原因： 1. 2.	□ 无 □ 有，原因： 1. 2.	□ 无 □ 有，原因： 1. 2.
护士签名			
医师签名			

时间	住院第2~4天 * （手术日）	住院第3~5天 （术后第1日）
主要 诊疗 工作	□ 上级医师查房 □ 手术眼别标识 □ 完成既定方案手术 □ 术者完成手术记录、术后病程记录 □ 术后病情交代及术后注意事项	□ 上级医师查房 □ 视力、眼压、裂隙灯、眼底检查 □ 换药、包眼 □ 病程记录书写
重 点 医 嘱	**长期医嘱** □ 眼科术后二级护理常规 □ 饮食、陪护、测血压 □ 抗炎、抗感染、散瞳药物点术眼 **临时医嘱** □ 止血 □ 抗炎药物应用	**长期医嘱** □ 眼科术后二级护理常规 □ 饮食、陪护、测血压 □ 全身预防性抗感染、止血、营养神经、改善微 　循环药物 □ 抗炎、抗感染、散瞳药物点术眼 □ 眼部换药、包眼 **临时医嘱** □ 抗炎、抗感染药物局部点眼 □ 如高眼压：降眼压药物全身、局部应用
主要 护理 工作	□ 健康宣教：术后注意事项 □ 执行术后医嘱 □ 完成手术当日护理记录单书写 □ 观察动态病情变化，执行医嘱 □ 介绍术后正确体位 □ 介绍相关治疗、检查、用药等护理中应注意的 　问题	□ 执行术后医嘱 □ 观察动态病情变化，执行医嘱 □ 健康宣教：手术后相关注意事项，介绍有关 　患者康复锻炼方法 □ 术后用药知识宣教 □ 监测患者生命体征变化、术眼情况变化 □ 完成术后第1日护理记录单
病情 变异 记录	□ 无　□ 有，原因： 1. 2.	□ 无　□ 有，原因： 1. 2.
护士 签名		
医师 签名		

* 注：如入院前已按要求完成部分术前检查，则手术前准备时间可适当缩短。

时间	住院第 4~6 天 （术后第 2~3 日）	住院第 7~10 天 （出院日）
主要诊疗工作	□ 上级医师查房 □ 视力、眼压、裂隙灯、眼底检查 □ 换药、包眼 □ 病程记录书写	□ 上级医师查房 □ 视力、眼压、裂隙灯、眼底检查 □ 换药、包眼 □ 病程记录书写 □ 复查验光、OCT □ 根据手术切口、玻璃体腔、视网膜情况等决定术后出院时间 □ 完成出院志、病案首页、出院诊断证明书等病历材料 □ 向患者交代出院后的后续治疗及相关注意事项，如复诊时间等
重点医嘱	长期医嘱 □ 眼科术后二级护理常规 □ 饮食、陪护、测血压 □ 全身预防性抗感染、止血、营养神经、改善微循环药物 □ 抗炎、抗感染、散瞳药物点术眼 □ 眼部换药、包眼 临时医嘱 □ 抗炎、抗感染药物局部点术眼 □ 如高眼压：降眼压药物全身、局部应用	长期医嘱 □ 出院带药 □ 抗菌药物滴眼液 □ 非甾体抗炎滴眼液 □ 或降眼压药物 □ 口服药物：营养神经、抗炎减轻水肿、改善微循环药物 □ 门诊随诊
主要护理工作	□ 执行术后医嘱 □ 观察动态病情变化，执行医嘱 □ 健康宣教：手术后相关注意事项，介绍有关患者康复锻炼方法 □ 术后用药知识宣教 □ 监测患者生命体征变化、术眼情况变化 □ 完成术后护理记录单	□ 执行术后医嘱、出院医嘱 □ 观察动态病情变化，执行医嘱 □ 进行出院指导：生活指导、饮食指导、用药指导 □ 监测患者生命体征变化、术眼情况变化 □ 完成术后相关护理记录单
病情变异记录	□ 无 □ 有，原因： 1. 2.	□ 无 □ 有，原因： 1. 2.
护士签名		
医师签名		

第十八章

难治性青光眼睫状体冷凝术临床路径释义

【医疗质量控制指标】

指标一、诊断需结合临床症状、体征和辅助检查结果。

指标二、手术适应证选择应符合青光眼绝对期或经其他抗青光眼治疗无效者。

指标三、手术步骤要规范。

指标四、手术疗效应达到预期目标。

指标五、术后抗菌药物、糖皮质激素滴眼液和降眼压滴眼液等使用应符合规范。

指标六、住院时间符合临床路径实施要求。

一、难治性青光眼睫状体冷凝术编码

疾病名称及编码：绝对期青光眼（ICD-10：H44.501）

手术操作名称及编码：睫状体冷凝术（ICD-9-CM-3：12.72）

二、临床路径检索方法

H44.501 伴 12.72

三、国家医疗保障疾病诊断相关分组（CHS-DRG）

MDCC　眼疾病及功能障碍

MCV1　各种类型青光眼

四、难治性青光眼睫状体冷凝术临床路径标准住院流程

（一）适用对象

第一诊断为青光眼绝对期（ICD-10：H44.501）或经其他抗青光眼治疗无效者，行睫状体冷凝术（ICD-9-CM-3：12.72）。

> **释义**
>
> ■ 绝对期青光眼是指各种类型青光眼的终末期改变，患眼无光感且伴随/不伴随眼球组织的变性。

（二）诊断依据

根据《临床诊疗指南·眼科学分册》（中华医学会编著，人民卫生出版社，2006）：

1. 病史：有原发性或各种原因引起的继发性青光眼病史，多为青光眼晚期或绝对期，经其他抗青光眼治疗无效者。

2. 临床表现：长期高眼压，伴眼红、流泪、眼胀痛、头痛，视功能严重减退或丧失。

3. 辅助检查：B超等。

（三）治疗方案的选择

根据《临床诊疗指南·眼科学分册》（中华医学会编著，人民卫生出版社，2007），符合以

以下条件者可选择行睫状体冷凝术：

1. 各种类型的青光眼晚期或绝对期，伴有严重高眼压不适症状，视功能减退显著，药物控制不佳，有积极要求手术保留眼球的愿望。

2. 多次滤过性抗青光眼手术后结膜广泛瘢痕，难以建立有效滤过通道者，或已历经睫状体光凝术、术后眼压再升高者。

> **释义**
>
> ■ 外路激光睫状体光凝术正逐步取代外路睫状体冷凝术。对于视功能尚存的患者，外路睫状体冷凝术的目的是尽可能地延长视功能存续时间和缓解症状。对于已丧失视功能的患者，睫状体冷凝术的主要目的是降低眼压、缓解症状、保存眼球。如视功能已经丧失，但无明显自觉症状，如眼红、流泪、眼胀痛、头痛等，同时无威胁眼球完整性的因素存在，则可暂时观察，对症处理如镇痛、降眼压、抗炎、眼表保护。

（四）标准住院日

3~5 天。

> **释义**
>
> ■ 如果条件允许，可以日间病房和门诊诊治。

（五）进入临床路径标准

1. 第一诊断必须符合 ICD-10：H44.501 青光眼绝对期疾病编码或经其他抗青光眼治疗无效者。

2. 当患者同时具有其他疾病诊断，但在住院期间不需要特殊处理，也不影响第一诊断的临床路径流程实施时，可以进入临床路径。

> **释义**
>
> ■ 患者同时具有其他疾病影响第一诊断的临床路径流程实施时，均不适合进入本临床路径。
>
> ■ 需要入住 ICU 的患者，不适合进入本临床路径。

（六）术前准备

1 天。

1. 必须的检查项目：眼压、视功能、眼部超声（A+B 超）。

2. 根据患者病情可选择的检查项目：超声生物显微镜（UBM）、光相干断层扫描（OCT）。

■ 部分检查可以在门诊完成。

■ 视功能损害严重或已丧失视功能者可不进行视野检查，屈光间质严重混浊者可不行 OCT 检查。

（七）选择用药

术前用药：

1. 局部滴用降眼压滴眼液，必要时全身使用降眼压药。

2. 术前使用抗菌药物滴眼液，酌情使用糖皮质激素或非甾体滴眼液。

（八）手术日

入院第 2~3 天。

1. 麻醉方式：球后阻滞麻醉或静脉全身麻醉。

2. 手术方式：睫状体冷凝术。

3. 手术内置物：无。

4. 术中用药：无。

5. 输血：无。

（九）术后住院恢复

1~3 天。

1. 必须复查的检查项目：眼压、裂隙灯、视功能。

2. 术后用药（推荐用药及剂量）：眼部抗菌药物滴眼液（或眼膏）、糖皮质激素滴眼液、非甾体滴眼液、阿托品滴眼液（或眼膏）、降眼压滴眼液，酌情加用角膜营养滴眼液、全身降眼压药、止血药、镇痛药。

■ 手术前后可应用凝血酶，如注射用尖吻蝮蛇血凝酶，用来预防出血，避免或减少手术部位及手术后出血。

（十）出院标准

1. 症状较前缓解。

2. 眼压有所下降。

3. 眼内葡萄膜炎症反应减轻，无活动性出血。

■ 如果出现并发症，是否需要继续住院处理，由主管医师具体决定。

（十一）变异及原因分析

1. 术后眼压控制不满意，需继续手术处理，其住院时间相应延长。

2. 出现手术并发症（前房积血不吸收等），需要手术处理者，转入相应路径。

3. 出现严重手术并发症（视网膜损伤），转入相应路径。

4. 合并全身疾病、住院期间需要继续治疗，转入相应路径。

> **释义**
>
> ■ 微小变异：因为医院检查项目的局限性，不能按照要求完成检查；因为节假日不能按照要求完成检查；患者不愿配合完成相应检查，短期不愿按照要求出院随诊。
>
> ■ 重大变异：因基础疾病需要进一步诊断和治疗；因各种原因需要其他治疗措施；医院与患者或家属发生医疗纠纷，患者要求离院或转院；不愿按照要求出院随诊而导致入院时间明显延长。

六、难治性青光眼睫状体冷凝术临床路径给药方案

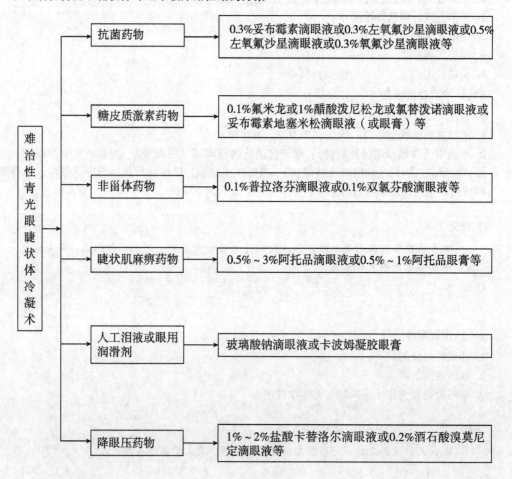

1. 用药选择：

（1）用药遵照抗炎、降眼压、镇痛、眼表保护的原则进行。

（2）术前采用局部及全身降眼压药物尽可能降低眼压，同时应用抗菌药物。根据眼部炎症情况酌情应用糖皮质激素或非甾体滴眼液抗炎。

（3）在尚存视功能的患者，术中如果行球后浸润阻滞麻醉，尤其需控制麻醉药物用量，以不超过 3ml 为宜，剂量过大容易导致残存视功能的一过性损害。麻醉药物注射位置需精准，以免损害视神经等重要解剖结构，并充分麻醉睫状神经节。尽可能联合使用速效及中长效局部麻醉药物，以获得术中及术后的良好镇痛。

（4）术后阿托品的应用非常必要，旨在麻痹睫状肌，缓解炎症及炎性疼痛。

2. 药学提示：

（1）降眼压药物应用需注意适应证及禁忌证。如马来酸噻吗洛尔的减慢心率、诱发哮喘等不良反应。

（2）角膜损伤达到较深层次时，局部应用糖皮质激素类或非甾体滴眼液需慎重，并需密切观察，以防角膜基质进一步溶解。

（3）术后阿托品的应用要严格核对眼别，并防止阿托品滴眼液流到对侧眼，尤其是对侧眼为高危房角的患者。

3. 注意事项：

睫状体冷凝术是为近绝对期及绝对期青光眼患者降低眼压、保留眼球的一种手术。手术目的主要为缓解症状、保留眼球，并不能改善视功能，术前需与患者及家属充分沟通。

六、难治性青光眼睫状体冷凝术护理规范

1. 术前护理：

（1）心理护理，适当讲解手术过程及注意事项，增加患者对手术的理解，建立合理的疗效预期和风险考虑，稳定患者情绪，接受手术治疗。

（2）术前遵医嘱滴抗菌药物滴眼液，清洁结膜囊预防术后感染。

（3）睫状体冷凝手术前晚、手术晨结膜囊冲洗。

（4）术前应用降眼压药物，使眼压保持在适宜手术的范围内。

（5）术前嘱患者排空大小便，取下义齿、手表、首饰等。

2. 术后护理：

（1）睫状体冷凝术后同一般术后护理，自由体位。

（2）密切观察眼压，前房是否有渗出物或出血，角膜是否有混浊，虹膜是否有萎缩，有无眼痛，术后早期一过性高眼压多发生在术后 6 小时，如术眼疼痛严重，可以给予镇静剂或作用较强的镇痛剂。

七、难治性青光眼睫状体冷凝术营养治疗规范

饮食指导：

1. 由于术后早期多数患者发生激烈的眼球疼痛，往往伴有恶心，甚至呕吐，所以建议患者少食多餐，多吃软食及易消化的食物，忌辛辣刺激的食物。

2. 保持大便通畅，防止便秘。

八、难治性青光眼睫状体冷凝术健康宣教

1. 出院指导：滴抗菌药物滴眼液，防止细菌感染。同时由于术后所有患者均发生不同程度的葡萄膜炎，术后可以常规应用皮质类固醇或非甾体抗炎药物。

2. 睫状体冷凝术后教会患者正确使用滴眼液的方法，嘱其按时吃药或点眼药外；眼部滴用糖皮质激素滴眼液及非甾体抗炎药滴眼液等。

3. 忌烟酒及辛辣的食物，因为辛辣食物可导致血管扩张眼部充血。

4. 睡眠要充足，注意保暖，保持大便通畅。

5. 根据病情需要定期复诊。

九、推荐表单

（一）医师表单

难治性青光眼睫状体冷凝术临床路径医师表单

适用对象：第一诊断为绝对期青光眼（ICD-10：H44.501）

行睫状体冷凝术（ICD-9-CM-3：12.72）

患者姓名：	性别： 年龄： 门诊号：	住院号：
住院日期： 年 月 日	出院日期： 年 月 日	标准住院日：3~5天

日期	住院第1天	住院第2~3天 （手术日）	住院第3~5天 （出院日）
主要诊疗工作	□ 询问病史及查体 □ 上级医师查房 □ 完成眼科特殊检查：房角镜、A+B超、UBM、视野等 □ 完成病历书写	□ 完成眼科特殊检查 □ 上级医师查房，术前评估 □ 完成术前小结、术前讨论 □ 签署有关知情同意书 □ 麻醉科会诊（必要时）及术前准备 □ 行睫状体冷凝术 □ 上级医师术后查房，向患者及家属交代病情及术后注意事项 □ 完成手术记录、术后病程记录	□ 上级医师查房 □ 观察眼压、前房炎症反应、结膜水肿消退等情况 □ 术中有虹膜出血者观察出血吸收情况 □ 完成病程记录 □ 决定出院时间
重点医嘱	**长期医嘱** □ 眼科三级护理常规 □ 饮食（普通饮食/糖尿病饮食/其他） □ 抗菌药物滴眼液 □ 其他降眼压药物（必要时） **临时医嘱** □ 测眼压 □ 眼科A+B超 □ 前房角镜检查（必要时） □ 超声生物显微镜（必要时） □ 视野（必要时）	**长期医嘱（术后）** □ 眼科术后二级护理常规 □ 饮食（普通饮食/糖尿病饮食/其他） □ 抗菌药物、糖皮质激素滴眼液 □ 非甾体滴眼液（必要时） □ 其他降眼压药物（必要时） □ 全身止血药（必要时） □ 全身镇痛药（必要时） **临时医嘱** □ 局部麻醉或静脉全身麻醉下睫状体冷凝术 □ 术前冲洗结膜囊	**长期医嘱（术后）** □ 眼科术后二级护理常规 □ 饮食（普通饮食/糖尿病饮食/其他） □ 抗菌药物、糖皮质激素滴眼液 □ 非甾体滴眼液（必要时） □ 其他降眼压药物（必要时） □ 全身止血药（必要时） □ 全身镇痛药（必要时） **临时医嘱** □ 测眼压 **出院医嘱** □ 抗菌药物、糖皮质激素滴眼液及非甾体滴眼液（必要时，均用至术后2~4周停药），降眼压药物（必要时），定期门诊复查
病情变异记录	□无 □有，原因： 1. 2.	□无 □有，原因： 1. 2.	□无 □有，原因： 1. 2.
医师签名			

（二）护士表单

难治性青光眼睫状体冷凝术临床路径护士表单

适用对象：第一诊断为绝对期青光眼（ICD-10：H44.501）

行睫状体冷凝术（ICD-9-CM-3：12.72）

患者姓名：		性别：　　年龄：　　门诊号：	住院号：
住院日期：　　年　月　日		出院日期：　　年　月　日	标准住院日：3~5 天

日期	住院第 1 天	住院第 2~3 天 （手术日）	住院第 3~5 天 （出院日）
健康宣教	□ 入院宣教（环境、规章制度、饮食、治疗、检查、用药、疾病护理等） □ 入院护理评估 □ 执行医嘱、生命体征监测	□ 健康宣教：术前、术中、术后注意事项 □ 术后心理与生活护理	□ 健康宣教：术后注意事项 □ 术后心理与生活护理 □ 出院指导：生活、饮食、用药等
护理处置	□ 核对患者姓名，佩戴腕带 □ 建立入院护理病历 □ 卫生处置：沐浴、更换病号服	□ 执行医嘱、生命体征监测、观察术眼情况	□ 执行术后医嘱、生命体征监测、观察术眼情况 □ 办理出院手续
基础护理	□ 二级护理 □ 留陪护 1 人 □ 患者安全管理	□ 二级护理 □ 留陪护 1 人 □ 患者安全管理	□ 二级护理 □ 留陪护 1 人 □ 患者安全管理
专科护理	□ 护理查体 □ 生命征及眼压检测 □ 需要时请家属陪护 □ 心理护理	□ 生命征及眼压检测 □ 遵医嘱完成相关检查 □ 心理护理 □ 必要时禁食、禁水 □ 遵医嘱正确给药 □ 指导患者配合手术 □ 提供并发症征象的依据	□ 病情观察：评估患者生命体征及眼压 □ 心理护理
重点医嘱	□ 详见医嘱执行单	□ 详见医嘱执行单	□ 详见医嘱执行单
病情变异记录	□ 无　□ 有，原因： 1. 2.	□ 无　□ 有，原因： 1. 2.	□ 无　□ 有，原因： 1. 2.
护士签名			

（三）患者（家属）表单

难治性青光眼睫状体冷凝术临床路径患者（家属）表单

适用对象：第一诊断为绝对期青光眼（ICD-10：H44.501）

行睫状体冷凝术（ICD-9-CM-3：12.72）

患者姓名：		性别： 年龄： 门诊号：	住院号：
住院日期： 年 月 日		出院日期： 年 月 日	标准住院日：3~5 天

日期	住院第 1 天	住院第 2~3 天 （手术日）	住院第 3~5 天 （出院日）
医患配合	□ 配合询问病史、收集资料，请务必详细告知既往史、用药史、过敏史 □ 配合进行体格检查 □ 有任何不适告知医师	□ 配合完善相关检查，如视力、眼压、裂隙灯、眼底镜等 □ 医师向患者及家属交代术中配合要点及注意事项 □ 配合用药及治疗 □ 签署有关知情同意书 □ 接受麻醉科会诊（必要时）及术前准备 □ 配合进行睫状体冷凝术 □ 有任何不适告知医师	□ 接受出院前指导 □ 观察复查程序 □ 获取出院诊断书
护患配合	□ 配合测量体温、脉搏、呼吸、血压、体重 □ 配合进行测眼压、眼科 A+B 超、前房角镜检查（必要时）、超声生物显微镜（必要时）、视野（必要时） □ 配合完成入院护理评估单（简单询问病史、过敏史、用药史） □ 接受入院宣教（环境介绍、病室规定、订餐制度、贵重物品保管等） □ 有任何不适告知护士	□ 配合测量体温、脉搏、呼吸、血压 □ 接受相关术中术后宣教 □ 有任何不适告知护士 □ 接受输液、服药、滴眼及涂眼膏等治疗 □ 注意活动安全，避免坠床或跌倒 □ 配合执行探视及陪护 □ 接受疾病及用药等相关知识指导	□ 接受出院宣教 □ 办理出院手续 □ 获取出院带药 □ 指导服药方法、作用、注意事项 □ 知道复印病历方法
饮食	□ 普通饮食	□ 普通饮食	□ 普通饮食
排泄	□ 正常排尿便	□ 正常排尿便	□ 正常排尿便
活动	□ 适度活动	□ 适度活动	□ 适度活动

附：原表单（2011 年版）

难治性青光眼睫状体冷凝术临床路径表单

适用对象：第一诊断为青光眼绝对期（难治性青光眼）（ICD-10：H44.501）

行睫状体冷凝术（ICD-9-CM-3：12.72）

患者姓名：	性别：　　年龄：　　门诊号：	住院号：
住院日期：　　年　月　日	出院日期：　　年　月　日	标准住院日：3~5 天

日期	住院第 1 天	住院第 2~3 天 （手术日）	住院第 3~5 天 （出院日）
主要诊疗工作	□ 询问病史及查体 □ 上级医师查房 □ 完成眼科特殊检查：房角镜、A＋B 超、UBM、视野等 □ 完成病历书写	□ 完成眼科特殊检查 □ 上级医师查房，术前评估 □ 完成术前小结、术前讨论 □ 签署有关知情同意书 □ 麻醉科会诊（必要时）及术前准备 □ 行睫状体冷凝术 □ 上级医师术后查房，向患者及家属交代病情及术后注意事项 □ 完成手术记录、术后病程记录	□ 上级医师查房 □ 观察眼压、前房炎症反应、结膜水肿消退等情况 □ 术中有虹膜出血者观察出血吸收情况 □ 完成病程记录 □ 决定出院时间
重点医嘱	**长期医嘱** □ 眼科三级护理常规 □ 饮食（普通饮食/糖尿病饮食/其他） □ 抗菌药物滴眼液 □ 其他降眼压药物（必要时） **临时医嘱** □ 测眼压 □ 眼科 A+B 超 □ 前房角镜检查（必要时） □ 超声生物显微镜（必要时） □ 视野（必要时）	**长期医嘱（术后）** □ 眼科术后二级护理常规 □ 饮食（普通饮食/糖尿病饮食/其他） □ 抗菌药物、糖皮质激素滴眼液 □ 非甾体滴眼液（必要时） □ 其他降眼压药物（必要时） □ 全身止血药（必要时） □ 全身镇痛药（必要时） **临时医嘱** □ 局部麻醉或静脉全身麻醉下睫状体冷凝术 □ 术前冲洗结膜囊	**长期医嘱（术后）** □ 眼科术后二级护理常规 □ 饮食（普通饮食/糖尿病饮食/其他） □ 抗菌药物、糖皮质激素滴眼液 □ 非甾体滴眼液（必要时） □ 其他降眼压药物（必要时） □ 全身止血药（必要时） □ 全身镇痛药（必要时） **临时医嘱** □ 测眼压 **出院医嘱** □ 抗菌药物、糖皮质激素滴眼液及非甾体滴眼液（必要时，均用至术后2~4周停药），降眼压药物（必要时），定期门诊复查

续　表

日期	住院第1天	住院第2~3天 （手术日）	住院第3~5天 （出院日）
主要 护理 工作	□ 入院宣教（环境、规章制 度、饮食、治疗、检查、 用药、疾病护理等） □ 入院护理评估 □ 执行医嘱、生命体征监测	□ 执行医嘱、生命体征监测、观 察术眼情况 □ 健康宣教：术前、术中、术后 注意事项 □ 术后心理与生活护理	□ 执行术后医嘱、生命体征 监测、观察术眼情况 □ 健康宣教：术后注意事项 □ 术后心理与生活护理 □ 出院指导：生活、饮食、 用药等
病情 变异 记录	□ 无　□ 有，原因： 1. 2.	□ 无　□ 有，原因： 1. 2.	□ 无　□ 有，原因： 1. 2.
护士 签名			
医师 签名			

第十九章

原发性闭角型青光眼临床路径释义

【医疗质量控制指标】

指标一、诊断需结合症状、体征和辅助检查。

■ 定义：原发性前房角关闭所导致的急性或慢性眼压升高，伴有或不伴有青光眼性视盘改变和视野损害。根据临床表现可将原发性闭角型青光眼分为急性和慢性两种类型。

■ 症状：①急性闭角型青光眼表现为眼痛、头痛，恶心、呕吐，视力下降等；②慢性闭角型青光眼表现为视力下降，视物范围缩小等。

■ 体征：①急性闭角型青光眼：眼压高，结膜充血，角膜水肿，角膜后色素 KP，前房浅，瞳孔散大固定，虹膜节段萎缩，青光眼斑，前房角关闭等；②慢性闭角型青光眼：眼压高，周边前房浅，房角为中等狭窄，有程度不同的虹膜周边前粘连，眼底有典型的青光眼性视盘改变，伴有不同程度的青光眼性视野缺损等。

■ 急性闭角型青光眼由于眼压急性升高压迫眼睫状神经末梢产生剧烈眼球胀痛，可放射至三叉神经区前额、眉弓、眼眶周围，甚至偏头痛；常伴有角膜水肿导致的雾视、虹视，迷走神经反射则引起出汗、恶心、呕吐和心动过缓，有时还会出现体温升高等。特别需要注意某些急性发作的患者头痛、恶心及呕吐明显，容易误诊为神经内科或者消化科疾病。

■ 急性闭角型青光眼诊断依据中比较重要的是急性发作的病史，以及体检发现眼压升高，角膜水肿，前房变浅，瞳孔散大固定，一些患者可出现青光眼斑以及虹膜血管闭塞导致的虹膜节段萎缩。如果角膜的透明度可行前房角检查，容易发现房角关闭（接触性或者粘连性）。另外需要注意除外某些继发因素如晶状体膨胀、晶状体脱位等导致的急性房角关闭。

■ 慢性闭角型青光眼由于房角粘连和眼压升高都是逐渐进展的，所以没有眼压急剧升高的相应症状，除了前房浅、房角窄以外，眼前段组织没有明显异常，不易引起患者的警觉，而视盘则在高眼压的持续作用下，渐渐萎缩，视野也随之发生进行性损害。本病往往只是在做常规眼科检查时，或于病程晚期患者感觉到有视野缺损时才被发现。

■ 慢性闭角型青光眼与开角型青光眼的病程相类似，鉴别主要依靠房角镜检查，后者虽同样具有眼压升高、视盘凹陷萎缩和视野缺损，但前房不浅，在眼压升高时房角也是开放的。

■ 分期：原发性闭角型青光眼按 ISGEO 分类系统分为可疑原发性房角关闭（PACS）、原发性房角关闭（PAC）、原发性闭角型青光眼（PACG）；按房角关闭机制分为单纯性瞳孔阻滞型、虹膜高褶型、睫状体前位型、晶状体位置异常型及脉络膜膨胀型，在我国近半数患者多种机制共存；按疾病过程的传统临床分类方法，原发性急性闭角型青光眼分为临床前期、先兆期、急性期、缓解期、慢性期、绝对期；原发性慢性闭角型青光眼分为早期、进展期、晚期和绝对期。完全失明的患眼为绝对期。

指标二、手术适应证选择符合小梁切除手术。

■ 小梁切除手术适应证：急性或慢性房角关闭、无白内障手术适应证且药物无法控制眼压或视神经损伤较重，经评估房角分离术不能有效降低眼压的患者，建议采取复合式小梁切除术。

指标三、手术疗效达到预期目标。

■ 症状明显缓解，眼压控制，术后前房形成良好且稳定，炎症反应轻微，结膜切口对合好，无感染征象，初步形成功能性滤过泡。

■ 病情稳定。

指标四、抗菌药物使用符合规范。

■ 按照《2015 年抗菌药物临床应用指导原则》（卫医发〔2015〕43 号）执行，根据患者病情合理使用抗菌药物。

■ 选用抗菌药物滴眼液，预防性用药时间可 1~3 天。

指标五、住院时间符合路径实施要求。

■ 标准住院日是根据目前多数医院的现状制定，提倡缩短住院日。根据患者的病情，术前准备 1~2 天或者急诊手术，术后观察眼压、前房形成、滤过泡及切口愈合情况 3~5 天。

■ 如上述各项情况良好的患者，可以适当提前出院，低于上述 4~7 天的住院日。

■ 如术后出现轻度浅前房等，用药观察后好转，仅在住院日数上有小的出入，并不影响纳入路径。

■ 如出现严重浅前房、睫状体脉络膜脱离、恶性青光眼、滤过泡渗漏需要保守或者手术处理，住院观察时间需要延长，属于变异情况。

一、原发性闭角型青光眼编码

1. 原编码：

疾病名称及编码：原发性闭角型青光眼（ICD-10：H40.2）
原发性急性闭角型青光眼（ICD-10：H40.201）
原发性慢性闭角型青光眼（ICD-10：H40.202）

手术操作名称及编码：小梁切除术（ICD-9-CM-3：12.64）

2. 修改编码：

疾病名称及编码：原发性闭角型青光眼（ICD-10：H40.2）

手术操作名称及编码：小梁切除术（ICD-9-CM-3：12.64）

二、临床路径检索方法

H40.2 伴 12.64

三、国家医疗保障疾病诊断相关分组（CHS-DRG）

MDCC　眼疾病及功能障碍

CV1　各种类型青光眼

四、原发性闭角型青光眼临床路径标准住院流程

（一）适用对象

第一诊断为原发性闭角型青光眼（H40.2）/原发性急性闭角型青光眼（H40.201）/原发性慢性闭角型青光眼（H40.202），行小梁切除术（ICD-9-CM-3：12.64）。

> **释义**
>
> ■ 适用对象编码参见第一部分。
> ■ 本路径适用对象为临床诊断为原发性闭角型青光眼，眼压不能用常规药物控制或者不能遵医嘱用药，需行小梁切除术的患者。若合并白内障需晶状体摘除，或拟行其他抗青光眼手术，如房角粘连分离术的原发性闭角型青光眼患者，或拟行激光/手术周边虹膜切除术的原发性闭角型青光眼患者，均不进入该路径。

■原发性闭角型青光眼患者与继发性青光眼患者的临床表现有时相同，难以鉴别，有些继发因素在术前难以发现或明确，如在术中发现有晶状体半脱位、晶状体膨胀及恶性青光眼者不适用本路径。

■有些原发性闭角型青光眼患者在保守治疗或者采用小梁切除以外的其他治疗方式后可以控制眼压，这部分患者不适用本路径。

■如果因合并其他全身疾病影响手术的进行，在住院期间需要其他科室医师协助处理的患者不进入本路径。

■需要全身麻醉手术的原发闭角型青光眼患者不适用本路径。

（二）诊断依据

根据《原发性急性闭角型青光眼临床路径》（2009），《临床诊疗指南·眼科学分册》（中华医学会编著，人民卫生出版社，2006），《我国原发性青光眼诊断和治疗专家共识》（中华医学会眼科学分会，2014）及美国眼科学会 2011 版《原发性闭角型青光眼临床诊断治疗指南》：

1. 定义：原发性房角关闭所导致的急性或慢性眼压升高，伴有或不伴有青光眼性视盘改变和视野损害。根据临床表现可将原发性闭角型青光眼分为急性和慢性两种类型。

2. 筛查：建议针对高龄、具有浅前房、窄房角解剖特征的人群进行以医院为基础的机会性筛查。前期文献已证实房角镜检查和 UBM 检查的一致性在 80%～90% 或以上，因此这两种方法均可用于闭角型青光眼的筛查，建议优先考虑用房角镜，有条件的医院建议用房角镜联合 UBM 检查。

3. 分期：原发性闭角型青光眼按 ISGEO 分类系统分为可疑原发性房角关闭（PACS）、原发性房角关闭（PAC）、原发性闭角型青光眼（PACG）；按房角关闭机制分类为瞳孔阻滞型、非瞳孔阻滞型和多种机制混合型；按疾病过程的传统临床分类方法，原发性急性闭角型青光眼分为临床前期、先兆期、急性期、缓解期、慢性期、绝对期；原发性慢性闭角型青光眼分为早期、进展期、晚期和绝对期。完全失明的患眼为绝对期。

> **释义**
>
> ■依据《原发性闭角型青光眼临床路径释义》（2018），《我国原发性青光眼诊断和治疗专家共识》（中华医学会眼科学分会，2014），《中国原发性闭角型青光眼诊治方案专家共识（2019）》（中华医学会眼科学分会，2019）及《中国青光眼指南》（中华医学会眼科学分会，2020）。
>
> ■定义：原发性房角关闭所导致的急性或慢性眼压升高，伴有或不伴有青光眼性视盘改变和视野损害。根据临床表现可将原发性闭角型青光眼分为急性和慢性两种类型。
>
> ■分期：原发性闭角型青光眼按 ISGEO 分类系统分为可疑原发性房角关闭（PACS）、原发性房角关闭（PAC）、原发性闭角型青光眼（PACG）；按房角关闭机制分为单纯性瞳孔阻滞型、虹膜高褶型、睫状体前位型、晶状体位置异常型及脉络膜膨胀型，在我国近半数患者多种机制共存；按疾病过程的传统临床分类方法，原发性急性闭角型青光眼分为临床前期、先兆期、急性期、缓解期、慢性期、绝对期；原发性慢性闭角型青光眼分为早期、进展期、晚期和绝对期。完全失明的患眼为绝对期。

■ 症状：①急性闭角型青光眼表现为眼痛、头痛，恶心、呕吐，视力下降等；②慢性闭角型青光眼表现为视力下降，视物范围缩小等。

■ 体征：①急性闭角型青光眼：眼压高，结膜充血，角膜水肿，角膜后色素KP，，前房浅，瞳孔散大固定，虹膜节段萎缩，青光眼斑，前房角关闭等；②慢性闭角型青光眼：眼压高，周边前房浅，房角为中等狭窄，有程度不同的虹膜周边前粘连，眼底有典型的青光眼性视盘改变，伴有不同程度的青光眼性视野缺损等。

■ 急性闭角型青光眼由于眼压急性升高压迫眼睫状神经末梢产生剧烈眼球胀痛，可放射至三叉神经区前额、眉弓、眼眶周围，甚至伴偏头痛；常伴有角膜水肿导致的雾视、虹视，迷走神经反射则引起出汗、恶心、呕吐和心动过缓，有时还会出现体温升高等。特别需要注意某些急性发作的患者头痛、恶心及呕吐明显，容易误诊为神经内科或者消化科疾病。

■ 急性闭角型青光眼诊断依据中比较重要的是急性发作的病史，以及体检发现眼压升高，角膜水肿，前房变浅，瞳孔散大固定，一些患者可出现青光眼斑以及虹膜血管闭塞导致的虹膜节段萎缩。如果角膜的透明度可行前房角检查，容易发现房角关闭（接触性或者粘连性）。另外需要注意除外某些继发因素如晶状体膨胀、晶状体脱位等导致的急性房角关闭。

■ 慢性闭角型青光眼由于房角粘连和眼压升高都是逐渐进展的，所以没有眼压急剧升高的相应症状，除了前房浅，房角窄以外，眼前段组织没有明显异常，不易引起患者的警觉，而视盘则在高眼压的持续作用下，渐渐萎缩，视野也随之发生进行性损害。本病往往只是在做常规眼科检查时，或于病程晚期患者感觉到有视野缺损时才被发现。

■ 慢性闭角型青光眼与开角型青光眼的病程相类似，鉴别主要依靠房角镜检查，后者虽同样具有眼压升高、视盘凹陷萎缩和视野缺损，但前房不浅，在眼压升高时房角也是开放的。

（三）治疗方案的选择

1. 小梁切除术：房角关闭超过1/2圆周。

2. 激光/手术周边虹膜切开/切除术：房角关闭小于1/2圆周，无青光眼性视神经损害。

原发性闭角型青光眼的手术治疗原则：

1. 周边虹膜切除术的适应证：急性或慢性前房角关闭、前房角粘连闭合范围累计＜180°、无视盘改变和视野损害，有虹膜膨隆者，可选择激光或手术方式行周边虹膜切开或切除术。

2. 滤过性手术的适应证：急性或慢性前房角关闭、前房角粘连闭合范围累计＞180°、药物无法控制的眼压或视神经损伤较重者，应选择滤过性手术，推荐小梁切除术。

3. 对于房角关闭＞180°，但仍有部分开放区，眼压升高，施行滤过性手术可能具有严重并发症风险的患者，可采取激光周边虹膜切开术；术后眼压仍高的患者可采用药物补充治疗。

4. 急性发作时，应给予局部和全身降眼压药物治疗，迅速降低眼压。若眼压无法控制或无下降趋势，可在手术前进行前房穿刺术以降低眼压。

5. 原发性急性或慢性闭角型青光眼尚无任何青光眼体征的对侧眼，存在前房角关闭的可能时，应采用激光或手术方式行预防性周边虹膜切开或切除术。如存在高褶虹膜因素，可进行激光周边虹膜成形术。

6. 滤过性手术联合白内障手术的手术指征：符合滤过性手术指征的白内障患者，白内障手术与否参照白内障手术适应证。

7. 单纯白内障手术的指征：符合白内障手术指征又需要做虹膜周边切除术或是高褶虹膜的青光眼患者可采用单纯白内障摘除术来治疗。

> **释义**
>
> ■ 小梁切除手术适应证：急性或慢性房角关闭、无白内障手术适应证且药物无法控制眼压或视神经损伤较重，经评估房角分离术不能有效降低眼压的患者，建议采取复合式小梁切除术。
>
> ■ 原发性闭角型青光眼合并白内障的治疗建议首选白内障摘除联合人工晶状体植入术，同时在房角镜下行房角分离术，但不属于本路径的范畴。术后观察眼压情况：①眼压水平正常者，继续随诊观察；②眼压下降效果不佳者，联合局部使用降眼压药物；③联合局部使用降眼压药物效果仍不佳者，建议行复合式小梁切除术或青光眼引流装置植入术。
>
> ■ 原发性闭角型青光眼伴透明晶状体的治疗：①激光周边虹膜切开术预防房角关闭。以静态房角镜下2个或多个象限色素小梁网不可见（即ISGEO分类法中的可疑PAC）作为激光周边虹膜切开术的治疗指征。而在以医院为基础的机会性筛查中，因筛查成本相对较低、治疗可及，可结合患者的年龄、家族史、随访的可及性掌握激光周边虹膜切开术的指征，但不属于本路径的范畴。②对于前房角关闭、眼压升高、有瞳孔阻滞因素但不伴有视神经损伤的患者，可首选激光或手术方式行周边虹膜切开术或切除术；若患者同时存在非瞳孔阻滞因素，应联合行激光周边虹膜成形术，但不属于本路径的范畴。③对于激光周边虹膜切开术后眼压仍然升高且出现视神经损伤的患者，可先给予降眼压药物治疗，暂不行滤过性抗青光眼手术；若眼压仍不可控或视神经损伤仍然进展，再考虑手术治疗。④对于上述联合降眼压药物治疗效果不佳、经评估房角分离术不能有效降低眼压的患者，建议采取复合式小梁切除术。⑤透明晶状体摘除术的选择：证据显示摘除透明晶状体可有效治疗PAC及早期PACG。鉴于我国不同地域社会经济发展不平衡，各地眼科机构技术成熟程度、设备配置水平不同，患者之间意愿与需求存在差异，须根据患者意愿或以上各方条件谨慎采用透明晶状体摘除术治疗闭角型青光眼，但不属于本路径的范畴。⑥对于急性闭角型青光眼发作期、角膜水肿影响行上述治疗的患者，可先行前房穿刺术降低眼压，为进一步行周边虹膜切开术或切除术创造条件，但不属于本路径的范畴。

（四）进入路径标准

1. 第一诊断必须符合原发性闭角型青光眼（H40.2）/原发性急性闭角型青光眼（H40.201）/原发性慢性闭角型青光眼（H40.202）。

2. 当患者同时具有其他疾病诊断，但在门诊随诊或住院期间不需要特殊处理也不影响第一诊断的临床路径流程实施时，可以进入路径。

> **释义**
>
> ■ 第一诊断必须符合原发性闭角型青光眼（H40.2）/原发性急性闭角型青光眼（H40.201）/原发性慢性闭角型青光眼（H40.202），且符合小梁切除手术适应证。

■ 对于慢性闭角型青光眼患者必须有眼压高，周边前房浅，房角狭窄，有程度不同的虹膜周边前粘连，眼底有典型的青光眼性视盘凹陷，伴有不同程度的青光眼性视野缺损，除外继发性的房角粘连因素。

■ 对于慢性闭角型青光眼患者必须有眼压高，周边前房浅，房角狭窄，有程度不同的虹膜周边前粘连，眼底有典型的青光眼性视盘改变，伴有不同程度的青光眼性视野缺损，除外继发性的房角粘连因素。

■ 假如患者合并白内障或者眼底病等其他疾病，如果住院期间不需要针对这些疾病进行治疗，可以进入本路径。

（五）检查项目

1. 必须的检查项目：眼部常规检查：视力、眼压、前房、晶状体、视盘情况，前房角镜检查。

2. 根据病情选择 A 超和 B 超、UBM、视野。

3. 如果有条件，应行 A 超检查测量眼轴长度或采用光学法（如 IOC Master 等）以发现小眼球的患者，需要特别注意手术风险及并发症。B 超为非必须选择的检查项目，但当眼底情况看不清时，术前应行 B 超检查。UBM 是房角检查的重要手段，尤其在角膜水肿不能缓解的情况下，可以提供房角关闭的范围和程度。如果是缓解期，角膜透明，可以做视野检查评估视神经损伤情况，为评估术后视力预后提供参考依据。

释义

■ 视力、眼压测量结果和眼前段情况需要准确记录在病历中。如果角膜水肿，通过药物或者前房穿刺降低眼压无法促使角膜恢复透明，不能看清视盘和房角情况，可以不做眼底检查和房角镜检查。有条件可以安排 UBM 检查房角情况。

■ 如果有条件，应行 A 超检查测量眼轴长度或采用光学法（如 IOL Master、Lenstar 等）以发现小眼球的患者，需要特别注意手术风险及并发症。B 超为非必须选择的检查项目，但当眼底情况看不清时，术前应行 B 超检查以排除晶状体和眼后段潜在病变。UBM 是房角检查的重要手段，尤其在角膜水肿不能缓解的情况下，可以提供房角关闭的范围和程度，以及睫状体和晶状体、前部玻璃体的状况。如果是缓解期，角膜透明，前节 OCT 是角膜、房角检查的重要手段，可以在非接触的情况下，提供房角关闭的范围和程度。可以做视野检查、眼底照相、OCT 评估视神经损伤情况，为评估视力预后以及术后随访提供参考依据。

（六）预防性抗菌药物选择与使用时机

1. 按照《2015 年抗菌药物临床应用指导原则》（卫医发〔2015〕43 号）执行，根据患者病情合理使用抗菌药物。

2. 选用抗菌药物滴眼液，预防性用药时间可 1~3 天。

> **释义**
>
> ■术前1~3天应根据当地当年发布的细菌药物敏感性选用相应广谱的抗菌药物滴眼液，每日3~6次。如果是急诊手术，术前频滴抗菌药物滴眼液6次。同时应冲洗泪道，除外泪囊炎。对于合并有急性结膜炎的患者，使用局部抗菌药物的时间应延长，直到炎症完全消退后1周方可手术，以预防术后感染。

（七）手术治疗

1. 麻醉方式：局部麻醉或表面麻醉。
2. 术中固定物：无。
3. 术中用药：麻醉常规用药。

> **释义**
>
> ■建议手术日为入院第1~3天。
>
> ■本路径规定的麻醉方式为局部麻醉，不包括全身麻醉。提倡结膜下浸润麻醉，尽量避免或减少球后麻醉，以减少相应麻醉并发症。
>
> ■术中麻醉药包括利多卡因、布比卡因等局部麻醉药，以及盐酸奥布卡因滴眼液等。根据患者具体病情可以使用缩瞳剂，以及减少术后滤过通道瘢痕化的抗代谢药物，如丝裂霉素、氟尿嘧啶及其他可以减少瘢痕化的药物。

（八）出院标准

1. 症状明显缓解，眼压控制。
2. 病情稳定。

> **释义**
>
> ■大多数患者术后眼压恢复正常或者轻度偏低，如果术后前房形成良好且稳定，炎症反应轻微，结膜切口对合好，无感染征象，初步形成功能性滤过泡，可以安排出院，门诊随诊观察。
>
> ■患者有轻度的脉络膜脱离和睫状体脱离，但前房形成尚好，眼压稳定或偏低者也可以出院观察。

（九）标准住院日

5~7天。

> **释义**
>
> ■如果患者条件允许，住院时间可以低于上述住院天数。如术后出现轻度浅前房等，用药观察后好转，仅在住院日数上有小的出入，并不影响纳入路径。

■ 标准住院日是根据目前多数医院的现状制定，提倡缩短住院日。根据患者的病情，术前准备1~2天或者急诊手术，术后观察眼压、前房形成、滤过泡及切口愈合情况3~5天。上述各项情况良好的患者，可以适当提前出院，低于上述4~7天的住院日。

■ 如果出现严重浅前房、睫状体脉络膜脱离、恶性青光眼、滤过泡渗漏需要保守或者手术处理，住院观察时间需要延长，属于变异情况。

（十）变异及原因分析

1. 患者术前存在持续性眼压高或眼轴短，真性小眼球等因素，容易出现恶性青光眼或脉络膜脱离等并发症，术后可能出现前房形成迟缓，需药物治疗甚至手术处理，导致住院时间相应延长。

2. 出现手术并发症，如结膜切口愈合不良、滤过泡渗漏、前房形成迟缓、脉络膜渗漏、驱逐性脉络膜出血等，转入相应路径。

3. 第一诊断为原发性闭角型青光眼，又合并老年性白内障，需行"青白联合"手术者，不进入临床路径。

4. 需行全身麻醉手术者不进入本路径。

释义

■ 变异是指入选临床路径的患者未能按路径流程完成医疗行为或未达到预期的医疗质量控制目标。包括以下方面：①按路径流程完成治疗，但超出了路径规定的时限或限定的费用也属于变异，如患者突然感冒等原因，实际住院日超出标准住院日要求，或未能在规定的手术日时间限定内实施手术等；②不能按路径流程完成治疗，患者需要中途退出路径。如治疗过程中出现恶性青光眼、结膜切口愈合不良、滤过泡渗漏、前房形成迟缓、脉络膜渗漏、驱逐性脉络膜出血等严重并发症，需要转入其他路径进行治疗等；③第一诊断为原发性急性闭角型青光眼，又合并老年性白内障或者其他眼部病变，需行联合手术者，不进入路径；④对于种种原因不能耐受局麻手术而需行全身麻醉手术者不进入本路径；⑤合并较重的全身疾病，如糖尿病、高血压、肾衰竭等疾病，血压血糖短时间内难以控制者，不进入本临床路径，需要转入其他路径进行治疗等。

■ 出现变异的情况后，主管医师要认真分析原因，并在临床路径表单中说明。

五、原发性闭角型青光眼临床路径给药方案

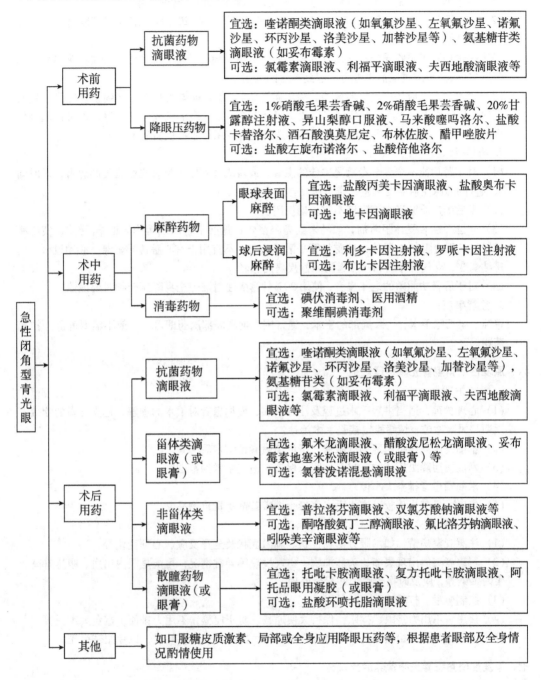

1. 用药选择：

（1）手术前应用广谱抗菌药物滴眼液 1~3 天，起到清洁结膜囊的作用。

（2）术前可使用醋甲唑胺片，异山梨醇口服液或静脉注射 20% 甘露醇注射液降低眼压，方便手术操作。

（3）手术中除了眼睑周围皮肤消毒外，还要注意结膜囊的消毒，除了术前冲洗结膜囊外，结膜囊应用 5% 聚维酮碘消毒液可以起到有效的灭菌作用。

（4）手术后常规应用广谱抗菌药物、糖皮质激素和/或非甾体滴眼液，起到预防感染、控制炎症反应的作用。术后根据病情应用睫状肌麻痹剂，如托吡卡胺或阿托品等，也可以起到促进前房形成、抑制炎症反应的作用。酌情选择是否应用口服糖皮质激素。

2. 药学提示：

（1）对于肾功能不全等全身状况欠佳的患者，或者既往有闭角型青光眼病史的患者，短时间大剂量的静脉注射需要慎重，避免诱发青光眼急性发作。

（2）术后糖皮质激素类滴眼液不宜长期使用。

（3）非选择性 β 受体阻断剂，如马来酸噻吗洛尔、盐酸卡替洛尔等因阻断 β_1 受体，使心率减慢，又因会阻断 β_2 受体，使支气管平滑肌收缩，不宜用于有心脏传导阻滞、心动过缓、窦房结病变、支气管哮喘和呼吸道阻塞性疾病的患者。

（4）对于肝肾功能差的老年患者，使用 20% 甘露醇注射液等全身降压药物时要谨慎。

3. 注意事项：

单纯小梁切除手术，为眼局部的手术，通常围术期眼局部滴药即可，一般不需要静脉用抗菌药物等。

六、原发性闭角型青光眼护理规范

1. 术前护理：

（1）心理护理，适当讲解手术过程及注意事项，增加患者对手术的理解，建立合理的疗效预期和风险考虑，情绪稳定接受手术治疗。

（2）术前遵医嘱滴抗菌药物滴眼液，清洁结膜囊预防术后感染。

（3）术前应用降眼压药物，尽量使眼压保持在适宜手术的范围内。

（4）术前嘱患者排空大小便。

（5）患者术日禁止化妆，进入手术室禁止携带首饰等贵重物品。

2. 术后护理：

（1）注意观察病情，如术眼分泌物性状、刺激症状及全身反应、心理变化等。

（2）若患者突然出现眼痛、头痛加剧、出现发热等异常情况，可能是眼内出血、眼压升高、眼内感染等，应及时报告医师并配合处理。

（3）控制咳嗽、打喷嚏、呕吐。

（4）嘱患者不用力挤眼、揉眼，保持大便通畅，防止便秘，不用力排便，避免大声说笑。

（5）术后第 2 天开始点眼药，尽量滴在结膜上，操作时动作要轻柔，以免眼球受压。

七、原发性闭角型青光眼营养治疗规范

1. 多进食高蛋白、高维生素、易消化清淡食物，以提高机体抵抗力，促进切口愈合；避免进食辛辣刺激性食物。

2. 高血压、糖尿病、心脏病患者需严格遵守饮食要求。

八、原发性闭角型青光眼健康宣教

1. 注意用眼卫生，保持个人卫生，勤洗手，脸盆、毛巾等生活用具专人专用，术后至少二周避免头部清洁、沐浴，避免污水进入眼内引起感染。

2. 保护术眼，注意休息，术后短期避免重体力劳动、剧烈运动，不能用力揉眼或碰撞，以防止浅前房的发生，促进眼部恢复。

3. 保持良好的营养状况，睡眠要充足，注意保暖，早期应避免打喷嚏、咳嗽，保持大便通畅，以防止缝线脱落及浅前房的发生。

4. 避免长时间看电视，避免受强光刺激。

5. 教会患者正确使用滴眼液（或眼膏）的方法，指导患者术后按医嘱应用滴眼液（或眼膏），保持眼部清洁，注意使用滴眼液（或眼膏）前先清洁双手，勿揉压眼球。

6. 青光眼是终身疾病，嘱患者需长期随访，定期复查。

九、推荐表单

（一）医师表单

原发性闭角型青光眼临床路径医师表单

适用对象：第一诊断为原发性闭角型青光眼（ICD-10：H40.2）

行小梁切除术（ICD-9-CM-3：12.64）

患者姓名：		性别：	年龄：	门诊号：	住院号：
住院日期： 年 月 日		出院日期： 年 月 日			标准住院日：4~7天

时间	住院第1天	住院第1~2天	住院第1~3天 （手术日）
主要诊疗工作	□ 询问病史及体格检查 □ 完成病历书写 □ 开实验室检查单 □ 上级医师查房与术前评估 □ 药物处理高眼压 □ 初步确定手术方式和日期 □ 眼科特殊检查：前房角镜检查、A+B超、UBM、视野检查、眼前节OCT、眼底照相	□ 上级医师查房 □ 完善术前检查和术前评估 □ 住院医师完成术前小结、术前讨论、上级医师查房记录等 □ 向患者及家属交代病情，签署手术同意书、自费用品协议书	□ 手术：眼压控制正常下尽快进行手术治疗 □ 术者完成手术记录 □ 住院医完成术后病程 □ 上级医师查房 □ 向患者及家属交代病情及术后注意事项
重点医嘱	长期医嘱 □ 眼科三级护理常规 □ 饮食 □ 抗菌药物滴眼液 □ 高渗剂降眼压（甘露醇或甘油盐水） □ 碳酸酐酶抑制剂（醋甲唑胺、布林佐胺滴眼液） □ β受体阻断剂 □ α受体激动剂 □ 缩瞳剂 临时医嘱 □ 血常规、尿常规 □ 肝肾常规，凝血功能，感染性疾病筛查，心电图，X线胸片 □ 眼科A+B超、UBM、视野、眼前节OCT、眼底照相（必要时） □ 眼压控制不满意，必要时采取紧急降压措施	长期医嘱 □ 同第1天 临时医嘱 □ 常规准备明日在局部麻醉下行小梁切除术 □ 剪眼睫毛冲洗眼结膜囊 □ 术前1小时肌内注射止血针（必要时） □ 术前晚口服镇静药（必要时）	长期医嘱 □ 眼科术后二级护理常规 □ 饮食 □ 抗菌药物+激素滴眼液 □ 非甾体抗炎药滴眼液（必要时） □ 散瞳剂（必要时） □ 口服抗菌药物（必要时） □ 口服肾上腺糖皮质激素（必要时） □ 口服非甾体抗炎药（必要时） □ 口服止血药（必要时） 临时医嘱 □ 今日在局部麻醉下行小梁切除术
病情变异记录	□无 □有，原因： 1. 2.	□无 □有，原因： 1. 2.	□无 □有，原因： 1. 2.
医师签名			

时间	住院第2~4天 （术后第1日）	住院第3~5天 （术后第2日）	住院第4~7天 （术后第3~4日，出院日）
主要诊疗工作	□ 上级医师查房 □ 注意眼压、切口、滤过泡、前房等情况 □ 住院医师完成常规病历书写	□ 上级医师查房 □ 注意眼压、切口、滤过泡、前房等情况 □ 住院医师完成常规病历书写 □ 如果出现浅前房、脉络膜脱离或恶性青光眼，及时进行相应处理	□ 上级医师查房 □ 注意眼压、切口、滤过泡、前房等情况 □ 根据术后切口、前房、滤过泡情况决定术后出院时间 □ 完成出院志、病案首页、出院诊断证明书等病历资料 □ 向患者交代出院后的后续治疗及相关注意事项，如复诊时间等
重点医嘱	**长期医嘱** □ 同术后当日 **临时医嘱** □ 如果滤过强、前房浅，必要时包扎、散瞳	**长期医嘱** □ 根据并发症情况给予相应治疗 □ 恶性青光眼：高渗剂，阿托品，醋甲唑胺，眼局部抗炎治疗，口服激素（必要时） □ 脉络膜脱离：阿托品或复方托吡卡胺，眼局部抗炎治疗，口服激素（必要时） **临时医嘱** □ 出现并发症：局部注射 □ 如果滤过强、前房浅，可佩戴治疗用绷带镜、包扎	**长期医嘱** □ 出院带药 　抗菌药物+激素滴眼液 　必要时非甾体抗炎药 　必要时睫状肌麻痹剂 □ 门诊随诊
病情变异记录	□ 无　□ 有，原因： 1. 2.	□ 无　□ 有，原因： 1. 2.	□ 无　□ 有，原因： 1. 2.
医师签名			

（二）护士表单

原发性闭角型青光眼临床路径护士表单

适用对象：第一诊断为原发性闭角型青光眼（ICD-10：H40.2）

行小梁切除术（ICD-9-CM-3：12.64）

患者姓名：	性别：	年龄：	门诊号：	住院号：
住院日期： 年 月 日	出院日期： 年 月 日			标准住院日：4~7 天

时间	住院第 1 天	住院第 1~2 天	住院第 1~3 天（手术当日）
健康宣教	□ 入院宣教 　介绍主管医师、护士 　介绍环境、设施 　介绍住院注意事项	□ 术前宣教 　宣教疾病知识、术前准备及 　手术过程 　告知准备物品、沐浴 　告知术后饮食、活动及探视 　注意事项 　告知术后可能出现的情况及 　应对方式 □ 主管护士与患者沟通，了解 　并指导心理应对 □ 告知家属等候区位置	□ 术后当日宣教 　告知术后注意事项 　告知饮食、体位要求 　告知术后可能出现情况的应 　对方式 □ 给予患者及家属心理支持 □ 再次明确探视陪护须知
护理处置	□ 核对患者姓名，佩戴腕带 □ 建立入院护理病历 □ 卫生处置：剪指（趾） 　甲、沐浴，更换病号服 □ 年龄＜12 岁或＞80 岁、双眼 　视力低于 0.05 需陪护 1 人	□ 协助医师完成术前检查，协 　助完成相关专科检查：前房 　角镜检查、UBM，视野检查 □ 卫生处置：头部清洁、沐浴 □ 剪睫毛、冲洗结膜囊	□ 送手术 　摘除患者各种活动物品 　核对患者资料及术中带药 　填写手术交接单，签字确认 □ 接手术 　核对患者及资料，签字确认
基础护理	□ 三级护理 □ 晨晚间护理 □ 患者安全管理	□ 三级护理 □ 晨晚间护理 □ 患者安全管理	□ 二级护理 □ 晨晚间护理 □ 患者安全管理
专科护理	□ 护理查体 □ 需要时，填写跌倒及压疮 　防范表 □ 需要时，请家属陪护 □ 遵医嘱抗菌药物滴眼液点 　术眼 □ 心理护理	□ 遵医嘱抗菌药物滴眼液点 　术眼 □ 心理护理	□ 病情观察，观察术眼情况 　变化 □ 测量患者 TPR 变化 □ 术前遵医嘱给药 □ 心理护理
重点医嘱	□ 详见医嘱执行单	□ 详见医嘱执行单	□ 详见医嘱执行单
护士签名			

时间	住院第2~4天 （术后第1日）	住院第3~5天 （术后第2日）	住院第4~7天 （术后第3~4日，出院日）
健康宣教	□ 术后宣教 眼药的作用及使用频率 饮食、活动指导 复查患者对术前宣教内容的掌握程度	□ 术后宣教 眼药的作用及使用频率 饮食、活动指导	□ 出院宣教 复查时间 眼药使用方法与频率 活动休息 指导饮食 指导办理出院手续
护理处置	□ 协助完成眼部相关检查	□ 协助完成眼部相关检查	□ 办理出院手续
基础护理	□ 二级护理 □ 晨晚间护理 □ 患者安全管理	□ 二级护理 □ 晨晚间护理 □ 患者安全管理	□ 二级护理 □ 晨晚间护理 □ 患者安全管理
专科护理	□ 病情观察，观察术眼情况变化，注意眼压、切口、滤过泡等情况 □ 遵医嘱眼药治疗 □ 心理护理	□ 病情观察，观察术眼情况变化，注意眼压、切口、滤过泡等情况 □ 遵医嘱眼药治疗 □ 心理护理	□ 病情观察，观察术眼情况变化，注意眼压、切口、滤过泡等情况 □ 遵医嘱眼药治疗 □ 心理护理
重点医嘱	□ 详见医嘱执行单	□ 详见医嘱执行单	□ 详见医嘱执行单
病情变异记录	□ 无 □ 有，原因： 1. 2.	□ 无 □ 有，原因： 1. 2.	□ 无 □ 有，原因： 1. 2.
护士签名			

（三）患者（家属）表单

原发性闭角型青光眼临床路径患者（家属）表单

适用对象：第一诊断为原发性闭角型青光眼（ICD-10：H40.2）

行小梁切除术（ICD-9-CM-3：12.64）

患者姓名：	性别： 年龄： 门诊号：	住院号：
住院日期： 年 月 日	出院日期： 年 月 日	标准住院日：4~7 天

时间	入 院	手术前	手术当天
医患配合	□ 配合询问病史、收集资料，请务必详细告知既往史、用药史、过敏史 □ 如服用抗凝剂，请明确告知 □ 配合进行体格检查 □ 有任何不适请告知医师	□ 配合完善术前相关检查，如采血、留尿、心电图、X 线胸片；眼科特殊检查：前房角镜检查、UBM，视野检查 □ 麻醉师与患者进行术前访视	□ 配合评估手术效果 □ 有任何不适请告知医师
护患配合	□ 配合测量体温、脉搏、呼吸、血压、体重 1 次 □ 配合完成入院护理评估（简单询问病史、过敏史、用药史） □ 接受入院宣教（环境介绍、病室规定、订餐制度、贵重物品保管等） □ 有任何不适请告知护士	□ 配合测量体温、脉搏、呼吸、询问排便情况 1 次 □ 接受术前宣教 □ 自行沐浴，加强头部清洁，剪指（趾）甲，男患者剃须 □ 准备好必要用物，吸水管 □ 取下义齿、饰品等，贵重物品交家属保管	□ 清晨测量体温、脉搏、呼吸 □ 送手术室前，协助完成核对，带齐影像资料和术中带药 □ 返回病房后，协助完成核对，配合过病床，配合血压测量 □ 遵医嘱采取正确体位 □ 配合缓解疼痛 □ 有任何不适请告知护士
饮食	□ 普通饮食	□ 普通饮食	□ 普通饮食
排泄	□ 正常排尿便	□ 正常排尿便	□ 正常排尿便
活动	□ 正常活动	□ 正常活动	□ 平卧休息 2~3 小时后正常活动

时间	手术后	出　院
医患配合	□ 配合检查眼部情况：眼压、切口、滤过泡、前房等情况 □ 配合眼部切口换药	□ 接受出院前指导 □ 知道复查程序 □ 获取出院诊断书 □ 预约复诊日期
护患配合	□ 配合定时测量体温、脉搏、呼吸、每日询问排便情况 □ 注意活动安全，避免坠床或跌倒 □ 配合执行探视及陪护 □ 必要时，需掌握治疗用绷带镜佩戴及护理方法	□ 接受出院宣教 □ 办理出院手续 □ 获取出院带药 □ 知道眼药频率、方法和眼药保存注意事项 □ 知道复印病历方法
饮食	□ 普通饮食	□ 普通饮食
排泄	□ 正常排尿便 □ 避免便秘	□ 正常排尿便 □ 避免便秘
活动	□ 适度活动，避免疲劳	□ 适度活动，避免疲劳

附：原表单（2010 年版）

原发性急性闭角型青光眼临床路径表单

适用对象：第一诊断为原发性急性闭角型青光眼（ICD-10：H40.203）

行小梁切除术（ICD-9-CM-3：12.64）

| 患者姓名： | | 性别： 年龄： 门诊号： | | 住院号： |

住院日期： 年 月 日 　出院日期： 年 月 日 　标准住院日：5~7 天

时间	住院第 1 天	住院第 1~2 天	住院第 2~3 天（手术日）
主要诊疗工作	□ 询问病史及体格检查 □ 完成病历书写 □ 开实验室检查单 □ 上级医师查房与术前评估 □ 药物处理高眼压 □ 初步确定手术方式和日期 □ 眼科特殊检查：前房角镜检查、A+B 超、UBM、视野检查	□ 上级医师查房 □ 完善术前检查和术前评估 □ 住院医师完成术前小结、术前讨论、上级医师查房记录等 □ 向患者及家属交代病情，签署手术同意书、自费用品协议书	□ 手术：眼压控制正常下，尽快进行手术治疗 □ 术者完成手术记录 □ 住院医师完成术后病程 □ 上级医师查房 □ 向患者及家属交代病情及术后注意事项
重点医嘱	**长期医嘱** □ 眼科二级护理常规 □ 饮食 □ 抗菌药物滴眼液 □ 高渗剂降眼压（甘露醇或甘油盐水） □ 口服碳酸酐酶抑制剂（醋甲唑胺） □ β 受体阻断剂 □ α 受体激动剂 □ 缩瞳剂 **临时医嘱** □ 血常规、尿常规 □ 肝肾常规，凝血功能，感染性疾病筛查，心电图，X 线胸片 □ 眼科 A+B 超、UBM、视野（必要时） □ 眼压控制不满意，必要时前房穿刺	**长期医嘱** □ 同第 1 天 **临时医嘱** □ 常规准备明日在局部麻醉下行小梁切除术 □ 备皮洗眼 □ 术前 1 小时肌内注射止血针 □ 术前晚口服镇静药（必要时）	**长期医嘱** □ 眼科术后二级护理常规 □ 普通饮食 □ 抗菌药物+激素滴眼液 □ 非甾体抗炎滴眼液 □ 散瞳剂（必要时） □ 口服抗菌药物 □ 口服肾上腺糖皮质激素（必要时） □ 口服非甾体抗炎药（必要时） □ 口服止血药 **临时医嘱** □ 今日在局部麻醉下行小梁切除术

续 表

时间	住院第 1 天	住院第 1~2 天	住院第 2~3 天 （手术日）
主要 护理 工作	□ 病区环境介绍 □ 入院护理评估、介绍主管医护 　人员 □ 医院相关制度介绍 □ 饮食宣教、生命体征监测 □ 介绍相关治疗、检查、用药等应 　注意的问题 □ 心理与生活护理 □ 执行医嘱，完成护理记录单	□ 指导患者熟悉病区环境 □ 执行医嘱 □ 介绍有关疾病的护理知识 □ 介绍相关治疗、检查、用 　药等护理中应注意的问题 □ 宣教：围术期注意事项 □ 执行手术前医嘱 □ 完成术前护理记录单书写	□ 健康宣教：术后注意 　事项 □ 术后心理与生活护理 □ 执行术后医嘱 □ 完成手术当日护理记录 　单书写 □ 观察动态病情变化，及时 　与医师沟通，执行医嘱 □ 介绍相关治疗、检查、 　用药等护理中应注意的 　问题
病情 变异 记录	□ 无　□ 有，原因： 1. 2.	□ 无　□ 有，原因： 1. 2.	□ 无　□ 有，原因： 1. 2.
护士 签名			
医师 签名			

时间	住院第 3~4 天 （术后第 1 日）	住院第 4~5 天 （术后第 2 日）	住院第 5~7 天 （术后第 3~4 日，出院日）
主要诊疗工作	□ 上级医师查房 □ 注意眼压、切口、滤过泡、前房等情况 □ 住院医师完成常规病历书写	□ 上级医师查房 □ 注意眼压、切口、滤过泡、前房等情况 □ 住院医师完成常规病历书写 □ 如果出现浅前房、脉络膜脱离或恶性青光眼，及时进行相应处理	□ 上级医师查房 □ 注意眼压、切口、滤过泡、前房等情况 □ 根据术后切口、前房、滤过泡情况决定术后出院时间 □ 完成出院志、病案首页、出院诊断证明书等病历资料 □ 向患者交代出院后的后续治疗及相关注意事项，如复诊时间等
重点医嘱	**长期医嘱** □ 同术后当日 **临时医嘱** □ 如果滤过强、前房浅，必要时包扎、散瞳	**长期医嘱** □ 根据并发症情况给予相应治疗 □ 恶性青光眼：高渗剂，阿托品散瞳，复方托吡卡胺散瞳，口服激素，醋甲唑胺，眼局部抗炎治疗 □ 脉络膜脱离：阿托品散瞳，复方托吡卡胺散瞳，口服激素，眼局部抗炎治疗 **临时医嘱** □ 出现并发症：局部注射 □ 如果滤过强，前房浅，包扎	**长期医嘱** □ 出院带药 □ 抗菌药物+激素滴眼液 □ 非甾体抗炎滴眼液 □ 必要时散瞳剂 □ 门诊随诊
主要护理工作	□ 执行术后医嘱 □ 健康宣教：手术后相关注意事项，介绍有关康复锻炼方法 □ 术后用药知识宣教 □ 监测患者生命体征变化、术眼情况变化 □ 术后心理与生活护理 □ 完成术后护理记录单	□ 执行术后医嘱 □ 健康宣教：手术后相关注意事项，介绍有关康复锻炼方法 □ 术后用药知识宣教 □ 监测患者生命体征变化、术眼情况变化 □ 术后心理与生活护理 □ 完成术后护理记录单	□ 执行术后医嘱、出院医嘱 □ 进行出院指导：生活指导、饮食指导、用药指导 □ 监测患者生命体征变化、术眼情况变化 □ 完成术后及出院护理记录单
病情变异记录	□ 无　□ 有，原因： 1. 2.	□ 无　□ 有，原因： 1. 2.	□ 无　□ 有，原因： 1. 2.
护士签名			
医师签名			

第二十章

急性虹膜睫状体炎临床路径释义

【医疗质量控制指标】
指标一、诊断需结合症状、体征和辅助检查。

指标二、如能找到病因者应针对病因治疗。

指标三、激素及免疫抑制剂使用符合规范。

一、急性虹膜睫状体炎编码
1. 原编码：

疾病名称及编码：急性虹膜睫状体炎（ICD-10：H20.004）

2. 修改编码：

疾病名称及编码：急性虹膜睫状体炎（ICD-10：H20.0）

二、临床路径检索方法
H20.0

三、国家医疗保障疾病诊断相关分组（CHS-DRG）
MDCC　眼疾病及功能障碍

CZ1　其他眼部疾患

四、急性虹膜睫状体炎临床路径标准住院流程
（一）适用对象
第一诊断为急性虹膜睫状体炎（ICD-10：H20.004），特别是伴有前房纤维素性渗出或前房积脓的重症患者。

> **释义**
>
> ■ 急性虹膜睫状体炎（acute iridocyclitis）是前葡萄膜炎的一种，主要累及虹膜和睫状体，炎症反应部位主要在前房和前部玻璃体。
>
> ■ 本路径的适用对象包括临床上所见的特发性急性虹膜睫状体炎以及系统性疾病（如强直性脊柱炎、银屑病性关节炎、反应性关节炎和炎症性肠道疾病等）所伴发的急性前葡萄膜炎。

（二）诊断依据
根据《临床诊疗指南·眼科学分册》（中华医学会编著，人民卫生出版社，2006）：

1. 症状：眼红、眼痛、畏光、流泪、视物模糊或视力下降。

2. 体征：球结膜睫状充血或混合充血，大量灰白色尘状角膜后沉着物（KP），前房闪辉，房水炎症细胞，前房纤维素性渗出，前房积脓，瞳孔缩小或不规则，虹膜后粘连，少数患者出现反应性视盘水肿或黄斑水肿。

> **释义**
>
> ■ 急性虹膜睫状体炎包括特发性、自身免疫性、风湿性疾病所伴发的葡萄膜炎等。因此，在做出诊断时应明确病因和类型。
>
> ■ 详细的病史询问对急性虹膜睫状体炎的类型判断、治疗和预后判断均有重要意义，应注意询问骶髂关节疼痛、关节红肿、尿道炎、消化道异常、银屑病以及皮肤病变等，以确定是否伴有强直性脊柱炎等系统性疾病。
>
> ■ 一些急性虹膜睫状体炎患者可以伴有反应性视盘水肿、反应性黄斑囊样水肿，这些患者仍适用这一路径。中间葡萄膜炎和部分后葡萄膜炎可以表现出一定程度的前房反应，如灰白色尘状或羊脂状角膜后沉着物（KP）、前房闪辉、房水炎症细胞等。应注意详细检查，加以区别，避免误诊。此外，全葡萄膜炎也有前葡萄膜炎类似的前房反应，不应将全葡萄膜炎纳入。

（三）治疗方案的选择

根据《临床诊疗指南·眼科学分册》（中华医学会编著，人民卫生出版社，2006）：

1. 抗炎：糖皮质激素滴眼液滴眼。
2. 散瞳：拉开和预防虹膜后粘连，滴用睫状肌麻痹剂。
3. 对于出现反应性视盘水肿或黄斑水肿者，可短期给予糖皮质激素口服治疗。

> **释义**
>
> ■ 急性虹膜睫状体炎的治疗原则：第一个原则是立即散瞳以预防虹膜后粘连的发生，入院后即应迅速给予散瞳治疗。散瞳药物的选择应根据前房炎症程度而定；第二个原则是迅速抗炎治疗以防止眼组织破坏，预防并发症的发生，抗炎药物选择时应根据前房炎症程度和是否出现反应性视盘水肿或黄斑水肿来判断，单纯前房炎症反应可给予糖皮质激素滴眼液点眼治疗，有关非甾体抗炎药滴眼剂的应用尚需进一步研究；伴有反应性视盘水肿或黄斑水肿时，可短期给予小剂量糖皮质激素口服或静脉用药。局部抗炎治疗药物的频次也应根据前房炎症反应的程度来决定。

（四）标准住院日

5~7 天。

> **释义**
>
> ■ 视患者炎症消退情况，如果条件允许，住院时间可以低于上述住院天数。

（五）进入临床路径标准

1. 第一诊断必须符合 ICD-10：H20.004 急性虹膜睫状体炎疾病编码，特别是伴有威胁视功能的体征，如前房纤维素性渗出、前房积脓、新出现的广泛虹膜后粘连、反应性视盘水肿或黄斑水肿。

2. 当患者同时具有其他疾病诊断，但在住院期间不需要特殊处理，也不影响第一诊断的临床路径流程实施时，可以进入本临床路径。

释义

■ 患者同时具有其他疾病影响第一诊断的临床路径流程实施时均不适合进入本临床路径。

■ 系统性疾病伴有的急性虹膜睫状体炎症，需要全身治疗时，不适合进入本临床路径。

■ 感染性虹膜睫状体炎不适合进入本临床路径。

（六）住院期间检查项目

1. 眼部检查：视力、眼压、裂隙灯检查、眼底检查。
2. 辅助检查：不是所有患者均需要做辅助检查，根据眼部炎症及视功能情况，可选择眼底光学相关断层扫描（OCT）、UBM、眼部 B 超、眼底荧光血管造影。
3. 全身检查：HLA-B27、ESR、CRP、RPR、ANA；对于需要短期应用口服糖皮质激素者，应该查血常规、肝肾功能、X 线胸片。对于拟诊强直性脊柱炎者，可以做骶髂关节 X 线片或 CT 检查。

释义

■ 部分检查可以在门诊完成。

■ 为排除感染性前葡萄膜炎，部分疑似患者应根据情况完善梅毒、结核的相关检查，如梅毒血清学检查、X 线胸片、γ-干扰素释放试验等。

■ 对于拟诊强直性脊柱炎者，根据情况可以行骶髂关节 X 线片、MRI 或 CT 检查。

■ 根据病情部分检查可以不进行。

（七）治疗方案与药物选择

1. 抗炎：应用糖皮质激素。
（1）1%醋酸泼尼松龙滴眼液：根据炎症情况，可以 qh 或 q2h 滴眼。
（2）曲安奈德或地塞米松结膜下注射：适用于前房大量纤维素性渗出患者，且既往眼表滴用糖皮质激素无眼压升高病史。
（3）周身应用糖皮质激素：急性虹膜睫状体炎一般不需要周身应用糖皮质激素。但是，若出现反应性视盘水肿或黄斑水肿，可以口服泼尼松 30~40mg/d，一般不超过 2 周。
（4）非甾体抗炎药滴眼液的应用：可用于辅助抗炎，常用药物为双氯芬酸钠滴眼液或普拉洛芬滴眼液，但是要注意多种药物眼表应用的角膜毒性。
2. 散瞳：
（1）1%阿托品凝胶滴眼：2~3 次/天，适用于发病初期和严重炎症，特别是伴有前房纤维素性渗出、前房积脓或出现虹膜后粘连者。
（2）强力散瞳剂结膜下注射：适用于新鲜的但难以用 1%阿托品滴眼拉开的虹膜后粘连，1%阿托品、1%可卡因、0.1%肾上腺素等量混合，取 0.1~0.2ml 结膜下注射。

（3）复方托吡卡胺滴眼：适用于眼痛、畏光症状明显好转，前房纤维素性渗出或积脓基本吸收，虹膜后粘连已经被拉开者。

（八）出院标准

1. 患者眼痛、畏光等眼部刺激症状好转。

2. 前房炎症得到控制，前房纤维素性渗出或前房积脓基本吸收。

3. 新出现的虹膜后粘连已经被拉开。

> **释义**
>
> ■ 如果出现并发症，是否需要继续住院治疗，由主管医师具体决定。

（九）变异及原因分析

1. 全葡萄膜炎，需要长期周身应用糖皮质激素/免疫抑制剂。

2. 感染性葡萄膜炎。

3. 伴有全身疾病且需要周身药物治疗者。

> **释义**
>
> ■ 微小变异：因为医院检验项目的时效性，不能按照要求按时完成检查；因节假日不能按照要求完成检查；患者不愿意配合进行相应检查，短期不能按照要求出院随诊。
>
> ■ 重大变异：患者病情演变，需要进一步诊断和治疗；患者系统性疾病需要全身药物治疗或使用免疫抑制剂等；患者确诊为中间葡萄膜炎或全葡萄膜炎，需要长期全身应用糖皮质激素/免疫抑制剂；不愿意按照要求出院随诊而导致入院时间明显延长。

五、急性虹膜睫状体炎临床路径给药方案

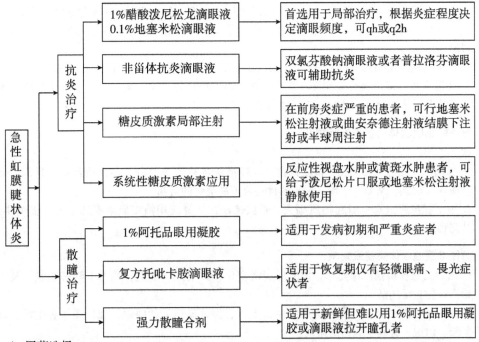

1. 用药选择：

（1）抗炎药物的选择：

1）1%醋酸泼尼松龙滴眼液或0.1%地塞米松滴眼液：根据炎症情况，可以 qh 或 q2h 滴眼。

2）地塞米松结膜下注射：适用于前房大量纤维素性渗出、角膜病变不适宜进行频繁点眼，且既往用糖皮质激素无眼压升高病史者。

3）全身应用糖皮质激素：急性虹膜睫状体炎一般不需要全身应用糖皮质激素。但若出现反应性视盘水肿、黄斑水肿或有严重前房炎症者，可以口服泼尼松 30mg/d，一般不超过 2 周。

4）非甾体抗炎药滴眼液的应用：可能对炎症消退有一定的辅助作用，使用时要注意多种药物应用的角膜毒性。

（2）散瞳药物的选择：

1）1%阿托品凝胶滴眼：2~3 次/天，适用于发病初期和严重炎症者，特别是伴有前房纤维素性渗出、前房积脓或出现新鲜虹膜后粘连者。

2）强力散瞳剂结膜下注射：适用于新鲜的但难以用 1%阿托品滴眼拉开的虹膜后粘连，1%阿托品、1%可卡因、0.1%肾上腺素等量混合，取 0.1~0.2ml 结膜下注射。

3）复方托吡卡胺滴眼：适用于患者眼痛、畏光症状明显好转，前房纤维素性渗出或积脓基本吸收，虹膜后粘连已经被拉开仍有前房炎症者。

2. 药学提示：

阿托品眼用凝胶可能产生皮肤、黏膜干燥，发热，面部潮红，心动过速等现象。少数患者出现眼睑发痒、红肿及结膜充血等过敏现象，应立即停药。有闭角型青光眼病史者和前列腺肥大者应禁用。

3. 注意事项：

糖皮质激素结膜下注射用于角膜上皮损伤或经点眼治疗效果不佳者，一般不宜反复注射。

六、急性虹膜睫状体炎护理规范

1. 用药护理：

（1）应用各种药物前，认真讲解药物的作用、反应、副作用及注意事项。

（2）指导患者正确应用滴眼液方法。

（3）应用阿托品滴眼液或眼膏后，压迫泪囊部10分钟，防止药物进入鼻腔发生中毒。

（4）长期全身或局部应用糖皮质激素的患者需注意副作用，如激素性青光眼、向心性肥胖、胃出血等。

（5）用药期间密切观察药物副作用，定期进行肝肾功能、血常规、血压及血糖的检查。

2. 病情观察：密切观察患者眼部情况变化，如出现视力下降、眼红、眼痛、眼部胀痛及头痛等情况，认真记录，及时告知医师对症处理。

七、急性虹膜睫状体炎营养治疗规范

饮食指导：

1. 忌烟酒，注意饮食均衡，清淡饮食，合理搭配各种营养成分，多食用新鲜蔬果，少食煎炒油炸等油腻、刺激、辛辣、味重的食物及不易消化的食物。

2. 由于糖皮质激素可引起钙质流失、骨质疏松，全身应用糖皮质激素的患者可多喝牛奶，补充钙质。

八、急性虹膜睫状体炎健康宣教

1. 出院后根据病情规律复诊，如出现病情变化，如眼红、眼痛、视力下降等症状，及时就诊，切勿自行用药。

2. 指导患者调节情绪，保持健康的生活方式，保证高质量的睡眠，规律工作和生活，避免紧张、焦虑，有利于病情的康复。

3. 对于视力较差的患者，生活中应格外注意防止摔倒。

4. 对患者做好心理疏导，帮助患者了解和认识疾病，提高患者的眼部健康保护意识。

九、推荐表单

（一）医师表单

急性虹膜睫状体炎临床路径医师表单（适用于重症患者）

适用对象：第一诊断为急性虹膜睫状体炎（ICD-10：H20.0）

患者姓名：	性别：	年龄：	门诊号：	住院号：
住院日期：　　年　月　日	出院日期：　　年　月　日			标准住院日：5~7 天

日期	住院第 1~3 天	住院第 4~7 天
主要诊疗工作	□ 询问病史，完成体格检查及眼科专科的常规检查：视力（裸视和矫正视力）、眼压、散瞳眼前节、晶状体、玻璃体、眼底检查 □ 住院医师书写病历 □ 完善相关实验室检查 □ 上级医师查房，指导诊疗计划 □ 观察前房炎症消退情况、虹膜粘连及瞳孔散大情况 □ 上级医师查房，给予进一步治疗意见 □ 追踪检查结果，若有异常，行相关疾病的辅助检查，必要时请相关科室会诊 □ 住院医师完成病程记录	□ 上级医师查房 □ 检查视力、眼压，裂隙灯下观察前房炎症消退情况、虹膜粘连及瞳孔散大情况 □ 检查眼底 □ 若视力不佳、眼底黄斑中心凹光反射不清，行 OCT 检查，必要时行 FA 检查 □ 住院医师完成病程记录 □ 上级医师查房，评估患者是否可以出院、决定出院时间 □ 住院医师完成病程记录、出院小结、出院带药、出院证明 □ 向患者告知出院后遵医嘱用药，按时复查
重点医嘱	**长期医嘱** □ 眼科二级护理常规 □ 饮食（普通饮食/糖尿病饮食/其他） □ 1%醋酸泼尼松龙滴眼：qh 或 q2h □ 1%阿托品凝胶滴眼：bid 或 tid □ 角膜上皮保护剂滴眼（必要时） **临时医嘱** □ 测眼压、裂隙灯、眼底 □ 血常规、HLA-B27、ESR、CRP、RPR □ 强力散瞳剂结膜下注射（必要时） □ 地塞米松或曲安奈德结膜下注射（必要时）	**长期医嘱** □ 眼科二级护理常规 □ 饮食（普通饮食/糖尿病饮食/其他） □ 复方托吡卡胺滴眼：bid 或 tid □ 1%醋酸泼尼松龙滴眼：q2h □ 1%阿托品凝胶滴眼：bid 或 tid □ 非甾体滴眼液 □ 角膜上皮保护剂滴眼（必要时） □ 泼尼松口服（必要时） **临时医嘱** □ 测视力、眼压、裂隙灯、眼底 □ 散瞳验光 □ OCT（必要时） □ FA（必要时） □ 检查肝肾功能、血糖、X 线胸片（必要时） **出院医嘱** □ 1%醋酸泼尼松龙滴眼：6~8 次/天，逐渐减量 □ 非甾体滴眼液滴眼：4 次/天 □ 复方托吡卡胺滴眼：2 次/天 □ 角膜上皮保护剂滴眼（必要时） □ 泼尼松口服，按医嘱减量（必要时） □ 门诊复查
病情变异记录	□ 无　□ 有，原因： 1. 2.	□ 无　□ 有，原因： 1. 2.
医师签名		

（二）护士表单

急性虹膜睫状体炎临床路径护士表单（适用于重症患者）

适用对象：第一诊断为急性虹膜睫状体炎（ICD-10：H20.0）

患者姓名：	性别：	年龄：	门诊号：	住院号：
住院日期： 年 月 日	出院日期： 年 月 日			标准住院日：5~7 天

时间	住院第1~2天	住院第3~5天	住院第6~7天
健康宣教	□ 介绍主管医师、护士 □ 介绍环境、设施 □ 介绍住院注意事项 □ 向患者宣教戒烟、戒酒的重要性，减少二手烟的吸入 □ 滴眼液、眼膏治疗方法宣教	□ 指导患者正确使用滴眼液和眼膏 □ 主管护士与患者沟通，了解并指导心理应对 □ 宣教疾病知识、用药知识及特殊检查操作过程	□ 康复和锻炼 □ 定时复查 □ 出院带药服用方法 □ 饮食休息等注意事项指导
护理处置	□ 核对患者姓名，佩戴腕带 □ 建立入院护理病历 □ 卫生处置：剪指（趾）甲、沐浴、更换病号服	□ 随时观察患者病情变化 □ 协助医师完成各项检查	□ 办理出院手续 □ 书写出院小结
基础护理	□ 二级护理 □ 晨晚间护理 □ 患者安全管理	□ 二级护理 □ 晨晚间护理 □ 患者安全管理	□ 二级护理 □ 晨晚间护理 □ 患者安全管理
专科护理	□ 护理查体 □ 填写跌倒防范表（必要时） □ 需要时请家属陪伴 □ 心理护理	□ 护理查体 □ 协助患者滴眼液、眼膏治疗 □ 遵医嘱完成相关检查 □ 遵医嘱正确给药 □ 心理护理 □ 提供并发症征象的依据	
重点医嘱	□ 详见医嘱执行单	□ 详见医嘱执行单	□ 详见医嘱执行单
病情变异记录	□ 无 □ 有，原因： 1. 2.	□ 无 □ 有，原因： 1. 2.	□ 无 □ 有，原因： 1. 2.
护士签名			

（三）患者（家属）表单

急性虹膜睫状体炎临床路径患者（家属）表单（适用于重症患者）

适用对象：第一诊断为急性虹膜睫状体炎（ICD-10：H20.0）

患者姓名：	性别：　年龄：　门诊号：	住院号：
住院日期：　　年　月　日	出院日期：　　年　月　日	标准住院日：5~7 天

时间	住院当天	住院第 2~5 天	住院第 6~7 天
医患配合	□ 配合询问病史、收集资料，请务必详细告知既往史、用药史、过敏史 □ 配合进行体格检查 □ 有任何不适告知医师	□ 配合完善相关检查，如采血、留尿、心电图、X 线胸片等 □ 医师向患者及家属介绍病情，如有异常检查结果需进一步检查 □ 配合用药及治疗 □ 配合医师调整用药 □ 有任何不适告知医师	□ 接受出院前指导 □ 知道复查程序 □ 获取出院诊断书
护患配合	□ 配合测量体温、脉搏、呼吸、血压、体重 □ 配合完成入院护理评估单（简单询问病史、过敏史、用药史） □ 接受入院宣教（环境介绍、病室规定、订餐制度、贵重物品保管等） □ 有任何不适告知护士	□ 配合测量体温、脉搏、呼吸，询问每日排便情况 □ 接受相关化验检查宣教，正确留取标本，配合检查 □ 有任何不适告知护士 □ 接受输液、服药治疗 □ 注意活动安全，避免跌倒 □ 配合执行探视及陪伴 □ 接受疾病及用药等相关知识指导	□ 接受出院宣教 □ 办理出院手续 □ 获取出院带药 □ 知道服药方法、作用、注意事项 □ 知道复印病历方法
饮食	□ 普通饮食	□ 普通饮食	□ 普通饮食
排泄	□ 正常排尿便	□ 正常排尿便	□ 正常排尿便
活动	□ 适度活动	□ 适度活动	□ 适度活动

附：原表单（2011 年版）

急性虹膜睫状体炎临床路径表单（适用于重症患者）

适用对象：第一诊断为急性虹膜睫状体炎（ICD-10：H20.004）

患者姓名：		性别：	年龄：	门诊号：	住院号：
住院日期： 年 月 日		出院日期： 年 月 日			标准住院日：5~7 天

日期	住院第 1 天	住院第 2~3 天
主要诊疗工作	□ 询问病史，完成体格检查及眼科专科的常规检查，视力（裸视和矫正视力）、眼压、散瞳眼前节、晶状体、玻璃体、眼底检查 □ 住院医师书写病历 □ 完善相关实验室检查 □ 上级医师查房，指导诊疗计划	□ 观察前房炎症消退情况、虹膜粘连及瞳孔散大情况 □ 上级医师查房，给予进一步治疗意见，如结膜下注射强力散瞳剂和/或糖皮质激素 □ 追踪血液检查结果，若有异常，行相关疾病的辅助检查，必要时请相关科室会诊 □ 住院医师完成病程记录
重点医嘱	**长期医嘱** □ 眼科二级护理常规 □ 饮食（普通饮食/糖尿病饮食/其他） □ 1%醋酸泼尼松龙滴眼：qh 或 q2h □ 1%阿托品凝胶滴眼：bid 或 tid **临时医嘱** □ 测眼压、裂隙灯、眼底 □ 血常规、HLA-B27、ESR、CRP、RPR	**长期医嘱** □ 眼科二级护理常规 □ 饮食（普通饮食/糖尿病饮食/其他） □ 1%醋酸泼尼松龙滴眼：qh 或 q2h □ 1%阿托品凝胶滴眼：bid 或 tid □ 角膜上皮保护剂滴眼（必要时） **临时医嘱** □ 强力散瞳剂结膜下注射（必要时） □ 地塞米松或曲安奈德结膜下注射（必要时）
主要护理工作	□ 病区环境介绍，指导患者尽快适应病区环境 □ 入院护理评估，介绍责任护士、护士长、主管医师 □ 医院相关制度介绍 □ 执行长短期医嘱、生命体征监测 □ 饮食宣教，指导患者进食易消化吸收食物及多食用富含维生素的水果、蔬菜 □ 介绍有关疾病的护理知识 □ 介绍相关治疗、检查、用药等护理中应注意的问题 □ 完成入院第 1 天交班报告	□ 执行长短期医嘱，监测生命体征 □ 健康宣教 □ 观察动态病情变化，及时与医师沟通，执行医嘱
病情变异记录	□ 无 □ 有，原因： 1. 2.	□ 无 □ 有，原因： 1. 2.
护士签名		
医师签名		

日期	住院第 4~5 天	住院第 6~7 天 （出院日）
主要诊疗工作	□ 上级医师查房 □ 检查视力、眼压，裂隙灯下观察前房炎症消退情况、虹膜粘连及瞳孔散大情况 □ 检查眼底 □ 若视力不佳、眼底黄斑中心凹光反射不清，行 OCT 检查，必要时行 FA 检查 □ 若发现黄斑水肿，行肝肾功能、血糖、X 线胸片检查后，口服泼尼松 30~40mg/d □ 住院医师完成病程记录	□ 检查视力、眼压，裂隙灯下观察前房炎症消退情况、虹膜粘连及瞳孔散大情况 □ 检查眼底 □ 上级医师查房，评估患者是否可以出院 □ 住院医师完成病程记录、出院小结、出院带药、出院证明 □ 决定出院时间 □ 向患者告知出院后遵医嘱用药，按时复查
重点医嘱	**长期医嘱** □ 眼科二级护理常规 □ 饮食（普通饮食/糖尿病饮食/其他） □ 1%醋酸泼尼松龙滴眼：q2h □ 1%阿托品凝胶滴眼：bid 或 tid □ 非甾体滴眼液 □ 角膜上皮保护剂滴眼（必要时） □ 泼尼松口服（必要时） **临时医嘱** □ 测视力、眼压、裂隙灯、眼底 □ 散瞳验光 □ OCT（必要时） □ FA（必要时） □ 检查肝肾功能、血糖、X 线胸片（必要时）	**长期医嘱** □ 眼科二级护理常规 □ 饮食（普通饮食/糖尿病饮食/其他） □ 1%醋酸泼尼松龙滴眼：q2h □ 复方托吡卡胺滴眼：bid 或 tid □ 非甾体滴眼液 □ 角膜上皮保护剂滴眼（必要时） □ 泼尼松口服（必要时） **临时医嘱** □ 测视力、眼压、裂隙灯、眼底 **出院医嘱** □ 1%醋酸泼尼松龙滴眼：6~8 次/天，逐渐减量 □ 非甾体眼水滴眼：4 次/天 □ 复方托吡卡胺滴眼：2 次/天 □ 角膜上皮保护剂滴眼（必要时） □ 泼尼松口服，按医嘱减量（必要时） □ 门诊复查
主要护理工作	□ 执行长短期医嘱、生命体征监测 □ 观察动态病情变化，及时与医师沟通，执行医嘱	□ 执行长短期医嘱、生命体征监测 □ 健康宣教：出院注意事项
病情变异记录	□ 无 □ 有，原因： 1. 2.	□ 无 □ 有，原因： 1. 2.
护士签名		
医师签名		

第二十一章

增生性糖尿病视网膜病变临床路径释义

【医疗质量控制指标】

指标一、诊断需结合症状、体征和辅助检查。

指标二、手术适应证选择符合增生性糖尿病视网膜病变。

指标三、手术疗效达到预期目标。

指标四、抗菌药物使用符合规范。

指标五、住院时间符合路径实施要求。

一、增生性糖尿病视网膜病变编码

1. 原编码:

疾病名称及编码: 增生性糖尿病视网膜病变 (ICD-10: E11.301+)

手术操作名称及编码: 玻璃体切割术 (ICD-9-CM-3: 14.74001)

2. 修改编码:

疾病名称及编码: 1型糖尿病增生性视网膜病变 (ICD-10: E10.301+H36.0*)

　　　　　　　　　2型糖尿病增生性视网膜病变 (ICD-10: E11.301+H36.0*)

手术操作名称及编码: 去除玻璃体, 前入路 (ICD-9-CM-3: 14.71)

　　　　　　　　　　玻璃体的其他去除法 (ICD-9-CM-3: 14.72)

　　　　　　　　　　经前入路的机械性玻璃体切割术 (ICD-9-CM-3: 14.73)

　　　　　　　　　　其他机械性玻璃体切割术, 后入路 (ICD-9-CM-3: 14.74)

二、临床路径检索方法

(E10.301/E11.301) 伴 (14.71/14.72/14.73/14.74)

三、国家医疗保障疾病诊断相关分组 (CHS-DRG)

MDCC　　眼疾病及功能障碍

CX1　　其他疾患引起眼部病变

四、增生性糖尿病视网膜病变临床路径标准住院流程

(一) 适用对象

第一诊断为增生性糖尿病视网膜病变 (ICD-10: E11.301+), 行玻璃体切割术 (ICD-9-CM-3: 14.74001)。

> 释义
>
> ■ 本路径适用对象为诊断为增生性糖尿病视网膜病变的患者。糖尿病视网膜病变是一种病程较长的、糖尿病患者几乎都会出现的、不同程度的视网膜疾病,而增生性糖尿病视网膜病变 (proliferative diabetic retinopathy, PDR),是对视力损伤最为严重的一种病变类型,其特征是视网膜缺血引起视网膜内表面发生新生血管。视盘

新生血管（new vessels at the optic disc，NVD）和视网膜其他区域的新生血管（new vessels elsewhere in the retina，NVE）均有出血的倾向，可导致玻璃体积血。这些新生血管可以发生纤维化并收缩，类似的纤维增生可以导致视网膜前膜形成、玻璃体牵拉条索、视网膜裂孔、牵拉性或孔源性视网膜脱离。非糖尿病患者，由于高血压、高血脂、外伤等引起的玻璃体积血，牵拉性视网膜脱离等，不能诊断为增生性糖尿病视网膜病变，不适用本路径。

（二）诊断依据

根据《临床诊疗指南·眼科学分册》（中华医学会编著，人民卫生出版社，2006），《临床技术操作规范·眼科学分册》（中华医学会编著，人民军医出版社，2007），《眼科临床指南》（美国眼科学会编，中华医学会眼科学分会编译，人民卫生出版社，2010）：

1. 症状：视力下降、视物变形、视物遮挡感等。
2. 体征：眼底检查可见视网膜新生血管，玻璃体积血、混浊机化，视网膜前出血、牵拉性视网膜脱离等。
3. 辅助检查：眼部B超提示玻璃体积血、视网膜脱离等。

> **释义**
>
> ■ 玻璃体检查：
>
> 1. 可用直接检眼镜、间接检眼镜、裂隙灯显微镜联合前置镜或接触镜进行检查。
>
> 2. 如需详细检查，应当在散大瞳孔后进行。
>
> 3. 直接检眼镜检查时，一般先用+8D～+10D的镜片，检查距离受检眼10～20cm。正常情况下，光线经瞳孔射入眼内后，瞳孔区呈橘红色反光。检查时嘱受检者上、下、左、右转动眼球数次后，立即停止眼球转动，并注视前方。如在瞳孔区红色反光中有黑影呈飘动状，且其移动方向与眼球转动方向相反，表明屈光间质混浊部位位于玻璃体。
>
> 4. 裂隙灯显微镜检查：常规行裂隙灯显微镜检查时，将裂隙灯光源与显微镜之间的夹角尽量变小、光源裂隙尽量调窄，便可获得较为清晰的玻璃体光学切面；若要观察后2/3玻璃体，需借助前置镜或三面镜，可获得满意的检查结果。
>
> 5. 注意玻璃体有无混浊、液化、积血、后脱离，并注意玻璃体病变的形态及其与视网膜和晶状体位置的相互关系。
>
> 增生性糖尿病视网膜病变的患者玻璃体检查可见玻璃体积血、混浊机化。
>
> ■ 视网膜的检查：
>
> 1. 可用直接或间接检眼镜进行检查。如需详细检查，特别检查周边部眼底时，需散瞳后检查，或借助于前置镜、三面镜、检影镜，在裂隙灯显微镜下进行检查。
>
> 2. 检查顺序为先后极部、再周边部。
>
> 3. 注意观察视盘大小、形态、色泽、盘沿和凹陷；视网膜血管粗细、形态、颜色、管壁反光、动静脉比例及相互关系；黄斑部有无水肿、渗出、出血、瘢痕、色素改变和中心凹反光是否存在等；视网膜有无渗出、出血、色素改变或脱离等。
>
> 增生性糖尿病视网膜病变的患者视网膜检查可见视网膜前出血、牵拉性视网膜脱离等。

■B超检查：

1. 适应证：

(1) 屈光间质混浊欲了解内眼情况者。

(2) 眼球内及眼眶内肿瘤。

(3) 眼外伤及眼内异物的探查及定位。

(4) 各种原因所致眼球突出或可疑眼眶病变者。

(5) 彩色多普勒超声可探测病变内，进行眼和眶部血流动力学研究。

(6) 眼球活体结构生物测量。

2. 操作方法及程序：

(1) 患者平卧位。

(2) 嘱患者轻闭眼，眼睑皮肤涂耦合剂。

(3) 将探头置于眼睑上，或已滴用表面麻醉药的球结膜上。

(4) 沿角膜缘各时钟位，分别对眼球、眼眶进行横切、纵切扫描，最后进行轴切扫描。

(5) 发现病变后要采用特殊方法进行检查，如实性占位病变要显示其位置、形状、边界、范围、内回声、声衰减等，对眼眶病变要观察视神经、眼外肌、眼上静脉等，从多个角度、多个层面观察病变，以便获得一个三维印象。

(6) 对于眼球突出而未发现占位性病变者，应观察眼外肌、视神经、球后脂肪垫和眼上静脉。

(7) 检查眼球赤道部前的眼内病变时，需嘱受检者眼球转向与探头相反方向，以便观察眼球周边部。

(8) 检查眼球赤道部前的眶内或眼睑病变时，可用探头直接接触病变表面的皮肤。

增生性糖尿病视网膜病变的患者B超通常提示玻璃体积血、视网膜脱离等改变。

■糖尿病病史：原发或继发性血糖升高。

(三) 治疗方案的选择

根据《临床诊疗指南·眼科学分册》(中华医学会编著，人民卫生出版社，2006)，《临床技术操作规范·眼科学分册》(中华医学会编著，人民军医出版社，2007)。

1. 行玻璃体切割术指征：

(1) 玻璃体积血不吸收，超过1~3个月。

(2) 视网膜前增殖膜形成。

(3) 牵拉性视网膜脱离。

2. 手术方式：

(1) 根据术中眼底情况，可联合视网膜激光光凝术、视网膜前膜切除术、视网膜复位术、复杂玻璃体视网膜手术、玻璃体腔硅油注入术/注气术、玻璃体腔注药术等。

(2) 如合并白内障，可联合白内障摘除术、人工晶状体植入术或人工晶状体悬吊术等。

> **释义**
>
> ■ 在增生性糖尿病视网膜病变患者中玻璃体积血不吸收，超过 1~3 个月，无法施行激光光凝治疗；或者尽管接受了广泛的全视网膜光凝，但仍然存在视网膜前增殖膜形成、牵拉性视网膜脱离等严重病变。需要进行玻璃体切割术。
>
> ■ 术中根据眼底情况，若有视网膜前增殖膜则予以剥离，解除对视网膜牵拉，可行视网膜前膜切除术，若有视网膜脱离，可行玻璃体气/液交换或重水充填，排出视网膜下液体，联合视网膜激光光凝术，最后视病情需要行玻璃体填充膨胀气体或硅油。如玻璃体积血或有虹膜红变或黄斑水肿等，可行玻璃体腔注射抗 VEGF 药物或激素类药物。
>
> ■ 如合并白内障，可行白内障超声乳化摘除术联合人工晶状体植入术。如晶状体悬韧带断裂、脱位，需行人工晶状体悬吊术。

（四）标准住院日

7~10 天。

> **释义**
>
> ■ 标准住院日是推荐的最低要求，提倡缩短住院日。增生性糖尿病视网膜病变患者，需提前入院观测血糖水平，完善 B 超、眼底血管造影、OCT 等术前检查。通常手术日为入院第 3~4 天，如手术无严重并发症，术后眼压控制佳，无复发性出血等，恢复 3~5 天可予出院。

（五）进入路径标准

1. 第一诊断必须符合（ICD-10：E11.301+）：增生性糖尿病视网膜病变编码。
2. 当患者同时具有其他疾病诊断，但在住院期间不需要特殊处理也不影响第一诊断的临床路径流程实施时，可以进入本路径。
3. 需行全身麻醉手术者不进入本路径。

> **释义**
>
> ■ 本路径适用对象为临床诊断为增生性糖尿病视网膜病变的患者。如继发于其他眼病的玻璃体积血及牵拉性视网膜脱离，如高血压、外伤、高度近视等也建议行玻璃体切割术，但不进入本路径；如患者不能耐受局部麻醉手术，需要全身麻醉，也不能进入本路径。当患者同时具有其他疾病诊断，但在住院期间不需要特殊处理也不影响第一诊断的临床路径流程实施时，可以进入本路径。

（六）术前准备（术前评估）

1~3 天。
1. 入院常规检查项目：

（1）血常规、尿常规。

（2）肝肾功能、血脂、血糖，凝血功能，感染性疾病筛查（如乙型肝炎、丙型肝炎、艾滋病、梅毒等）。

（3）心电图，X线胸片。

（4）眼科A+B超。

（5）监测血糖、血压。

2. 根据患者病情需要可选择行糖化血红蛋白检查、角膜内皮细胞计数、眼部彩超、眼底照相、OCT及FFA等检查。

3. 完善对侧眼检查，必要时给予对侧眼视网膜激光光凝治疗。

4. 根据病情需要，必要时应用改善微循环药物和/或营养神经药物治疗。

> **释义**
>
> ■ 心电图、血常规、尿常规、凝血和生化检查、传染源筛查等是常规检查，每个进入路径的患者均需完成。肝肾功能、血糖、凝血功能、心电图、X线胸片主要是评估有无基础疾病，关系到围术期的特殊处理，可能会影响到住院时间、费用以及治疗预后。传染性疾病的筛查主要用于排除可能的传染源，如乙型肝炎、丙型肝炎、艾滋病、梅毒等，这些患者的手术操作需要特殊处理。为缩短患者术前等待时间，检查项目可以在患者入院前于门诊完成。由于患者患有糖尿病，入院后要监测血糖、血压。如血糖控制不佳，需要行糖化血红蛋白检查。
>
> ■ 术前准备常规检查眼压、泪道、眼前节及眼底；还需角膜内皮细胞计数、眼部彩超、眼底照相、OCT及FFA等检查，如晶状体混浊、玻璃体积血较重时，不能窥见眼底，则只能行眼部彩超检查。
>
> ■ 由于糖尿病性视网膜病变患者多为双眼发病，需要完善对侧眼的眼前节、眼底、眼底照相、OCT及FFA检查，必要时给予对侧眼视网膜激光光凝治疗。同时联合应用改善微循环药物和/或营养神经药物治疗。

（七）预防性抗菌药物选择与使用时机

选用抗菌药物滴眼液，术前预防性用药时间可1~3天。

> **释义**
>
> ■ 鉴于2012年8月1日起施行《抗菌药物临床应用管理办法》（卫生部令第84号），路径中抗菌药物使用应按照新的管理规范执行，路径均不再全身（口服、静脉注射或肌内注射）使用抗菌药物，原则上以局部使用抗菌药物预防感染。

（八）手术日

入院第3~4天。

1. 麻醉方式：神经阻滞麻醉，必要时联合神经安定镇痛药物。

2. 眼内植入物：硅油、膨胀性气体、人工晶状体。

3. 术中用药：利多卡因、罗哌卡因或布比卡因等。

4. 术中用耗品：玻切头、黏弹剂、一次性手术刀、眼内灌注液、显微手术缝线、重水。

> **释义**
>
> ■麻醉方式为神经阻滞麻醉，麻醉用药为利多卡因、罗哌卡因或布比卡因等，必要时联合神经安定镇痛药物。视病情需要行玻璃体填充膨胀气体或硅油。如合并白内障，可行白内障超声乳化摘除术联合人工晶状体植入术。
>
> ■术中用耗品：玻切头进行玻璃体切除，应用黏弹剂保护角膜内皮，一次性手术刀保持切口密闭，眼内灌注液维持眼内压平衡，使用更接近眼内生理环境的灌注液，同时考虑其对眼组织的保护作用，可选复方电解质眼内冲洗液等。显微手术缝线缝合切口，重水排除网膜下液体，帮助视网膜复位。

（九）术后住院恢复

3~6 天。

1. 术后需要复查的项目：视力、眼压、结膜切口、眼前节、视网膜相关检查，根据患者病情变化选择检查项目。
2. 选择用药：
（1）抗菌药物滴眼液。
（2）糖皮质激素滴眼液或非甾体激素滴眼液。
（3）散瞳剂。
（4）根据病情需要，必要时应用改善微循环药物和/或营养神经药物治疗。

> **释义**
>
> ■视力、眼压、结膜切口、眼前节、视网膜是术后评价手术效果的主要指标。根据患者病情变化选择 OCT、眼底彩照等特殊检查。术后常规使用局部抗菌药物，如喹诺酮类或氨基糖苷类滴眼液。通常还使用非甾体抗炎药或糖皮质激素滴眼液、散瞳剂以减轻术后炎症、水肿，同时方便眼底检查。根据病情需要，应用改善微循环和/或营养神经治疗，如口服甲钴胺、羟苯磺酸钙；局部应用小牛血去蛋白提取物（眼用凝胶/滴眼液）等防治糖尿病性角膜病变。

（十）出院标准

1. 眼压正常范围。
2. 无活动性出血、视网膜复位。
3. 切口愈合好。

> **释义**
>
> ■手术后眼压一直在正常范围内，无活动性出血等严重并发症，视网膜复位、切口愈合好的患者，可以考虑出院。出院后继续使用抗菌药物滴眼液和非甾体抗炎药或糖皮质激素滴眼液，根据眼内填充硅油或长效气体决定是否需要继续低头位，定期随访，根据恢复情况及时调整用药。

(十一) 变异及原因分析

1. 术前实验室检查异常，或血糖、血压控制不良，需要复查相关检查，或调整血糖、血压，导致住院时间延长。

2. 出现眼部 (如结膜炎) 或全身感染者。

3. 出现严重并发症 (新生血管性青光眼、脉络膜驱逐性出血，眼内炎等)。

4. 患者其他原因。

> **释义**
>
> ■ 术前实验室检查异常，或血糖、血压控制不良，住院后需要复查相关检查，或调整血糖、血压，导致住院时间延长。
>
> ■ 住院后患者出现眼部 (如结膜炎) 或全身感染等不宜手术疾病，需要等病情好转后才可手术治疗。
>
> ■ 如手术后出现严重并发症 (新生血管性青光眼、脉络膜驱逐性出血，眼内炎等)，或因其他原因，可能需要住院观察，导致住院时间延长。

五、增生性糖尿病视网膜病变临床路径给药方案

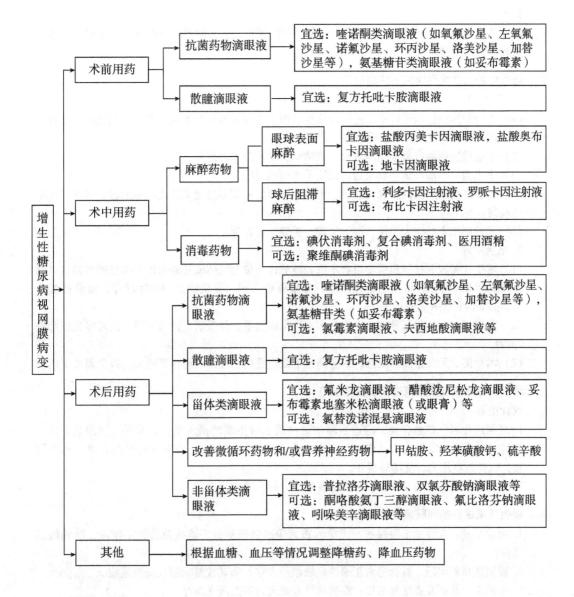

1. 用药选择：

（1）手术前应用广谱抗菌药物滴眼液 1~3 天，起到清洁结膜囊的作用。手术前 1 小时滴用散瞳滴眼液扩大瞳孔，利于手术中眼底视野的暴露。

（2）手术中除了眼睑周围皮肤消毒外，还要注意结膜囊的消毒，除了术前冲洗结膜囊外，结膜囊应用 5% 聚维酮碘消毒液可以起到有效的灭菌作用。

（3）手术后常规应用广谱抗菌药物、甾体、非甾体、散瞳类滴眼液，起到预防感染、控制炎症反应、扩大瞳孔的作用。

（4）根据中医辨证，进行清热润燥、益气养阴、滋阴健脾治疗。

（5）应用微循环药物和/或营养神经药物，起到改善眼底循环、营养神经的作用。

2. 药学提示：

术后糖皮质激素类滴眼液不宜长期使用，因有导致激素性青光眼的可能，使用前后监测眼压变化。

3. 注意事项：

增生性糖尿病性视网膜病变的手术，为眼局部的手术，通常围术期眼局部点药即可，一般不需要静脉用抗菌药物等。

六、增生性糖尿病视网膜病变护理规范

1. 术前护理：

（1）心理护理，适当讲解手术过程及注意事项，增加患者对手术的理解，建立合理的疗效预期和风险考虑，情绪稳定接受手术治疗。

（2）术前遵医嘱滴抗菌药物滴眼液，清洁结膜囊预防术后感染。

（3）手术当日早晨测试空腹血糖，保证手术顺利进行。

（4）增生性糖尿病视网膜病变患者手术前半小时应用复方托吡卡胺滴眼液散瞳，术中进行眼底观察。

（5）术前嘱患者排空大小便，取下义齿、手表、首饰等。

2. 术后护理：

（1）增生性糖尿病视网膜病变患者术后如玻璃体内填充气体或硅油采用低头位或俯卧位，麻醉苏醒后 6 小时患者可适当下床活动，尽量避免弯腰，提重物，用力等动作，谨防碰撞术眼，必要时戴保护眼罩。

（2）密切观察有无眼压升高的发生，如术眼疼痛加重，伴头痛，视力下降，及时报告医师进行治疗。

（3）术后第 2 天开始滴滴眼液，尽量滴在下结膜囊内，操作时动作要轻柔，以免眼球受压。

七、增生性糖尿病视网膜病变营养治疗规范

饮食指导：

1. 糖尿病患者切口愈合慢，应适当增加蛋白质和维生素的摄入量，如鸡蛋、豆制品，多吃新鲜水果蔬菜，以促进切口修复；多吃软食及易消化的食物，忌辛辣刺激的食物，忌用硬食，以防过度用力，使切口裂开。

2. 保持大便通畅，防止便秘，以防过度用力，再次眼内出血。

八、增生性糖尿病视网膜病变健康宣教

1. 出院指导：应注意术眼保护，无菌纱布遮盖或戴保护镜，滴抗菌药物滴眼液，防止细菌感染。

2. 玻璃体切割术后，教会患者正确滴滴眼液的方法，嘱其按时吃药及滴滴眼液。

3. 术后 1 个月要复查眼部造影，根据病情及时进行补充激光治疗

4. 忌烟酒及辛辣的食物，控制血糖、血压、血脂。

5. 睡眠要充足，注意保暖，早期应避免打喷嚏、咳嗽，保持大便通畅，以防止再次出血。

6. 注意用眼卫生，尽量少看电视，避免强光刺激，阅读时间不超过 1 小时。出院后要避免和传染病患者接触，尽量少去公共场所。

7. 根据病情需要定期复诊。

九、推荐表单

(一) 医师表单

增生性糖尿病视网膜病变临床路径医师表单

适用对象：第一诊断为 1 型糖尿病增生性视网膜病变（ICD-10：E10.301+H36.0＊）；2 型糖尿病增生性视网膜病变（ICD-10：E11.301+H36.0＊）

行去除玻璃体，前入路（ICD-9-CM-3：14.71）；玻璃体的其他去除法（ICD-9-CM-3：14.72）；经前入路的机械性玻璃体切割术（ICD-9-CM-3：14.73）；其他机械性玻璃体切割术，后入路（ICD-9-CM-3：14.74）

患者姓名：		性别： 年龄： 门诊号：		住院号：
住院日期： 年 月 日		出院日期： 年 月 日		标准住院日：7~10 天

时间	住院第 1 天	住院第 2 天	住院第 2~3 天
主要诊疗工作	□ 询问病史及体格检查，包括裂隙灯、三面镜和眼底镜检查 □ 完成病历书写 □ 开实验室检查单 □ 上级医师查房与术前评估 □ 初步确定手术方式和日期 □ 术眼抗菌药物滴眼液清洁结膜囊 □ 开始监测血糖、血压	□ 上级医师查房 □ 完善术前检查和术前评估 □ 术眼完成眼科特殊检查：A+B 超等 □ 如有必要，完成相关检查：如彩超、角膜内皮细胞计数、FFA、OCT 等 □ 对侧眼检查并制订治疗方案 □ 裂隙灯和眼底镜检查 □ 术眼抗菌药物滴眼液清洁结膜囊	□ 必要时请相关科室会诊 □ 必要时调整全身用药，控制血压、血糖等 □ 裂隙灯和眼底镜检查 □ 住院医师完成术前小结和术前讨论，上级医师查房记录等 □ 签署手术同意书、自费用品协议书 □ 抗菌药物滴眼液清洁结膜囊
重点医嘱	**长期医嘱** □ 眼科二级护理常规 □ 糖尿病饮食 □ 抗菌药物滴眼液 □ 监测血糖 □ 监测血压 □ 必要时使用改善微循环和/或营养神经药物治疗 **临时医嘱** □ 血常规、尿常规，血糖，血脂，肝肾功能，凝血功能，感染性疾病筛查 □ 心电图，X 线胸片 □ 眼科 A+B 超 □ 眼底照相、彩超、角膜内皮细胞计数（必要时）	**长期医嘱** □ 眼科二级护理常规 □ 糖尿病饮食 □ 抗菌药物滴眼液 □ 监测血糖 □ 监测血压 □ 必要时使用改善微循环和/或营养神经药物治疗 **临时医嘱** □ FFA，OCT（必要时） □ 对侧眼视网膜激光光凝治疗（必要时）	**长期医嘱** □ 同第 1 天 **临时医嘱（术前 1 日）** □ 常规准备明日在局部麻醉下行玻璃体切割术 □ 术前洗眼、剪睫毛、冲洗泪道、结膜囊 □ 术前 1 小时充分散瞳 □ 术前口服镇静药 □ 术前 30 分钟肌内注射止血、镇静药
病情变异记录	□ 无 □ 有，原因： 1. 2.	□ 无 □ 有，原因： 1. 2.	□ 无 □ 有，原因： 1. 2.
医师签名			

时间	住院第3~4天* （手术日）	住院第4~5天 （术后第1日）
主要 诊疗 工作	□ 手术：有手术指征、无手术禁忌可手术治疗 □ 术者完成手术记录 □ 住院医师完成术后病程 □ 上级医师查房 □ 向患者及家属交代病情及术后注意事项	□ 上级医师查房 □ 裂隙灯和眼底镜检查 □ 注意眼压、切口、眼前节、玻璃体、视网膜 　情况 □ 住院医师完成常规病历书写
重 点 医 嘱	**长期医嘱** □ 眼科二级护理常规 □ 糖尿病饮食 □ 抗菌药物滴眼液 □ 散瞳剂 □ 监测血糖 □ 监测血压 □ 静脉滴注止血药物 □ 眼部换药	**长期医嘱** □ 同手术当日 **临时医嘱** □ 如眼压增高，应用降眼压药物 □ 如炎症反应重，结膜下注射激素、抗菌药物
病情 变异 记录	□ 无　□ 有，原因： 1. 2.	□ 无　□ 有，原因： 1. 2.
医师 签名		

*注：如入院前已按要求完成部分术前检查，则手术前准备时间可适当缩短。

时间	住院第 5~7 天 （术后第 2~4 日）	住院第 7~10 天 （术后第 4~6 日，出院日）
主要诊疗工作	□ 上级医师查房 □ 裂隙灯和眼底镜检查 □ 注意眼压、切口、眼前节、玻璃体、视网膜 □ 住院医师完成常规病历书写 □ 如果眼压增高，则进行相应处理 □ 观察患者有无活动性出血 □ 观察视网膜是否复位	□ 上级医师查房 □ 裂隙灯和眼底镜检查 □ 注意眼压、切口、眼前节、玻璃体、视网膜 □ 住院医师完成常规病历书写 □ 根据术后切口、玻璃体腔、视网膜情况，并发症是否控制等决定术后出院时间 □ 完成出院志、病案首页、出院诊断证明书等病历材料 □ 向患者交代出院后的后续治疗及相关注意事项，如复诊时间等
重点医嘱	长期医嘱 □ 眼科二级护理常规 □ 糖尿病饮食 □ 抗菌药物滴眼液 □ 监测血糖 □ 监测血压 □ 必要时使用改善微循环和/或营养神经药物治疗 □ 眼部换药 临时医嘱 □ 根据并发症情况给予相应治疗 □ 如眼压增高，应用降眼压药物 □ 如炎症反应重，结膜下注射激素、抗菌药物 □ 散瞳查眼底观察视网膜是否复位	长期医嘱 □ 眼科二级护理常规 □ 糖尿病饮食 □ 抗菌药物滴眼液 □ 监测血糖 □ 监测血压 □ 必要时使用改善微循环和/或营养神经药物治疗 □ 眼部换药 □ 今日出院 临时医嘱 □ 出院带药 □ 抗菌药物滴眼液 □ 甾体激素滴眼液 □ 非甾体抗炎滴眼液 □ 改善微循环药物
病情变异记录	□ 无　□ 有，原因： 1. 2.	□ 无　□ 有，原因： 1. 2.
医师签名		

（二）护士表单

增生性糖尿病视网膜病变临床路径护士表单

适用对象：第一诊断为1型糖尿病增生性视网膜病变（ICD-10：E10.301+H36.0*）；2型糖尿病增生性视网膜病变（ICD-10：E11.301+H36.0*）

行去除玻璃体，前入路（ICD-9-CM-3：14.71）；玻璃体的其他去除法（ICD-9-CM-3：14.72）；经前入路的机械性玻璃体切割术（ICD-9-CM-3：14.73）；其他机械性玻璃体切割术，后入路（ICD-9-CM-3：14.74）

患者姓名：		性别： 年龄： 门诊号：		住院号：
住院日期： 年 月 日		出院日期： 年 月 日		标准住院日：7~10天

时间	住院第1天	住院第2天	住院第2~3天
健康宣教	□ 入院宣教 □ 介绍主管医师、护士 □ 介绍环境、设施 □ 介绍住院注意事项 □ 糖尿病饮食	□ 指导患者尽快适应病区环境 □ 宣教疾病知识、术前准备及手术过程 □ 告知准备物品 □ 糖尿病饮食 □ 告知术后可能出现的情况及应对方式 □ 主管护士与患者沟通，了解并指导心理应对	□ 对玻璃体切割术患者术前宣教 □ 术前准备及手术过程 □ 告知准备物品、沐浴 □ 告知术后饮食、活动及探视注意事项 □ 告知术后可能出现的情况及应对方式 □ 主管护士与患者沟通，了解并指导心理应对 □ 告知家属等候区位置
护理处置	□ 核对患者姓名，佩戴腕带 □ 建立入院护理病历 □ 卫生处置：剪指（趾）甲、沐浴，更换病号服 □ 心理护理	□ 协助完成术前血常规、尿常规检查 □ 根据患者病情需要可选择行糖化血红蛋白检查 □ 监测血糖、血压，眼底、眼压检查，根据需要进行肝肾功能是、凝血功能、心电图、X线胸片检查	□ 术前准备 □ 卫生处置：头部清洁、沐浴
基础护理	□ 眼科二级护理常规 □ 监测血糖 □ 监测血压 □ 心电图、血常规、尿常规、凝血及生化检查 □ 晨晚间护理 □ 患者安全管理	□ 眼科二级护理常规 □ 监测血糖 □ 监测血压 □ 晨晚间护理 □ 患者安全管理	□ 眼科二级护理常规 □ 监测血糖 □ 监测血压 □ 晨晚间护理 □ 患者安全管理
专科护理	□ 患者改善微循环药物服用情况 □ 喹诺酮类或氨基糖苷类滴眼液（4次/日） □ 介绍眼底照相、眼科A+B超、内皮细胞计数等检查的注意事项 □ 完成护理记录单书写	□ 喹诺酮类或氨基糖苷类滴眼液（4次/日） □ 介绍FFA、OCT等检查的注意事项 □ 对侧眼行视网膜激光光凝术患者护理 □ 完成护理记录单书写	□ 患者术前洗眼、剪睫毛 □ 冲洗结膜囊、泪道 □ 术前予以患者口服镇静药 □ 完成护理记录单书写

续 表

时间	住院第1天	住院第2天	住院第2~3天
重点 医嘱	□ 详见医嘱执行单	□ 详见医嘱执行单	□ 详见医嘱执行单
病情 变异 记录	□ 无 □ 有，原因： 1. 2.	□ 无 □ 有，原因： 1. 2.	□ 无 □ 有，原因： 1. 2.
护士 签名			

时间	住院第 3~4 天 * （手术日）	住院第 4~5 天 （术后第 1 日）
健康宣教	□ 告知术后眼部注意事项 □ 告知术后饮食、活动及探视注意事项 □ 告知术后可能出现情况的应对方式 □ 给予患者及家属心理支持 □ 介绍术后正确体位	□ 术后宣教 □ 眼药作用及频率 □ 饮食、活动指导 □ 检查患者对术前宣教内容的掌握程度
护理处置	□ 送手术 　摘除患者各种活动物品 　核对患者资料及术中带药 　填写手术交接单，签字确认 □ 接手术 　核对患者及资料，签字确认	□ 执行术后医嘱 □ 观察动态病情变化，执行医嘱 □ 关注患者体位是否正确
基础护理	□ 眼科二级护理 □ 晨晚间护理 □ 监测血压 □ 监测血糖 □ 完成手术当日护理记录单书写	□ 眼科二级护理 □ 晨晚间护理 □ 监测血压 □ 监测血糖 □ 完成术后 1 日护理记录单
专科护理	□ 术前 30 分钟肌内注射止血 □ 观察术眼情况变化 □ 测量患者 TPR 变化 □ 关注患者体位是否正确	□ 眼部换药 □ 观察患者术眼情况变化 □ 抗菌药物滴眼液、甾体激素滴眼液滴眼 □ 关注患者体位是否正确
重点医嘱	□ 详见医嘱执行单	□ 详见医嘱执行单
病情变异记录	□ 无　□ 有，原因： 1. 2.	□ 无　□ 有，原因： 1. 2.
护士签名		

* 注：如入院前已按要求完成部分术前检查，则手术前准备时间可适当缩短。

时间	住院第 5~7 天 （术后第 2~4 日）	住院第 7~10 天 （术后第 4~6 日，出院日）
健康宣教	□ 术后宣教 □ 眼药作用及频率 □ 饮食、活动指导 □ 复查患者对术前宣教内容的掌握程度	□ 出院宣教 □ 嘱患者按时复查 □ 活动休息 □ 糖尿病饮食 □ 指导办理出院手续
护理处置	□ 病情观察 □ 遵医嘱滴眼液滴眼 □ 遵医嘱提醒需口服改善微循环、营养神经药物患者按时服药 □ 眼部换药	□ 监测眼压 □ 观察动态病情变化，执行医嘱 □ 监测患者生命体征变化、术眼情况变化
基础护理	□ 眼科二级护理 □ 晨晚间护理 □ 监测血压 □ 监测血糖 □ 完成术后护理记录单	□ 眼科二级护理 □ 晨晚间护理 □ 监测血压 □ 监测血糖 □ 完成术后相关护理记录单
专科护理	□ 眼部换药 □ 观察患者术眼情况变化 □ 抗菌药物滴眼液、甾体激素滴眼液滴术眼 □ 关注患者体位是否正确	□ 眼部换药 □ 抗菌药物滴眼液、甾体激素滴眼液滴术眼 □ 关注患者体位是否正确 □ 交代复诊时间 □ 进行出院指导：生活指导、饮食指导、用药指导
重点医嘱	□ 详见医嘱执行单	□ 详见医嘱执行单
病情变异记录	□ 无　□ 有，原因： 1. 2.	□ 无　□ 有，原因： 1. 2.
护士签名		

（三）患者（家属）表单

增生性糖尿病视网膜病变临床路径患者（家属）表单

适用对象：第一诊断为 1 型糖尿病增生性视网膜病变（ICD-10：E10.301+H36.0*）；2 型糖尿病增生性视网膜病变（ICD-10：E11.301+H36.0*）

行去除玻璃体，前入路（ICD-9-CM-3：14.71）；玻璃体的其他去除法（ICD-9-CM-3：14.72）；经前入路的机械性玻璃体切割术（ICD-9-CM-3：14.73）；其他机械性玻璃体切割术，后入路（ICD-9-CM-3：14.74）

患者姓名：		性别：	年龄：	门诊号：		住院号：
住院日期：	年 月 日	出院日期：	年 月 日			标准住院日：7~10 天

时间	住院第 1 天	住院第 2 天	住院第 2~3 天
医患配合	□ 配合询问病史、收集资料，详细告知既往史、用药史、过敏史 □ 配合进行眼部裂隙灯、三面镜和眼底镜检查 □ 有任何不适告知医师 □ 开始监测血糖、血压 □ 抗菌药物滴眼液清洁结膜囊	□ 配合完善术前相关检查，如采血、留尿、心电图、X 线胸片、糖尿病眼病特殊检查：眼压，泪道眼前节及眼底。另外还需角膜内皮细胞数，眼部彩超，眼底照相，OCT，FFA 等检查 □ 抗菌药物滴眼液清洁结膜囊	□ 配合评估手术效果 □ 有任何不适告知医师 □ 协同家属知晓手术注意事项，完成术前签字 □ 抗菌药物滴眼液清洁结膜囊
护患配合	□ 配合测量体温、脉搏、呼吸、血压、体重 1 次 □ 配合完成入院护理评估（简单询问病史、过敏史、用药史） □ 接受入院宣教（环境介绍、病室规定、订餐制度、贵重物品保管等） □ 有任何不适请告知护士	□ 配合测量体温、脉搏、呼吸、询问排便情况 1 次 □ 接受有关疾病的护理知识 □ 学习相关治疗、检查、用药等护理中应注意的问题	□ 配合测量体温、脉搏、呼吸、询问排便情况 1 次 □ 接受术前宣教 □ 自行沐浴，加强头部清洁，剪指（趾）甲 □ 准备好必要用物，吸水管 □ 取下义齿、饰品等，贵重物品交家属保管
饮食	□ 糖尿病饮食	□ 糖尿病饮食	□ 糖尿病饮食
排泄	□ 正常排尿便	□ 正常排尿便	□ 正常排尿便
活动	□ 正常活动	□ 正常活动	□ 正常活动

时间	住院第 3~4 天 （手术日）	住院第 4~5 天 （术后第 1 日）
医患 配合	□ 配合评估手术效果 □ 配合医师完成手术 □ 有任何不适请告知医师	□ 配合医师进行裂隙灯和眼底镜检查 □ 配合进行眼压等特殊检查 □ 有任何不适请告知医师
护患 配合	□ 清晨测量体温、脉搏、呼吸、送手术室前，协助完成核对，带齐影像资料和术中带药 □ 返回病房后，协助完成核对，配合过病床，配合血压测量，血糖检查 □ 配合术后滴眼液滴眼及口服药规范服用 □ 遵医嘱采取低头位 □ 配合缓解疼痛 □ 有任何不适请告知护士	□ 配合定时测量体温、脉搏、呼吸、每日询问排便情况 □ 注意活动安全，避免坠床或跌倒 □ 配合执行探视及陪伴 □ 监测血糖、血压 □ 有任何不适请告知护士
饮食	□ 糖尿病饮食	□ 糖尿病饮食
排泄	□ 正常排尿便 □ 避免便秘	□ 正常排尿便 □ 避免便秘
活动	□ 正常活动	□ 正常活动

时间	住院第5~7天 （术后第2~4日）	住院第7~10天 （术后第4~6日，出院日）
医患配合	□ 配合医师进行裂隙灯和眼底镜检查 □ 配合进行眼压等特殊检查 □ 眼部有任何不适请告知医师	□ 接受出院前指导 □ 知道复查程序 □ 获取出院诊断书 □ 预约复诊日期
护患配合	□ 配合执行术后医嘱 □ 配合定时测量体温、脉搏、呼吸、每日询问排便情况 □ 注意活动安全，避免坠床或跌倒 □ 配合执行探视及陪伴 □ 监测血糖、血压 □ 继续保持低头位 □ 有任何不适请告知护士	□ 接受出院宣教 □ 注意糖尿病饮食 □ 办理出院手续 □ 获取出院带药 □ 知道眼药频率、方法和眼药保存注意事项 □ 知道复印病历方法
饮食	□ 糖尿病饮食	□ 糖尿病饮食
排泄	□ 正常排尿便 □ 避免便秘	□ 正常排尿便 □ 避免便秘
活动	□ 正常活动	□ 正常活动

附：原表单（2016 年版）

增生性糖尿病视网膜病变临床路径表单

适用对象：第一诊断为增生性糖尿病视网膜病变（ICD-10：E11.301+）

行玻璃体切割术（ICD-9-CM-3：14.74001）

患者姓名：	性别： 年龄： 门诊号：	住院号：
住院日期： 年 月 日	出院日期： 年 月 日	标准住院日：7~10 天

时间	住院第 1 天	住院第 2 天	住院第 2~3 天
主要诊疗工作	□ 询问病史及体格检查，包括裂隙灯、三面镜和眼底镜检查 □ 完成病历书写 □ 开实验室检查单 □ 上级医师查房与术前评估 □ 初步确定手术方式和日期 □ 术眼抗菌药物滴眼液清洁结膜囊 □ 开始监测血糖、血压	□ 上级医师查房 □ 完善术前检查和术前评估 □ 术眼完成眼科特殊检查：A+B 超等 □ 如有必要，完成相关检查：如彩超、角膜内皮细胞计数、FFA、OCT 等 □ 对侧眼检查并制订治疗方案 □ 裂隙灯和眼底镜检查 □ 术眼抗菌药物滴眼液清洁结膜囊	□ 必要时请相关科室会诊 □ 必要时调整全身用药，控制血压、血糖等 □ 裂隙灯和眼底镜检查 □ 住院医师完成术前小结和术前讨论，上级医师查房记录等 □ 签署手术同意书、自费用品协议书 □ 抗菌药物滴眼液清洁结膜囊
重点医嘱	**长期医嘱** □ 眼科二级护理常规 □ 糖尿病饮食 □ 抗菌药物滴眼液 □ 监测血糖 □ 监测血压 □ 必要时使用改善微循环和/或营养神经药物治疗 **临时医嘱** □ 血常规、尿常规，血糖、血脂、肝肾功能，凝血功能，感染性疾病筛查 □ 心电图，X 线胸片 □ 眼科 A+B 超 □ 眼底像、彩超、角膜内皮细胞计数（必要时）	**长期医嘱** □ 眼科二级护理常规 □ 糖尿病饮食 □ 抗菌药物滴眼液 □ 监测血糖 □ 监测血压 □ 必要时使用改善微循环和/或营养神经药物治疗 **临时医嘱** □ FFA，OCT（必要时） □ 对侧眼视网膜激光光凝治疗（必要时）	**长期医嘱** □ 同第 1 日 **临时医嘱**（术前 1 日） □ 常规准备明日在局部麻醉下行玻璃体切割术 □ 术前洗眼、剪睫毛、冲洗泪道、结膜囊 □ 术前 1 小时充分散瞳 □ 术前口服镇静药 □ 术前 30 分钟肌内注射止血、镇静药
主要护理工作	□ 病区环境及医护人员介绍 □ 医院相关制度介绍 □ 入院评估 □ 执行医嘱 □ 饮食宣教 □ 观察生命体征 □ 介绍相关治疗、检查、用药等护理中应注意的问题 □ 体位介绍 □ 完成护理记录单书写	□ 指导患者尽快适应病区环境 □ 按医嘱执行护理治疗 □ 介绍有关疾病的护理知识 □ 介绍相关治疗、检查、用药等护理中应注意的问题 □ 饮食宣教 □ 观察生命体征 □ 完成护理记录单书写	□ 按医嘱执行护理治疗 □ 饮食宣教 □ 观察生命体征 □ 健康宣教：术前、术中注意事项 □ 执行手术前医嘱 □ 完成术前护理记录单书写

续　表

时间	住院第 1 天	住院第 2 天	住院第 2~3 天
病情 变异 记录	□无 □有，原因： 1. 2.	□无 □有，原因： 1. 2.	□无 □有，原因： 1. 2.
护士 签名			
医师 签名			

时间	住院第 3~4 天 * （手术日）	住院第 4~5 天 （术后第 1 日）
主要 诊疗 工作	□ 手术：有手术指征，无手术禁忌可手术治疗 □ 术者完成手术记录 □ 住院医师完成术后病程 □ 上级医师查房 □ 向患者及家属交代病情及术后注意事项	□ 上级医师查房 □ 裂隙灯和眼底镜检查 □ 注意眼压，切口，眼前节、玻璃体、视网膜情况 □ 住院医师完成常规病历书写
重 点 医 嘱	**长期医嘱** □ 眼科二级护理常规 □ 糖尿病饮食 □ 抗菌药物滴眼液 □ 散瞳剂 □ 监测血糖 □ 监测血压 □ 静脉滴注止血药物 □ 眼部换药	**长期医嘱** □ 同术后当日 **临时医嘱** □ 如眼压增高，应用降眼压药物 □ 如炎症反应重，结膜下注射激素、抗菌药物
主要 护理 工作	□ 健康宣教：术后注意事项 □ 执行术后医嘱 □ 完成手术当日护理记录单书写 □ 观察动态病情变化，执行医嘱 □ 介绍术后正确体位 □ 介绍相关治疗、检查、用药等护理中应注意的问题	□ 执行术后医嘱 □ 观察动态病情变化，执行医嘱 □ 健康宣教：手术后相关注意事项 □ 术后用药知识宣教 □ 监测患者生命体征变化、术眼情况变化 □ 完成术后第 1 日护理记录单
病情 变异 记录	□ 无　□ 有，原因： 1. 2.	□ 无　□ 有，原因： 1. 2.
护士 签名		
医师 签名		

*注：如入院前已按要求完成部分术前检查，则手术前准备时间可适当缩短。

时间	住院第 5~7 天 （术后第 2~4 日）	住院第 7~10 天 （术后第 4~6 日，出院日）
主要诊疗工作	□ 上级医师查房 □ 裂隙灯和眼底镜检查 □ 注意眼压、切口、眼前节、玻璃体、视网膜 □ 住院医师完成常规病历书写 □ 如果眼压增高，则进行相应处理	□ 上级医师查房 □ 裂隙灯和眼底镜检查 □ 注意眼压、切口、眼前节、玻璃体、视网膜 □ 住院医师完成常规病历书写 □ 根据术后切口、玻璃体腔、视网膜情况，并发症是否控制等决定术后出院时间 □ 完成出院志、病案首页、出院诊断证明书等病历材料 □ 向患者交代出院后的后续治疗及相关注意事项，如复诊时间等
重点医嘱	**长期医嘱** □ 眼科二级护理常规 □ 糖尿病饮食 □ 抗菌药物滴眼液 □ 监测血糖 □ 监测血压 □ 必要时使用改善微循环和/或营养神经药物治疗 □ 眼部换药 **临时医嘱** □ 根据并发症情况给予相应治疗 □ 如眼压增高，应用降眼压药物 □ 如炎症反应重，结膜下注射激素、抗菌药物	**长期医嘱** □ 眼科二级护理常规 □ 糖尿病饮食 □ 抗菌药物滴眼液 □ 监测血糖 □ 监测血压 □ 必要时使用改善微循环和/或营养神经药物治疗 □ 眼部换药 □ 今日出院 **临时医嘱** □ 出院带药 □ 抗菌药物滴眼液 □ 甾体激素滴眼液 □ 非甾体抗炎滴眼液 □ 改善微循环药物
主要护理工作	□ 执行术后医嘱 □ 观察动态病情变化，执行医嘱 □ 健康宣教：手术后相关注意事项，介绍有关患者康复锻炼方法 □ 术后用药知识宣教 □ 监测患者生命体征变化、术眼情况变化 □ 完成术后护理记录单	□ 执行术后医嘱、出院医嘱 □ 观察动态病情变化，执行医嘱 □ 进行出院指导：生活指导、饮食指导、用药指导 □ 监测患者生命体征变化、术眼情况变化 □ 完成术后相关护理记录单
病情变异记录	□ 无 □ 有，原因： 1. 2.	□ 无 □ 有，原因： 1. 2.
护士签名		
医师签名		

第二十二章

视网膜中央静脉阻塞临床路径释义

【医疗质量控制指标】

指标一、诊断需结合症状、体征和辅助检查。

指标二、手术适应证选择符合玻璃体腔药物注射术。

指标三、抗菌药物使用符合规范。

指标四、住院时间符合路径实施要求。

一、视网膜中央静脉阻塞编码

1. 原编码：

疾病名称及编码：视网膜中央静脉阻塞（ICD-10：H34.803）

手术名称及编码：玻璃体腔注药术（ICD-9-CM-3：14.79004）

2. 修改编码：

疾病名称及编码：视网膜中央静脉阻塞（ICD-10：H34.803）

手术名称及编码：玻璃体腔药物注射术（ICD-9-CM-3：14.7903）

二、临床路径检索方法

H34.803 伴 14.7903

三、国家医疗保障疾病诊断相关分组（CHS-DRG）

MDCC　眼疾病及功能障碍

CS1　眼的神经及血管疾患

四、视网膜中央静脉阻塞临床路径标准住院流程

（一）适用对象

第一诊断为视网膜中央静脉阻塞（ICD-10：H34.803），特别是缺血型、出血型或完全型阻塞，伴黄斑水肿者，需行玻璃体腔注药术（ICD-9-CM-3：14.79004）。

> **释义**
>
> ■ 本路径适用对象为第一诊断为视网膜中央静脉阻塞（central retinal vein occlusion，CRVO）的患者，临床表现为缺血型或非缺血型伴有黄斑水肿者，需行玻璃体腔药物注射术（ICD-9-CM-3：14.7903）。根据病变程度和眼底荧光素血管造影（fundus fluorescence angiography，FFA）的特征，CRVO可分为非缺血型、缺血型两种类型，此外通过光相干断层扫描（optical coherence tomography，OCT）和光相干断层扫描血管成像（angio-optical coherence tomography，OCTA）也可以分别显示黄斑水肿程度和病变区血管灌注情况。非缺血型CRVO视网膜出血与水肿较轻，通常起始视力较缺血型CRVO好，视网膜灌注较好；缺血型CRVO眼底出血较重、视网膜水肿严重，起始视力较差，晚期可发生视网膜和/或虹膜新生血管，导致新生血管

性青光眼，两种类型的 CRVO 均可出现黄斑水肿，需行玻璃体腔注药消除黄斑水肿和抗新生血管性并发症，出现黄斑水肿的 CRVO 适用本路径。第一诊断为视网膜中央静脉阻塞的任何类型 CRVO，如出现黄斑水肿或眼底新生血管的，可进入本路径。

（二）诊断依据

根据《临床诊疗指南·眼科学分册》（中华医学会编著，人民卫生出版社，2006），即典型的眼底改变，同时结合荧光素眼底血管造影（FFA）检查结果及临床表现可以确定诊断：

1. 症状：患者视物模糊、视力明显减退，严重者视力降至手动，或某一部分视野缺损有暗点，伴或不伴视物变形。

2. 典型眼底改变：视盘多有高度水肿充血，边界模糊并可被出血掩盖，晚期可无视盘水肿，或有新生血管形成。视网膜动脉管径正常，静脉迂曲扩张，沿着视网膜 4 支静脉有大量或中等量大小不等的线状、火焰状出血，部分被组织水肿及出血掩盖。黄斑部放射状皱褶，呈星芒状斑或囊样水肿，视网膜有轻度水肿。

3. FFA 结果：完全性阻塞型在病程之初，造影早期可因视网膜有大量出血病灶，使脉络膜及视网膜荧光被掩盖，在未被掩盖处则可见充盈迟缓的动静脉；造影后期，静脉管壁及其附近组织染色而呈弥漫性强荧光；黄斑可呈花瓣状荧光素渗漏。病程晚期，出现无灌注区。

释义

■ 根据典型的眼底改变，同时结合 FFA 和/或 OCT，OCTA 检查结果及临床表现确定诊断。

■ 症状：患者主要症状表现为视物模糊和不同程度（取决于病灶部位与病变程度）突然性、无痛的视力下降，严重者视力可降至数指或手动，或某一部分视野缺损有暗点，伴或不伴视物变形。应进行裸眼视力、最佳矫正视力检查。可伴有高血压、动脉硬化、糖尿病等原发疾病的全身症状。

■ 眼底检查与改变：先采用直、间接检眼镜对眼底进行检查，眼底存在大范围出血的患者，可初步判断为 CRVO。再行眼底照相、黄斑部 OCT 及 FFA。注意观察：视网膜是否出血、渗出、水肿；视盘形状与边界，以判断是否存在水肿、炎症；视网膜血管管径大小、颜色、动静脉比例（正常 2∶3）、静脉是否出现充盈迟滞、迂曲扩张以及沿视网膜分支静脉走行的出血，黄斑部分可呈星芒状斑或囊样水肿。严重缺血可出现视网膜棉絮斑。

■ 黄斑水肿的影像学表现：OCT 检查有典型黄斑区视网膜增厚或出现液性囊腔；FFA 显示 FFA 晚期黄斑区荧光染色或出现花瓣状荧光素沉积。

■ OCT 显示黄斑水肿表现为黄斑中心凹明显隆起，外丛状层和内丛状层之间出现囊腔，神经上皮层浆液性脱离可见脱离区呈低或无反射暗区，其下方为高反射视网膜色素上皮层，视网膜浅层出血在视网膜内表层呈高反射光带，深层出血表现为视网膜内高反射光带，同时遮挡深层组织的反射。

■ FFA：FFA 是帮助判断 CRVO 分型、判别视网膜新生血管的主要方法，通常采用荧光素钠 500mg（10%，5ml）静脉注射，观察血管充盈各期的显影情况，造影前应先做皮肤过敏试验。造影早期可出现视网膜动静脉的充盈迟缓，静脉期可出现静脉血管壁及周围组织的弥漫性强荧光及黄斑血管的荧光素渗漏。非缺血型 CRVO 主要表现为毛细血管扩张导致荧光素渗漏，一般不出现或少量无灌注区。缺血型 CRVO 在病变早期 FFA 多有毛细血管的无灌注区，晚期在无灌注区出现新生血管，并可伴有出血渗漏。

■ 鉴别诊断：

1. 视网膜血管炎：可伴发视盘血管炎症，可引起非缺血性 CRVO，与非缺血型 CRVO 的临床表现相似。血管炎性的 CRVO 患者多为年轻男性，视力预后较好。在治疗上，采用糖皮质激素抗炎，如果反应好，可确诊为视盘血管炎。

2. 高血压性视网膜病变：当高血压视网膜病变引起视盘水肿时，临床表现与 CRVO 相似。但 CRVO 很少双眼发病，而高血压性视网膜病变通常双眼发病，同时眼底有动脉硬化的表现，动脉呈铜丝或银丝样改变，动静脉交叉压迹明显。

（三）治疗方案的选择依据

根据《临床技术操作规范·眼科学分册》（中华医学会编著，人民军医出版社，2007）：

1. 诊断明确。

2. 病情需要。

3. 征得患者及家属的同意。

释义

■ 诊断根据不同的静脉阻塞部位导致不同程度的视力下降，结合检眼镜、眼底照相下受累部位视网膜静脉的迂曲扩张、变形，视网膜出血水肿，伴或不伴黄斑水肿，以及 FFA 下缺血无灌注、荧光素渗出、出血等征象确定。黄斑部 OCT 帮助判断黄斑水肿程度。综合所有检查结果，根据眼底无灌注的严重程度及黄斑水肿、眼底新生血管的有无，判断病情。

■ 缺血、完全阻塞型 CRVO 视力预后不良。该病主要以预防及治疗黄斑水肿及眼新生血管并发症为主，故应根据眼底病变程度决定是否行玻璃体腔内注药。

■ 玻璃体腔注射抗血管内皮生长因子（vascular endothelial growth factor，VEGF）药物、糖皮质激素是治疗视网膜血管疾病的有效方法。在行该技术前，应对患者眼部状况行全面评估，并签署患者知情同意书，充分沟通病情、视力预后，履行医师告知与患者同意的过程。保证患者充分理解注射操作的意义，按照医嘱配合完成注射全过程。

（四）标准住院日

1~6天。

> **释义**
>
> ■ 标准住院日是推荐的最低要求，提倡缩短住院日。通常手术日为入院第1~2天，如手术无严重并发症，术后恢复1~3天可予出院。

（五）进入路径标准

1. 第一诊断必须符合 ICD-10：H34.803 视网膜中央静脉阻塞疾病编码。
2. 当患者同时具有其他疾病诊断，如住院期间不需特殊处理也不影响第一诊断临床路径流程的实施时，可以进入路径。

> **释义**
>
> ■ 本路径适用对象为临床诊断为视网膜中央静脉阻塞的患者，根据眼底病变程度决定是否行玻璃体腔内注药治疗。因该病通常继发于高血压、动脉硬化、糖尿病等全身系统性疾病，如原发疾病症状明显，则应先治疗原发病，不进入本路径；患者同时具有其他疾病影响第一诊断的临床路径流程实施时均不适合进入临床路径。如原发病症状不明显，住院期间不需特殊治疗或处理，对 CRVO 的诊疗流程也不影响，可进入本路径。

（六）术前准备（术前评估）

1~2 天。
必须的检查项目：
1. 检查裸眼视力及最佳矫正视力、眼压、眼底、泪道。
2. 感染性疾病筛查（包括乙型肝炎、丙型肝炎、艾滋病、梅毒等）。
3. 心电图。
4. 血常规、尿常规、凝血功能、血生化（包括肝肾功能、血脂、血糖）。
5. 眼科检查黄斑部 OCT、荧光素眼底血管造影、眼底照相。
6. 中青年患者排查血管炎性相关因素。
7. 其他根据病情需要而定：胸部 X 线片、颈部血管彩超、眼底激光治疗等。

> **释义**
>
> ■ 血常规、尿常规、凝血功能和血生化检查（包括肝肾功能、血脂、血糖）、感染性疾病筛查、血压、胸部 X 线片和心电图等是术前全身常规检查，每个进入路径的患者均需完成，肝肾功能，血糖、凝血功能、心电图、主要是评估有无基础疾病，关系到围术期的特殊处理，可能会影响到住院时间、费用以及治疗预后。感染性疾病的筛查主要用于排除可能的传染源，如乙型肝炎、丙型肝炎、艾滋病、梅毒等，这些患者的手术操作需要特殊处理。为缩短患者术前等待时间，检查项目可以在患者入院前于门诊完成。

■ 术前准备常规专科检查：检查视功能（裸眼视力、最佳矫正视力）、眼压、泪道、眼前节及眼底；还需行黄斑部 OCT、荧光素眼底血管造影术（FFA）和眼底照相明确视网膜血管、黄斑、视盘等受累情况。

■ 根据患者病情可选择的检查项目：①眼部 B 型超声及视野检查；②中青年患者排查血管炎性相关因素；③其他根据病情需要而定：颈部血管彩超、眼底激光治疗等。

■ 以上部分检查可以在门诊完成，如有结膜炎等眼前节炎症，痊愈后再择期行玻璃腔体内注药术。完善术前检查，可疑其他病变的相关科室会诊。

■ 确诊为 CRVO 的中青年患者（40 岁以下），即青年型 CRVO，多与血管炎性有关，因此需排查血管炎性相关因素。

■ 颈部血管彩超是针对有高脂血症、高血压、糖尿病等基础疾病的患者，了解颈动脉血管是否狭窄、斑块形成以及血流动力学情况，掌握血管阻塞的严重程度。眼底激光治疗主要目的在于减少缺血区视网膜的需氧量，并增加色素上皮的氧弥散能力，防止新生血管的产生，从而预防与阻止反复出血及新生血管性青光眼等的发生。

（七）术前用药

1. 术前抗菌药物眼药，4 次/日，用药 1~3 天。
2. 根据病情需要必要时应用抗炎、活血化瘀和/或营养神经药物。

【释义】

■ 按照《抗菌药物临床应用管理办法》，采取局部使用抗菌药物预防感染。预防性用药时间可 1~3 天。

■ 根据病情需要使用活血化瘀类中药如注射用血塞通等以改善微循环，也可酌情使用营养神经药物。

（八）手术日

入院第 1~3 天。

1. 麻醉方式：表面麻醉或球后/球周阻滞麻醉，必要时联合神经阻滞麻醉。
2. 手术方式：玻璃体腔注药术。
3. 眼内注射药物：抗新生血管药物和/或糖皮质激素。
4. 术中用耗品：一次性注射器。
5. 手术用设备：必要时使用显微镜、眼科手术显微器械。
6. 输血：无。

【释义】

■ 玻璃体腔注药术消毒包应备有遮眼的眼垫、开睑器、角尺（两脚规）、消毒棉棍（棉签）、1 个小杯子（放置无菌生理盐水）、注射针头、注射器等。

■ 一般采用表面麻醉，术前 15 分钟滴盐酸奥布卡因眼液每隔 5 分钟 1 次，共 3 次；或采取球后/球周阻滞麻醉，必要时进行心电监护。

■ 注射操作过程：玻璃体腔注药术前向患者交代注视方向、固定眼位等事项。打开玻璃体腔注药术消毒包，贴一次性无菌贴膜，上开睑器，嘱患者朝注射部位对侧的方向注视，使用镊子或眼球固定器固定眼球，规尺标记注射点（应避开水平子午线），有晶状体眼距角膜缘 3.5~4.0mm，无晶状体或 IOL 眼、远视眼可距角膜缘 3.0~3.5 mm。注射部位最好选择颞上或颞下象限。注射针先倾斜后垂直缓慢刺入巩膜，针尖朝向眼球中心（避免伤及晶状体），避免接触睑缘。刺入深度至少为 6mm，缓慢而小心地注入全部药物。药物推注后，缓慢抽出注射针，使用无菌棉签按压注射部位，防止药物反流。检查患者是否有光感。结膜囊内滴入广谱抗菌药物眼膏后包扎术眼。

（九）术后住院恢复

1~3 天。

必须复查的检查项目：

1. 裂隙灯检查。
2. 眼底检查。
3. 视力。
4. 眼压。
5. 术后眼部用药：抗菌药物+类固醇激素+非甾体抗炎眼药。
6. 根据病情需要必要时应用抗炎、活血化瘀和/或营养神经药物。

> **释义**
>
> ■ 视力、裂隙灯、眼底和眼压检查是术后评价手术稳定性的主要指标。术后需告知患者，若出现以下症状应立即向主治医师报告：眼部疼痛或不适、眼红加重、畏光、出现浮游体（飞蚊症）或视力下降。
>
> ■ 术后用药原则：术后常规使用抗菌药物、类固醇激素及非甾体抗炎眼药，预防感染，减少炎症反应。术后给予患者抗菌药物滴眼液，每天 3~4 次，共 3 天。根据病情需要使用活血化瘀类中药如注射用血塞通等以改善微循环，也可酌情使用营养神经药物。

（十）出院标准（围绕一般情况、切口情况、第一诊断转归）

1. 手术后反应较轻，病情稳定。
2. 切口闭合好，无感染征象。
3. 眼底检查无明显改变。
4. 眼压正常，裂隙灯检查无明显异常。

> **释义**
>
> ■ 手术后反应较轻，病情稳定，切口闭合好，无感染征象，眼压正常稳定，未出现严重并发症，眼底无明显改变，裂隙灯检查正常，可以考虑出院。
>
> ■ 如果术后出现并发症，如眼压持续增加，视网膜脱离或撕裂、晶状体损伤、感染性眼内炎等，由主管医师决定患者是否需要继续住院处理。

（十一）变异及原因分析

1. 等待术前检验结果。
2. 术后炎症反应或并发症。
3. 需进行全身病相关治疗。
4. 患者其他原因。

释义

■入院后患者出现特殊情况，如患眼出现急性感染性结膜炎，角膜炎及眼内炎等急性感染性眼部症状和体征；或术前检查异常、血糖高、血压高、感冒发热等不宜手术情况，需先治疗原发疾病，待病情稳定后才可进行手术，导致住院时间的延长。

■术后出现眼压升高的情况，应及时处理与观察，导致住院时间延长。如出现眼底出血、视网膜脱离或撕裂、晶状体损伤、感染性眼内炎等较为严重的并发症，需要及时观察、治疗或行二次手术，则应退出本路径。

五、视网膜中央静脉阻塞临床路径给药方案

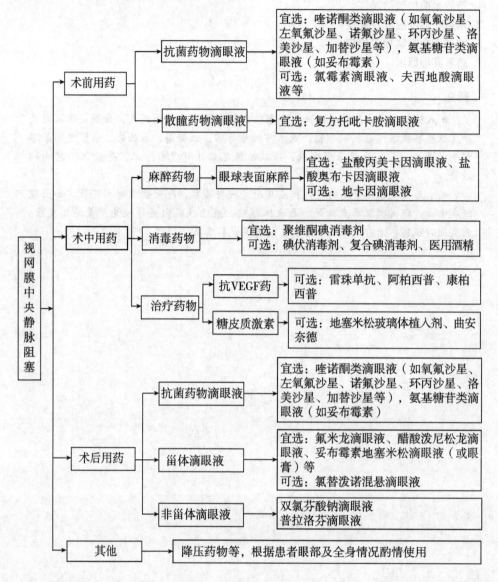

1. 用药选择：

（1）手术前应用广谱抗菌药物滴眼液1~3天，每天3~4次，起到清洁结膜囊的作用。术前眼底检查，评估眼底病变严重情况，部分患者对常见的散瞳剂过敏，表现为眼红、眼痒等，可以试用盐酸环喷托酯滴眼液。为便于住院后进行检查，也可在入院前完成眼底检查。

（2）手术中除了眼睑周围皮肤消毒外，还要注意结膜囊的消毒，除了术前冲洗结膜囊外，结膜囊应用5%聚维酮碘消毒液可以起到有效的灭菌作用。

（3）手术后常规应用广谱抗菌药物、甾体、非甾体滴眼液，起到预防感染、控制炎症反应的作用。

（4）术中治疗性药物应注意注射部位、角度与深度。抗VEGF药物起到了抑制血管内皮生长因子的作用，预防及抑制新生血管的产生。糖皮质激素能够稳定血-视网膜屏障，抑制血管内皮生长因子，减轻炎症，缓解黄斑区血管渗漏，治疗黄斑水肿。

2. 药学提示：

注射前如需散瞳，需注意引起闭角型青光眼的可能；术后糖皮质激素类滴眼液不宜长期使用，因有导致激素性青光眼的可能，使用前后监测眼压变化。

3. 注意事项：

玻璃体腔内注药为眼局部的手术，通常围术期及术后局部点广谱抗菌药物滴眼即可，一般不需要静脉用抗菌药物等。

六、视网膜中央静脉阻塞护理规范

1. 术前护理：

（1）心理护理：由于患者视力差，情绪比较低落，有的患者因担心术后效果不理想，往往表现出焦虑，烦躁，恐惧等心理，适当讲解手术过程及注意事项，增加患者对手术的理解，建立合理的疗效预期和风险考虑，情绪稳定接受手术治疗。

（2）眼位、头位训练：告知患者眼位头位的训练是取得较好手术疗效的可靠保证，是降低手术风险的重要措施。训练方法如下：患者平卧于床头，全身放松，护士手持目标物（彩球、光源）要求患者按照目标物上、下、左、右移动的方向进行眼球转动及固视训练，达到要求后撤离目标物，再使用语言指令进行眼球转动及固视训练。

（3）术前遵医嘱滴抗菌药物滴眼液，清洁结膜囊预防术后感染。

（4）对聚维酮碘过敏的患者：极少，碘过敏或者聚维酮碘皮肤试验阳性都不一定说明患者对聚维酮碘有超敏反应，且皮肤表面多余的聚维酮碘可以在注射后用生理盐水拭去以减小不适感，故不应因为"患者过敏"就不按照操作流程使用聚维酮碘。

2. 术后护理：

（1）术后勿揉术眼以及术眼勿进水，治疗后可引起短暂的视觉障碍，可能影响驾驶或机械操作的能力，出现这些症状的患者在这些暂时性的视觉障碍副作用症状消失前不能驾驶或进行机械操作。

（2）术后密切观察有无高眼压的情况发生，一般发生在术后1天内，如术眼疼痛加重，分泌物增多，视力突然明显下降、流泪，角膜上出现白色排斥线、混浊、水肿等，及时报告医师积极处理。

（3）术后第2天开始滴滴眼液，尽量滴在结膜上，操作时动作要轻柔，以免眼球受压。

七、视网膜中央静脉阻塞营养治疗规范

饮食指导：

1. 手术早晨可少量清淡饮食，禁流食。

2. 术后清淡易消化饮食，少量多次饮水。

八、视网膜中央静脉阻塞健康宣教

1. 出院指导：玻璃体腔药物注射术后，应注意术眼保护，无菌纱布遮盖或戴保护镜，滴抗菌药物滴眼液，防止细菌感染。

2. 玻璃体腔药物注射术后，教会患者正确滴滴眼液的方法，嘱其按时点眼药。

3. 术后2周内注意用眼卫生，尽量少看电视，避免强光刺激，阅读时间不超过1小时。出院后要避免和传染病患者接触，尽量少去公共场所。

4. 告知患者急诊联系方式，如果注射过程中无特殊事件发生出院前无需特殊预防处理，但要行患者教育不要揉眼球并学会辨别眼内炎、视网膜脱离及眼内出血的症状。比如眼红、眼部持续性剧烈疼痛、失去光感、视力变差或者失去部分/全部中央/周边视野。

5. 根据病情需要定期复诊。

九、推荐表单

（一）医师表单

视网膜中央静脉阻塞临床路径医师表单

适用对象：第一诊断为视网膜中央静脉阻塞（ICD-10：H34.803）
　　　　　行玻璃体腔注射术（ICD-9-CM-3：14.7903）

患者姓名：		性别： 年龄： 门诊号：	住院号：
住院日期： 年 月 日		出院日期： 年 月 日	标准住院日：1~6 天

时间	住院第 1 天	住院第 2 天	住院第 1~3 天 （手术日）
主要诊疗工作	□ 询问病史 □ 体格检查 □ 交代病情 □ 完成首次病程记录和住院病历	□ 核实各项检查结果正常 □ 上级医师查房与术前评估 □ 向患者及家属交代术前、术中和术后注意事项 □ 签署手术知情同意书及自费用品协议书	□ 术前再次确认患者姓名、性别、年龄和手术眼别 □ 实施手术 □ 完成手术记录 □ 向患者及其家属交代术后注意事项
重点医嘱	**长期医嘱** □ 眼科二级或三级护理 □ 抗菌药物眼药点术眼（4 次/日） □ 必要时应用活血化瘀和/或营养神经药物 **临时医嘱** □ 血常规、尿常规 □ 感染性疾病筛查 □ 血生化检查 □ 凝血功能检查 □ 心电图、胸部 X 线片 □ 黄斑 OCT、荧光素眼底血管造影、眼底照相 □ 必要时行免疫学相关检查 □ 必要时行眼底激光治疗	**长期医嘱** □ 眼科二级或三级护理 □ 抗菌药物滴眼液点术眼（4 次/日） □ 必要时应用活血化瘀和/或营养神经药物 **临时医嘱**（术前 1 天） □ 拟于明日在表面麻醉行左/右眼玻璃体腔注药手术 □ 必要时术前 30 分钟术眼滴散瞳眼药 2 次（浅前房患者不散瞳） □ 术前 5 分钟术眼滴表面麻醉药 3 次	**长期医嘱** □ 眼科二级或三级护理 □ 抗菌药物滴眼液+类固醇激素+非甾体抗炎滴眼液点术眼 □ 必要时应用活血化瘀和/或营养神经药物 **临时医嘱** □ 预防性抗菌药物使用 □ 根据病情需要制订（眼压高患者加用降眼压药物控制眼压）
病情变异记录	□ 无 □ 有，原因： 1. 2.	□ 无 □ 有，原因： 1. 2.	□ 无 □ 有，原因： 1. 2.
医师签名			

时间	住院第 1~4 天 （术后第 1 日）	住院第 2~5 天 （术后第 2 日）	住院第 2~6 天 （出院日）
主要诊疗工作	□ 检查患者术眼 □ 上级医师查房，确定有无手术并发症 □ 完成病程记录 □ 向患者及家属交代术后恢复情况	□ 检查患者术眼 □ 上级医师查房，确定有无手术并发症 □ 完成病程记录 □ 评估患者何时可以出院	□ 上级医师查房，确定是否可以出院，若患者可以出院，则需完成出院记录 □ 通知出院处 □ 通知患者及其家属出院 □ 向患者交代出院后注意事项并书写出院须知 □ 预约复诊日期 □ 出具诊断证明书及出院证明书
重点医嘱	**长期医嘱** □ 眼科二级或三级护理 □ 抗菌药物滴眼液+类固醇激素+非甾体抗炎滴眼液点术眼 □ 必要时应用活血化瘀和/或营养神经药物 **临时医嘱** □ 根据病情需要制订	**长期医嘱** □ 眼科二级或三级护理 □ 抗菌药物滴眼液+类固醇激素+非甾体抗炎滴眼液点术眼 □ 必要时应用活血化瘀和/或营养神经药物 **临时医嘱** □ 根据病情需要制订	**长期医嘱** □ 眼科二级或三级护理 □ 抗菌药物滴眼液+类固醇激素+非甾体抗炎滴眼液点术眼 □ 必要时应用活血化瘀和/或营养神经药物 □ 今日出院 **临时医嘱** □ 出院带药：根据病情需要制订
病情变异记录	□ 无 □ 有，原因： 1. 2.	□ 无 □ 有，原因： 1. 2.	□ 无 □ 有，原因： 1. 2.
医师签名			

（二）护士表单

视网膜中央静脉阻塞临床路径护士表单

适用对象：第一诊断为视网膜中央静脉阻塞（ICD-10：H34.803）
行玻璃体腔注射术（ICD-9-CM-3：14.7903）

患者姓名：		性别： 年龄： 门诊号：		住院号：
住院日期： 年 月 日		出院日期： 年 月 日		标准住院日：1~6天

时间	住院第1天	住院第2天	住院第1~3天 （手术日）
健康宣教	□ 入院宣教 　介绍主管医师、护士 　介绍环境、设施 　介绍住院注意事项	□ 术前宣教 　宣教疾病知识、术前准备 　及手术过程 　告知准备物品、沐浴 　告知术后饮食、活动及探 　视注意事项 　告知术后可能出现的情况 　及应对方式 　主管护士与患者沟通，了 　解并指导心理应对 　告知家属等候区位置	□ 术后当日宣教 　告知术后注意事项 　告知术后饮食、活动及探 　视注意事项 　告知术后可能出现情况的 　应对方式 　给予患者及家属心理支持 　再次明确探视陪伴须知
护理处理	□ 核对患者姓名，佩戴腕带并建 立入院护理病历 □ 卫生处置：剪指（趾）甲、沐 浴，更换病号服	□ 协助医师完成术前检查 □ 卫生处置：头部清洁、沐浴	□ 术前冲洗结膜囊、泪道 □ 送手术 　摘除患者各种活动物品 　核对患者资料及术中带药 　填写手术交接单，签字确认 □ 接手术 　核对患者及资料，签字确认
基础护理	□ 三级护理 □ 晨晚间护理 □ 患者安全管理	□ 三级护理 □ 晨晚间护理 □ 患者安全管理	□ 二级护理 □ 晨晚间护理 □ 患者安全管理
专科护理	□ 护理查体 □ 需要时，填写跌倒及压疮防范表 □ 需要时，请家属陪伴 □ 遵医嘱抗菌药物滴眼液点眼 （4次/日） □ 心理护理	□ 协助完成相关检查 □ 遵医嘱抗菌药物滴眼液点 术眼（4次/日） □ 心理护理	□ 病情观察，术眼情况变化 观察 □ 术后心理与基础护理 □ 术后健康教育
重点医嘱	□ 详见医嘱执行单	□ 详见医嘱执行单	□ 详见医嘱执行单
病情变异记录	□ 无　□ 有，原因： 1. 2.	□ 无　□ 有，原因： 1. 2.	□ 无　□ 有，原因： 1. 2.
护士签名			

时间	住院第1~4天 （术后第1日）	住院第2~5天 （术后第2日）	住院第2~6天 （出院日）
健康宣教	□ 术后宣教眼药作用及频率，饮食、活动指导 □ 复查患者对术前宣教内容的掌握程度	□ 复查患者对宣教内容的掌握程度 □ 复查眼药使用情况	□ 出院宣教：复查时间、眼药使用方法与频率、活动休息 □ 指导饮食 □ 指导办理出院手续
护理处理	□ 协助完成相关检查	□ 协助完成相关检查	□ 办理出院手续
基础护理	□ 二级护理 □ 晨晚间护理 □ 患者安全管理	□ 二级护理 □ 晨晚间护理 □ 患者安全管理	□ 二级护理 □ 晨晚间护理 □ 患者安全管理
专科护理	□ 病情观察，观察术眼情况变化 □ 遵医嘱眼药治疗 □ 心理护理	□ 病情观察，观察术眼情况变化 □ 遵医嘱眼药治疗 □ 心理护理	□ 病情观察，观察术眼情况变化 □ 遵医嘱眼药治疗 □ 心理护理
重点医嘱	□ 详见医嘱执行单	□ 详见医嘱执行单	□ 详见医嘱执行单
病情变异记录	□ 无 □ 有，原因： 1. 2.	□ 无 □ 有，原因： 1. 2.	□ 无 □ 有，原因： 1. 2.
护士签名			

（三）患者（家属）表单

视网膜中央静脉阻塞临床路径患者（家属）表单

适用对象：第一诊断为视网膜中央静脉阻塞（ICD-10：H34.803）

行玻璃体腔注射术（ICD-9-CM-3：14.7903）

患者姓名：			性别：	年龄：	门诊号：	住院号：
住院日期：	年 月 日		出院日期：	年 月 日		标准住院日：1~6 天

时间	住院第1天	住院第2天	住院第1~3天（手术日）
医患配合	□ 配合询问病史、收集资料，请务必详细告知既往史、用药史、过敏史 □ 如服用抗凝剂，请明确告知 □ 配合进行体格检查 □ 有任何不适请告知医师	□ 配合完善术前相关检查，如采血、留尿、心电图；眼科特殊检查：黄斑 OCT、FFA、眼底照相等 □ 医师与患者及家属介绍病情及手术谈话、术前签字 □ 麻醉师与患者进行术前访视	□ 配合评估手术效果 □ 有任何不适请告知医师
护患配合	□ 配合测量体温、脉搏、呼吸、血压、体重1次 □ 配合完成入院护理评估（简单询问病史、过敏史、用药史） □ 接受入院宣教（环境介绍、病室规定、订餐制度、贵重物品保管等） □ 有任何不适请告知护士	□ 配合测量体温、脉搏、呼吸 □ 接受术前宣教 □ 自行沐浴，加强头部清洁，剪指（趾）甲 □ 准备好必要用物 □ 取下饰品等贵重物品交家属保管	□ 清晨测量体温、脉搏、呼吸、送手术室前，协助完成核对，带齐影像资料和术中带药 □ 返回病房后，协助完成核对，配合过病床，配合血压测量 □ 配合检查意识 □ 遵医嘱采取正确体位 □ 配合缓解疼痛 □ 有任何不适请告知护士
饮食	□ 普通饮食	□ 普通饮食	□ 普通饮食
排泄	□ 正常排尿便	□ 正常排尿便	□ 正常排尿便
活动	□ 正常活动，避免激烈运动	□ 正常活动，避免激烈运动	□ 正常活动，避免激烈运动

时间	住院第1~4天 （术后第1日）	住院第2~5日 （术后第2日）	住院第2~6日 （出院日）
医患配合	□ 配合检查眼部情况 □ 配合使用眼药	□ 配合检查眼部情况 □ 配合使用眼药	□ 接受出院前指导 □ 知道复查程序 □ 获取出院诊断书 □ 预约复诊日期
护患配合	□ 配合定时测量体温、脉搏、呼吸，避免坠床或跌倒 □ 配合执行探视及陪护	□ 配合定时测量体温、脉搏、呼吸，避免坠床或跌倒 □ 配合执行探视及陪伴	□ 接受出院宣教 □ 办理出院手续 □ 获取出院带药 □ 知道眼药用药频率、方法和眼药保存注意事项 □ 知道复印病历方法
饮食	□ 普通饮食	□ 普通饮食	□ 普通饮食
排泄	□ 正常排尿便	□ 正常排尿便	□ 正常排尿便
活动	□ 正常活动，避免激烈运动	□ 正常活动，避免激烈运动	□ 正常活动，避免激烈运动

附：原表单（2016 年版）

视网膜中央静脉阻塞临床路径表单

适用对象：第一诊断为视网膜中央静脉阻塞（ICD-10：H34.803）
行玻璃体腔注射术（ICD-9-CM-3：14.79004）

患者姓名：	性别： 年龄： 门诊号：	住院号：
住院日期： 年 月 日	出院日期： 年 月 日	标准住院日：1~6 天

时间	住院第 1 天	住院第 2 天	住院第 1~3 天 （手术日）
主要诊疗工作	□ 询问病史 □ 体格检查 □ 交代病情 □ 完成首次病程记录和住院病历	□ 核实各项检查结果正常 □ 上级医师查房与术前评估 □ 向患者及家属交代术前、术中和术后注意事项 □ 签署手术知情同意书及自费用品协议书	□ 术前再次确认患者姓名、性别、年龄和手术眼别 □ 实施手术 □ 完成手术记录 □ 向患者及其家属交代术后注意事项
重点医嘱	**长期医嘱** □ 眼科二级或三级护理 □ 抗菌药物滴眼液点术眼（4 次/日） □ 必要时应用活血化瘀和/或营养神经药物 **临时医嘱** □ 血常规、尿常规 □ 感染性疾病筛查 □ 血生化检查 □ 凝血功能检查 □ 心电图 □ 黄斑 OCT、荧光素眼底血管造影、眼底照相 □ 必要时行免疫学相关检查 □ 必要时行眼底激光治疗	**长期医嘱** □ 眼科二级或三级护理 □ 抗菌药物滴眼液点术眼（4 次/日） □ 必要时应用活血化瘀和/或营养神经药物 **临时医嘱**（术前 1 天） □ 拟于明日在表面麻醉行左/右眼玻璃体腔注药手术 □ 必要时术前 30 分钟术眼滴散瞳眼药 2 次（浅前房患者不散瞳） □ 术前 5 分钟术眼滴表面麻醉药 3 次	**长期医嘱** □ 眼科二级或三级护理 □ 抗菌药物滴眼液+类固醇激素+非甾体抗炎滴眼液点术眼 □ 必要时应用活血化瘀和/或营养神经药物 **临时医嘱** □ 预防性抗菌药物使用 □ 根据病情需要制订（眼压高患者加用降眼压药物控制眼压）
主要护理工作	□ 健康教育 □ 执行医嘱	□ 手术前物品准备 □ 手术前心理护理 □ 手术前患者准备 □ 执行医嘱	□ 随时观察患者情况 □ 术前冲洗结膜囊、泪道 □ 术后心理与基础护理 □ 执行医嘱 □ 术后健康教育
病情变异记录	□ 无 □ 有，原因： 1. 2.	□ 无 □ 有，原因： 1. 2.	□ 无 □ 有，原因： 1. 2.
护士签名	白班 / 小夜班 / 大夜班	白班 / 小夜班 / 大夜班	白班 / 小夜班 / 大夜班
医师签名			

时间	住院第1~4天 （术后第1日）	住院第2~5天 （术后第2日）	住院第2~6天 （出院日）
主要诊疗工作	□ 检查患者术眼 □ 上级医师查房，确定有无手术并发症 □ 完成病程记录 □ 向患者及家属交代术后恢复情况	□ 检查患者术眼 □ 上级医师查房，确定有无手术并发症 □ 完成病程记录 □ 评估患者何时可以出院	□ 上级医师查房，确定是否可以出院，若患者可以出院，则需完成出院记录 □ 通知出院处 □ 通知患者及其家属出院 □ 向患者交代出院后注意事项并书写出院须知 □ 预约复诊日期 □ 出具诊断证明书及出院证明书
重点医嘱	**长期医嘱** □ 眼科二级或三级护理 □ 抗菌药物+类固醇激素+非甾体抗炎滴眼液点术眼 □ 必要时应用活血化瘀和/或营养神经药物 **临时医嘱** □ 根据病情需要制订	**长期医嘱** □ 眼科二级或三级护理 □ 抗菌药物+类固醇激素+非甾体抗炎滴眼液点术眼 □ 必要时应用活血化瘀和/或营养神经药物 **临时医嘱** □ 根据病情需要制订	**长期医嘱** □ 眼科二级或三级护理 □ 抗菌药物+类固醇激素+非甾体抗炎滴眼液点术眼 □ 必要时应用活血化瘀和/或营养神经药物 □ 今日出院 **临时医嘱** □ 出院带药：根据病情需要制订
主要护理工作	□ 随时观察患者病情 □ 执行医嘱	□ 随时观察患者病情 □ 执行医嘱	□ 出院宣教 □ 如果患者可以出院，协助患者办理出院手续、交费等事项
病情变异记录	□ 无　□ 有，原因： 1. 2.	□ 无　□ 有，原因： 1. 2.	□ 无　□ 有，原因： 1. 2.
护士签名	白班　　小夜班　　大夜班	白班　　小夜班　　大夜班	白班　　小夜班　　大夜班
医师签名			

第二十三章
黄斑水肿临床路径释义

【医疗质量控制指标】

指标一、诊断需结合症状、体征和辅助检查。

指标二、手术适应证选择符合黄斑水肿。

指标三、手术疗效达到预期目标。

指标四、抗菌药物使用符合规范。

指标五、住院时间符合路径实施要求。

一、黄斑水肿编码

1. 原编码：

疾病名称及编码：黄斑水肿（ICD-10：H35.804）

2. 修改编码：

疾病名称及编码：黄斑水肿（ICD-10：H35.804）

手术名称及编码：行玻璃体腔注药术（ICD-9-CM-3：14.7903）

二、临床路径检索方法

H35.804 伴 14.7903

三、国家医疗保障疾病诊断相关分组（CHS-DRG）

MCZ1　　其他眼部疾患

DCC　　眼疾病及功能障碍

四、黄斑水肿临床路径标准住院流程

（一）适用对象

第一诊断为黄斑水肿（ICD-10：H35.804）。

视网膜中央或分支静脉阻塞、糖尿病视网膜病变所致黄斑水肿患者，存在相对应的显著视力下降，合并的眼部疾病仅需玻璃体腔注射药物治疗的患者。

> 释义
>
> ■ 本路径适用对象为黄斑水肿需进行玻璃体腔注射药物患者，包括视网膜中央或分支静脉阻塞、糖尿病视网膜病变所致黄斑水肿，而其他病变引起的黄斑水肿不适用本路径，无相对应的显著视力下降患者不适用本路径，合并的眼部疾病无需玻璃体腔注药患者不适用本路径。

（二）诊断依据

根据《临床诊疗指南·眼科学分册》（中华医学会编著，人民卫生出版社，2006），《临床技术操作规范·眼科学分册》（中华医学会编著，人民军医出版社，2007），《眼科临床指南》

（美国眼科学会编，人民卫生出版社，2010），《眼科学（8 年制版）》（人民卫生出版社，2015）：

1. 症状：视力下降、视物遮挡感。
2. 体征：后极部视网膜硬性渗出、黄斑区视网膜水肿增厚、可伴有火焰状、点、片状视网膜出血、视网膜新生血管等。
3. 辅助检查：OCT 黄斑扫描、眼底血管造影示：视网膜黄斑水肿，血管渗漏。

释义

■ 视网膜静脉阻塞是临床常见的视网膜血管疾病，分为中央静脉阻塞和分支静脉阻塞，症状多为不同程度的视力障碍。视网膜中央静脉阻塞可见视网膜大量出血，多呈火焰状或片状浓厚出血，后极部较多，大血管旁有多少不等的棉绒斑，视盘及附近视网膜水肿，静脉高度迂曲扩张；视网膜分支静脉阻塞多见于视网膜颞侧分支，沿阻塞血管分布区视网膜火焰状出血，该支静脉较其他支明显扩张迂曲。黄斑水肿是视网膜静脉阻塞最常见的并发症，也是本病视力降低的主要原因之一。中央静脉阻塞黄斑水肿的发病率为 40%～66%，分支静脉阻塞为 30%～62%。黄斑水肿发生的时间根据病情轻重而有不同，病情严重者发生较早。

■ 糖尿病性黄斑水肿：糖尿病视网膜病变早期无自觉症状，病变累及黄斑后有不同程度的视力减退，可分为非增生期和增生期。糖尿病性黄斑水肿指由于糖尿病引起的黄斑中心凹 1 个视盘直径范围内的细胞外液积聚所致的视网膜增厚或硬性渗出沉积。美国早期治疗糖尿病性视网膜病变研究小组（early treatment diabetic retinopathy study，ETDRS）所定义的有临床意义的黄斑水肿需具备以下一项或一项以上：①视网膜水肿增厚在距黄斑中心 500μm 范围内；②硬性渗出位于距黄斑中心 500μm 范围内，并伴有邻近视网膜增厚；③距黄斑中心 1PD 范围内≥1PD 大小的视网膜增厚或者其他病变。

■ OCT 黄斑扫描：该方法可提供高分辨率的黄斑中心凹成像，对检测黄斑水肿、玻璃体视网膜界面改变、视网膜神经上皮层脱离、视网膜下积液和其他形式的黄斑病变非常有帮助。此外，临床实践中，治疗方案的制订大多依赖于患者最佳矫正视力和 OCT 检查结果，包括是否重复注射抗血管内皮细胞生长因子（anti-VEGF）、是否更换治疗药物、启动激光治疗、玻璃体切割术等。

■ 荧光血管造影常用于评估血管阻塞范围、缺血程度和黄斑水肿的类型（缺血型或非缺血型）。其还可以定位微血管瘤渗漏、毛细血管无灌注区域、区分侧支血管。

（三）治疗方案的选择

根据《临床诊疗指南·眼科学分册》（中华医学会编著，人民卫生出版社，2006），《临床技术操作规范·眼科学分册》（中华医学会编著，人民军医出版社，2007），《眼科学（8 年制版）》（人民卫生出版社，2015）：

符合手术指征者，行玻璃体腔注药术（ICD-9-CM-3：14.79004）。

1. 经 OCT 黄斑扫描证实的由视网膜静脉阻塞、糖尿病视网膜病变引起的黄斑水肿。
2. 除玻璃体腔注射外，住院期间，无需其他手术治疗者。

> **释义**
>
> ■ 首先由 OCT 黄斑扫描确认存在黄斑水肿，并排除由于其他原因引起的黄斑病变，如老年性黄斑变性、息肉状脉络膜血管病变，中心性浆液性视网膜脉络膜病变等黄斑部病变，患者眼底表现有明确的视网膜静脉阻塞的眼底征象或存在糖尿病性视网膜病变。
>
> ■ 入院治疗目的只为进行玻璃体腔药物注射，不进行白内障、青光眼或玻璃体切割术等其他手术治疗。

（四）标准住院日

3~6 天。

> **释义**
>
> ■ 标准住院日为推荐的最低标准，提倡缩短住院日，全身情况良好的可在门诊进行相关术前检查，可日间手术 24 小时出院。

（五）进入路径标准

1. 第一诊断必须符合（ICD-10：H35.804）黄斑水肿。
2. 当患者同时具有其他疾病诊断，但在住院期间不需要特殊处理也不影响第一诊断的临床路径流程实施时，可以进入路径。如视网膜静脉阻塞、糖尿病视网膜病变。
3. 存在控制稳定的全身系统性疾病：如高血压、糖尿病、心脑血管疾病等。

> **释义**
>
> ■ 本路径适用对象为视网膜静脉阻塞或糖尿病视网膜病变合并的黄斑水肿患者，住院期间仅需行眼内药物注射的患者，进入本路径。
>
> ■ 患者如存在高血压、糖尿病、心脑血管疾病等全身系统性疾病，病情需控制稳定，入院期间不需要治疗，可进入本路径。

（六）住院期间检查项目

入院后第 1~2 天。

1. 必须的检查项目：
（1）血常规、尿常规。
（2）肝肾功能、电解质、血糖，凝血功能，感染性疾病筛查（如乙型肝炎、丙型肝炎、艾滋病、梅毒等）及抗菌药物应用所需检查。
（3）心电图，X 线胸片（儿童可不行）。
（4）眼部相关检查：视功能检查、眼压、泪道、OCT 黄斑扫描、眼底照相。
2. 根据患者病情需要可选择行眼底荧光血管造影。

释义

■ 心电图、血常规、尿常规、凝血和生化检查，感染性疾病筛查（如乙型肝炎、丙型肝炎、艾滋病、梅毒等）是常规检查，每个进入路径的患者均需完成。肝肾功能、血糖、凝血功能、心电图、X 线胸片主要是评估有无基础疾病，关系到围术期有无特殊处理，可能会影响到住院时间、费用以及治疗预后。传染性疾病的筛查主要用于排除可能的传染源，如乙型肝炎、丙型肝炎、梅毒、艾滋病等，这些患者的手术操作需要特殊处理。为缩短患者术前准备时间，检查项目可以入院前在门诊完成。

■ 术前常规检查：视力、验光、眼压、泪道、眼前节和眼底检查、OCT 黄斑扫描和眼底照相等，根据患者情况选择是否进行荧光血管造影。

（七）手术日

入院第 2 天。

1. 麻醉方式：表面麻醉。
2. 术中用药：表面麻醉滴眼液、抗菌药物眼膏。
4. 术中用耗品：眼科注药包、抗 VEGF 制剂或糖皮质激素制剂。

释义

■ 术中用药：表面麻醉滴眼液、5%聚维酮碘溶液、生理盐水溶液、抗菌药物滴眼液（或眼膏）。

■ 术中用耗品：眼科注药包（包括规尺、角膜显微镊、开睑器等）、抗 VEGF 制剂或糖皮质激素制剂。

■ 患者如为儿童，则需全身麻醉，但该类疾病儿童发病率极低，主要为成人患者，眼部表面麻醉即可。

■ 玻璃体腔注药前，需用 5%聚维酮碘溶液滴入结膜囊内作用 90 秒，之后用大量生理盐水溶液冲洗结膜囊。

■ 手术操作结束，结膜囊内需要滴入抗菌药物滴眼液或涂抗菌药物眼膏。

■术前根据患者情况确定术中使用抗 VEGF 药物或糖皮质激素。

（八）术后住院恢复观察

1~3 天。

1. 术后需要复查的项目：视力、眼压，裂隙灯眼前节、眼底检查，根据患者病情变化选择检查项目。
2. 选择用药：
（1）抗菌药物：按照《2015 年抗菌药物临床应用指导原则》（卫医发〔2015〕43 号）执行，结合患者病情合理使用抗菌药物，用药时间为 1~3 天。
（2）抗菌药物滴眼液；喹诺酮类或氨基糖苷类滴眼液。
（3）降眼压药物。
（4）散瞳剂。

> **释义**
>
> ■ 术后使用局部抗菌药物滴眼液预防感染，术后可能出现短期眼压升高，可能使用降眼压药物，术后需要检查眼底，需要使用散瞳剂。

（九）预防性抗菌药物选择与使用时机

1. 按照《2015 年抗菌药物临床应用指导原则》（卫医发〔2015〕43 号）执行，根据患者病情合理使用抗菌药物。
2. 选用抗菌药物滴眼液，预防性用药时间：术前 1~3 天。

> **释义**
>
> ■ 鉴于《2015 年抗菌药物临床应用指导原则》路径均不再全身使用（口服、肌内注射或静脉注射）使用抗菌药物，原则上以局部使用抗菌药物预防感染。

（十）出院标准

1. 眼压正常范围、视力基本恢复至术前矫正视力。
2. 玻璃体腔无严重混浊，视网膜形态可辨、贴伏良好。
3. 结膜、巩膜穿刺口愈合好。

> **释义**
>
> ■ 手术后眼压正常，无感染迹象，无严重并发症及合并症可以考虑出院，出院后继续使用抗菌药物眼液预防感染，要定期随访，根据恢复情况及时调整用药。

（十一）变异及原因分析

1. 术后视网膜脱离。
2. 玻璃体积血混浊。
3. 存在需手术治疗的合并疾病，如白内障、青光眼。
4. 存在眼部活动性感染性疾病。
5. 出现严重并发症（脉络膜、视网膜脱离、白内障加重、低眼压、高眼压、感染性眼内炎等）。
6. 需行全身麻醉手术者不进入路径。
7. 患者依从性差。

> **释义**
>
> ■ 住院后患者出现特殊情况，如感冒、发热、血糖升高、血压升高等不宜手术的状况，需要等病情好转后再进行手术。
>
> ■ 住院后患者出现眼部活动性感染性疾病，不宜手术，需要等疾病痊愈后再进行手术。

■ 术后患者出现脉络膜、视网膜脱离、白内障加重、低眼压、高眼压、感染性眼内炎等严重并发症，需再次手术治疗或住院观察，延长住院时间。

■ 入院后由于白内障、青光眼等，需行其他手术治疗。

■ 患者依从性差，出院后无法遵医嘱用药预防感染，术后延长观察时间。

■ 微小变异：因为医院检验项目的及时性，不能按照要求完成检查；因为节假日不能按照要求完成检查；患者短期不愿按照要求出院随访。

■ 重大变异：出现因手术源性的感染需要进一步抢救治疗，医院与患者或家属发生医疗纠纷，患者要求离院或转院；不愿按照要求出院随访而导致住院时间明显延长。

五、黄斑水肿临床路径给药方案

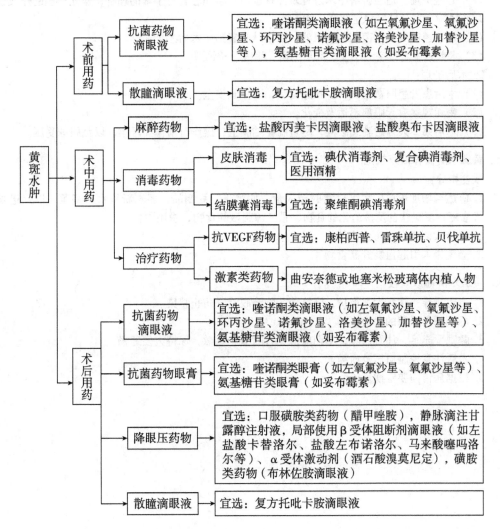

1. 用药选择：

（1）术前预防性应用广谱抗菌药物 1~3 天，左氧氟沙星、妥布霉素滴眼液均可。

（2）手术中除了眼睑皮肤消毒之后，还需用 5% 的聚维酮碘消毒结膜囊，起到有效的灭菌作用。

（3）术后给予广谱抗菌药物滴眼液或眼膏预防感染。

2. 药学提示：

玻璃体腔内药物注射后可能出现暂时性眼压升高，可给予醋甲唑胺口服，注意询问患者是否有磺胺药物过敏。

3. 注意事项：

（1）选择激素类药物眼内注射治疗时，要警惕激素可能引起的眼压升高及白内障加重。

（2）玻璃体腔内药物注射为眼局部的手术，围术期仅眼部局部点药即可，不需要全身用药。

六、黄斑水肿护理规范

1. 术前护理：

（1）心理护理，适当讲解手术过程及注意事项，增加患者对手术的理解，建立合理的疗效预期和风险考虑，情绪稳定接受手术治疗。

（2）术前遵医嘱滴抗菌药物滴眼液，清洁结膜囊预防术后感染。

（3）术前嘱患者排空大小便，取下义齿、手表、首饰等。

2. 术后护理：

（1）术后患者患眼覆盖眼罩，嘱患者活动时注意安全。

（2）密切观察有无眼部不适及变化。

（3）术后第 2 天开始滴滴眼液，尽量滴在结膜上，操作时动作要轻柔，以免眼球受压。

七、黄斑水肿营养治疗规范

饮食指导：

1. 应适当增加蛋白质和维生素的摄入量，如鸡蛋、豆制品，多吃新鲜水果蔬菜，以促进切口修复；多吃软食及易消化的食物，忌辛辣刺激的食物，忌用硬食。

2. 保持大便通畅，防止便秘。

3. 避免摄入引起血糖升高食物。

八、黄斑水肿健康宣教

1. 出院指导：注意术眼保护，滴抗菌药物滴眼液，防止感染。

2. 忌烟酒及辛辣的食物。

3. 睡眠要充足，注意保暖，早期应避免打喷嚏、咳嗽，保持大便通畅。

4. 术后注意控制血压及血糖。

5. 根据病情需要定期复诊。

九、推荐表单

（一）医师表单

黄斑水肿临床路径医师表单

适用对象：第一诊断为黄斑水肿（ICD-10：H35.804）。视网膜中央或分支静脉阻塞、糖尿病视网膜病变所致黄斑水肿患者，存在相对应的显著视力下降，合并的眼部疾病仅需玻璃体腔注射药物治疗（ICD-9-CM-3：14.7903）的患者

患者姓名：	性别：	年龄：	门诊号：	住院号：
住院日期：　年　月　日	出院日期：　年　月　日		标准住院日：3~6 天	

时间	住院第 1 天	住院第 2 天
主要诊疗工作	□ 询问病史及体格检查，眼科常规检查：包括视力、眼压、裂隙灯眼前节、眼底检查、并完成病历书写 □ 开实验室检查单 □ 上级医师查房与术前评估 □ 初步确定手术方式和日期 □ 常规术前准备	□ 上级医师查房 □ 术前检查结果确认 □ 特殊眼部检查：验光、OCT 扫描、眼底照相、眼底荧光血管造影 □ 调整全身用药，控制血压、血糖等 □ 签署手术同意书
重点医嘱	**长期医嘱** □ 眼科二级护理常规 □ 饮食、陪护、测血压 □ 抗炎、抗感染、散瞳药物点术眼 **临时医嘱** □ 血常规、尿常规，血糖、肝肾功能，凝血功能，电解质、传染病筛查 □ 心电图，X 线胸片、细菌培养及药敏试验 □ 视力、眼压、裂隙灯、眼底检查	**长期医嘱** □ 眼科二级护理常规 □ 饮食、陪护、测血压 □ 抗炎、抗感染、散瞳药物点术眼 **临时医嘱** □ 常规术前医嘱：冲洗泪道、结膜囊、剪睫毛、静脉留置针 □ 抗菌药物皮试 □ 术前散瞳 □ 术前镇静、止血药物
病情变异记录	□ 无　□ 有，原因： 1. 2.	□ 无　□ 有，原因： 1. 2.
医师签名		

时间	住院第3天 （手术日）	住院第4~6天
主要诊疗工作	□ 上级医师查房 □ 术前检查结果确认 □ 排除手术禁忌证 □ 视力、眼压、裂隙灯眼底检查 □ 完善术前检查和术前评估 □ 手术眼别标识	□ 上级医师查房 □ 视力、眼压、裂隙灯、眼底检查 □ 病程记录书写 □ 完成出院志、病案首页、出院诊断证明书等病历材料 □ 向患者交代出院后的后续治疗及相关注意事项，如复诊时间等
重点医嘱	长期医嘱 □ 眼科术后二级护理常规 □ 饮食、陪护、测血压 □ 抗炎、抗感染、散瞳药物点术眼 临时医嘱 □ 全身预防性抗感染、止血、改善微循环药物 □ 抗炎药物应用	长期医嘱 □ 出院带药 抗菌药物滴眼液 非甾体抗炎滴眼液或降眼压药物 口服药物：营养神经、抗炎减轻水肿、改善微循环药物 □ 门诊随诊
病情变异记录	□ 无 □ 有，原因： 1. 2.	□ 无 □ 有，原因： 1. 2.
护士签名		

（二）护士表单

黄斑水肿临床路径护士表单

适用对象：第一诊断为黄斑水肿（ICD-10：H35.804）。视网膜中央或分支静脉阻塞、糖尿病视网膜病变所致黄斑水肿患者，存在相对应的显著视力下降，合并的眼部疾病仅需玻璃体腔注射药物治疗（ICD-9-CM-3：14.7903）的患者

患者姓名：	性别：	年龄：	门诊号：	住院号：
住院日期：　　年　月　日	出院日期：　　年　月　日			标准住院日：3~6 天

时间	住院第 1 天	住院第 2 天
健康宣教	□ 介绍主管医师、护士 □ 介绍环境、设施 □ 上介绍注意事项 □ 向患者宣传戒烟、戒酒重要性 □ 饮食宣教 □ 介绍相关治疗、检查、用药等护理中应注意的问题	□ 主管护士与患者沟通，了解并指导心理应对 □ 宣教疾病知识，用药知识及手术操作流程 □ 告知手术前后饮食、活动及探视注意事项及应对方式
护理处理	□ 核对患者姓名，佩戴腕带 □ 建立入院护理病历 □ 卫生处理：剪指（趾）甲、沐浴、更换病号服	□ 随时观察患者病情变化 □ 协助医师进行各项检查 □ 抗炎、抗感染药物点术眼 □ 遵医嘱进行术前准备：冲洗泪道、结膜囊
基础护理	□ 二级护理 □ 晨晚间护理 □ 患者安全管理	□ 二级护理 □ 晨晚间护理 □ 患者安全管理
专科护理	□ 护理查体 □ 心率、呼吸及血压测量 □ 抗炎、抗感染药物点眼	□ 指导患者尽快适应病区环境 □ 遵医嘱执行护理治疗 □ 遵医嘱正确给药并饮食宣教 □ 完成护理记录单书写
重点医嘱	□ 详见医嘱执行单	□ 详见医嘱执行单
病情变异记录	□ 无　□ 有，原因： 1. 2.	□ 无　□ 有，原因： 1. 2.
护士签名		

时间	住院第 3 天 （手术日）	住院第 4~6 天
健康宣教	□ 健康宣教：术后注意事项 □ 介绍术后正确体位 □ 介绍相关治疗、检查、用药等护理中应注意的问题	□ 进行出院指导：生活指导、饮食指导、用药指导 □ 遵医嘱向患者交代出院后的后续治疗及相关注意事项，如复诊时间等
护理处理	□ 执行术后医嘱 □ 完成手术当日护理记录单书写	□ 办理出院手续 □ 书写出院小结
基础护理	□ 一级护理 □ 晨晚间护理 □ 患者安全管理	□ 一级护理 □ 晨晚间护理 □ 患者安全管理
专科护理	□ 协助医师并进行手术眼别标识 □ 观察动态病情变化，执行医嘱	□ 执行术后医嘱、出院医嘱 □ 观察动态病情变化，执行医嘱 □ 监测患者生命体征变化、术眼情况变化 □ 完成术后相关护理记录单
重点医嘱	□ 详见医嘱执行单	□ 详见医嘱执行单
病情变异记录	□ 无　□ 有，原因： 1. 2.	□ 无　□ 有，原因： 1. 2.
护士签名		

（三）患者（家属）表单

黄斑水肿临床路径患者（家属）表单

适用对象：第一诊断为黄斑水肿（ICD-10：H35.804）。视网膜中央或分支静脉阻塞、糖尿病视网膜病变所致黄斑水肿患者，存在相对应的显著视力下降，合并的眼部疾病仅需玻璃体腔注射药物治疗（ICD-9-CM-3：14.7903）的患者

患者姓名：		性别：	年龄：	门诊号：	住院号：
住院日期： 年 月 日		出院日期： 年 月 日			标准住院日：3~6 天

时间	入院当日	住院第 2 天
医患配合	□ 配合询问病史、收集资料，请务必详细告知既往史、用药史、过敏史 □ 配合进行体格检查 □ 有任何不适告知医师	□ 配合完善相关检查，如实验室检查、心电图、X 线胸片、眼部检查等 □ 医师向患者及家属交代病情 □ 配合签署手术知情同意书 □ 配合用药及治疗 □ 有任何不适告知医师
护患配合	□ 配合测量体温、呼吸、脉搏、血压、体重 □ 配合完成入院护理评估单（简单询问既往史、用药史、过敏史） □ 接受入院教育（环境介绍、病室规定、订餐制度、贵重物品保管等） □ 有任何不适告知护士	□ 配合测量体温、呼吸、脉搏、血压，询问每日排便情况 □ 接受相关实验室检查宣教，正确留取标本，配合检查 □ 接受抗炎、抗感染药物点术眼 □ 配合进行术前准备：冲洗泪道、结膜囊 □ 有任何不适告知护士 □ 注意活动安全，避免坠床或跌倒 □ 配合执行探视及陪护 □ 接受疾病及用药相关知识指导
饮食	□ 普通饮食	□ 普通饮食
排泄	□ 正常排尿便	□ 正常排尿便
活动	□ 适度活动	□ 适度活动

时间	住院第 3 天 （手术日）	住院第 4~6 天 （出院日）
医患 配合	□ 配合进行手术治疗 □ 有任何不适告知医师	□ 接受出院前指导 □ 知道复查流程 □ 获取出院诊断书
护 患 配 合	□ 配合护士进行术后护理 □ 有任何不适告知护士 □ 注意活动安全，避免坠床或跌倒 □ 配合执行探视及陪伴	□ 接受出院宣教 □ 办理出院手续 □ 获取出院带药 □ 知道用药方法、作用，注意事项 □ 知道复印病历方法
饮食	□ 普通饮食	□ 普通饮食
排泄	□ 正常排尿便	□ 正常排尿便
活动	□ 适度活动	□ 适度活动

附：原表单（2016 年版）

黄斑水肿临床路径表单

适用对象：第一诊断为黄斑水肿（ICD-10：H35.804）。视网膜中央或分支静脉阻塞、糖尿病视网膜病变所致黄斑水肿患者，存在相对应的显著视力下降，合并的眼部疾病无需玻璃体腔注射药物之外的其他治疗的患者

患者姓名：		性别： 年龄： 门诊号：	住院号：
住院日期： 年 月 日		出院日期： 年 月 日	标准住院日：3~6 天

时间	住院第 1 天	住院第 2 天
主要诊疗工作	□ 询问病史及体格检查，眼科常规检查：包括视力、眼压、裂隙灯眼前节、眼底检查并完成病历书写 □ 开实验室检查单 □ 上级医师查房与术前评估 □ 初步确定手术方式和日期 □ 常规术前准备	□ 上级医师查房 □ 术前检查结果确认 □ 特殊眼部检查：验光、OCT 扫描、眼底照相、眼底荧光血管造影 □ 调整全身用药，控制血压、血糖等 □ 签署手术同意书
重点医嘱	**长期医嘱** □ 眼科二级护理常规 □ 饮食、陪护、测血压 □ 抗炎、抗感染、散瞳药物点术眼 **临时医嘱** □ 血常规、尿常规，血糖、肝肾功能，凝血功能，电解质、传染病筛查 □ 心电图，X 线胸片、细菌培养及药敏试验 □ 视力、眼压、裂隙灯、眼底检查	**长期医嘱** □ 眼科二级护理常规 □ 饮食、陪护、测血压 □ 抗炎、抗感染、散瞳药物点术眼 **临时医嘱** □ 常规术前医嘱：冲洗泪道、结膜囊、剪睫毛、静脉留置针 □ 抗菌药物皮试 □ 术前散瞳 □ 术前镇静、止血药物
主要护理工作	□ 病区环境及医护人员介绍 □ 医院相关制度介绍 □ 入院评估 □ 执行医嘱 □ 饮食宣教 □ 观察生命体征 □ 介绍相关治疗、检查、用药等护理中应注意的问题 □ 体位介绍 □ 完成护理记录单书写	□ 指导患者尽快适应病区环境 □ 按医嘱执行护理治疗 □ 介绍有关疾病的护理知识 □ 介绍相关治疗、检查、用药等护理中应注意的问题 □ 饮食宣教 □ 观察生命体征 □ 完成护理记录单书写
病情变异记录	□ 无 □ 有，原因： 1. 2.	□ 无 □ 有，原因： 1. 2.
护士签名		
医师签名		

时间	住院第3天 （手术日）	住院第4~6天
主要诊疗工作	□ 上级医师查房 □ 术前检查结果确认 □ 排除手术禁忌证 □ 视力、眼压、裂隙灯眼底检查 □ 完善术前检查和术前评估 □ 手术眼别标识	□ 上级医师查房 □ 视力、眼压、裂隙灯、眼底检查 □ 病程记录书写 □ 完成出院志、病案首页、出院诊断证明书等病历材料 □ 向患者交代出院后的后续治疗及相关注意事项，如复诊时间等
重点医嘱	**长期医嘱** □ 眼科术后二级护理常规 □ 饮食、陪护、测血压 □ 抗炎、抗感染、散瞳药物点术眼 **临时医嘱** □ 全身预防性抗感染、止血、改善微循环药物 □ 抗炎药物应用	**长期医嘱** □ 出院带药 　抗菌药物滴眼液 　非甾体抗炎滴眼液或降眼压药物 　口服药物：营养神经、抗炎减轻水肿、改善微循环药物 □ 门诊随诊
主要护理工作	□ 健康宣教：术后注意事项 □ 执行术后医嘱 □ 完成手术当日护理记录单书写 □ 观察动态病情变化，执行医嘱 □ 介绍术后正确体位 □ 介绍相关治疗、检查、用药等护理中应注意的问题	□ 执行术后医嘱、出院医嘱 □ 观察动态病情变化，执行医嘱 □ 进行出院指导：生活指导、饮食指导、用药指导 □ 监测患者生命体征变化、术眼情况变化 □ 完成术后相关护理记录单
病情变异记录	□ 无　□ 有，原因： 1. 2.	□ 无　□ 有，原因： 1. 2.
护士签名		
医师签名		

第二十四章

黄斑前膜临床路径释义

【医疗质量控制指标】

指标一、诊断需结合症状、体征和辅助检查。

指标二、手术适应证选择符合穿后入路玻璃体切割术。

指标三、手术疗效达到预期目标。

指标四、抗菌药物使用符合规范。

指标五、住院时间符合路径实施要求。

一、黄斑前膜编码

1. 原编码：

疾病名称及编码：黄斑前膜（ICD-10：H35.304）

手术名称及编码：后入路玻璃体切割联合黄斑前膜剥除术（ICD-9-CM-3：14.741）

2. 修改编码：

疾病名称及编码：黄斑前膜（ICD-10：H35.306）

手术名称及编码：后入路玻璃体切割联合黄斑前膜剥除术（ICD-9-CM-3：14.74）

二、临床路径检索方法

H35.306 伴 14.74

三、国家医疗保障疾病诊断相关分组（CHS-DRG）

MDCC　眼疾病及功能障碍

CZ1　其他眼部疾患

四、黄斑前膜临床路径标准住院流程

（一）适用对象

第一诊断为特发性或继发性黄斑前膜（ICD-10：H35.304），行后入路玻璃体切割（ICD-9-CM-3：14.741）联合黄斑前膜剥除术。

> **释义**
>
> ■ 本路径适用对象为诊断为特发性或继发性黄斑前膜的患者。特发性黄斑前膜是一种与年龄相关的增生性疾病，表现为黄斑部视网膜前膜形成及其收缩导致的继发性改变。继发性黄斑前膜可继发于孔源性视网膜脱离及其复位手术后，也可继发于视网膜血管病、炎症或外伤等。
>
> ■ 本路径适用于行后入路玻璃体切割联合黄斑前膜剥除术的黄斑前膜患者。联合前节白内障手术或其他视网膜复位等手术者则不进入此路径。

（二）诊断依据

根据《临床诊疗指南·眼科学分册》（中华医学会编著，人民卫生出版社，2006），《临床技术操作规范·眼科学分册》（中华医学会编著，人民军医出版社，2007）：

1. 症状：视物变形，大部分患者有不同程度的视力下降。
2. 体征：眼底检查可见随着膜的增厚反光增强，从透明的玻璃纸样反光发展为视网膜皱褶，直至灰白色膜状物，视网膜血管受牵引，走行扭曲变形。

> **释义**
>
> ■ 黄斑前膜的常见症状有视力下降和视物变形。疾病早期可无症状。当黄斑前膜影响到黄斑中心凹时可出现视力改变，通常为轻度或中度视力下降。当出现黄斑部水肿皱褶时，可引起明显的视力下降或视物变形，Amsler方格表可查出视物变形。
>
> ■ 黄斑前膜的眼部改变主要在眼底黄斑部。在疾病早期，黄斑前膜为一层透明的膜性组织，表现为后极部视网膜玻璃纸样反光。当黄斑前膜组织增厚、收缩时，可牵引视网膜使其表面形成皱褶。可见视盘颞侧血管弓的小血管变形、扭曲，甚至血管弓向心性收缩。如果增厚的黄斑前膜不完整，可形成假性黄斑裂孔。
>
> ■ 如为继发性黄斑前膜，还可有相应原发疾病的眼底表现，如糖尿病视网膜病变眼底改变等。

（三）治疗方案的选择

根据《临床诊疗指南·眼科学分册》（中华医学会编著，人民卫生出版社，2006），《临床技术操作规范·眼科学分册》（中华医学会编著，人民军医出版社，2007）：

玻璃体切割联合黄斑前膜剥除术指征：视物变形明显或视力进行性下降。

> **释义**
>
> ■ 黄斑前膜导致患者视物变形明显影响日常生活或视力进行性下降并有手术意愿者，可行黄斑前膜剥除术。

（四）标准住院日

4~6天。

> **释义**
>
> ■ 标准住院日为推荐最低标准。患者入院后，1~2天内完成常规手术前检查，并且滴用抗菌药物滴眼液。入院后第2~3天可以安排手术。手术后观察1~2天，没有严重术后反应，眼内压正常，可以安排出院。总住院时间不超过6天符合本路径要求。

（五）进入路径标准

1. 第一诊断必须符合ICD-10：H35.304黄斑前膜疾病编码。

2. 当患者同时具有其他疾病诊断，但在住院期间不需要特殊处理也不影响第一诊断的临床路径流程实施时，可以进入本路径。

> **释义**
>
> ■ 第一诊断必须符合黄斑前膜的诊断。
>
> ■ 当患者同时具有其他疾病诊断，但在住院期间不需要特殊处理也不影响第一诊断的临床路径流程实施时，可以进入本路径。
>
> ■ 同时具有糖尿病、高血压等全身疾病，但在住院期间不需要特殊处理的患者，可以进入本路径。
>
> ■ 同时具有白内障但不需要行白内障摘除的患者可以进入本路径。
>
> ■ 在采用玻璃体切割术的同时，需要联合使用视网膜光凝、玻璃体腔注药、白内障摘除、青光眼手术的患者不适用本路径。

（六）术前准备（术前评估）

1~3 天。

1. 必须的检查项目：

（1）血常规，尿常规。

（2）肝肾功能、血糖，凝血功能，感染性疾病筛查（如乙型肝炎、丙型肝炎、艾滋病、梅毒等）。

（3）心电图，X 线胸片。

（4）专科检查：视力、眼内压、眼底检查、眼科 OCT。

2. 根据患者病情需要可选择行显然验光、眼底照相、FFA 或 mfERG 等检查。

> **释义**
>
> ■ 必查项目每个进入路径的患者均需完成，相关人员应认真分析检查结果，以便及时发现异常情况并采取对应处理。
>
> ■ 为缩短患者术前等待时间，检查项目可以在患者入院前于门诊完成。
>
> ■ 进行眼底检查、眼科 OCT 以明确黄斑前膜情况。
>
> ■ 通过显然验光明确患者的最佳矫正视力。眼底照相可用于记录术前黄斑前膜的情况。
>
> ■ FFA 检查能清晰地显示黄斑区毛细血管拱环的形态，病变小血管的变形、扭曲现象，以及来自病变区域的异常荧光。继发性黄斑前膜者 FFA 还可显示脉络膜视网膜炎症、视网膜血管阻塞、糖尿病视网膜病变等异常血管荧光。

（七）预防性抗菌药物选择与使用时机

1. 按照《抗菌药物临床应用指导原则》（卫医发〔2015〕43 号）执行，根据患者病情合理使用抗菌药物。

2. 选用抗菌药物滴眼液，4~6 次/天，预防性用药时间可 1~3 天。

> **释义**
>
> ■ 术前 2~3 天应选用广谱的抗菌药物滴眼液，每日 4~6 次。同时应冲洗泪道，除外泪囊炎。对于合并有急性结膜炎的患者，使用局部抗菌药物的时间应延长，直到炎症完全消退后 1 周方可手术，以预防术后感染。

（八）手术日

入院第 2~4 天。

1. 麻醉方式：局部麻醉，可行局部麻醉联合神经安定镇痛。
2. 手术内植入物：无。
3. 术中用药：利多卡因、罗哌卡因或布比卡因。
4. 术中用耗品：玻璃体切割头、光导纤维、末端夹持镊、吲哚菁绿（根据术中情况决定是否使用）、缝线（视巩膜穿刺口大小及是否渗漏决定是否缝合）。
5. 术中用设备：显微镜、玻璃体切割机。

> **释义**
>
> ■ 本路径推荐的麻醉方式为局部麻醉，儿童或者不能耐受局部麻醉手术的成人患者可采用全身麻醉，但不进入本路径。
> ■ 术中用药还有聚维酮碘消毒液。
> ■ 手术中无植入物。
> ■ 视术中情况可能联合进行视网膜光凝、白内障摘除、眼内注药、眼内填充等操作，如果发生以上情况则不进入本路径。

（九）术后住院恢复

2~4 天。

1. 术后需要复查的项目：视力、眼内压、眼前节、视网膜相关检查，根据患者病情变化选择检查项目。
2. 选择用药：
（1）抗菌药物：按照《抗菌药物临床应用指导原则》（卫医发〔2015〕43 号）执行，结合患者病情合理使用抗菌药物，用药时间为 1~2 天。
（2）抗菌药物滴眼液。
（3）甾体激素滴眼液。
（4）散瞳剂。

> **释义**
>
> ■ 术后需要复查的项目：视力、眼内压、眼前节、视网膜相关检查，根据患者病情变化选择眼部超声、OCT 等相关检查。
> ■ 原则上以局部点用抗菌药物眼液预防感染，不全身使用抗菌药物。眼部用药为抗菌药物滴眼液、甾体激素滴眼液和散瞳剂。其他用药如非甾体滴眼液。

（十）出院标准

1. 术后反应轻，病情稳定。
2. 裂隙灯检查无明显异常，眼底检查无明显视网膜出血或玻璃体积血。
3. 眼内压正常范围。

> **释义**
>
> ■ 患者出院前应符合如上相关检查标准，若未达到以上标准或者有眼内感染征象，应分析原因，并做出相应的处理方案。
>
> ■ 出现手术后并发症（玻璃体积血、脉络膜脱离、术后持续高眼内压）等需要较长时间观察和药物治疗者不进入本路径。

（十一）变异及原因分析

1. 术前评估出现眼部（如结膜炎）或全身感染（感冒等）者，不进入路径。
2. 黄斑前膜合并黄斑裂孔者不进入路径。
3. 已行玻璃体切割术的继发性黄斑前膜不进入路径。
4. 术中出现医源性视网膜裂孔行视网膜裂孔激光和/或玻璃体内填充术者转入相应路径。
5. 出现严重手术并发症（脉络膜驱逐性出血、巩膜穿孔、严重玻璃体积血、眼内炎等），转入相应路径。
6. 需行全身麻醉手术者不进入路径。

> **释义**
>
> ■ 变异是指入选临床路径的患者未能按照路径流程完成医疗行为或未达到预期的医疗质量控制目标。住院后患者出现特殊情况，如感冒、发热等不宜手术的疾病，需要等病情好转后才可手术治疗。术中出现手术并发症者，需要转入相应路径。

五、黄斑前膜临床路径给药方案

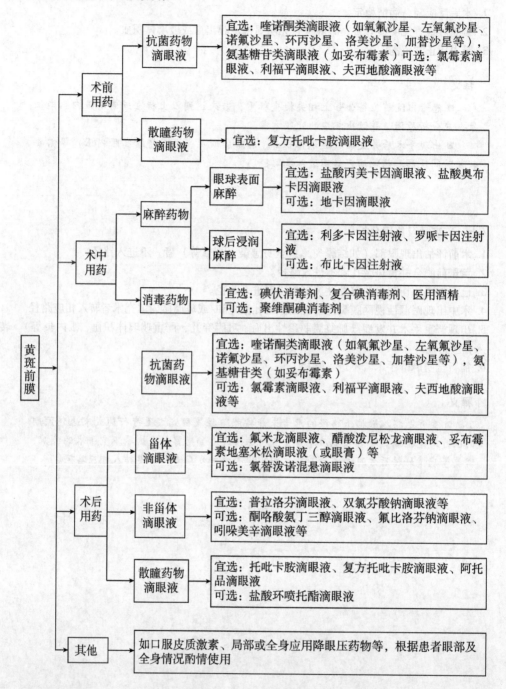

1. 用药选择：

（1）手术前应用广谱抗菌药物滴眼液 1~3 天，起到清洁结膜囊的作用。术前应用散瞳剂，方便眼底检查。部分患者对常见的散瞳剂过敏，表现为眼红、眼痒等，可以试用盐酸环喷托酯滴眼液。

（2）手术中除了眼睑周围皮肤消毒外，还要注意结膜囊的消毒，除了术前冲洗结膜囊外，结膜囊应用 5% 聚维酮碘消毒液可以起到有效的灭菌作用。

（3）手术后常规应用广谱抗菌药物、甾体、非甾体滴眼液，起到预防感染、控制炎症反应的作用。术后应用散瞳剂，不但方便眼底检查，也可以起到活动瞳孔、抑制炎症反应的作用。

（4）通常不需要静脉用药。

2. 药学提示：

术后甾体糖皮质激素类滴眼液不宜长期使用，因有导致激素性青光眼的可能，使用前后监测眼压变化。

3. 注意事项：

单纯黄斑前膜手术，为眼局部的手术，通常围术期眼局部点药即可，一般不需要静脉用抗菌药物等。

六、黄斑前膜护理规范

1. 术前护理：

（1）心理护理，适当讲解手术过程及注意事项，增加患者对手术的理解，建立合理的疗效预期和风险考虑，情绪稳定接受手术治疗。

（2）术前遵医嘱滴抗菌药物滴眼液，清洁结膜囊预防术后感染。

（3）术前1小时应使用散瞳滴眼液，使瞳孔尽量散大以方便手术的进行。

（4）术前嘱患者排空大小便，取下义齿、手表、首饰等。

2. 术后护理：

（1）后入路玻璃体切割联合黄斑前膜剥除术后需俯卧位或者侧卧位，需根据医嘱告知和提醒患者体位要求，尽量避免大幅度的活动，谨防碰撞术眼，必要时戴保护眼罩。

（2）密切观察有无术后高眼压的发生，一般发生在术后1~3天以内，如术眼疼痛加重，眼球胀痛伴头痛，及时报告医师予以对症治疗。

（3）术后第1天开始点患眼局部使用滴眼液，主要为散瞳药物、抗感染药物和类固醇类药物。尽量滴在结膜上，操作时动作要轻柔，以免眼球受压。

七、黄斑前膜营养治疗规范

饮食指导：

1. 术后忌辛辣刺激的食物，忌用硬食，以防过度用力，使切口裂开。可适当增加蛋白质和维生素的摄入量，如鸡蛋、豆制品，多吃新鲜水果蔬菜，以促进切口修复。

2. 保持大便通畅，防止便秘，以防过度用力，使切口裂开。

八、黄斑前膜健康宣教

1. 出院指导：注意术眼保护，无菌纱布遮盖或戴保护镜，滴抗菌药物滴眼液，防止细菌感染。避免剧烈运动，触碰到眼球。

2. 教会患者或者家属正确使用滴眼液的方法，告知药物的使用频次和间隔时间。

3. 忌烟酒及辛辣的食物，因为辛辣食物可导致血管扩张眼部充血，常易引起排斥反应。

4. 睡眠要充足，注意保暖，早期应避免打喷嚏、咳嗽，保持大便通畅。

5. 注意用眼卫生，防止病菌及污染水源入眼。出院后要避免和传染病患者接触，尽量少去公共场所。

6. 根据病情需要定期复诊。

九、推荐表单

(一) 医师表单

黄斑前膜临床路径医师表单

适用对象：第一诊断为黄斑前膜（ICD-10：H35.306）

行后入路玻璃体切割联合黄斑前膜剥除术（ICD-9-CM-3：14.74）

患者姓名：		性别： 年龄： 门诊号：		住院号：
住院日期： 年 月 日		出院日期： 年 月 日		标准住院日：4~6 天

时间	住院第 1 天	住院第 2~3 天	住院第 2~4 天 （手术日）
主要诊疗工作	□ 询问病史与体格检查，包括视力、眼内压、裂隙灯和眼底检查 □ 冲洗泪道 □ 完成病历书写 □ 开实验室检查单 □ 初步确定手术方式和日期 □ 术眼抗菌药物滴眼液滴眼 □ 术前散瞳剂滴眼	□ 视力、眼内压、裂隙灯和眼底检查 □ 上级医师查房 □ 完善术前检查和术前评估 □ 如有必要，完成相关检查，如 OCT、眼底照相、FFA 或 mfERG 等 □ 术眼抗菌药物滴眼液 □ 术眼散瞳剂滴眼 □ 术前准备，如剪睫毛、冲洗结膜囊等	□ 手术前再次确认患者姓名、性别、年龄和准备手术的眼睛、手术方案 □ 手术：有手术适应证、无手术禁忌 □ 术者完成手术记录 □ 住院医师完成手术日病程记录 □ 向患者及其家属交代手术后注意事项
重点医嘱	**长期医嘱** □ 眼科二级或三级护理常规 □ 饮食 □ 抗菌药物滴眼液点术眼 □ 散瞳剂 **临时医嘱** □ 血常规、尿常规，肝肾功能，感染性疾病筛查，凝血功能 □ 心电图、X 线胸片 □ OCT □ 必要时行眼底照相、FFA、眼 B 超等	**长期医嘱** □ 眼科二级或三级护理常规 □ 饮食 □ 抗菌药物滴眼液点术眼 □ 散瞳剂 **临时医嘱** □ 拟明日在局部麻醉下行左/右眼玻璃体切割联合黄斑前膜剥除术 □ 冲洗结膜囊、备皮 □ 术前 1 小时充分散瞳 □ 术前口服镇静药（必要时）	**长期医嘱** □ 眼科术后一级或二级护理 □ 饮食 □ 眼部换药 qd □ 抗菌药物滴眼液 □ 甾体抗炎药 □ 散瞳剂 **临时医嘱** □ 根据病情需要下达
病情变异记录	□ 无 □ 有，原因： 1. 2.	□ 无 □ 有，原因： 1. 2.	□ 无 □ 有，原因： 1. 2.
医师签名			

时间	住院第 3~5 天 （术后第 1~2 日）	住院第 4~6 天 （出院日）
主要诊疗工作	□ 上级医师查房 □ 患者有无疼痛等不适主诉 □ 视力、眼内压、裂隙灯和眼底检查 □ 如有眼压高，控制眼内压 □ 完成常规病历书写	□ 上级医师查房 □ 患者有无疼痛等不适主诉 □ 视力、眼内压、裂隙灯和眼底检查 □ 如有眼内压高，控制眼内压 □ 根据术后切口、玻璃体腔、视网膜情况，并发症是否控制等决定术后出院时间 □ 完成常规病历书写
重点医嘱	**长期医嘱** □ 眼科术后二级护理常规 □ 饮食 □ 抗菌药物滴眼液点术眼 □ 散瞳剂 □ 激素类滴眼液 **临时医嘱** □ 眼压增高：甘露醇输液、局部降眼压滴眼液 □ 炎症反应重：激素类眼药球后或结膜下注射	**临时医嘱** □ 今日出院 □ 出院用药 　抗菌药物滴眼液 　甾体抗炎药 　非甾体抗炎药 　散瞳剂 □ 门诊随诊
病情变异记录	□ 无　□ 有，原因： 1. 2.	□ 无　□ 有，原因： 1. 2.
医师签名		

（二）护士表单

黄斑前膜临床路径护士表单

适用对象：第一诊断为黄斑前膜（ICD-10：H35.306）
行后入路玻璃体切割联合黄斑前膜剥除术（ICD-9-CM-3：14.74）

患者姓名：		性别：	年龄：	门诊号：		住院号：
住院日期：	年 月 日	出院日期：	年 月 日			标准住院日：4~6 天

时间	住院第 1 天	住院第 2~3 天	住院第 2~4 天 （手术日）
健康宣教	□ 入院宣教 　介绍主管医师、护士 　介绍环境、设施 　介绍住院注意事项	□ 术前宣教 　宣教疾病知识、术前准备及 　手术过程 　告知准备物品、沐浴 　告知术后饮食、活动及探视 　注意事项 　告知术后可能出现的情况及 　应对方式 □ 主管护士与患者沟通，了解 　并指导心理应对 □ 告知家属等候区位置	□ 术后当日宣教 　告知术后注意事项 　告知术后饮食、活动及探 　视注意事项 　告知术后可能出现情况的 　应对方式 　给予患者及家属心理支持 　再次明确探视陪伴须知
护理处置	□ 核对患者姓名，佩戴腕带 □ 建立入院护理病历 □ 卫生处置：剪指（趾）甲、 　沐浴，更换病号服	□ 协助医师完成术前检查 □ 术前准备 　剪睫毛、冲洗结膜囊 　卫生处置：头部清洁、沐浴	□ 送手术 　摘除患者各种活动物品 　核对患者资料及术中带药 　填写手术交接单，签字确认 □ 接手术 　核对患者及资料，签字确认
基础护理	□ 三级护理 □ 晨晚间护理 □ 患者安全管理	□ 三级护理 □ 晨晚间护理 □ 患者安全管理	□ 二级护理 □ 晨晚间护理 □ 患者安全管理
专科护理	□ 护理查体 □ 需要时，填写跌倒及压疮防 　范表 □ 需要时，请家属陪伴 □ 遵医嘱抗菌药物滴眼液点术 　眼（4次/日） □ 心理护理	□ 协助完成相关检查 □ 遵医嘱抗菌药物滴眼液点术 　眼（4次/日） □ 心理护理	□ 病情观察，观察术眼情况 　变化 □ 测量患者 TPR 变化 □ 术前遵医嘱给予散瞳剂滴眼 □ 术后协助患者正确体位 □ 心理护理
重点医嘱	□ 详见医嘱执行单	□ 详见医嘱执行单	□ 详见医嘱执行单
病情变异记录	□ 无　□ 有，原因： 1. 2.	□ 无　□ 有，原因： 1. 2.	□ 无　□ 有，原因： 1. 2.
护士签名			

时间	住院第 3~5 天 （术后第 1~2 日）	住院第 4~6 天 （出院日）
健康宣教	□ 术后宣教 　眼药作用及频率 　饮食、活动指导 　复查患者对术前宣教内容的掌握程度 　疾病恢复期注意事项	□ 出院宣教 　复查时间 　眼药使用方法与频率 　活动休息 　指导饮食 　指导办理出院手续
护理处置	□ 遵医嘱协助完成相关检查	□ 办理出院手续
基础护理	□ 二级护理 □ 晨晚间护理 □ 协助或指导活动 □ 患者安全管理	□ 二级护理 □ 晨晚间护理 □ 患者安全管理
专科护理	□ 病情观察，观察术眼情况变化 □ 协助患者正确体位 □ 遵医嘱眼药治疗 □ 心理护理	□ 病情观察 □ 遵医嘱眼药治疗 □ 心理护理
重点医嘱	□ 详见医嘱执行单	□ 详见医嘱执行单
病情变异记录	□ 无　□ 有，原因： 1. 2.	□ 无　□ 有，原因： 1. 2.
护士签名		

（三）患者（家属）表单

黄斑前膜临床路径患者（家属）表单

适用对象：第一诊断为黄斑前膜（ICD-10：H35.306）

行后入路玻璃体切割联合黄斑前膜剥除术（ICD-9-CM-3：14.74）

患者姓名：	性别：	年龄：	门诊号：	住院号：

住院日期： 年 月 日	出院日期： 年 月 日	标准住院日：4~6 天

时间	住院第 1 天	住院第 2~3 天	住院第 2~4 天 （手术日）
医患配合	□ 配合询问病史、收集资料，请务必详细告知既往史、用药史、过敏史 □ 如服用抗凝剂，请明确告知 □ 配合进行体格检查 □ 有任何不适请告知医师	□ 配合完善术前相关检查，如采血、留尿、心电图、X 线胸片、眼科特殊检查等 □ 医师与患者及家属介绍病情及手术谈话、术前签字 □ 麻醉师与患者进行术前访视	□ 配合评估手术效果 □ 有任何不适请告知医师
护患配合	□ 配合测量体温、脉搏、呼吸、血压、体重 1 次 □ 配合完成入院护理评估（简单询问病史、过敏史、用药史） □ 接受入院宣教（环境介绍、病室规定、订餐制度、贵重物品保管等） □ 有任何不适请告知护士	□ 配合测量体温、脉搏、呼吸、询问排便情况 □ 接受术前宣教 □ 自行沐浴，加强头部清洁，剪指（趾）甲 □ 准备好必要用物，吸水管 □ 取下义齿、饰品等，贵重物品交家属保管	□ 清晨测量体温、脉搏、呼吸、送手术室前，协助完成核对，带齐影像资料和术中带药 □ 返回病房后，协助完成核对，配合过病床，配合血压测量 □ 遵医嘱采取正确体位 □ 配合缓解疼痛 □ 有任何不适请告知护士
饮食	□ 普通饮食	□ 普通饮食	□ 普通饮食
排泄	□ 正常排尿便	□ 正常排尿便	□ 正常排尿便
活动	□ 正常活动	□ 正常活动	□ 全身麻醉完全清醒后可正常活动

时间	住院第 3~5 天 （术后第 1~2 日）	住院第 4~6 天 （出院日）
医 患 配 合	□ 配合检查眼部情况 □ 配合眼部切口换药	□ 接受出院前指导 □ 指导复查程序 □ 获取出院诊断书 □ 预约复诊日期
护 患 配 合	□ 配合定时测量体温、脉搏、呼吸、每日询问排 　便情况 □ 注意活动安全，避免坠床或跌倒 □ 配合执行探视及陪伴	□ 接受出院宣教 □ 办理出院手续 □ 获取出院带药 □ 知道眼药频率、方法和眼药保存注意事项 □ 知道特殊体位时间 □ 知道复印病历方法
饮食	□ 普通饮食	□ 普通饮食
排泄	□ 正常排尿便 □ 避免便秘	□ 正常排尿便 □ 避免便秘
活动	□ 正常活动	□ 正常活动

附：原表单（2016 年版）

黄斑前膜临床路径表单

适用对象：第一诊断为特发性或继发性黄斑前膜（ICD-10：H35.304）

行后入路玻璃体切割（ICD-9-CM-3：14.741）联合黄斑前膜剥除术

患者姓名：	性别： 年龄： 门诊号：	住院号：
住院日期： 年 月 日	出院日期： 年 月 日	标准住院日：4~6 天

时间	住院第 1 天	住院第 2 天	住院第 3 天
主要诊疗工作	□ 询问病史及体格检查，包括裂隙灯、三面镜和间接检眼镜检查 □ 完成病历书写 □ 开实验室检查单 □ 上级医师查房与术前评估 □ 初步确定手术方式和日期 □ 术眼抗菌药物滴眼液清洁结膜囊	□ 上级医师查房 □ 完善术前检查和术前评估 □ 术眼完成眼科特殊检查：OCT □ 如有必要，完成相关检查：如 FFA、ERG 等 □ 对侧眼检查并制订治疗方案 □ 裂隙灯和间接检眼镜检查 □ 术眼抗菌药物滴眼液清洁结膜囊	□ 完成必要的相关科室会诊 □ 调整全身用药，控制血压、血糖等 □ 裂隙灯和间接检眼镜检查 □ 住院医师完成术前小结和术前讨论，上级医师查房记录等 □ 签署手术同意书、自费用品协议书 □ 抗菌药物滴眼液清洁结膜囊
重点医嘱	**长期医嘱** □ 眼科二级护理常规 □ 饮食 □ 抗菌药物滴眼液 □ 散瞳剂 **临时医嘱** □ 血常规、尿常规，血糖、肝肾功能，凝血功能，感染性疾病筛查 □ 心电图，X 线胸片 □ OCT □ 眼底照相、FFA、ERG（必要时）	**长期医嘱** □ 眼科二级护理常规 □ 饮食 □ 抗菌药物滴眼液 □ 散瞳剂 **临时医嘱** □ FFA、ERG（必要时）	**长期医嘱** □ 同第 1 天 **临时医嘱**（术前 1 日） □ 常规准备明日在局部麻醉下行玻璃体切割、黄斑前膜剥除术 □ 术前洗眼、备皮 □ 术前 1 小时充分散瞳 □ 术前口服镇静药 □ 非糖尿病患者术前 5% 葡萄糖注射液或 5% 氯化钠葡萄糖注射液输液 □ 糖尿病患者术前复方山梨醇输液
主要护理工作	□ 病区环境及医护人员介绍 □ 医院相关制度介绍 □ 入院评估 □ 执行医嘱 □ 饮食宣教 □ 观察生命体征 □ 介绍相关治疗、检查、用药等护理中应注意的问题 □ 体位介绍 □ 完成护理记录单书写	□ 指导患者尽快适应病区环境 □ 按医嘱执行护理治疗 □ 介绍有关疾病的护理知识 □ 介绍相关治疗、检查、用药等护理中应注意的问题 □ 饮食宣教 □ 观察生命体征 □ 完成护理记录单书写	□ 按医嘱执行护理治疗 □ 饮食宣教 □ 观察生命体征 □ 健康宣教：术前、术中注意事项 □ 执行手术前医嘱 □ 完成术前护理记录单书写

续　表

时间	住院第 1 天	住院第 2 天	住院第 3 天
病情 变异 记录	□ 无　□ 有，原因： 1. 2.	□ 无　□ 有，原因： 1. 2.	□ 无　□ 有，原因： 1. 2.
护士 签名			
医师 签名			

时间	住院第2~4天* （手术日）	住院第3~5天 （术后第1日）	住院第4~6天 （出院日）
主要诊疗工作	□ 手术：有手术指征、无手术禁忌可手术治疗 □ 术者完成手术记录 □ 住院医师完成术后病程 □ 上级医师查房 □ 向患者及家属交代病情及术后注意事项	□ 上级医师查房 □ 裂隙灯和间接检眼镜检查 □ 注意眼压，切口，玻璃体、视网膜 □ 住院医师完成常规病历书写	□ 上级医师查房 □ 裂隙灯和间接检眼镜检查 □ 注意眼压、前房反应、玻璃体、视网膜 □ 住院医师完成常规病历书写 □ 如果眼压增高则进行相应处理 □ 根据前房反应、玻璃体腔、视网膜情况，并发症是否控制等决定术后出院时间 □ 完成出院志、病案首页、出院诊断证明书等病历材料 □ 向患者交代出院后的后续治疗及相关注意事项，如复诊时间等
重点医嘱	**长期医嘱** □ 眼科术后二级护理常规 □ 饮食 □ 抗菌药物滴眼液 □ 激素滴眼液 □ 散瞳剂	**长期医嘱** □ 同术后当日 □ 眼部换药 qid □ 根据并发症情况给予相应治疗 □ 眼压增高：芷酸左布诺洛尔、酒石酸溴莫尼定、布林佐胺、醋甲唑胺 □ 玻璃体混浊：碘制剂 **临时医嘱** □ 如眼压高，应用降眼压药物 □ 如炎症反应重，结膜下或球旁注射糖皮质激素	**长期医嘱** □ 出院带药 　　抗菌药物滴眼液 　　甾体激素滴眼液 　　散瞳剂 □ 门诊随诊
主要护理工作	□ 健康宣教：术后注意事项 □ 执行术后医嘱 □ 完成手术当日护理记录单书写 □ 观察动态病情变化，执行医嘱 □ 介绍术后正确体位 □ 介绍相关治疗、检查、用药等护理中应注意的问题	□ 执行术后医嘱 □ 观察动态病情变化，执行医嘱 □ 健康宣教：手术相关注意事项，介绍有关患者康复锻炼方法 □ 术后用药知识宣教 □ 监测患者生命体征变化、术眼情况变化 □ 完成术后第1日护理记录单	□ 执行术后医嘱、出院医嘱 □ 观察动态病情变化，执行医嘱 □ 进行出院指导：生活指导、饮食指导、用药指导 □ 监测患者生命体征变化、术眼情况变化 □ 完成术后相关护理记录单
病情变异记录	□ 无 □ 有，原因： 1. 2.	□ 无 □ 有，原因： 1. 2.	□ 无 □ 有，原因： 1. 2.
护士签名			
医师签名			

*注：如入院前已按要求完成部分术前检查，则手术前准备时间可适当缩短。

第二十五章

特发性黄斑裂孔临床路径释义

【医疗质量控制指标】

指标一、诊断需结合症状、体征和辅助检查。

指标二、手术适应证选择符合特发性黄斑裂孔玻璃体视网膜手术。

指标三、手术疗效达到预期目标。

指标四、抗菌药物使用符合规范。

指标五、住院时间符合路径实施要求。

一、特发性黄斑裂孔编码

1. 原编码：

疾病名称及编码：特发性黄斑裂孔（ICD-10：H35.303）

2. 修改编码：

疾病名称及编码：特发性黄斑裂孔（ICD-10：H35.303）

手术名称及编码：后入路玻璃体切割术（ICD-9-CM-3：14.7401）

内界膜剥离术（ICD-9-CM-3：14.2900x004）

黄斑裂孔填塞术（ICD-9-CM-3：14.3901）

玻璃体气液交换术（ICD-9-CM-3：14.7905）

玻璃体气液交换，视网膜复位术（ICD-9-CM-3：14.5904）

玻璃体腔注气，视网膜复位术（ICD-9-CM-3：14.5903）

玻璃体硅油置入术，用于视网膜再附着（ICD-9-CM-3：14.5902）

二、临床路径检索方法

H35.303 伴（14.71/14.72）

三、国家医疗保障疾病诊断相关分组（CHS-DRG）

DCC　眼疾病及功能障碍

MCZ1　其他眼部疾患

四、特发性黄斑裂孔临床路径标准住院流程

（一）适用对象

第一诊断为特发性黄斑裂孔（ICD-10：H35.303），不伴有周边视网膜裂孔或视网膜脱离者，矫正视力在 0.5 以下或因该疾病所致视觉质量显著下降影响双眼视功能，需行玻璃体切割、内界膜剥除、眼内填充术患者。

> **释义**
>
> ■ 第一诊断为特发性黄斑裂孔（ICD-10：H35.303），具有显著视觉质量下降症状、需行玻璃体切割术治疗的患者。
>
> ■ 此处特发性黄斑裂孔（macular hole）是指无明显原因可查的黄斑区视网膜组织的全层缺损，伴或不伴玻璃体牵拉。

（二）诊断依据

根据《临床诊疗指南·眼科学分册》（中华医学会编著，人民卫生出版社，2006），《临床技术操作规范·眼科学分册》（中华医学会编著，人民军医出版社，2007），《眼科临床指南》（美国眼科学会编，2013）《眼科学（8年制版）》（人民卫生出版社，2015）：

1. 症状：视力下降或伴视物变形。
2. 体征：眼底检查可见黄斑裂孔、反光增强呈金箔样改变，视网膜皱褶、玻璃纸样改变。
3. 辅助检查：OCT扫描检查示黄斑裂孔。

> **释义**
>
> ■ 症状：视力下降，伴或不伴视物变形、视物遮挡。
>
> ■ 体征：眼底检查可见黄斑区边界清楚的圆形或卵圆形视网膜缺损，呈暗红色，周边可伴有反光增强的金箔样或玻璃纸样改变及视网膜皱褶等。
>
> ■ 辅助检查：OCT扫描示：黄斑中心凹处全层视网膜裂孔，孔缘可伴有水肿及膜样高反射条带等。
>
> ■ 上述诊断依据为判断特发性黄斑裂孔，还需结合患者的性别、年龄、有否致病原因来诊断特发性黄斑裂孔。
>
> ■ 特发性裂孔根据临床观察分为四期（Gass分期）：Ⅰ期：又分为ⅠA、ⅠB期，为黄斑裂孔前期。ⅠA期：患者可有轻度视力下降及视物变形，裂隙灯检查无明确的玻璃体后脱离，可见黄斑中心凹凹陷变平，可见到100~200μm直径的黄白小点；ⅠB期：黄白小点扩大形成200~350μm的黄色小环，小环中央变薄显红，中心凹更平。Ⅰ期黄斑裂孔，眼底荧光血管造影可为正常，亦可有透见荧光。Ⅱ期：黄斑中央或边缘有小的全层裂孔。眼底荧光血管造影，孔中央透见荧光，荧光比Ⅰ期时强。Ⅲ期：Ⅱ期裂孔扩大，中心凹处玻璃体脱离，裂孔有或无盖膜，荧光造影透见荧光。Ⅳ期：全层裂孔合并玻璃体后脱离，眼底荧光造影有透见荧光。

（三）治疗方案的选择

根据《临床诊疗指南·眼科学分册》（中华医学会编著，人民卫生出版社，2006），《临床技术操作规范·眼科学分册》（中华医学会编著，人民军医出版社，2007），《眼科学（8年制版）》（人民卫生出版社，2015）：

符合手术指证者，予以玻璃体切除、内界膜剥除、眼内填充术（ICD-9-CM-3：14.74001）：

1. 经散瞳眼底检查和OCT黄斑扫描证实的特发性黄斑裂孔。
2. 不合并视网膜脱离或周边视网膜裂孔及多发变性区。

释义

　　■ 手术指征：中等至较大的Ⅲ～Ⅳ期裂孔，伴有视力降低或视物变形，视力下降至0.05～0.3，考虑手术；在视力 0.3～0.5 患者，引起症状的、小而明确的全层Ⅱ期、Ⅲ期黄斑裂孔，可以考虑手术。

（四）标准住院日

4～6天。

释义

　　■ 标准住院日为 3～7，为推荐的最低要求，提倡缩短住院日。如果患者条件允许，住院时间可以低于上述住院天数。

（五）进入路径标准

1. 第一诊断必须符合（ICD-10：H35.303）特发性黄斑裂孔。
2. 当患者同时具有其他疾病诊断，但在住院期间不需要特殊处理也不影响第一诊断的临床路径流程实施时，可以进入路径。
3. 存在控制稳定的全身系统性疾病，如高血压、糖尿病、心脑血管疾病。
4、非全身麻醉患者。

（六）术前准备（术前评估）

1～3天。

1. 必须的检查项目：

（1）血常规、尿常规。

（2）肝肾功能、电解质、血糖，凝血功能，感染性疾病筛查（如乙型肝炎、丙型肝炎、艾滋病、梅毒等）及抗菌药物应用所需检查。

（3）心电图，X线胸片（儿童可不行）。

（4）眼部相关检查：诊断性验光、眼压、视野、OCT扫描、眼底照相、VEP。

2. 根据患者病情需要可选择行眼轴长度（A超+B超检查）。

释义

　　■ 必须的全身检查项目包括：①血常规、尿常规；②生化全项，凝血功能，感染性疾病筛查（如乙型肝炎、丙型肝炎、艾滋病、梅毒等）及抗菌药物应用所需检查；③心电图，X线胸片。主要用于评估患者全身状况，关系到围术期的特殊处理，可能影响住院时间、费用以及治疗预后。传染性疾病的筛查主要用于排除可能的传染源如乙型肝炎、丙型肝炎、艾滋病、梅毒、结核等。这些患者的手术操作需要特殊处理。为缩短患者术前等待时间，检查项目可在患者入院前于门诊完成。14岁以下少年儿童需行儿科会诊，40岁以上患者及合并全身疾病者常规行内科会诊或专科会诊，若门诊未完成、住院后再行会诊，可能延后手术时间、延长住院时间。

■ 必须的眼部检查项目包括：①诊断性验光、眼压；②泪道冲洗；③OCT扫描、眼底照相、眼部超声。主要用于评估患者眼部基本情况、特发性黄斑裂孔进展程度以及患者视功能受损程度。存在视物遮挡症状的患者可行视野检查明确遮挡范围，需联合白内障手术者需行角膜内皮镜检查明确角膜内皮状态，疑合并其他眼底疾病者可能需行荧光素眼底血管造影检查以明确诊断。

■ 根据患者病情需要选择性进行的眼部检查：视野、角膜内皮镜、荧光素眼底血管造影等。

（七）预防性抗菌药物选择与使用时机

1. 按照《2015年抗菌药物临床应用指导原则》（卫医发〔2015〕43号）执行，根据患者病情合理使用抗菌药物。

2. 选用抗菌药物滴眼液，预防性用药时间：术前1~3天。

【释义】

■ 鉴于2012年8月1日起施行《抗菌药物临床应用管理办法》（卫生部令第84号），路径中抗菌药物使用应按照新的管理规范执行，路径均不再全身（口服、静脉注射或肌内注射）使用抗菌药物，原则上以局部使用抗菌药物预防感染。

（八）手术日

入院第2~4天。

1. 麻醉方式：局部麻醉，可行局部麻醉联合凯芬、地佐辛镇痛。

2. 手术中眼内填充物：单纯灌注液填充（水眼）、惰性气体填充或硅油填充。

3. 术中用药：利多卡因、罗哌卡因或布比卡因局部麻醉药物、肾上腺素、庆大霉素针、地塞米松针、抗菌药物眼膏（红霉素或妥布霉素地塞米松眼膏）、阿托品眼膏。

4. 术中用耗品：玻璃体切割器械套包、导光纤维、巩膜穿刺刀、8-0可吸收巩膜缝线、黏弹剂、惰性气体、内界膜染色制剂、内界膜镊。

【释义】

■ 麻醉方式：局部麻醉，利多卡因、罗哌卡因神经节阻滞麻醉，必要时可联合凯芬、地佐辛镇痛。

■ 术中用耗品：玻璃体切割器械套包、导光纤维、套管式巩膜穿刺针、8-0可吸收巩膜缝线、黏弹剂、玻璃体后皮质染色制剂、内界膜染色制剂、内界膜镊、笛针、眼内激光、眼内电凝纤维。

■ 术中用药：利多卡因、罗哌卡因或布比卡因局部麻醉药物、肾上腺素、庆大霉素针、地塞米松针、抗菌及抗炎药物眼膏（红霉素眼膏、妥布霉素地塞米松眼膏）、阿托品眼膏。

　　■ 手术中眼内填充物：灌注液、无菌空气、惰性气体或硅油。

　　■ 麻醉药品如有过敏的患者，需要抢救或更换麻醉方式会导致住院时间延长。

　　■ 术中可能发现周边视网膜裂孔、变性区，或产生医源性视网膜裂孔，需行眼内激光光凝处理，产生费用；术中行玻璃体后脱离时可能产生出血点，需行眼内电凝止血，产生费用。

　　■ 手术眼内填充后需要患者配合体位，如身体条件不能耐受或不配合会导致住院时间延长；手术眼内填充可能会导致术后眼压升高，眼压升高可以造成视神经损害、影响视力，控制眼压会导致住院时间延长。

（九）术后住院恢复

入院第 4~6 天。

1. 术后需要复查的项目：视力、眼压、裂隙灯眼前节、眼底检查、根据患者病情变化选择检查项目。

2. 选择用药：

（1）抗菌药物：按照《2015 年抗菌药物临床应用指导原则》（卫医发〔2015〕43 号）执行，结合患者病情合理使用抗菌药物，用药时间为 1~2 天。

（2）抗菌药物滴眼液；抗炎滴眼液。

（3）降眼压药物。

（4）散瞳剂。

> **释义**
>
> 　　■ 推荐术后住院恢复时间为入院第 3~7 天。
>
> 　　■ 术后检查项目：视力，眼压，裂隙灯眼前节、眼底检查，间接检眼镜眼底检查；根据患者病情变化选择检查项目。视力、眼压、眼前节、眼底检查是术后评价手术效果的主要指标和方法。
>
> 　　■ 术后用药：常规使用局部抗菌药物预防感染，使用非甾体抗炎药或糖皮质激素滴眼液以减轻术后炎症反应，使用散瞳剂防止术后炎症反应造成瞳孔粘连且方便眼底检查。
>
> 　　■ 术后体位及眼位：患者术后保持面部向下平行地面体位，可使黄斑区处于高点，有利于气体和硅油的顶压，促进裂孔的愈合，同时减少填充物与晶状体的直接接触。如患者因全身或局部疾病（如颈椎病、肥胖等）不能按要求保持面部向下平行地面体位，则可每 30 分钟至 2 小时，更换体位。由于无菌空气存留时间较短，术后前 3 天保持体位及眼位尤为重要。

（十）出院标准

1. 眼压正常范围。

2. 眼前节安静，周边视网膜平伏。

3. 巩膜穿刺口、结膜切口愈合好。

释义

　　■患者一般情况良好，术后眼压稳定于正常范围内，眼部无明显炎症反应，眼底视网膜在位（黄斑裂孔检查视眼内填充情况而定），结膜、巩膜穿刺口愈合好，无切口渗漏及切口感染，无需要继续住院处理的并发症和/或合并症。可以考虑出院。出院后继续使用术后眼局部用药；注意监测眼压，保持术后体位，定期随访，根据恢复情况及时调整用药。

（十一）变异及原因分析

1. 存在较严重的周边视网膜变性区、裂孔。
2. 伴视网膜脱离。
3. 存在需手术治疗的合并疾病，如白内障、青光眼。
4. 存在眼部活动性感染性疾病。
5. 出现严重并发症（视网膜脱离、脉络膜驱逐性出血，玻璃体积血，眼内炎、难控制性高眼压等）：退出路径。
6. 需行全身麻醉手术者不进入路径。
7. 患者依从性差。

释义

　　■存在较严重的周边视网膜变性区、裂孔。
　　■伴不累及黄斑区的限局性视网膜脱离。
　　■存在需手术治疗的眼部合并疾病，如白内障、青光眼。
　　■存在眼部活动性感染性疾病，或存在切口感染、切口愈合不良或渗漏等。
　　■出现严重并发症（视网膜脱离、脉络膜驱逐性出血，玻璃体积血，眼内炎、难控制性高眼压等）者退出路径。
　　■需行全身麻醉手术者，依从性差者不进入路径。
　　■微小变异：因为客观检查存在的局限性和其他基础疾病的突发性，患者具有其他疾病需要特殊处理，从而影响第一诊断；因为医院检查项目的时效性，不能按照要求完成检查；因为节假日不能按照要求完成检查；患者不愿配合完成相应检查，短期不愿按照要求出院随诊。
　　■重大变异：因基础疾病需要进一步诊断和治疗；因各种原因需要其他治疗措施；医院与患者或家属发生医疗纠纷，患者要求离院或转院；不愿按照要求出院随诊而导致住院时间明显延长。

五、特发性黄斑裂孔临床路径给药方案

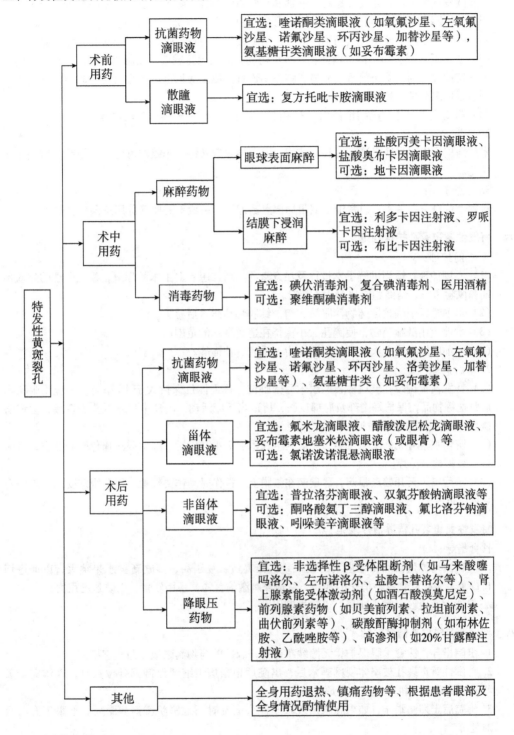

1. 用药选择：

（1）手术前应用广谱抗菌药物滴眼液 1~3 天，起到清洁结膜囊的作用。术前应用散瞳剂，防止前节炎症造成虹膜粘连且方便眼底检查，部分患者对常见散瞳剂过敏，表现为眼红、眼痒等，可更换散瞳剂种类、术前临时应用。

（2）局部麻醉下手术，患者如有明显不适感，可静脉应用神经镇静镇痛药物。手术中除了眼睑周围皮肤消毒外，还要注意睫毛根部和结膜囊的消毒，除了术前冲洗结膜囊外，结膜囊应用5%聚维酮碘消毒液可以起到有效的灭菌作用。手术中仍需继续散大瞳孔方便观察眼底、施行手术。术闭需使用抗炎药物结膜下注射或结膜囊内点眼，以减轻术后炎症反应。

（3）手术后常规应用广谱抗菌药物、抗炎药物，起到预防感染、控制炎症反应的作用。同时继续使用散瞳剂，防止前节炎症造成虹膜粘连且方便眼底检查。术后出现高眼压状况，需根据患者情况合理选择降眼压药物。

（4）根据患者具体情况酌情使用营养神经、改善微循环、解热镇痛药物等。

2. 药学提示：

术后糖皮质激素类滴眼液不宜长期使用，因有导致激素性青光眼的可能，使用前后监测眼压变化。

3. 注意事项：

特发性黄斑裂孔手术，通常围术期眼局部点药即可，一般不需要静脉用抗菌药物等。

六、特发性黄斑裂孔护理规范

1. 术前护理：

（1）心理护理，适当讲解手术过程及注意事项，增加患者对手术的理解，建立合理的疗效预期和风险考虑，情绪稳定接受手术治疗。

（2）术前遵医嘱滴抗菌药物滴眼液，清洁结膜囊预防术后感染。

（3）术前应用散瞳药物，使瞳孔大小保持在适宜手术的范围内。

（4）术前嘱患者排空大小便，取下义齿、手表、首饰等。

2. 术后护理：

（1）特发性黄斑裂孔玻璃体视网膜术后俯卧位，每天体位保持大于16小时，可应用眼科术后趴枕等物品，保护好胸部及肘部皮肤，可适当下床活动，活动中尽量低头、弯腰，但谨防碰撞术眼，必要时戴保护眼罩。

（2）密切观察有无高眼压发生，一般发生在术后2小时以后，如术眼疼痛伴眼胀加重，及时报告医师检查治疗。

（3）术后第1天开始点眼药，尽量滴在结膜上，操作时动作要轻柔，以免眼球受压，点完药后继续低头。

七、特发性黄斑裂孔营养治疗规范

饮食指导：

1. 应适当增加蛋白质和维生素的摄入量，如鸡蛋、豆制品，多吃新鲜水果蔬菜，以促进切口修复；多吃软食及易消化的食物，忌辛辣刺激的食物，忌用硬食，以防过度用力。

2. 保持大便通畅，防止便秘，以防过度用力。

八、特发性黄斑裂孔健康宣教

1. 出院指导：注意术眼保护，无菌纱布遮盖，滴抗菌药物滴眼液，防止感染。

2. 特发性黄斑裂孔玻璃体视网膜术后，出院后根据病情继续保持俯卧位数日，气体完全吸收前避免乘坐飞机，避免去高原地区。

3. 出院后定期测眼压，如果患眼出现眼胀伴头痛及时当地医院就诊测眼压，如眼压升高及时处理。

4. 教会患者正确使用滴眼液的方法。

5. 根据病情需要定期复诊。

九、推荐表单

(一) 医师表单

特发性黄斑裂孔临床路径医师表单

适用对象：第一诊断为特发性黄斑裂孔 (ICD-10：H35.303)

行后入路玻璃体切割术 (ICD-9-CM-3：14.7401)；内界膜剥离术 (ICD-9-CM-3：41.2900x004)；黄斑裂孔填塞术 (ICD-9-CM-3：14.3901)；玻璃体气液交换术 (ICD-9-CM-3：14.7905)；玻璃体气液交换，视网膜复位术 (ICD-9-CM-3：14.5904)；玻璃体腔注气，视网膜复位术 (ICD-9-CM-3：14.5903)；玻璃体硅油置入术，用于视网膜再附着 (ICD-9-CM-3：14.5902)

患者姓名：		性别：	年龄：	门诊号：	住院号：
住院日期： 年 月 日		出院日期： 年 月 日			标准住院日：3~7天

时间	住院第 1 天 (入院日)	住院第 1~3 天 (术前日)	住院第 2~4 天 (手术日)
主要诊疗工作	□ 询问病史及体格检查；眼科常规检查，包括视力、眼压、裂隙灯眼前节、眼底检查；完成病历书写 □ 开具全身及眼部检查 □ 上级医师查房与术前评估 □ 初步确定手术方式和日期	□ 上级医师查房 □ 视力、眼压、裂隙灯眼前节、眼底检查；病历书写 □ 完善术前检查和术前评估 □ 术前检查结果确认 □ 排除手术禁忌证 □ 调整全身用药，控制血压、血糖等 □ 住院医师完成术前小结和术前讨论，上级医师查房记录等 □ 签署手术同意书、自费用品同意书	□ 上级医师查房 □ 手术眼别标识 □ 完成既定方案手术 □ 术者完成手术记录、术后病程记录 □ 术后病情交代及术后注意事项
重点医嘱	**长期医嘱** □ 眼科三级护理常规 □ 饮食、陪护、监测血压血糖等 □ 裂隙灯眼前节检查、非接触眼压测量 □ 抗感染、散瞳药物点术眼 □ 患者自备全身病药物 **临时医嘱** □ 血常规，尿常规，生化全项，凝血功能，传染病筛查 □ 心电图，X 线胸片，细菌培养及药敏试验 □ 眼部超声、眼底照相、OCT 检查、诊断性验光、泪道冲洗	**长期医嘱** □ 眼科三级护理常规 □ 饮食、陪护、监测血压血糖等 □ 裂隙灯眼前节检查、非接触眼压测量 □ 抗感染、散瞳药物点术眼 □ 患者自备全身疾病药物 **临时医嘱** □ 常规术前医嘱：结膜囊冲洗、静脉留置针 □ 抗菌药物皮试 □ 术前散瞳 □ 术前镇静、止血药物	**长期医嘱** □ 眼科术后二级护理常规 □ 饮食、陪护、监测血压血糖等 □ 裂隙灯眼前节检查、非接触眼压测量 □ 抗感染、抗炎、降眼压、散瞳药物点术眼 □ 患者自备全身疾病药物 □ 术后体位 **临时医嘱** □ 抗感染、抗炎、降眼压、散瞳药物应用
病情变异记录	□ 无 ☑ 有，原因： 1. 2.	□ 无 □ 有，原因： 1. 2.	□ 无 □ 有，原因： 1. 2.
医师签名			

时间	住院第 3~6 天 （术后日）	住院第 4~7 天 （出院日）
主要诊疗工作	□ 上级医师查房 □ 视力、眼压、裂隙灯、眼底检查 □ 换药、包眼 □ 病程记录书写	□ 上级医师查房 □ 视力、眼压、裂隙灯、眼底检查 □ 换药、包眼 □ 病程记录书写 □ 根据术后切口、玻璃体腔、视网膜情况，并发症是否控制等决定术后出院时间 □ 完成出院志、病案首页、出院诊断证明书等病历材料 □ 向患者交代出院后的后续治疗及相关注意事项，如复诊时间等
重点医嘱	**长期医嘱** □ 眼科术后二级护理常规 □ 饮食、陪护、监测血压、血糖等 □ 裂隙灯眼前节检查、非接触眼压测量 □ 抗感染、抗炎、降眼压、散瞳药物点术眼 □ 患者自备全身疾病药物 □ 术后体位 □ 眼部换药、包眼 **临时医嘱** □ 抗炎、抗感染药物局部点术眼 □ 如高眼压：降眼压药物全身、局部应用	**长期医嘱** □ 出院带药 　抗菌药物滴眼液 　非甾体抗炎滴眼液 　降眼压药物 　散瞳剂 　口服药物：营养神经、抗炎减轻水肿、改善微循环药物 □ 体位要求 □ 门诊随诊
病情变异记录	□ 无　□ 有，原因： 1. 2.	□ 无　□ 有，原因： 1. 2.
医师签名		

（二）护士表单

特发性黄斑裂孔临床路径护士表单

适用对象：第一诊断为特发性黄斑裂孔（ICD-10：H35.303）

　　　　　行后入路玻璃体切割术（ICD-9-CM-3：14.7401）；内界膜剥离术（ICD-9-CM-3：41.2900x004）；黄斑裂孔填塞术（ICD-9-CM-3：14.3901）；玻璃体气液交换术（ICD-9-CM-3：14.7905）；玻璃体气液交换，视网膜复位术（ICD-9-CM-3：14.5904）；玻璃体腔注气，视网膜复位术（ICD-9-CM-3：14.5903）；玻璃体硅油置入术，用于视网膜再附着（ICD-9-CM-3：14.5902）

患者姓名：	性别： 年龄： 门诊号：	住院号：
住院日期： 年 月 日	出院日期： 年 月 日	标准住院日：3~7天

时间	住院第1天（入院日）	住院第1~3天（术前日）	住院第2~4天（手术日）
健康宣教	□ 入院宣教 介绍主管医师、护士 介绍环境、设施 介绍住院注意事项	□ 术前宣教 宣教疾病知识、术前准备及手术过程 告知准备物品、沐浴 告知手术后饮食、活动及探视注意事项及应对方式 □ 主管护士与患者沟通，了解指导心理应对 □ 告知家属等候区位置	□ 手术当日宣教 告知术后注意事项 告知术后饮食、活动及探视注意事项 告知术后可能出现的情况的应对方式 □ 给予患者及家属心理支持 □ 再次明确探视陪伴须知
护理处置	□ 核对患者姓名，佩戴腕带 □ 建立入院护理病历 □ 卫生处置：剪指（趾）甲、沐浴、更换病号服 □ 未成年人需陪护1人 协助医师完成各项检查	□ 协助医师完成各项检查化验 □ 术前准备 禁食、禁水 冲洗结膜囊 卫生处置：头部清洁、沐浴	□ 送手术 摘除患者各种活动物品 核对患者资料及术中带药 填写手术交接单，签字确认 □ 接手术 核对患者及资料，签字确认
基础护理	□ 三级护理 □ 晨晚间护理 □ 患者安全管理	□ 三级护理 □ 晨晚间护理 □ 患者安全管理	□ 二级护理 □ 晨晚间护理 □ 患者安全管理
专科护理	□ 护理查体 □ 需要时，填写跌倒及压疮防范表 □ 需要时请家属陪护 □ 遵医嘱抗菌药物滴眼液点术眼 □ 心理护理	□ 协助完成相关检查 □ 遵医嘱抗菌药物滴眼液点术眼 □ 心理护理	□ 病情观察，观察术眼情况变化 □ 术后体位护理 □ 心理护理
病情变异记录	□ 无 □ 有，原因： 1. 2.	□ 无 □ 有，原因： 1. 2.	□ 无 □ 有，原因： 1. 2.
护士签名			

时间	住院第 3~6 天 （术后日）	住院第 4~7 天 （出院日）
健康宣教	□ 术后宣教 　眼药的作用及频率 　术后高眼压的症状及处理 　术后正确体位的重要性 　饮食、活动指导 　复查患者对术前宣教内容的掌握程度	□ 出院宣教 　复查时间 　眼药使用方法及频率 　眼压的检测 　术后体位的保持 　活动休息出院手续 　指导饮食 　指导办理
护理处置	□ 协助完成相关检查	□ 办理出院手续
基础护理	□ 二级护理 □ 晨晚间护理 □ 患者安全管理	□ 二级护理 □ 晨晚间护理 □ 患者安全管理
专科护理	□ 病情观察，观察术眼情况变化 □ 遵医嘱眼药治疗 □ 心理护理	□ 病情观察 □ 遵医嘱眼药治疗 □ 心理护理
病情变异记录	□ 无　□ 有，原因： 1. 2.	□ 无　□ 有，原因： 1. 2.
护士签名		

（三）患者（家属）表单

特发性黄斑裂孔临床路径患者（家属）表单

适用对象：第一诊断为特发性黄斑裂孔（ICD-10：H35.303）

行后入路玻璃体切割术（ICD-9-CM-3：14.7401）；内界膜剥离术（ICD-9-CM-3：41.2900x004）；黄斑裂孔填塞术（ICD-9-CM-3：14.3901）；玻璃体气液交换术（ICD-9-CM-3：14.7905）；玻璃体气液交换，视网膜复位术（ICD-9-CM-3：14.5904）；玻璃体腔注气，视网膜复位术（ICD-9-CM-3：14.5903）；玻璃体硅油置入术，用于视网膜再附着（ICD-9-CM-3：14.5902）

患者姓名：	性别：　　年龄：　　门诊号：	住院号：
住院日期：　　年　月　日	出院日期：　　年　月　日	标准住院日：3~7天

时间	入　院	手术前	手术当天
医患配合	□ 配合询问病史、收集资料，请务必详细告知既往史、用药史、过敏史 □ 配合进行体格检查 □ 如服用抗凝剂，请明确告知 □ 有任何不适告知医师	□ 配合完成术前各项检查，如采血、留尿、心电图、X线胸片、OCT、眼部超声等 □ 医师向患者介绍病情，术前谈话及手术签字 □ 有任何不适告知医师	□ 配合评估手术效果 □ 有任何不适告知医师
护患配合	□ 配合测量体温、脉搏、呼吸、血压、血糖、体重 □ 配合完成入院护理评估单（简单询问病史、过敏史、用药史） □ 接受入院宣教（环境介绍、病室规定、订餐制度、贵重物品保管制度等） □ 接受相关实验室检查宣教，正确留取标本，配合检查 □ 有任何不适告知护士	□ 配合测量体温、脉搏、呼吸、血压 □ 接受术前宣教 □ 自行沐浴，加强头部整洁，剪指（趾）甲 □ 准备好必要物品 □ 取下义齿、饰品等，贵重物品交家属保管	□ 清晨测量体温、脉搏、呼吸、血压 □ 送手术前，协助完成核对，带齐影响资料和术中带药 □ 返回病房后，协助完成核对 □ 配合过病床，配合血压测量 □ 遵医嘱采取正确体位 □ 配合缓解疼痛 □ 有任何不适告知护士
饮食	□ 普通饮食	□ 普通饮食	□ 普通饮食
排泄	□ 正常排尿便	□ 正常排尿便	□ 正常排尿便
活动	□ 适度活动	□ 适度活动	□ 适度活动

时间	手术后	出　院
医患配合	□ 配合检查眼部情况 □ 配合眼部术后换药	□ 接受出院前指导 □ 知道复查程序 □ 获取出院诊断书 □ 预约复诊日期
护患配合	□ 配合测量体温、脉搏、呼吸、血压等 □ 注意活动安全，避免坠床或跌倒 □ 配合执行探视及陪护	□ 接受出院宣教 □ 办理出院手续 □ 获取出院带药 □ 知道眼药频率、方法和眼药保存注意事项 □ 知道复印病历方法
饮食	□ 普通饮食	□ 普通饮食
排泄	□ 正常排尿便	□ 正常排尿便
活动	□ 适度活动	□ 适度活动

附：原表单（2016 年版）

特发性黄斑裂孔临床路径表单

适用对象：第一诊断为特发性黄斑裂孔（ICD-10：H35.303）。不伴有周边视网膜裂孔或视网膜脱离者，矫正视力在 0.5 以下或因该疾病所致视觉质量显著下降影响双眼视功能，需行玻璃体切除、内界膜剥除、眼内填充术患者

患者姓名：		性别：　　年龄：　　门诊号：	住院号：
住院日期：　　年　月　日		出院日期：　　年　月　日	标准住院日：4~6 天

时间	住院第 1 天	住院第 2 天	住院第 3 天
主要诊疗工作	□ 询问病史及体格检查，眼科常规检查：包括视力、眼压、裂隙灯眼前节、眼底检查、并完成病历书写 □ 开实验室检查单 □ 上级医师查房与术前评估 □ 初步确定手术方式和日期	□ 上级医师查房 □ 视力、眼压、裂隙灯眼底检查 □ 三面镜或 OPTOS 周边视网膜评估 □ 完善术前检查和术前评估 □ 特殊眼部检查：视野、OCT 扫描、眼底照相、视觉电生理（多焦 ERG） □ 对侧眼检查	□ 术前检查结果确认 □ 排除手术禁忌证 □ 调整全身用药，控制血压、血糖等 □ 术前再次眼部检查评估 □ 住院医师完成术前小结和术前讨论，上级医师查房记录等 □ 签署手术同意书、自费用品同意书
重点医嘱	**长期医嘱** □ 眼科二级护理常规 □ 饮食、陪护、测血压 □ 抗炎、抗感染、散瞳药物点术眼 **临时医嘱** □ 血常规、尿常规、血糖、肝肾功能、凝血功能、电解质、传染病筛查 □ 心电图，X 线胸片、细菌培养及药敏试验 □ 视力、眼压、裂隙灯、眼底检查	**长期医嘱** □ 眼科二级护理常规 □ 饮食、陪护、测血压 □ 抗炎、抗感染、散瞳药物点术眼 **临时医嘱：** □ 视力、眼压、裂隙灯、眼底检查 □ 视野、眼底照相、OCT 检查 □ 眼轴长度、多焦 ERG	**长期医嘱** 同前日 **临时医嘱**（术前 1 日） □ 常规术前医嘱：冲洗泪道、结膜囊、静脉留置针 □ 抗菌药物皮试 □ 术前散瞳 □ 术前镇静、止血药物
主要护理工作	□ 病区环境及医护人员介绍 □ 医院相关制度介绍 □ 入院评估 □ 执行医嘱 □ 饮食宣教 □ 观察生命体征 □ 介绍相关治疗、检查、用药等护理中应注意的问题 □ 体位介绍 □ 完成护理记录单书写	□ 指导患者尽快适应病区环境 □ 按医嘱执行护理治疗 □ 介绍有关疾病的护理知识 □ 介绍相关治疗、检查、用药等护理中应注意的问题 □ 饮食宣教 □ 观察生命体征 □ 完成护理记录单书写	□ 按医嘱执行护理治疗 □ 饮食宣教 □ 观察生命体征 □ 健康宣教：术前、术中注意事项 □ 执行手术前医嘱 □ 完成术前护理记录单书写

续　表

时间	住院第 1 天	住院第 2 天	住院第 3 天
病情 变异 记录	□无　□有，原因： 1. 2.	□无　□有，原因： 1. 2.	□无　□有，原因： 1. 2.
护士 签名			
医师 签名			

时间	住院第2~4天* （手术日）	住院第3~5天 （术后第1日）	住院第4~6天 （出院日）
主要诊疗工作	□ 上级医师查房 □ 手术眼别标识 □ 完成既定方案手术 □ 术者完成手术记录、术后病程记录 □ 术后病情交代及术后注意事项	□ 上级医师查房 □ 视力、眼压、裂隙灯、眼底检查 □ 换药、包眼 □ 病程记录书写	□ 上级医师查房 □ 视力、眼压、裂隙灯、眼底检查 □ 换药、包眼 □ 病程记录书写 □ 复查验光、OCT □ 根据术后切口、玻璃体腔、视网膜情况，并发症是否控制等决定术后出院时间 □ 完成出院志、病案首页、出院诊断证明书等病历材料 □ 向患者交代出院后的后续治疗及相关注意事项，如复诊时间等
重点医嘱	**长期医嘱** □ 眼科术后二级护理常规 □ 饮食、陪护、测血压 □ 抗炎、抗感染、散瞳剂点术眼 **临时医嘱** □ 全身预防性抗感染、止血 □ 抗炎药物应用	**长期医嘱** □ 眼科术后二级护理常规 □ 饮食、陪护、测血压 □ 全身预防性抗感染、止血、改善微循环、营养神经药物 □ 抗炎、抗感染、散瞳剂点术眼 □ 眼部换药、包眼 **临时医嘱** □ 抗炎、抗感染药物局部点术眼 □ 如高眼压：降眼压药物全身、局部应用	**长期医嘱** □ 出院带药 □ 抗菌药物滴眼液 □ 非甾体抗炎滴眼液或降眼压药物 □ 口服药物：营养神经、抗炎减轻水肿、改善微循环药物 □ 门诊随诊
主要护理工作	□ 健康宣教：术后注意事项 □ 执行术后医嘱 □ 完成手术当日护理记录单书写 □ 观察动态病情变化，执行医嘱 □ 介绍术后正确体位 □ 介绍相关治疗、检查、用药等护理中应注意的问题	□ 执行术后医嘱 □ 观察动态病情变化，执行医嘱 □ 健康宣教：手术后相关注意事项，介绍有关患者康复锻炼方法 □ 术后用药知识宣教 □ 监测患者生命体征变化、术眼情况变化 □ 完成术后1日护理记录单	□ 执行术后医嘱、出院医嘱 □ 观察动态病情变化，执行医嘱 □ 进行出院指导：生活指导、饮食指导、用药指导 □ 监测患者生命体征变化、术眼情况变化 □ 完成术后相关护理记录单
病情变异记录	□ 无　□ 有，原因： 1. 2.	□ 无　□ 有，原因： 1. 2.	□ 无　□ 有，原因： 1. 2.
护士签名			
医师签名			

*注：如入院前已按要求完成部分术前检查，则手术前准备时间可适当缩短。

第二十六章

老年性渗出性黄斑变性临床路径释义

【医疗质量控制指标】

指标一、诊断需结合症状、体征和辅助检查，包括视力，眼底照相，OCT，眼底荧光素血管造影或血管 OCT。

指标二、手术适应证选择符合老年性渗出性黄斑变性诊断并具备活动性病灶。

指标三、手术疗效达到预期目标。

指标四、抗菌药物使用符合规范。

指标五、住院时间符合路径实施要求。

一、老年性渗出性黄斑变性编码

1. 原编码：

疾病名称及编码：老年性渗出性黄斑变性（ICD-10：H35.305）

手术操作名称及编码：玻璃体腔注药术（ICD-9-CM-3：14.79004）

2. 修改编码：

疾病名称及编码：老年性渗出性黄斑变性（ICD-10：H35.305）

手术操作名称及编码：玻璃体腔注药术（ICD-9-CM-3：14.7903）

二、临床路径检索方法

H35.305 伴 14.7903

三、国家医疗保障疾病诊断相关分组（CHS-DRG）

MDCC　眼疾病及功能障碍

CZ1　其他眼部疾患

四、老年性黄斑变性临床路径标准住院流程

（一）适用对象

第一诊断为老年性渗出性黄斑变性（或称老年性湿性黄斑变性）（ICD-10：H35.305），行玻璃体腔注药术（ICD-9-CM-3：14.79004）。

> 释义
>
> ■ 老年性黄斑变性是指由多种因素诱发的与年龄相关的一种黄斑疾病，其共同特点是黄斑部视网膜及其下的视网膜色素上皮和脉络膜发生的变性性病变，导致患者视功能障碍，中心视力进行性下降。
>
> ■ 老年性黄斑变性根据其临床和病理表现分为干性和湿性两型，湿性即为老年性渗出性黄斑变性，以黄斑区脉络膜和/或视网膜新生血管膜、出血、渗出、纤维瘢痕形成为主要临床表现，此型因对黄斑区视网膜和脉络膜结构破坏严重且恶化迅速，往往导致患者中心视力急剧下降。

■ 玻璃体腔注药术是眼科疾病的治疗方法之一，指经由睫状体平坦部，将药物或其他缓释装置注入眼内，以起到治疗眼内疾病的作用。此种方法不受血眼屏障的限制、直接到达患部或邻近部位，可以在提高疗效的同时降低全身用药的不良反应。但是玻璃体腔注药术也存在一定风险，与之相关的不良反应有暂时性眼压升高、结膜下出血、玻璃体积血、视网膜脱离、眼内炎等。

（二）诊断依据

根据《临床诊疗指南·眼科学分册》（中华医学会编著，人民卫生出版社，2006）：

1. 症状：双眼可先后发病，视力下降迅速，视物变形，中心或周边视野出现暗点。
2. 眼底改变：黄斑部玻璃膜疣融合，黄斑区新生血管，视网膜神经上皮及/或色素上皮有浆液及/或出血性脱离，视网膜下出血、渗出，晚期形成机化瘢痕。

> **释义**
>
> ■ 视物变形是指患者从事近距离活动如阅读或工作时，患眼难以清晰视物，存在直线变弯曲或图像扭曲变形的现象。
>
> ■ 玻璃膜疣是视网膜色素上皮细胞内不能被排出的异常代谢产物堆积而成的一种非细胞结构。在 Bruch 膜上形成大小不等黄白色隆起。
>
> ■ 黄斑区新生血管（macular neovascularization, MNV）是在病理状态影响下，来自脉络膜病理性增殖血管突破 Bruch 膜，在 Bruch 膜与视网膜色素上皮之间或神经视网膜与视网膜色素上皮之间或位于视网膜色素上皮与脉络膜之间形成的新生血管增殖膜；或来自黄斑区视网膜的新生血管向外层视网膜延伸与脉络膜来源的新生血管吻合形成的新生血管增殖膜。

（三）治疗方案的选择依据

根据《临床技术操作规范·眼科学分册》（中华医学会 编著，人民军医出版社，2007）：

1. 诊断明确。
2. 征得患者及家属的同意。

> **释义**
>
> ■ 玻璃体腔注药是针对存在活动性病灶的老年性渗出性黄斑变性的治疗方案，所谓活动性病灶，包括近期视力下降>5个字母；眼底可见新发生的视网膜/视网膜下出血；或光学相干断层扫描显示新发或持续存在的视网膜内/视网膜下积液/出血；或眼底血管造影提示新发生的MNV，或持续渗漏荧光素的病灶。对于静止的或者已经形成瘢痕，且无新发出血或渗出的病灶，不是使用玻璃体腔注药的适应证。

（四）标准住院日

1~6天。

（五）进入路径标准

1. 第一诊断必须符合 ICD-10：H35.305 老年性渗出性黄斑变性疾病编码。
2. 当患者同时具有其他疾病诊断，如住院期间不需特殊处理也不影响第一诊断临床路径流程的实施时，可以进入路径。

> **释义**
>
> ■ 当患者同时具有其他疾病时，如老年性白内障（年龄相关性白内障）、在住院期间不需要特殊处理，则可进入本路径。但是如患有同时治疗会影响第一诊断的临床路径流程实施的疾患，不进入本临床路径。

（六）术前准备（术前评估）

1~2 天。
必须的检查项目：

1. 检查裸眼视力及最佳矫正视力、眼压、眼底、泪道。
2. 感染性疾病筛查（包括乙型肝炎、丙型肝炎、艾滋病、梅毒等）。
3. 心电图。
4. 血常规、尿常规、凝血功能、血生化（包括肝肾功能、血脂、血糖等）。
5. 眼科检查：黄斑部 OCT、荧光素眼底血管造影。
6. 其他：根据病情需要而定，如胸部 X 线片、颈部血管彩超等。

> **释义**
>
> ■ 部分检查可以在门诊完成。
>
> ■ 因为玻璃体腔注射治疗老年性渗出性黄斑变性是一个反复多次治疗过程，除术前视力、最佳矫正视力、眼压、眼底、泪道检查、黄斑区 OCT 外，其他检查并非在每次治疗前都必须完成。如患者患有严重的肾脏疾患或过敏性疾病，不能进行荧光素眼底血管造影，可用 OCT 或血管 OCT 替代。
>
> ■ 在已有的大样本临床试验中发现：目前用于玻璃体腔注射的抗新生血管类生物制剂存在发生血管栓塞事件的风险，因此在进行治疗前，需详细收集患者血压、既往心脑血管意外史以及其他全身疾病史。

（七）术前用药

1. 术前抗菌药物滴眼液，4 次/日，用药 1~3 天。
2. 根据病情需要必要时应用活血化瘀和/或营养神经药物。

> **释义**
>
> ■ 常规每次玻璃体腔注药术的时间间隔为至少 4 周。每次注射前 1~3 天可局部使用广谱抗菌药物滴眼液。

■ 如果患者伴有较为严重的视网膜下或视网膜色素上皮下出血，可给予活血化瘀药物如血塞通软胶囊（每粒含三七总皂苷 60mg），溶栓、降低血液黏度、改善眼底微循环，或给予维生素 B_{12} 等营养神经药物。

（八）手术日

入院第 1~3 天。

1. 麻醉方式：表面麻醉或球后/球周阻滞麻醉，必要时联合神经阻滞麻醉。
2. 手术方式：玻璃体腔注药术。
3. 眼内注射药物：抗新生血管药物和/或糖皮质激素。
4. 术中用耗品：一次性注射器。
5. 手术用设备：必要时使用显微镜、眼科手术显微器械。
6. 输血：无。

> **释义**
>
> ■ 通常表面麻醉足以缓解注射时患者所能感觉到的疼痛，而且对于玻璃体腔注射，球后/球周阻滞麻醉的效果与表面麻醉相当。
>
> ■ 注射前，在进行了充分的眼周皮肤消毒后，还建议使用 5% 聚维酮碘消毒结膜囊（60~90 秒），聚维酮碘可以减少结膜囊内细菌分布，降低眼内炎风险。
>
> ■ 注射部位的选择是玻璃体腔注药治疗的关键，在角巩膜缘后 3~3.5mm（非人工晶状体眼）或 3.5~4mm（人工晶状体眼）进针。避免选择 3 点和 9 点时钟位，因为此处血管分布较多。此外，对于已经进行了多次注射的患者，还应该避免选择相同部位进针。
>
> ■ 如果是双眼同时注射，需要分开准备两只眼的消毒、药物和注射器，以减少污染或其他并发症的发生。

（九）术后住院恢复

2~3 天。

必须复查的检查项目：①裂隙灯检查；②眼底检查；③视力；④眼压。

术后眼部用药：抗菌药物+类固醇激素+非甾体抗炎眼药。

根据病情需要必要时应用活血化瘀和/或营养神经药物。

> **释义**
>
> ■ 玻璃体腔注射术后，暂时性眼压升高较为常见，通常在术后 30~60 分钟缓解，这与注射药物的剂量有关。因此，无需也不建议在注射前行前房放液或使用降眼压药物。
>
> ■ 青光眼患者在进行玻璃体腔注射术后，眼压升高的持续时间较非青光眼患者更长，故此，需密切关注眼压的变化。
>
> ■ 术后的抗菌药物眼液推荐使用第四代氟喹诺酮类眼液。

■ 术后眼底出血或玻璃体积血时，可应用血塞通类活血化瘀药物，如血塞通软胶囊（每粒含三七总皂苷 60mg），促进出血部位吸收。

（十）出院标准（围绕一般情况、切口情况、第一诊断转归）

1. 手术后反应较轻，病情稳定。
2. 切口闭合好，无感染征象。
3. 眼底检查无明显改变。
4. 眼压正常，裂隙灯检查无明显异常。

【释义】

■ 感染征象是指 KP、前房炎性细胞、前房积脓，或玻璃体团状或絮状混浊，以致影响对眼底的观察。

■ 眼底检查包括视盘的颜色、有无血管搏动、视网膜动脉和黄斑的颜色、玻璃体细胞以及是否存在新发的玻璃体积血、视网膜裂孔或视网膜色素上皮撕裂。

（十一）有无变异及原因分析

1. 等待术前检验结果。
2. 术后炎症反应或并发症。
3. 患者其他原因。

【释义】

■ 入院后患者出现特殊情况，如患眼出现急性感染性结膜炎，角膜炎及眼内炎等急性感染性眼部症状和体征；或术前检查异常、血糖高、血压高、感冒发热等不宜手术情况，需先治疗原发疾病，待病情稳定后才可进行手术，导致住院时间的延长。

■ 玻璃体腔注射相关性眼内炎包括炎症性和感染性，两者表现极为相似，一旦发生，需立即行抽取玻璃体液进行培养和药敏试验，如确诊为感染性眼内炎，则立即行玻璃体腔内抗菌药物注射（万古霉素 1mg/0.1ml 和头孢他啶 2.25mg/0.1ml），必要时行玻璃体切割手术。炎症性眼内炎是一种严重的无菌性炎症反应，通常较感染性眼内炎发生得更早（术后 1 天内），可局部给予皮质类固醇治疗缓解。

五、老年性渗出性黄斑变性临床路径给药方案

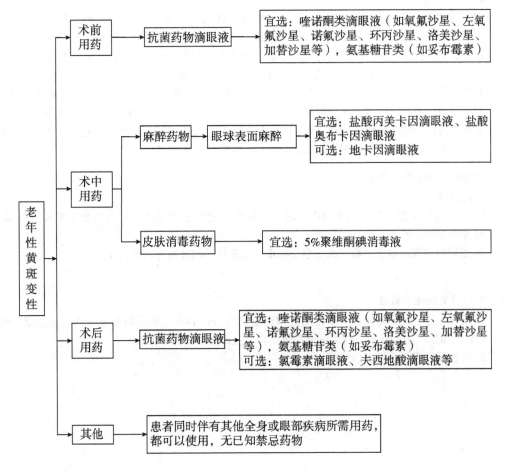

1. 用药选择：

（1）手术前应用广谱抗菌药物滴眼液 1~3 天，起到清洁结膜囊的作用。

（2）手术中除了眼睑周围皮肤消毒外，还要注意结膜囊的消毒，结膜囊应用5%聚维酮碘消毒液可以起到有效的灭菌作用。

（3）手术后常规应用广谱抗菌药物，起到预防感染的作用。

2. 药学提示：

术后不常规使用也不宜使用糖皮质激素类滴眼液，因有导致激素性青光眼，掩盖眼内炎早期症状的可能。

3. 注意事项：

玻璃体腔注药术完成时，需立即关注患者的眼压，若眼压明显升高，患者可以表现为术眼的视力急剧下降、眼痛、眼胀甚至头痛。当患者出现如上症状时，需立即测量眼压，解除高眼压，如前房穿刺放液、给予降眼压眼液或静脉给予脱水药物如甘露醇等。

六、老年性黄斑护理规范

1. 术前护理：

（1）心理护理，适当讲解手术过程及注意事项，增加患者对手术的理解，建立合理的疗效预期和风险考虑，情绪稳定接受手术治疗。

（2）术前遵医嘱滴抗菌药物滴眼液，每日 3 次连续 3 天，清洁结膜囊预防术后感染。

（3）术前嘱患者取下义齿、手表、首饰等。

2. 术后护理：

（1）术后密切观察有无视力突发下降，一般发生在注射术后 30 分钟内，如出现术眼视力严重下降，伴或不伴有眼痛需立即行眼压、眼底视盘，视网膜动静脉血管及黄斑形态和颜色的检查。此外，应遵医嘱滴抗菌药物滴眼液，每日 3 次连续 3 天，清洁结膜囊预防术后感染。

（2）术后需定期复查视功能改变，通常建议患者每月复查治疗后病情变化，如果同时出现与此疾病表现不符的眼部症状，如眼红、眼痛、视野缺损、视力突发严重下降，需建议患者立即行眼压，裂隙灯显微镜检查包括角膜、晶状体、玻璃体、视网膜、视盘在内的眼部组织，必要时进行相应眼科特殊检查，以及时发现白内障、玻璃体积血、视网膜脱离、眼内炎、视神经病变等玻璃体腔注射相关的眼部并发症，并给予正确治疗。

七、老年性黄斑营养治疗规范

饮食指导：

1. 根据老年性黄斑变性 AREDSII 临床实验结果，建议患者可适量补充微量元素及维生素，行清淡饮食，适当运动。

2. 如同时伴有高血压、糖尿病等全身疾患，也需给予同等重视，控制饮食。

八、老年性黄斑健康宣教

1. 出院指导：注射眼按照要求使用抗菌药物滴眼液，如有与本病表现不符的眼部症状，如眼红、眼痛、视野缺损、视力突发严重下降，立即急诊就诊。

2. 根据病情需要定期复诊。

九、推荐表单

(一) 医师表单

老年性渗出性黄斑变性临床路径医师表单

适用对象：第一诊断为老年性渗出性黄斑变性（ICD-10：H35.305）

行玻璃体腔注药术（ICD-9-CM-3：14.7903）

患者姓名：		性别：	年龄：	门诊号：	住院号：
住院日期：	年 月 日	出院日期：	年 月 日		标准住院日：1~6 天

时间	住院第 1 天	住院第 1~2 天	住院第 1~3 天 （手术日）
主要诊疗工作	□ 询问病史 □ 体格检查 □ 交代病情 □ 完成首次病程记录和住院病历	□ 核实各项检查结果正常 □ 上级医师查房术前评估 □ 向患者及家属交代术前、术中和术后注意事项 □ 签署手术知情同意书及自费用品协议书	□ 术前再次确认患者姓名、性别、年龄和手术眼别 □ 实施手术 □ 完成手术记录 □ 向患者及其家属交代术后注意事项
重点医嘱	**长期医嘱** □ 眼科二级或三级护理 □ 抗菌药物滴眼液点术眼（3~4 次/日） □ 必要时应用活血化瘀和/或营养神经药物 **临时医嘱** □ 血常规、尿常规 □ 感染性疾病筛查（包括乙型肝炎、丙型肝炎、艾滋病、梅毒） □ 血生化检查 □ 凝血功能检查 □ 心电图 □ 黄斑 OCT、荧光素眼底血管造影	**长期医嘱** □ 眼科二级或三级护理 □ 抗菌药物滴眼液点术眼（3~4 次/日） □ 必要时应用活血化瘀和/或营养神经药物 **临时医嘱**（术前 1 天） □ 拟于明日在表面麻醉下行左/右眼玻璃体腔注药术 □ 术前 5 分钟术眼滴表面麻醉药 3 次	**长期医嘱** □ 眼科二级或三级护理 □ 抗菌药物滴眼液 □ 必要时应用活血化瘀和/或营养神经药物 **临时医嘱** □ 预防性抗菌药物使用 □ 根据病情需要制订（眼压高患者加用降眼压药物控制眼压）
主要护理工作	□ 入院护理评估 □ 健康教育 □ 执行医嘱	□ 手术前物品准备 □ 手术前心理护理 □ 手术前患者准备 □ 执行医嘱	□ 随时观察患者情况 □ 术前冲洗结膜囊、泪道 □ 术后心理与基础护理 □ 执行医嘱 □ 术后健康教育
病情变异记录	□ 无 □ 有，原因： 1. 2.	□ 无 □ 有，原因： 1. 2.	□ 无 □ 有，原因： 1. 2.
医师签名			

时间	住院第2~4天 （术后第1日）	住院第3~5天 （术后第2日）	住院第1~6天 （出院日）
主要诊疗工作	□ 检查患者术眼 □ 上级医师查房，确定有无手术并发症 □ 完成病程记录 □ 向患者及家属交代术后恢复情况	□ 检查患者术眼 □ 上级医师查房，确定有无手术并发症 □ 完成病程记录 □ 评估患者何时可以出院	□ 上级医师查房，确定是否可以出院，若患者可以出院，则需完成出院记录 □ 通知出院处 □ 通知患者及其家属出院 □ 向患者交代出院后注意事项并书写出院须知 □ 预约复诊日期 □ 出具诊断证明书及出院证明书
重点医嘱	**长期医嘱** □ 眼科二级或三级护理 □ 抗菌药物滴眼液 □ 必要时应用活血化瘀和/或营养神经药物 **临时医嘱** □ 根据病情需要制订	**长期医嘱** □ 眼科二级或三级护理 □ 抗菌药物滴眼液 □ 必要时应用活血化瘀和/或营养神经药物 **临时医嘱** □ 根据病情需要制订	**长期医嘱** □ 眼科二级或三级护理 □ 抗菌药物滴眼液 □ 必要时应用活血化瘀和/或营养神经药物 □ 今日出院 **临时医嘱** □ 出院带药：根据病情需要制订
病情变异记录	□ 无　□ 有，原因： 1. 2.	□ 无　□ 有，原因： 1. 2.	□ 无　□ 有，原因： 1. 2.
医师签名			

（二）护士表单

老年性渗出性黄斑变性临床路径表单

适用对象：第一诊断为老年性渗出性黄斑变性（ICD-10：H35.305）

行玻璃体腔注药术（ICD-9-CM-3：14.7903）

患者姓名：		性别： 年龄： 门诊号：		住院号：
住院日期： 年 月 日		出院日期： 年 月 日		标准住院日：1~6 天

时间	住院第 1 天	住院第 1~2 天	住院第 2~3 天（手术日）
健康宣教	□ 入院宣教 　介绍主管医师、护士 　介绍环境、设施 　介绍住院注意事项	□ 术前宣教 　宣教疾病知识、术前准备及手术过程 　告知准备物品、沐浴 　告知术后饮食、活动及探视注意事项 　告知术后可能出现的情况及应对方式 　主管护士与患者沟通，了解并指导心理应对 　告知家属等候区位置	□ 术后当日宣教 　告知术后注意事项 　告知术后饮食、活动及探视注意事项 　告知术后可能出现情况的应对方式 　给予患者及家属心理支持 　再次明确探视陪护须知
护理处置	□ 核对患者姓名，佩戴腕带 □ 建立入院护理病历 □ 卫生处置：剪指（趾）甲、沐浴，更换病号服 □ 未成年人需陪护 1 人	□ 协助医师完成术前检查化验 □ 术前准备 　冲洗结膜囊 　卫生处置：头部清洁、沐浴	□ 送手术 　摘除患者各种活动物品 　核对患者资料及术中带药 　填写手术交接单，签字确认 □ 接手术 　核对患者及资料，签字确认
基础护理	□ 三级护理 □ 晨晚间护理 □ 患者安全管理	□ 三级护理 □ 晨晚间护理 □ 患者安全管理	□ 二级护理 □ 晨晚间护理 □ 患者安全管理
专科护理	□ 护理查体 □ 需要时，填写跌倒及压疮防范表 □ 需要时，请家属陪伴 □ 遵医嘱抗菌药物滴眼液点术眼（3~4次/日） □ 心理护理	□ 协助完成相关检查 □ 遵医嘱抗菌药物滴眼液点术眼（3~4次/日） □ 心理护理	□ 病情观察，观察术眼情况变化 □ 测量患者 TPR 变化 □ 心理护理
重点医嘱	□ 详见医嘱执行单	□ 详见医嘱执行单	□ 详见医嘱执行单
病情变异记录	□ 无 □ 有，原因： 1. 2.	□ 无 □ 有，原因： 1. 2.	□ 无 □ 有，原因： 1. 2.
护士签名			

时间	住院第 3~4 天 （术后第 1 日）	住院第 4~5 天 （术后第 2 日）	住院第 4~5 天 （出院日）
健康宣教	□ 术后宣教 眼药作用及频率 饮食、活动指导 复查患者对术前宣教内容的 掌握程度	□ 术后宣教 眼药作用及频率 饮食、活动指导 复查患者对术前宣教内容的 掌握程度	□ 出院宣教 复查时间 眼药使用方法与频率 活动休息 指导饮食 指导办理出院手续
护理处置	□ 协助完成相关检查	□ 协助完成相关检查	□ 办理出院手续
基础护理	□ 二级护理 □ 晨晚间护理 □ 患者安全管理	□ 二级护理 □ 晨晚间护理 □ 患者安全管理	□ 二级护理 □ 晨晚间护理 □ 患者安全管理
专科护理	□ 病情观察，观察术眼情况变化 □ 遵医嘱眼药治疗 □ 心理护理	□ 病情观察 □ 遵医嘱眼药治疗 □ 心理护理	□ 病情观察 □ 遵医嘱眼药治疗 □ 心理护理
重点医嘱	□ 详见医嘱执行单	□ 详见医嘱执行单	□ 详见医嘱执行单
病情变异记录	□ 无　□ 有，原因： 1. 2.	□ 无　□ 有，原因： 1. 2.	□ 无　□ 有，原因： 1. 2.
护士签名			

（三）患者（家属）表单

老年性渗出性黄斑变性临床路径患者（家属）表单

适用对象：第一诊断为老年性渗出性黄斑变性（ICD-10：H35.305）

行玻璃体腔注药术（ICD-9-CM-3：14.7903）

患者姓名：	性别： 年龄： 门诊号：	住院号：
住院日期： 年 月 日	出院日期： 年 月 日	标准住院日：1～6 天

时间	入　院	手术前	手术当天
医患配合	□ 配合询问病史、收集资料，请务必详细告知既往史、用药史、过敏史 □ 如服用抗凝剂，请明确告知 □ 配合进行体格检查 □ 有任何不适请告知医师	□ 配合完善术前相关检查，如采血、留尿、心电图；眼科特殊检查：视力、眼底照相、黄斑 OCT、荧光素眼底血管造影等 □ 医师向患者及家属介绍病情及手术谈话、术前签字	□ 配合评估手术效果 □ 有任何不适请告知医师
护患配合	□ 配合测量体温、脉搏、呼吸、血压、体重 1 次 □ 配合完成入院护理评估（简单询问病史、过敏史、用药史） □ 接受入院宣教（环境介绍、病室规定、订餐制度、贵重物品保管等） □ 有任何不适请告知护士	□ 配合测量体温、脉搏、呼吸、询问排便情况 1 次 □ 接受术前宣教 □ 自行沐浴，加强头部清洁，剪指（趾）甲 □ 准备好必要用物，吸水管 □ 取下义齿、饰品等，贵重物品交家属保管	□ 清晨测量体温、脉搏、呼吸、送手术室前，协助完成核对 □ 返回病房后，协助完成核对，配合过病床，配合血压测量 □ 配合检查意识 □ 配合术后输液 □ 遵医嘱采取正确体位 □ 有任何不适请告知护士
饮食	□ 普通饮食	□ 普通饮食	□ 普通饮食
排泄	□ 正常排尿便	□ 正常排尿便	□ 正常排尿便
活动	□ 正常活动	□ 正常活动	□ 正常活动

时间	手术后第1天	手术后第2天	出　院
医患配合	□ 配合检查眼部情况	□ 配合检查眼部情况	□ 接受出院前指导 □ 知道复查程序 □ 获取出院诊断书 □ 预约复诊日期
护患配合	□ 配合定时测量体温、脉搏、呼吸、每日询问排便情况 □ 注意活动安全，避免坠床或跌倒 □ 配合执行探视及陪护	□ 配合定时测量体温、脉搏、呼吸、每日询问排便情况 □ 注意活动安全，避免坠床或跌倒 □ 配合执行探视及陪护	□ 接受出院宣教 □ 办理出院手续 □ 获取出院带药 □ 知道眼药用药频率、方法和眼药保存注意事项 □ 知道复印病历方法
饮食	□ 普通饮食	□ 普通饮食	□ 普通饮食
排泄	□ 正常排尿便 □ 避免便秘	□ 正常排尿便 □ 避免便秘	□ 正常排尿便 □ 避免便秘
活动	□ 正常活动	□ 正常活动	□ 正常活动

附：原表单（2016 年版）

老年性黄斑变性临床路径表单

适用对象：第一诊断为老年性渗出性黄斑变性（ICD-10：H35.305）

行玻璃体腔注药术（ICD-9-CM-3：14.79004）

患者姓名：	性别： 年龄： 门诊号：		住院号：
住院日期： 年 月 日	出院日期： 年 月 日		标准住院日：1~6 天

时间	住院第 1 天	住院第 1~2 天	住院第 1~3 天（手术日）
主要诊疗工作	□ 询问病史 □ 体格检查 □ 交代病情 □ 完成首次病程记录和住院病历	□ 核实各项检查结果正常 □ 上级医师查房与术前评估 □ 向患者及家属交代术前、术中和术后注意事项 □ 签署手术知情同意书及自费用品协议书	□ 术前再次确认患者姓名、性别、年龄和手术眼别 □ 实施手术 □ 完成手术记录 □ 向患者及其家属交代术后注意事项
重点医嘱	**长期医嘱** □ 眼科二级或三级护理 □ 抗菌药物滴眼液点术眼（4~8 次/日） □ 必要时应用活血化瘀和/或营养神经药物 **临时医嘱** □ 血常规、尿常规 □ 感染性疾病筛查（包括乙型肝炎、丙型肝炎、艾滋病、梅毒） □ 血生化检查 □ 凝血功能检查 □ 心电图 □ 黄斑 OCT、荧光素眼底血管造影	**长期医嘱** □ 眼科二级或三级护理 □ 抗菌药物滴眼液点术眼（4~8 次/日） □ 必要时应用活血化瘀和/或营养神经药物 **临时医嘱（术前 1 天）** □ 拟于明日在表面麻醉下行左/右眼玻璃体腔注药术 □ 必要时术前 30 分钟术眼滴散瞳药 2 次（浅前房患者不散瞳） □ 术前 5 分钟术眼滴表面麻醉药 3 次	**长期医嘱** □ 眼科二级或三级护理 □ 抗菌药物滴眼液+类固醇激素+非甾体抗炎滴眼液点术眼 □ 必要时应用活血化瘀和/或营养神经药物 **临时医嘱** □ 预防性抗菌药物使用 □ 根据病情需要制定（眼压高患者加用降眼压药物控制眼压）
主要护理工作	□ 入院护理评估 □ 健康教育 □ 执行医嘱	□ 手术前物品准备 □ 手术前心理护理 □ 手术前患者准备 □ 执行医嘱	□ 随时观察患者情况 □ 术前冲洗结膜囊、泪道 □ 术后心理与基础护理 □ 执行医嘱 □ 术后健康教育
病情变异记录	□ 无 □ 有，原因： 1. 2.	□ 无 □ 有，原因： 1. 2.	□ 无 □ 有，原因： 1. 2.

护士签名	白班	小夜班	大夜班	白班	小夜班	大夜班	白班	小夜班	大夜班
医师签名									

时间	住院第 1~4 天 （术后第 1 日）	住院第 1~5 天 （术后第 2 日）	住院第 1~6 天 （出院日）
主要诊疗工作	□ 检查患者术眼 □ 上级医师查房，确定有无手术并发症 □ 完成病程记录 □ 向患者及家属交代术后恢复情况	□ 检查患者术眼 □ 上级医师查房，确定有无手术并发症 □ 完成病程记录 □ 评估患者何时可以出院	□ 上级医师查房，确定是否可以出院，若患者可以出院，则需完成出院记录 □ 通知出院处 □ 通知患者及其家属出院 □ 向患者交代出院后注意事项并书写出院须知 □ 预约复诊日期 □ 出具诊断证明书及出院证明书
重点医嘱	**长期医嘱** □ 眼科二级或三级护理 □ 抗菌药物滴眼液+类固醇激素+非甾体抗炎滴眼液点术眼 □ 必要时应用活血化瘀和/或营养神经药物 **临时医嘱** □ 根据病情需要制订	**长期医嘱** □ 眼科二级或三级护理 □ 抗菌药物滴眼液+类固醇激素+非甾体抗炎滴眼液点术眼 □ 必要时应用活血化瘀和/或营养神经药物 **临时医嘱** □ 根据病情需要制订	**长期医嘱** □ 眼科二级或三级护理 □ 抗菌药物滴眼液+类固醇激素+非甾体抗炎滴眼液点术眼 □ 必要时应用活血化瘀和/或营养神经药物 □ 今日出院 **临时医嘱** □ 出院带药：根据病情需要制订
主要护理工作	□ 随时观察患者病情 □ 执行医嘱	□ 随时观察患者病情 □ 执行医嘱	□ 出院宣教 □ 如果患者可以出院，协助患者办理出院手续、交费等事项
病情变异记录	□ 无　□ 有，原因： 1. 2.	□ 无　□ 有，原因： 1. 2.	□ 无　□ 有，原因： 1. 2.
护士签名	白班　｜小夜班｜大夜班	白班　｜小夜班｜大夜班	白班　｜小夜班｜大夜班
医师签名			

第二十七章

单纯性孔源性视网膜脱离临床路径释义

【医疗质量控制指标】

指标一、诊断需结合症状、体征和辅助检查。

指标二、手术适应证选择符合巩膜扣带术。

指标三、手术疗效达到预期目标。

指标四、抗菌药物使用符合规范。

指标五、住院时间符合路径实施要求。

一、单纯性孔源性视网膜脱离编码

疾病名称及编码：单纯性孔源性视网膜脱离（ICD-10：H33.001）

手术名称及编码：环扎加压术；环扎术；巩膜外加压术（ICD-9-CM-3：14.4）

二、临床路径检索方法

H33.001 伴 14.4

三、国家医疗保障疾病诊断相关分组（CHS-DRG）

MDCC　眼疾病及功能障碍

CZ1　其他眼部疾患

四、单纯性孔源性视网膜脱离临床路径标准住院流程

（一）适用对象

第一诊断为单纯性孔源性视网膜脱离（ICD-10：H33.001），行视网膜脱离复位巩膜扣带术 ICD-9-CM-3：14.4（环扎加压术；环扎术；巩膜外加压术）。

> **释义**
>
> ■ 本路径适用对象为单纯性孔源性视网膜脱离，不包括伴有严重 PVR 的孔源性视网膜脱离，也不包括牵拉性和渗出性视网膜脱离。
>
> ■ 本路径适用于位于赤道部以前的视网膜裂孔引起的视网膜脱离，对于后极部视网膜裂孔如黄斑裂孔等引起的单纯性孔源性视网膜脱离，应采用玻璃体切割术，不适用本路径。对于复杂多发视网膜裂孔或者巨大裂孔者，不适用本路径，应采用玻璃体切割术。对于合并有脉络膜脱离者，也不适用本路径，应采用玻璃体切割术。
>
> ■ 本路径不适用合并有明显屈光间质混浊如白内障、玻璃体积血影响术中观察和定位裂孔的病例。
>
> ■ 单纯性孔源性视网膜脱离的治疗方法有数种选择，如玻璃体切割术等，本路径针对的是视网膜脱离复位术中的巩膜扣带术，其他治疗方式见另外的路径指南。

（二）诊断依据

根据《临床诊疗指南·眼科学分册》（中华医学会编著，人民卫生出版社，2006），《临床技术操作规范·眼科学分册》（中华医学会编著，人民军医出版社，2007），《眼科临床指南》（美国眼科学会编，中华医学会眼科学分会编译，人民卫生出版社，2013）：

1. 症状：视力突然下降伴视物遮挡。
2. 体征：眼底检查可见脱离的视网膜及视网膜裂孔。

> **释义**
>
> ■ 根据《临床诊疗指南·眼科学分册》（中华医学会编著，人民卫生出版社，2006），《临床技术操作规范·眼科学分册》（中华医学会编著，人民军医出版社，2007）。
>
> ■ 单纯性孔源性视网膜脱离患者症状可表现为与脱离范围相对应的视野缺损、视物遮挡，但中心视力可正常。当视网膜脱离范围累及黄斑时，视力可明显下降。也有少数患者视网膜脱离位于周边部，无明显症状，于常规散瞳检查时发现。
>
> ■ 散瞳眼底检查可见视网膜灰白色隆起，并可见视网膜裂孔，玻璃体视网膜增殖牵拉并不明显。

（三）治疗方案的选择

根据《临床诊疗指南·眼科学分册》（中华医学会编著，人民卫生出版社，2006），《临床技术操作规范·眼科学分册》（中华医学会编著，人民军医出版社，2007）：

视网膜脱离复位巩膜扣带术指征：

1. 视网膜脱离不合并严重的增生性玻璃体视网膜病变。
2. 视网膜脱离不合并后极部视网膜裂孔。
3. 视网膜脱离不伴有玻璃体视网膜牵引。
4. 视网膜脱离不合并脉络膜脱离。

> **释义**
>
> ■ 单纯性孔源性视网膜脱离使用巩膜扣带术治疗的患者，应不合并严重增生的玻璃体视网膜病变，不合并后极部视网膜裂孔，不合并严重脉络膜脱离，不合并多发视网膜裂孔，不合并巨大裂孔。

（四）标准住院日

9~14天。

> **释义**
>
> ■ 如果患者条件允许，住院时间可以低于上述住院天数。

（五）进入路径标准

1. 第一诊断必须符合单纯性孔源性视网膜脱离疾病编码（ICD-10：H33.001）。

2. 当患者同时具有其他疾病诊断，但在住院期间不需要特殊处理也不影响第一诊断的临床路径流程实施时，可以进入路径。

> **释义**
>
> ■ 患者同时具有其他疾病影响第一诊断的临床路径流程实施时均不适合进入临床路径。
>
> ■ 单纯性孔源性视网膜脱离裂孔位于赤道部以前，不伴有严重 PVR，且不合并脉络膜脱离，不合并明显屈光间质混浊影响手术观察和操作，不是巨大裂孔者。
>
> ■ 不能耐受局部麻醉手术，或眼心反射明显者，需全身麻醉手术。
>
> ■ 患者同时具有其他全身或眼部疾病，如糖尿病、高血压、屈光不正等，住院期间不需要特殊处理，可以进入本路径。

（六）术前准备（术前评估）

1~3 天。

1. 必须的检查项目：

(1) 血常规、尿常规。

(2) 肝肾功能、血糖、凝血功能，感染性疾病筛查（乙型肝炎、丙型肝炎、艾滋病、梅毒等）。

(3) 心电图，胸部 X 线片。

(4) 眼部 B 超。

2. 根据患者病情需要可选择行眼底照相、光学相干断层扫描技术（OCT）及荧光素眼底血管造影术（FFA）等检查。

> **释义**
>
> ■ 部分检查可在门诊完成。
>
> ■ 根据病情部分检查可以不进行。
>
> ■ 必查项目是确保手术治疗安全、有效开展的基础，在术前必须完成。相关人员应认真分析检查结果，以便及时发现异常情况并采取对应处理。
>
> ■ 眼部 B 超或彩色多普勒超声和眼底照相以确认视网膜脱离。若可疑周边部视网膜裂孔合并黄斑裂孔时可行 OCT 检查。若怀疑合并视网膜其他病变时，可行 FFA 检查。

（七）预防性抗菌药物选择与使用时机

1. 按照《2015 年抗菌药物临床应用指导原则》（卫医发〔2015〕43 号）执行，根据患者病情合理使用抗菌药物。

2. 选用抗菌药物滴眼液，局部预防性用药时间可 1~3 天。

> **释义**
>
> ■ 通常围术期眼局部点药即可，一般不需要全身用抗菌药物等。

■ 术前2~3天应选用广谱的抗菌药物滴眼液，每日4~6次。同时应冲洗泪道，除外泪囊炎。对于合并有急性结膜炎的患者，使用局部抗菌药物的时间应延长，直到炎症完全消退后1~2周方可手术，以预防术后感染。

（八）手术日

入院第4~5天。

1. 聚维酮碘消毒。
2. 麻醉方式：局部麻醉，可行局部麻醉联合神经镇静镇痛。
3. 手术内固定物：硅胶或硅海绵。
4. 术中用药：利多卡因、罗哌卡因或布比卡因。
5. 术中用耗品：巩膜缝线、冷凝用气、消毒气体等。

> **释义**
>
> ■ 结膜囊的消毒，除术前冲洗结膜囊外，应用5%聚维酮碘消毒液可起到灭菌作用。
>
> ■ 本路径推荐的麻醉方式为局部麻醉。年幼患者或对疼痛敏感患者使用全身麻醉时，应退出本路径。
>
> ■ 术中根据情况可巩膜扣带术联合玻璃体腔注气，冷凝以利于视网膜复位。
>
> ■ 术中用耗品还有球结膜缝线、肌肉牵引线、注射器、受水袋、棉签、眼垫、手术贴膜、尖刀片、空气过滤器、定位点标记笔等。

（九）术后住院恢复

5~14天。

1. 术后需要复查的项目：视力、眼压、结膜切口、眼前节、视网膜相关检查，根据患者病情变化选择检查项目。
2. 选择用药：
（1）抗菌药物：按照《2015年抗菌药物临床应用指导原则》（卫医发〔2015〕43号）执行，结合患者病情合理使用抗菌药物，用药时间为：术前及术后预防用药不超过24小时。
（2）抗菌药物滴眼液。
（3）糖皮质激素滴眼液。
（4）散瞳剂。

> **释义**
>
> ■ 术后根据患者视网膜复位情况除了常规眼底镜观察外，必要时可辅助超声、OCT等相关检查项目。
>
> ■ 鉴于2012年8月1日起施行《抗菌药物临床应用管理办法》（卫生部令第84号），路径中抗菌药物使用应按照新的管理规范执行，路径均不再全身（口服、静脉注射或肌内注射）使用抗菌药物，原则上以局部使用抗菌药物预防感染。

■ 术后根据眼部反应情况调整用药，激素类滴眼液要注意观察眼压。

■ 眼科用药主要采用抗菌药物滴眼液。其他用药如皮质类固醇激素类滴眼液、非甾体固醇类滴眼液、散瞳剂。

（十）出院标准

1. 眼压正常范围。
2. 裂孔封闭，视网膜复位。
3. 切口愈合好。

> **释义**
>
> ■ 患者出院前应符合如上相关检查标准，若未达到如上标准或有眼内感染征象，应分析原因，并做出相应处理。
>
> ■ 如果出现并发症，是否需要继续住院处理，由主管医师具体决定。

（十一）变异及原因分析

1. 术前评估为严重的增殖性玻璃体视网膜病变、巨大裂孔、多发裂孔、后部视网膜裂孔、视网膜存在玻璃体牵引需行玻璃体切割术、屈光间质混浊影响手术，出现眼部（如结膜炎）或全身感染（感冒等）者，不进入路径。
2. 黄斑裂孔性视网膜脱离，或同时合并黄斑裂孔者不进入路径。
3. 复发性、牵拉性或渗出性视网膜脱离者，不进入路径。
4. 伴严重玻璃体积血、脉络膜脱离、先天性脉络膜缺损、脉络膜脱离等眼部异常，不进入路径。
5. 出现严重手术并发症（脉络膜驱逐性出血、巩膜穿孔、严重玻璃体积血、眼内炎等），转入相应路径。
6. 需行全身麻醉手术者不进入路径。

> **释义**
>
> ■ 变异是指入选临床路径的患者未能按路径流程完成医疗行为或未达到预期的医疗质量控制目标。这包含三方面情况：①按路径流程完成治疗，但出现非预期结果，可能需要后续进一步处理。如出现脉络膜驱逐性出血等严重并发症。②按路径流程完成治疗，但超出了路径规定的时限或限定的费用。如实际住院日超出标准住院日要求，或未能在规定的手术日时间限定内实施手术等。对于这些患者，主管医师均应进行变异原因的分析，并在临床路径的表单中予以说明。③术中发现或发生其他情况需要改变术式为玻璃体切割术，如术中放液中玻璃体积血，严重者需要行玻璃体切割术，术中发现多个裂孔，巩膜扣带术不能复位视网膜者，也需要行玻璃体切割术等。

五、单纯性孔源性视网膜脱离临床路径给药方案

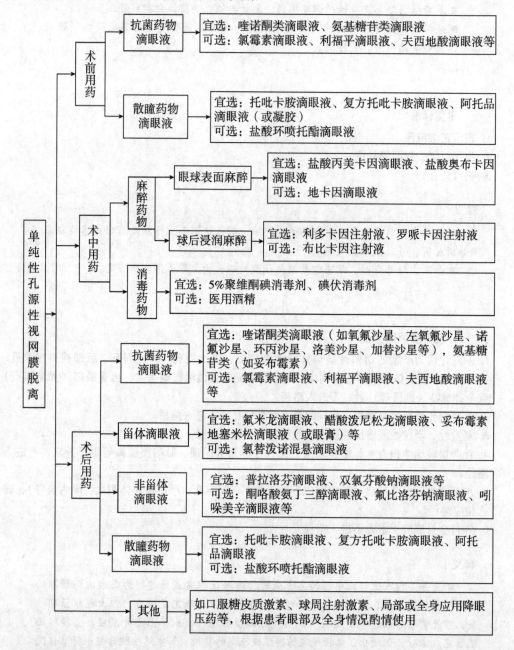

1. 用药选择:

（1）手术前应用广谱抗菌药物滴眼液 1~3 天，起到清洁结膜囊的作用。术前应用散瞳剂，方便眼底检查。部分患者对常见的散瞳剂过敏，表现为眼红、眼痒等，可以试用盐酸环喷托酯滴眼液。

（2）手术中除了眼睑周围皮肤消毒外，还要注意结膜囊的消毒，除了术前冲洗结膜囊外，结膜囊应用 5%聚维酮碘消毒液可以起到有效的灭菌作用。

（3）手术后常规应用广谱抗菌药物、甾体、非甾体滴眼液，起到预防感染、控制炎症反应的作用。术后应用散瞳剂，不但方便眼底检查，也可以起到活动瞳孔、抑制炎症反应的作用。

酌情选择是否应用口服糖皮质激素。

（4）通常不需要静脉用药。

2. 药学提示：

（1）对于周边前房浅、晶状体膨隆等有青光眼素质的患者，或者既往有闭角型青光眼病史的患者，使用散瞳剂需要慎重，避免诱发青光眼急性发作。

（2）术后甾体滴眼液不宜长期使用，需监测眼压，因有导致激素性青光眼的可能。

3. 注意事项：

孔源性视网膜脱离复位手术，为眼局部的手术，通常围术期眼局部点药即可，一般不需要全身用抗菌药物等。

六、单纯性孔源性视网膜脱离护理规范

1. 术前护理：

（1）心理护理，适当讲解手术过程及注意事项，增加患者对手术的理解，建立合理的疗效预期和风险考虑，情绪稳定接受手术治疗。

（2）术前遵医嘱滴抗菌药物滴眼液，清洁结膜囊预防术后感染。

（3）手术前散瞳药，术中观察视网膜。

（4）术前嘱患者排空大小便，取下义齿、手表、首饰等。

2. 术后护理：

（1）术中注入膨胀气体患者，术后需监测光感。

（2）术后根据医嘱，协助患者正确体位。

（3）术后第2天开始滴滴眼液，尽量滴在结膜上，操作时动作要轻柔，以免眼球受压。

七、单纯性孔源性视网膜脱离营养治疗规范

饮食指导：

1. 应适当增加蛋白质和维生素的摄入量，如鸡蛋、豆制品，多吃新鲜水果蔬菜。

2. 保持大便通畅，防止便秘，以防过度用力。

八、单纯性孔源性视网膜脱离健康宣教

1. 出院指导：应注意术眼保护，佩戴小孔眼镜。

2. 教会患者正确使用滴眼液的方法，嘱其按时点眼药。

3. 注意对侧眼（非术眼）的自查。

4. 睡眠要充足，保持大便通畅，避免剧烈运动，防止用力过度。

5. 根据病情需要定期复诊。

九、推荐表单

(一) 医师表单

单纯性孔源性视网膜脱离临床路径医师表单

适用对象：第一诊断为单纯性孔源性视网膜脱离 (ICD-10：H33.001)

行环扎加压术；环扎术；巩膜外加压术 (ICD-9-CM-3：14.4)

患者姓名：	性别： 年龄： 门诊号：	住院号：
住院日期： 年 月 日	出院日期： 年 月 日	标准住院日：9~14 天

时间	住院第 1 天*	住院第 2 天*	住院第 3 天*（术前 1 日）
主要诊疗工作	□ 询问病史及体格检查，包括裂隙灯、三面镜和间接检眼镜检查 □ 完成病历书写 □ 开实验室检查单 □ 上级医师查房与术前评估 □ 初步确定手术方式和日期 □ 术眼抗菌药物滴眼液清洁结膜囊	□ 上级医师查房 □ 完善术前检查和术前评估 □ 术眼完成眼科特殊检查：A+B 超 □ 如有必要，完成相关检查：如 FFA、OCT 等 □ 对侧眼检查并制订治疗方案 □ 裂隙灯和间接检眼镜检查 □ 术眼抗菌药物滴眼液清洁结膜囊	□ 完成必要的相关科室会诊 □ 调整全身用药，控制血压、血糖等 □ 裂隙灯和间接检眼镜检查 □ 住院医师完成术前小结和术前讨论，上级医师查房记录等 □ 签署手术同意书、自费用品协议书 □ 抗菌药物滴眼液清洁结膜囊
重点医嘱	**长期医嘱** □ 眼科二级护理常规 □ 饮食 □ 抗菌药物滴眼液 □ 散瞳剂 **临时医嘱** □ 血常规、尿常规，血糖、肝功能、肾功能、凝血功能，感染性疾病筛查 □ 心电图，胸部 X 线片 □ 眼 B 超 □ 眼底照相（必要时）	**长期医嘱** □ 眼科二级护理常规 □ 饮食 □ 抗菌药物滴眼液 □ 散瞳剂 **临时医嘱** □ FFA、OCT（必要时）	**临时医嘱** □ 常规准备明日在局部麻醉下行视网膜脱离复位巩膜扣带术 □ 术前洗眼、备皮 □ 术前 1 小时充分散瞳 □ 术前口服镇静药 □ 术前 1 小时给予止血药
病情变异记录	□ 无 □ 有，原因： 1. 2.	□ 无 □ 有，原因： 1. 2.	□ 无 □ 有，原因： 1. 2.
医师签名			

时间	住院第 4~5 天 （手术日）	住院第 5~6 天 （术后第 1 日）
主要 诊疗 工作	□ 手术：有手术指征，无手术禁忌可手术治疗 □ 术者完成手术记录 □ 住院医师完成术后病历书写 □ 上级医师查房 □ 向患者及家属交代病情及术后注意事项	□ 上级医师查房 □ 裂隙灯和间接检眼镜检查 □ 注意眼压，手术切口、玻璃体、视网膜 □ 住院医师完成常规病历书写
重 点 医 嘱	**长期医嘱** □ 眼科术后二级护理常规 □ 饮食 □ 抗菌药物滴眼液 □ 激素滴眼液 □ 散瞳剂	**长期医嘱** □ 同术后当日 □ 眼部换药，每天 1 次 **临时医嘱** □ 如眼压高，应用降眼压药物 □ 如炎症反应重，可使用糖皮质激素
病情 变异 记录	□ 无　□ 有，原因： 1. 2.	□ 无　□ 有，原因： 1. 2.
医师 签名		

注：如入院前已按要求完成部分术前检查，则手术前准备时间可适当缩短。

时间	住院第 6~8 天 （术后第 2~3 日）	住院第 9~14 天 （出院日）
主要诊疗工作	□ 上级医师查房 □ 裂隙灯和间接检眼镜检查 □ 注意眼压、手术切口、玻璃体、视网膜 □ 住院医师完成常规病历书写 □ 如果眼压增高，或玻璃体混浊则进行相应处理	□ 上级医师查房 □ 裂隙灯和间接检眼镜检查 □ 注意眼压、切口、玻璃体、视网膜 □ 住院医师完成常规病历书写 □ 根据术后切口、玻璃体腔、视网膜情况，并发症是否控制等决定术后出院时间 □ 完成出院记录、病案首页、出院诊断证明书等病历材料 □ 向患者交代出院后的后续治疗及相关注意事项，如复诊时间等
重点医嘱	**长期医嘱** □ 同术后当日 □ 根据并发症情况给予相应治疗 □ 眼压增高：噻吗洛尔、酒石酸溴莫尼定、醋甲唑胺 □ 玻璃体混浊：碘制剂 **临时医嘱** □ 炎症反应：局部抗炎治疗	**长期医嘱** □ 出院带药 □ 抗菌药物滴眼液 □ 激素滴眼液 □ 非甾体抗炎滴眼液 □ 散瞳剂 □ 门诊随诊
病情变异记录	□ 无　□ 有，原因： 1. 2.	□ 无　□ 有，原因： 1. 2.
医师签名		

（二）护士表单

单纯性孔源性视网膜脱离临床路径护士表单

适用对象：第一诊断为单纯性孔源性视网膜脱离（ICD-10：H33.001）

行环扎加压术；环扎术；巩膜外加压术（ICD-9-CM-3：14.4）

患者姓名：	性别： 年龄： 门诊号：	住院号：
住院日期： 年 月 日	出院日期： 年 月 日	标准住院日：9~14 天

时间	住院第 1 天	住院第 2 天	住院第 3 天 （术前 1 日）
健康宣教	□ 入院宣教 　介绍主管医师、护士 　介绍环境、设施 　介绍住院注意事项	□ 疾病宣教 　宣教疾病知识 　主管护士与患者沟通，了解 　并指导心理应对	□ 术前宣教 　术前准备及手术过程 　告知准备物品、沐浴 　告知术后饮食、活动及 　探视注意事项 　告知术后可能出现的情 　况及应对方式 　告知家属等候区位置
护理处置	□ 核对患者姓名，佩戴腕带 □ 建立入院护理病历 □ 卫生处置：剪指（趾）甲、沐 　浴，更换病号服	□ 协助医师完成术前检查；协 　助完成眼科特殊检查：A+B 　超。如有必要，协助完成相 　关检查，如 FFA、OCT 等 □ 术前准备 　剪睫毛、冲洗结膜囊	□ 卫生处置：头部清洁、 　沐浴
基础护理	□ 二级护理 □ 晨晚间护理 □ 患者安全管理	□ 二级护理 □ 晨晚间护理 □ 患者安全管理	□ 二级护理 □ 晨晚间护理 □ 患者安全管理
专科护理	□ 护理查体 □ 需要时，填写跌倒及压疮防范表 □ 需要时，请家属陪伴 □ 遵医嘱抗菌药物滴眼液点术眼 　（4 次/日） □ 心理护理	□ 遵医嘱完成相关检查 □ 遵医嘱抗菌药物滴眼液点术 　眼（4 次/日） □ 心理护理	□ 病情观察 □ 遵医嘱抗菌药物滴眼液 　点术眼（4 次/日） □ 心理护理
重点医嘱	□ 详见医嘱执行单	□ 详见医嘱执行单	□ 详见医嘱执行单
病情变异记录	□ 无 □ 有，原因： 1. 2.	□ 无 □ 有，原因： 1. 2.	□ 无 □ 有，原因： 1. 2.
护士签名			

时间	住院第 4~5 天 （手术日）	住院第 5~6 天 （术后第 1 日）
健康宣教	□ 术后当日宣教 　告知体位要求，俯卧位患者解释理由 　告知饮食要求 　告知疼痛注意事项 　告知术后可能出现情况的应对方式 □ 给予患者及家属心理支持 □ 再次明确探视陪伴须知	□ 术后宣教 　眼药作用及频率 　饮食、体位活动指导 　复查患者对术前宣教内容的掌握程度
护理处置	□ 送手术 　摘除患者各种活动物品 　核对患者资料及术中带药 　填写手术交接单，签字确认 □ 接手术 　核对患者及资料，签字确认	□ 协助完成眼部相关检查
基础护理	□ 二级护理 □ 晨晚间护理 □ 协助或指导活动 □ 患者安全管理	□ 二级护理 □ 晨晚间护理 □ 协助或指导活动 □ 患者安全管理
专科护理	□ 病情观察，观察术眼情况变化 □ 测量患者 TPR 变化 □ 术前遵医嘱给予散瞳剂滴眼 □ 术后协助患者的正确体位 □ 心理护理	□ 病情观察，观察术眼情况变化 □ 协助患者正确体位 □ 遵医嘱眼药治疗 □ 心理护理
重点医嘱	□ 详见医嘱执行单	□ 详见医嘱执行单
病情变异记录	□ 无　□ 有，原因： 1. 2.	□ 无　□ 有，原因： 1. 2.
护士签名		

时间	住院第 6~8 天 （术后第 2~3 日）	住院第 9~14 天 （出院日）
健康宣教	□ 术后宣教 　药物作用及频率 　饮食、活动指导 　复查患者对术前宣教内容的掌握程度 　疾病恢复期注意事项 　下床活动注意事项	□ 出院宣教 　复查时间 　眼药使用方法与频率 　活动休息 　指导饮食 　指导办理出院手续
护理处置	□ 遵医嘱完成相关检查	□ 办理出院手续
基础护理	□ 二级护理 □ 晨晚间护理 □ 患者安全管理	□ 二级护理 □ 晨晚间护理 □ 患者安全管理
专科护理	□ 病情观察，观察术眼情况变化 □ 协助患者正确体位 □ 遵医嘱眼药治疗 □ 心理护理	□ 观察术眼情况 □ 遵医嘱眼药治疗 □ 心理护理
重点医嘱	□ 详见医嘱执行单	□ 详见医嘱执行单
病情变异记录	□ 无　□ 有，原因： 1. 2.	□ 无　□ 有，原因： 1. 2.
护士签名		

（三）患者（家属）表单

单纯性孔源性视网膜脱离临床路径患者（家属）表单

适用对象：第一诊断为单纯性孔源性视网膜脱离（ICD-10：H33.001）

行环扎加压术；环扎术；巩膜外加压术（ICD-9-CM-3：14.4）

患者姓名：	性别： 年龄： 门诊号：	住院号：
住院日期： 年 月 日	出院日期： 年 月 日	标准住院日：9~14 天

时间	住院第 1 天	住院第 2~3 天	住院第 4~5 天（手术日）
医患配合	□ 配合询问病史、收集资料，请务必详细告知既往史、用药史、过敏史 □ 如服用抗凝剂，请明确告知 □ 配合进行体格检查 □ 有任何不适请告知医师	□ 配合完善术前相关检查，如采血、留尿、心电图 □ 配合完善眼科特殊检查：A+B 超。如有必要，协助完成相关检查，如 FFA、OCT 等 □ 医师与患者及家属介绍病情及手术谈话、术前签字 □ 麻醉师与患者进行术前访视	□ 配合评估手术效果 □ 有任何不适请告知医师
护患配合	□ 配合测量体温、脉搏、呼吸、血压、体重 1 次 □ 配合完成入院护理评估（简单询问病史、过敏史、用药史） □ 接受入院宣教（环境介绍、病室规定、订餐制度、贵重物品保管、病房探视陪住管理制度等） □ 有任何不适请告知护士	□ 配合测量体温、脉搏、呼吸、询问排便情况 1 次 □ 接受术前宣教 □ 自行沐浴，加强头部清洁，剪指（趾）甲，男患者剃须 □ 准备好必要用物，吸水管、纸巾等 □ 取下义齿、饰品等，贵重物品交家属保管	□ 清晨测量体温、脉搏、呼吸、送手术室前，协助完成核对，带齐影像资料和术中带药 □ 返回病房后，协助完成核对，配合过病床，配合血压测量 □ 遵医嘱协助患者采取正确体位 □ 配合缓解疼痛 □ 有任何不适请告知护士
饮食	□ 普通饮食	□ 普通饮食	□ 普通饮食
排泄	□ 正常排尿便	□ 正常排尿便	□ 正常排尿便
活动	□ 正常活动	□ 正常活动	□ 卧床休息后根据体位要求活动

时间	住院第 5~8 天 （术后第 1~3 日）	住院 9~14 天 （出院日）
医患配合	□ 配合检查眼部情况 □ 配合眼部切口换药	□ 接受出院前指导 □ 知道复查程序 □ 获取出院诊断书 □ 预约复诊日期
护患配合	□ 配合定时测量体温、脉搏、呼吸、每日询问排便情况 □ 注意活动安全，避免坠床或跌倒 □ 配合执行探视及陪护	□ 接受出院宣教 □ 办理出院手续 □ 获取出院带药 □ 知道眼药用药频率、方法和眼药保存注意事项 □ 知道特殊体位的时间 □ 知道复印病历方法
饮食	□ 普通饮食	□ 普通饮食
排泄	□ 正常排尿便 □ 避免便秘	□ 正常排尿便 □ 避免便秘
活动	□ 适度活动，避免疲劳	□ 适度活动，避免疲劳

附：原表单（2016年版）

单纯性孔源性视网膜脱离临床路径表单

适用对象：第一诊断为单纯性孔源性视网膜脱离（ICD-10：H33.001）
行视网膜脱离复位巩膜扣带术（ICD-9-CM-3：14.4）

患者姓名：	性别： 年龄： 门诊号：	住院号：
住院日期： 年 月 日	出院日期： 年 月 日	标准住院日：9~14 天

时间	住院第1天	住院第2天	住院第3天
主要诊疗工作	□ 询问病史及体格检查，包括裂隙灯、三面镜和间接检眼镜检查 □ 完成病历书写 □ 开实验室检查单 □ 上级医师查房与术前评估 □ 初步确定手术方式和日期 □ 术眼抗菌药物滴眼液清洁结膜囊	□ 上级医师查房 □ 完善术前检查和术前评估 □ 术眼完成眼科特殊检查：A+B超 □ 如有必要，完成相关检查：如FFA、OCT 等 □ 对侧眼检查并制订治疗方案 □ 裂隙灯和间接检眼镜检查 □ 术眼抗菌药物滴眼液清洁结膜囊	□ 完成必要的相关科室会诊 □ 调整全身用药，控制血压、血糖等 □ 裂隙灯和间接检眼镜检查 □ 住院医师完成术前小结和术前讨论，上级医师查房记录等 □ 签署手术同意书、自费用品协议书 □ 抗菌药物滴眼液清洁结膜囊
重点医嘱	**长期医嘱** □ 眼科二级护理常规 □ 饮食 □ 抗菌药物滴眼液 □ 散瞳剂 **临时医嘱** □ 血常规、尿常规，血糖、肝功能、肾功能，凝血功能，感染性疾病筛查 □ 心电图，胸部X线片 □ 眼部B超 □ 眼底照相（必要时）	**长期医嘱** □ 眼科二级护理常规 □ 饮食 □ 抗菌药物滴眼液 □ 散瞳剂 **临时医嘱** □ FFA、OCT（必要时）	**临时医嘱**（术前1日） □ 常规准备明日在局部麻醉下行视网膜脱离复位巩膜扣带术 □ 术前洗眼、备皮 □ 术前1小时充分散瞳 □ 术前口服镇静药 □ 术前1小时给予止血药
主要护理工作	□ 病区环境及医护人员介绍 □ 医院相关制度介绍 □ 入院评估 □ 执行医嘱 □ 饮食宣教 □ 观察生命体征 □ 介绍相关治疗、检查、用药等护理中应注意的问题 □ 体位介绍 □ 完成护理记录单书写	□ 指导患者尽快适应病区环境 □ 按医嘱执行护理治疗 □ 介绍有关疾病的护理知识 □ 介绍相关治疗、检查、用药等护理中应注意的问题 □ 饮食宣教 □ 观察生命体征 □ 完成护理记录单书写	□ 按医嘱执行护理治疗 □ 饮食宣教 □ 观察生命体征 □ 健康宣教：术前、术中注意事项 □ 执行手术前医嘱 □ 完成术前护理记录单书写

时间	住院第 1 天	住院第 2 天	住院第 3 天
病情 变异 记录	□无 □有，原因： 1. 2.	□无 □有，原因： 1. 2.	□无 □有，原因： 1. 2.
护士 签名			
医师 签名			

时间	住院第 4~5 天* （手术日）	住院第 5~6 天 （术后第 1 日）
主要 诊疗 工作	□ 手术：有手术指征，无手术禁忌可手术治疗 □ 术者完成手术记录 □ 住院医师完成术后病历书写 □ 上级医师查房 □ 向患者及家属交代病情及术后注意事项	□ 上级医师查房 □ 裂隙灯和间接检眼镜检查 □ 注意眼压，手术切口、玻璃体、视网膜 □ 住院医师完成常规病历书写
重 点 医 嘱	**长期医嘱** □ 眼科术后二级护理常规 □ 饮食 □ 抗菌药物滴眼液 □ 激素滴眼液 □ 散瞳剂	**长期医嘱** □ 同术后当日 □ 眼部换药，每天 1 次 **临时医嘱** □ 如眼压高，应用降眼压药物 □ 如炎症反应重，可使用糖皮质激素
主 要 护 理 工 作	□ 健康宣教：术后注意事项 □ 执行术后医嘱 □ 完成手术当日护理记录单书写 □ 观察动态病情变化，执行医嘱 □ 介绍术后正确体位 □ 介绍相关治疗、检查、用药等护理中应注意的 　问题	□ 执行术后医嘱 □ 观察动态病情变化，执行医嘱 □ 健康宣教：手术后相关注意事项，介绍有关 　患者康复锻炼方法 □ 术后用药知识宣教 □ 监测患者生命体征变化、术眼情况变化 □ 完成术后第 1 日护理记录单
病情 变异 记录	□ 无　□ 有，原因： 1. 2.	□ 无　□ 有，原因： 1. 2.
护士 签名		
医师 签名		

*注：如入院前已按要求完成部分术前检查，则手术前准备时间可适当缩短。

时间	住院第6~8天 (术后第2~3日)	住院第9~14天 (出院日)
主要诊疗工作	□ 上级医师查房 □ 裂隙灯和间接检眼镜检查 □ 注意眼压、手术切口、玻璃体、视网膜 □ 住院医师完成常规病历书写 □ 如果眼压增高，或玻璃体混浊则进行相应处理	□ 上级医师查房 □ 裂隙灯和间接检眼镜检查 □ 注意眼压、切口、玻璃体、视网膜 □ 住院医师完成常规病历书写 □ 根据术后切口、玻璃体腔、视网膜情况，并发症是否控制等决定术后出院时间 □ 完成出院记录、病案首页、出院诊断证明书等病历材料 □ 向患者交代出院后的后续治疗及相关注意事项，如复诊时间等
重点医嘱	**长期医嘱** □ 同术后当日 □ 根据并发症情况给予相应治疗 □ 眼压增高：噻吗洛尔、酒石酸溴莫尼定、醋甲唑胺 □ 玻璃体混浊：碘制剂 **临时医嘱** □ 炎症反应：局部抗炎治疗	**长期医嘱** □ 出院带药 □ 抗菌药物滴眼液 □ 糖皮质激素滴眼液 □ 非甾体抗炎滴眼液 □ 散瞳剂 □ 门诊随诊
主要护理工作	□ 执行术后医嘱 □ 观察动态病情变化，执行医嘱 □ 健康宣教：手术后相关注意事项，介绍有关患者康复锻炼方法 □ 术后用药知识宣教 □ 监测患者生命体征变化、术眼情况变化 □ 完成术后护理记录单	□ 执行术后医嘱、出院医嘱 □ 观察动态病情变化，执行医嘱 □ 进行出院指导：生活指导、饮食指导、用药指导 □ 监测患者生命体征变化、术眼情况变化 □ 完成术后相关护理记录单
病情变异记录	□ 无 □ 有，原因： 1. 2.	□ 无 □ 有，原因： 1. 2.
护士签名		
医师签名		

第二十八章

外伤性视神经病变临床路径释义

【医疗质量控制指标】

指标一、诊断需结合症状、体征和辅助检查。

指标二、激素使用符合规范。

指标三、住院时间符合路径实施要求。

一、外伤性视神经病变编码

1. 原编码：

疾病名称及编码：外伤性视神经病变（ICD-10：S04.000）

2. 修改编码：

疾病名称及编码：外伤性视神经病变（ICD-10：S04.0）

二、临床路径检索方法

S04.0

三、国家医疗保障疾病诊断相关分组（CHS-DRG）

MDCC　眼疾病及功能障碍

CS1　眼的神经及血管疾患

四、外伤性视神经病变临床路径标准住院流程

（一）适用对象

第一诊断为视神经挫伤（ICD-10：S04.000）需入院药物治疗的患者。

> 释义
>
> ■ 本路径适用对象为短期内外伤引起的单纯外伤性视神经病变。颅脑复合伤等其他原因引起的视路其他位置的损伤、外伤引起的视网膜损伤以及屈光介质的混浊不适合本路径。

（二）诊断依据

根据《临床诊疗指南·眼科学分册》（中华医学会编著，人民卫生出版社，2006）：

1. 明确的头面部外伤史。

2. 伤后明显视力障碍。

3. 传入性瞳孔障碍。

4. 眼眶 CT 示视神经管附近无明显压迫。

5. 视觉诱发电位异常。

释义

■ 头面部外伤以眉弓外侧区域的损伤为主，眉中处的外伤常导致视交叉损伤，不适合本路径。患者必须接受视野检查，排除高级视路损伤与健眼损伤的可能。瞳孔检查对鉴别诊断亦有较大意义，外伤伴有虹膜挫伤患者可能出现瞳孔固定，不一定有相对性传入性瞳孔障碍。而伪盲患者的瞳孔对光反射会比较灵敏，F-VEP 对伪盲的鉴别也有十分重要的意义。

（三）治疗方案的选择

根据《临床诊疗指南·眼科学分册》（中华医学会编著，人民卫生出版社，2006）：
1. 大剂量糖皮质激素治疗。
2. 改善微循环治疗。
3. 保护视神经治疗。

释义

■ 大剂量糖皮质激素冲击治疗，需注意患者的受伤时间。如果受伤时间超过 7 天，不建议使用激素。激素使用前需详细询问全身病史，排除胃溃疡、精神疾病等病史，使用过程密切观察病情变化，避免并发症的发生。同时预防性使用补钾、补钙、抑制胃酸等处理。若患者外伤后视力下降严重，同时眼眶高清 CT 检查显示有明显的视神经管骨折，在条件和技术成熟的医疗机构，在排除全身禁忌的前提下，可实行视神经管减压术治疗。

（四）标准住院日

10~14 天。

释义

■ 一般激素冲击治疗为 5~7 天，后续时间可根据病情适当缩减住院时间。

（五）进入路径标准

1. 第一诊断必须符合外伤性视神经病变疾病编码。
2. 当患者同时具有其他疾病诊断，但在住院期间不需要特殊处理，也不影响第一诊断的临床路径流程实施时，可以进入路径。

释义

■ 本路径适用于单纯的视神经损伤患者，外伤性视神经病变伴有颅脑损伤、视网膜损伤患者不适合本路径。

（六）住院期间检查项目

1. 眼部检查：视力、矫正视力、眼压、裂隙灯检查、眼底检查。
2. 辅助检查：完善相关辅助检查。
（1）入院常规检查项目：血常规、尿常规、肝肾功能、电解质、胸部 X 线检查、心电图。
（2）视野、视觉电生理检查。
（3）眼眶 CT。
（4）全身大剂量激素应用后的监测：血糖、血压、血常规、肝肾功能及电解质。

> **释义**
>
> ■ 血常规、尿常规、肝肾功能、电解质、胸部 X 线检查、心电图、超声心动图、视力、矫正视力、眼压、裂隙灯检查、眼底检查等为入院常规检查项目，必须完成。
>
> ■ 全身大剂量激素应用前后必须监测血糖、血压、血常规、感染筛查、肝肾功能及电解质等，以避免并发症的发生。
>
> ■ 治疗前需查颅脑 CT、眼眶 CT、眼眶 MRI，排除颅脑损伤、排除视神经管骨折以及明确眼眶、鼻窦外伤的情况。
>
> ■ 视野检查有助于定位视路损伤的位置。

（七）治疗方案与药物选择

1. 抗炎治疗：给予糖皮质激素。
2. 改善微循环治疗：给予全身及局部扩血管及改善微循环药物。
3. 保护视神经治疗：给予营养神经类药物。
4. 对症支持治疗：激素应用时补钙、护胃、补钾等药物。

> **释义**
>
> ■ 糖皮质激素一般采用短效激素，比如甲泼尼龙等。目前剂量按照成人 1000mg 冲击治疗 2 天后改 500mg 冲击治疗 3 天后直接停药。同时注意激素的并发症，一般采用质子泵抑制剂静脉给药，同时补钾、补钙、补维生素 D。营养神经以及改善微循环药，采用常规用药。若患者符合手术适应证且排除了禁忌证后拟行手术治疗，目前术式有经颅视神经减压术、内镜下经鼻视神经减压手术（ETOCD）等选择；其中，ETOCD 手术拥有径路直接、术野清晰、微创、减压充分等优点，目前一般选择 ETOCD 术式。

（八）出院标准

1. 患者患眼视力提高。
2. 视野改善。
3. 视觉电生理检查改善。

> **释义**
>
> ■ 激素冲击治疗疗程结束，未出现相应并发症，视力、视野改善与否均可出院。

（九）变异及原因分析

1. 合并全身性疾病且需要转科或长期药物治疗者。
2. 患者自身因素。
3. 合并其他眼部疾病需进行手术治疗者不入路径。

> **释义**
>
> ■ 患者如果伴有后视路损伤或者颅脑外伤者，需转神经科进一步治疗。
> ■ 患者激素冲击治疗过程中出现相应并发症者，需及时处理，严重并发症如胃穿孔等需转科、转院治疗。

五、外伤性视神经病变临床路径给药方案

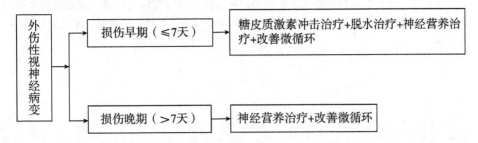

1. 用药选择：
（1）糖皮质激素一般采用短效激素，如甲泼尼龙等。
（2）脱水治疗给予 20% 甘露醇快速静脉滴注，对于外伤性视神经病变急性期起到脱水消肿作用。
（3）改善微循环治疗给予全身及局部扩血管及改善微循环药物治疗。
（4）保护视神经治疗给予 B 族维生素等神经营养类药物。
（5）对症支持治疗同时注意激素的并发症，一般采用质子泵抑制剂静脉给药，同时补钾、补钙、补维生素 D。
（6）对手术患者，可于术中在蝶窦腔中注射神经生长因子或糖皮质激素。

2. 药学提示：
大剂量糖皮质激素治疗可能引起激素相关性并发症，如电解质紊乱、消化道溃疡、血压升高、血糖增高、失眠等，需要关注并预防。

3. 注意事项：
大剂量糖皮质激素冲击治疗，需注意患者的受伤时间。如果受伤时间超过 7 天，不建议使用激素。

六、外伤性视神经病变护理规范

1. 心理护理，适当讲解疾病的发病原因，治疗效果；增加患者对治疗过程的理解，建立合理的疗效预期和风险考虑。
2. 遵医嘱，在规范时间使用糖皮质激素冲击治疗。
3. 在激素冲击治疗期间，观察患者有无低钾、胃溃疡、高血压、高血糖等副作用，若存在，及时告知主管医师并做干预。
4. 眼部及全身各处创面注意消毒、护理。

5. 术后患者，应该注意观察鼻部失血量，若超过正常术后出血量，告知主管医师并做干预。

七、外伤性视神经病变营养治疗规范

饮食指导：

1. 外伤性视神经病变往往全身多处受伤，失血较多，情况较差，应适当增加蛋白质和维生素的摄入量，如鸡蛋、豆制品，多吃新鲜水果蔬菜，以促进切口修复。

2. 多吃软食及易消化的食物，忌辛辣刺激的食物。

八、外伤性视神经病变健康宣教

1. 忌烟酒及辛辣的食物，因为外伤患者全身各处存在炎症反应，可能导致头痛等不适，辛辣食物可加重症状。

2. 睡眠要充足，注意保暖。

3. 糖皮质激素使用期间，可能出现失眠等症状，一般待激素停用后会消失。

4. 术后患者，术后常有少量渗血，为正常现象；同时注意不能擤鼻子，以免造成鼻腔出血。

5. 出院指导：外伤性视神经病变患者视功能恢复效果及时间因人而异，鼓励患者坚持用药，定期复查，积极治疗。手术患者，应在术后2周于门诊复查时清理鼻腔，不可自行清理。

九、推荐表单

（一）医师表单

外伤性视神经病变临床路径医师表单

适用对象：第一诊断为外伤性视神经病变（ICD-10：S04.0），需要住院药物治疗的患者

患者姓名：	性别：	年龄：	门诊号：	住院号：
住院日期： 年 月 日	出院日期： 年 月 日		标准住院日：10~14 天	

时间	住院第1天	住院第2~5天	住院第6~14天
主要诊疗工作	□ 询问病史 □ 体格检查 □ 交代病情 □ 完成首次病程记录和住院病历 □ 签署大剂量激素使用知情同意书	□ 核实各项检查结果正常 □ 上级医师查房评估病情与患者沟通 □ 完成必要的相关科室会诊	□ 上级医师查房，确定病情归转，若患者可以出院，则需完成出院记录 □ 通知患者及其家属出院 □ 向患者交代出院后注意事项并书写出院须知 □ 预约复诊日期 □ 出具诊断证明书及出院证明书
重点医嘱	**长期医嘱** □ 眼科二级或三级护理 □ 监测血压 □ 监测血糖 □ 应用改善微循环、活血化瘀类药物 □ 应用营养神经药物 □ 排除禁忌后，糖皮质激素药物应用 □ 使用激素时，联合护胃、补钾、补钙治疗 **临时医嘱** □ 血常规、尿常规 □ 血生化检查 □ 心电图 □ 眼部辅助检查 □ 相关影像学检查	**长期医嘱** □ 眼科二级或三级护理 □ 监测血压 □ 监测血糖 □ 应用改善微循环、活血化瘀类药物 □ 应用营养神经药物 □ 糖皮质激素药物应用 □ 联合护胃、补钾、补钙治疗 **临时医嘱** □ 根据病情需要制订（加用降眼压、降血压、降血糖、降血脂等相关治疗）	**长期医嘱** □ 眼科二级或三级护理 □ 监测血压 □ 监测血糖 □ 应用改善微循环、活血化瘀类药物 □ 应用营养神经药物 □ 糖皮质激素药物应用（激素使用不超过7天） □ 联合护胃、补钾、补钙治疗 □ 今日出院 **临时医嘱** □ 根据病情需要制订 □ 必要时复查相关眼科及全身辅助检查 □ 出院带药：根据病情需要制订
病情变异记录	□ 无 □ 有，原因： 1. 2.	□ 无 □ 有，原因： 1. 2.	□ 无 □ 有，原因： 1. 2.
医师签名			

（二）护士表单

外伤性视神经病变临床路径护士表单

适用对象：第一诊断为外伤性视神经病变（ICD-10：S04.0），需要住院药物治疗的患者

患者姓名：	性别：	年龄：	门诊号：	住院号：
住院日期： 年 月 日	出院日期： 年 月 日			标准住院日：10~14 天

时间	住院第 1 天	住院第 2~5 天	住院第 6~14 天
健康宣教	□ 入院宣教 　介绍主管医师、护士 　介绍病区环境 　介绍住院注意事项	□ 病情宣教 □ 激素冲击治疗相关注意事项宣教 □ 饮食与活动宣教 □ 告知患者探视时间	□ 病情宣教 □ 激素冲击治疗的宣教 □ 复查时间 □ 出院注意事项宣教
护理处置	□ 核对患者姓名，佩戴腕带 □ 建立入院护理病历 □ 卫生处置：剪指（趾）甲、沐浴、更换病号服 □ 未成年患者需陪护 1 人	□ 协助医师完成检查	□ 协助办理出院
基础护理	□ 三级护理 □ 晨晚间护理 □ 患者安全管理	□ 三级护理 □ 晨晚间护理 □ 患者安全管理	□ 三级护理 □ 晨晚间护理 □ 患者安全管理
专科护理	□ 护理查体 □ 需要时，填写跌倒以及压疮防范表 □ 需要时请家属陪同 □ 心理护理	□ 协助完成相关检查 □ 遵医嘱按时激素冲击治疗 □ 观察血糖、血压等 □ 心理护理	□ 观察病情变化 □ 遵医嘱执行 □ 心理护理
重点医嘱	□ 详见医嘱执行单	□ 详见医嘱执行单	□ 详见医嘱执行单
病情变异记录	□ 无 □ 有，原因： 1. 2.	□ 无 □ 有，原因： 1. 2.	□ 无 □ 有，原因： 1. 2.
护士签名			

(三) 患者 (家属) 表单

外伤性视神经病变临床路径患者 (家属) 表单

适用对象：第一诊断为外伤性视神经病变 (ICD-10：S04.0)，需要住院药物治疗的患者

患者姓名：	性别： 年龄： 门诊号：	住院号：
住院日期： 年 月 日	出院日期： 年 月 日	标准住院日：10~14 天

时间	入 院	住院期间	出 院
医患配合	□ 配合询问病史、收集资料，请务必详细告知既往史、用药史、过敏史 □ 配合进行体格检查 □ 有任何不适请告知医师	□ 配合完成相关检查 □ 医师与患者或家属沟通病情，告知激素的相关使用风险 □ 告知相关的注意事项	□ 接受出院前指导 □ 知道复查流程 □ 获取出院小结、诊断证明书 □ 预约复诊时间
护患配合	□ 配合测量体温、脉搏、呼吸、血压、体重1次 □ 配合完成入院护理评估 □ 接受入院宣教 □ 有任何不适请告知护士	□ 配合相关生命体征的检测，如血压、体温、心率等 □ 配合血糖等检测 □ 注意活动安全 □ 配合执行探视与陪伴制度	□ 接受出院宣教 □ 办理出院手续 □ 获取出院带药 □ 知道用药方法 □ 知道复印病历方法
饮食	□ 普通饮食	□ 普通饮食	□ 普通饮食
排便	□ 正常排尿便	□ 正常排尿便	□ 正常排尿便
活动	□ 正常活动	□ 正常活动	□ 正常活动

附：原表单（2016 年版）

外伤性视神经病变临床路径表单

适用对象：第一诊断为外伤性视神经病变，需要住院药物治疗的患者

患者姓名：	性别： 年龄： 门诊号：	住院号：
住院日期： 年 月 日	出院日期： 年 月 日	标准住院日：10~14 天

时间	住院第 1 天	住院第 2~5 天	住院第 6~14 天
主要诊疗工作	□ 询问病史 □ 体格检查 □ 交代病情 □ 完成首次病程记录和住院病历	□ 核实各项检查结果正常 □ 上级医师查房评估病情与患者沟通 □ 完成必要的相关科室会诊	□ 上级医师查房，确定病情转归。若患者可以出院，则需完成出院记录 □ 通知患者及其家属出院 □ 向患者交代出院后注意事项并书写出院须知 □ 预约复诊日期 □ 出具诊断证明书及出院证明书
重点医嘱	**长期医嘱** □ 眼科二级或三级护理 □ 监测血压 □ 必要时监测血糖 □ 应用改善微循环、活血化瘀类药物 □ 应用营养神经药物 □ 排除禁忌后，糖皮质激素药物应用 **临时医嘱** □ 血常规、尿常规 □ 血生化检查 □ 心电图 □ 眼部辅助检查 □ 相关影像学检查	**长期医嘱** □ 眼科二级或三级护理 □ 必要时监测血压 □ 必要时监测血糖 □ 应用改善微循环、活血化瘀类药物 □ 应用营养神经药物 □ 糖皮质激素药物应用 **临时医嘱** □ 根据病情需要制订（加用降眼压、降血压、降血糖、降血脂等相关治疗） □ 糖皮质激素药物应用及补钙、护胃、补钾药物应用	**长期医嘱** □ 眼科二级或三级护理 □ 必要时监测血压 □ 必要时监测血糖 □ 应用改善微循环、活血化瘀类药物 □ 应用营养神经药物 □ 糖皮质激素药物应用 □ 今日出院 **临时医嘱** □ 根据病情需要制订 □ 必要时复查相关眼科及全身辅助检查 □ 出院带药：根据病情需要制订
主要护理工作	□ 入院护理评估 □ 病区环境及医护人员介绍 □ 医院相关制度介绍 □ 入院评估 □ 执行医嘱 □ 饮食宣教 □ 观察生命体征 □ 介绍相关治疗、检查、用药等护理中应注意的问题 □ 完成护理记录单书写	□ 指导患者尽快适应病区环境 □ 按医嘱执行护理治疗 □ 介绍有关疾病的护理知识 □ 介绍相关治疗、检查、用药等护理中应注意的问题 □ 饮食宣教 □ 观察生命体征 □ 完成护理记录单书写	□ 按医嘱执行护理治疗 □ 观察生命体征 □ 心理与基础护理 □ 如果患者可以出院，出院宣教，协助患者办理出院手续、交费等事项

时间	住院第1天			住院第2~5天			住院第6~14天		
病情 变异 记录	□无 □有，原因： 1. 2.			□无 □有，原因： 1. 2.			□无 □有，原因： 1. 2.		
护士 签名	白班	小夜班	大夜班	白班	小夜班	大夜班	白班	小夜班	大夜班
医师 签名									

第二十九章

缺血性视神经病变临床路径释义

【医疗质量控制指标】

指标一、诊断需结合症状、体征和辅助检查。

指标二、治疗效果达到预期目标。

指标三、激素使用符合规范。

指标四、改善微循环、营养神经等辅助治疗符合规范。

指标五、住院时间符合路径实施要求。

一、缺血性视神经病变编码

疾病名称及编码：缺血性视神经病变（ICD-10：H47.004）

二、临床路径检索方法

H47.004

三、国家医疗保障疾病诊断相关分组（CHS-DRG）

MDCC　眼疾病及功能障碍

CS1　眼的神经及血管疾患

四、缺血性视神经病变临床路径标准住院流程

（一）适用对象

第一诊断为缺血性视神经病变（ICD-10：H47.004），包括非动脉炎前部缺血性视神经病变者（NAION），特别是视力突然下降者。

> 释义
>
> ■ 缺血性视神经病变分为前部缺血性视神经病变和后部缺血性视神经病变，其中前部缺血性视神经病变又分为非动脉炎前部缺血性视神经病变和巨细胞动脉炎性前部缺血性视神经病变。
>
> ■ 非动脉炎前部缺血性视神经病变和巨细胞动脉炎性前部缺血性视神经病变的发病机制并不相同，所以治疗方法也不同。非动脉炎性前部缺血性视神经病变临床较为常见，主要是由于睫状后短动脉灌注不足造成的。本路径主要适用于非动脉炎性前部缺血性视神经病变。

（二）诊断依据

根据《临床诊疗指南·眼科学分册》（中华医学会编著，人民卫生出版社，2006）：

1. 视力突然下降，不伴颞动脉区变粗压痛者。

2. 典型视野改变：视野缺损常与生理盲点相连，其缺损大约占视野的 1 个象限或一半范围。

3. 可伴有眼部不适感觉，但无眼球转动痛。

4. 有发病诱因如情绪波动、精神紧张、外伤等。

5. 视盘呈水肿状，早期视盘水肿轻度呈淡红或呈灰白色，多局限于视盘某一象限，同时可伴有视盘周围出血；视网膜血管一般无异常，如有高血压、动脉硬化等可出现相应变化。

6. 眼底荧光血管造影　视盘呈低荧光或荧光充盈缓慢或不充盈呈缺损。

7. 排除炎性视神经病变以及颅内占位性病变等。

> **释义**
>
> ■ 本病好发于中老年人，小视杯和小的杯盘比（也称高危视盘）可能是其发病的重要危险因素；其他危险因素包括高血压、糖尿病、高脂血症、夜间低血压、睡眠呼吸暂停综合征、血液黏度增加、急性失血、眼压增高、视盘玻璃疣、磷酸二脂酶 5 抑制剂等。
>
> ■ 非动脉炎性前部缺血性视神经病变为供应视盘筛板前区及筛板区的睫状后血管的小分支急性灌注不足，致使视盘发生局部的梗死，所以在眼底可观察到视盘区域性或者扇形水肿。在临床上以突然视力减退、视盘水肿及特征性视野缺损（与生理盲点相连的绕过中心注视点的象限盲）为主要特征。
>
> ■ 非动脉炎性前部缺血性视神经病变有时临床症状不明显，容易误诊为其他视神经疾病，所以建议检查 C-反应蛋白和红细胞沉降率排除巨细胞动脉炎性视神经病变，磁共振平扫+增强扫描无视神经长 T2 和 T1 强化，并且排除颅内和眶内占位性病变。

（三）治疗方案的选择

根据《临床诊疗指南·眼科学分册》（中华医学会编著，人民卫生出版社，2006）：

1. 针对病因治疗。

2. 改善微循环治疗。

3. 保护视神经治疗。

> **释义**
>
> ■ 非动脉炎性前部缺血性视神经病变的治疗原则：第一原则是控制发病的高危因素，仔细检查患者是否存在糖尿病、高血压和高血脂等全身疾病，根据病情酌情进行治疗；第二原则是减轻视盘水肿，改善局部缺血。对于有视盘明显水肿的患者可给予口服 80mg 醋酸泼尼松片或等效剂量甲泼尼龙片或者注射用甲泼尼龙琥珀酸钠 80mg 静脉滴注给药，同时给予改善微循环、抗氧化和营养视神经药物治疗，如复方樟柳碱、前列地尔或者银杏叶提取物注射液等改善眼底微循环和眼底组织的代谢，甲钴胺、维生素 B$_{12}$ 等促进神经组织的修复。

（四）标准住院日

10~14 天。

> **释义**
>
> ■ 视患者视盘水肿消退和视野改善情况而定，如果条件允许，住院时间可以低于上述住院天数。

（五）进入路径标准

1. 第一诊断必须符合 ICD-10：H20.004 缺血性视神经病变疾病编码，特别是视力明显下降，或一眼既往因缺血性视神经病变致视神经萎缩、另一眼近期出现视力下降或典型视野损害者。

2. 当患者同时具有其他疾病诊断，但在住院期间不需要特殊处理，也不影响第一诊断的临床路径流程实施时，可以进入路径。

> **释义**
>
> ■ 患者同时具有其他疾病，影响第一诊断的临床路径流程实施时，均不适合进入临床路径。
>
> ■ 系统性疾病所致前部缺血性视神经病变，需要全身治疗时，不适合进入临床路径。
>
> ■ 巨细胞动脉炎性前部缺血性视神经病变和后部缺血性视神经病变，不适合进入临床路径。

（六）住院期间检查项目

1. 眼部检查：视力、矫正视力、眼压、裂隙灯检查、眼底检查。

2. 辅助检查：完善相关辅助检查。

（1）根据已有眼部辅助检查及视功能情况，选择眼底荧光血管造影、视野、视盘区光学相关断层扫描（OCT）、视觉电生理等。

（2）病因排查：进一步行实验室、影像学等相关辅助检查以排查相关疾病。

（3）对于需要应用口服糖皮质激素者，进一步对患者进行相关检查评估。

> **释义**
>
> ■ 部分检查可以在门诊完成。
>
> ■ 根据已有眼部辅助检查及视功能情况，选择眼底荧光血管造影、视野、视盘区及黄斑区光学相关断层扫描（OCT）、视觉电生理等。
>
> ■ 影像学（首选眼眶磁共振平扫+增强扫描）等相关辅助检查以排查相关疾病。
>
> ■ 为排除感染性视神经病变，患者应进行梅毒、结核和 HIV 的血清学检查，必要时不仅需进行 X 线胸片检查，还需胸部 CT 检查。
>
> ■ 为排除动脉炎及其他风湿结缔组织病引起的眼部血管病变，建议进行相关风湿免疫学检查。
>
> ■ 为排除视神经炎、颅脑及眼眶占位性病变，建议进行磁共振增强扫描。

　　■ 对于拟使用糖皮质激素治疗的患者，可口服或静脉给予，在使用前应做排除激素禁忌证的检查。

　　■ 根据病情，部分检查可以不进行。

（七）治疗方案与药物选择

1. 针对病因治疗：高血压、动脉硬化、心血管疾病为常见的原因，根据病情及内科会诊意见调控血压、降血脂等，特别是不能用导致夜间血压太低的药物。

2. 发病 2 周内，可考虑全身应用糖皮质激素治疗。

3. 改善微循环治疗：给予全身及局部扩血管及改善微循环药物治疗。

4. 保护视神经治疗：给予营养神经类药物。

5. 对症支持治疗：激素应用时补钙、护胃、补钾等药物。

> 释义
>
> 　　■ 针对病因治疗高血压、糖尿病、高脂血症等常见的病因，根据病情及内科会诊意见调控血压、血糖、降血脂等，特别是不能用导致夜间血压太低的药物。
>
> 　　■ 发病 2 周内，可考虑静脉或者口服糖皮质激素治疗。

（八）出院标准

患者患眼视力平稳、略提高或视野略改善。

> 释义
>
> 　　■ 如果出现病情加重或者其他并发症，是否需要住院治疗，由主管医师具体而定。

（九）变异及原因分析

1. 合并全身性疾病且需要专科或长期药物治疗者。

2. 脑部血管性病变等所致缺血性病变者。

3. 患者自身因素。

> 释义
>
> 　　■ 微小变异：因为医院检查的时间局限性，不能按照要求完成检查；因节假日不能按照要求完成检查；患者不愿意配合完成相应检查，短期不能按照要求出院随诊。
>
> 　　■ 重大变异：患者病情演变，需要进一步诊断和治疗；患者全身疾病恶化或出现其他更加严重的并发症需要其他手术治疗；患者查出脑血管异常，需要进一步全脑血管造影检查或者神经介入治疗；检查发现眼眶、视神经的占位性疾病需要进一步治疗，不愿意按照要求出院随诊而导致入院时间明显延长。

五、缺血性视神经病变临床路径给药方案

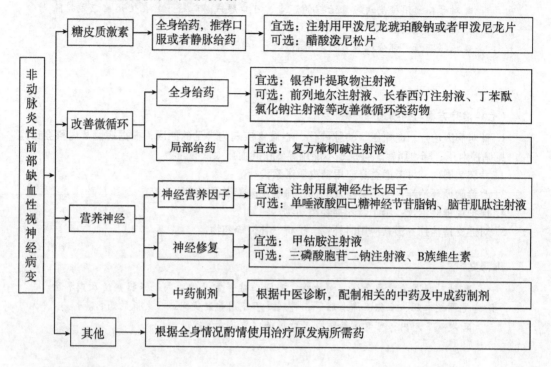

1. 用药选择：

（1）糖皮质激素的选择：

1）全身用药：当视盘水肿较重，病程在 2 周以内，根据病情的具体情况给予口服糖皮质激素治疗。推荐口服 80mg 醋酸泼尼松片或等效剂量甲泼尼龙片，或者注射用甲泼尼龙琥珀酸钠 80mg 静脉滴注。

2）静脉给药疗程：不超过 7 天，后改为口服给药。

3）口服用药疗程：激素快速减量，疗程通常不超过 1 个月。

（2）改善微循环药物选择：

1）全身使用：适用于所有 NAION 的患者，可酌情选择药物进行使用，如银杏叶提取物注射液、长春西汀和依达拉奉等。

2）局部用药：当有全身输液禁忌证的患者可使用局部用药，但是于低血压、颈动脉低灌注或眼部低灌注的患者不宜使用。复方樟柳碱注射液使用方法：患侧颞浅动脉旁皮下注射，1 日 1 次，每次 2ml（1 支），14 次为 1 个疗程，据病情需要可注射 2~4 个疗程。注射用胞磷胆碱钠肌苷，用于眼球后注射，注射前用 2ml 灭菌生理盐水溶解药物 1 支（300mg）。每次注射 1 支，隔日注射 1 次，40 天为 1 个疗程。

（3）营养神经药物选择：

1）神经营养因子和神经修复类药物建议联合应用，建议使用方法为：甲钴胺注射液成人 1 次 0.5mg，每日 1 次，1 周 3 次，肌内注射或静脉注射。鼠神经生长因子注射液可用 2ml 注射用水溶解，肌内注射。每天 1 次，每次 1 支，4 周为 1 个疗程，根据病情轻重可遵医嘱多疗程连续给药。

2）中医药可以作为视神经萎缩期的主要用药及选择，也可以作为急性期的辅助治疗。

2. 药学提示：

糖皮质激素不宜长期使用，仅作为急性期使用，因有导致激素性青光眼、白内障、股骨头坏

死、精神疾病和消化道大出血等并发症的风险。应在使用激素的同时，给予补钙、护胃、补钾等药物。

3. 注意事项：

在 NAION 患者中激素建议采用口服或者静脉滴注给药（80mg）方式，不提倡玻璃体腔内注射曲安奈德、大剂量静脉注射甲泼尼龙琥珀酸钠等治疗。控制全身疾病及其他危险因素，强调要防控夜间低血压的发生，尤其对于血压位于正常低限的患者以及不规范用药（如夜间用药、用药过多等）易出现医源性低血压的高血压患者。

六、缺血性视神经病变护理规范

1. 入院时：向患者介绍病房及科室环境、主治医师、责任护士、住院相关事项等，消除患者的疑虑，使患者充分信任护理人员，建立良好的护患关系。全面评估患者病情严重程度、营养状态、心理情绪等，根据患者的性格特点及情绪状态给予相应的心理疏导。

2. 住院期间药物护理：①在应用糖皮质激素类药物之前，了解其有无过敏史、血糖情况、有无消化道溃疡病史。服用糖皮质激素同时给予患者预防性服用补钙、补钾及护胃等药物，监测血压和血糖。观察患者情绪和精神变化，预防意外发生，对于伴有失眠患者，及时告知医师必要时给予镇静安眠药物。②应用营养神经、改善微循环类药物及时密切观察用药情况、不良反应及患者及家属心理情况，发现问题及时对症处理并给予相应指导。

3. 住院期间特殊检查护理：NAION 患者在入院后进行相关检查时，向患者宣教检查配合注意事项，确保检查准确性。

4. 出院时：指导患者出院后科学饮食，遵医嘱用药及注意事项，定期复查，日常监测药物可能出现的不良反应。

七、缺血性视神经病变营养治疗规范

饮食指导：

1. 限制高盐、高糖、高脂等类型食物的摄入，控制体重、减肥。

2. 服用激素期间，注意补钾、补钙，防止低血钾、股骨头坏死等的发生。

3. 鼓励患者多食富含维生素、钙、钾类食物，保持大便通畅。

八、缺血性视神经病变健康宣教

1. 出院指导：针对性给予相关药物知识宣教指导，保持良好的心态，睡眠要充足。

2. 药物知识宣教：应用糖皮质激素患者，正确讲解激素的作用与不良反应及预防措施，教会患者观察大便颜色，告知患者加强口腔黏膜的观察，注意有无白斑或溃疡的发生，观察有无牙龈出血等；对于院外激素继续服药患者强调激素严格遵医嘱服药，定期复查调整用药。

3. 疾病预防知识宣教：对于原发有高血压、糖尿病、高脂血症等全身疾病的患者，告知患者严格控制血糖、血压、血脂，适时找相关科室医师会诊调整用药。

4. 保持健康的生活方式，注意戒烟、限酒，避免熬夜等不良生活习惯。

5. 根据病情需要定期复诊，不适随诊。

九、推荐表单

（一）医师表单

非动脉炎性前部缺血性视神经病变临床路径医师表单

适用对象：第一诊断为缺血性视神经病变（ICD-10：H47.004）

患者姓名：	性别： 年龄： 门诊号：	住院号：
住院日期： 年 月 日	出院日期： 年 月 日	标准住院日：10~14 天

时间	住院第 1 天	住院第 2~5 天	住院第 6~14 天
主要诊疗工作	□ 询问病史 □ 体格检查 □ 交代病情 □ 完成首次病程记录和住院病历	□ 核实各项检查结果正常 □ 上级医师查房评估病情与患者沟通 □ 完成必要的相关科室会诊 □ 调整全身用药，控制血压、血糖等	□ 上级医师查房，确定病情转归，若患者可以出院，则需完成出院记录 □ 通知患者及其家属出院 □ 向患者交代出院后注意事项并书写出院须知 □ 预约复诊日期 □ 出具诊断证明书及出院证明书
重点医嘱	**长期医嘱** □ 眼科二级或三级护理 □ 监测血压 □ 必要时监测血糖 □ 应用改善微循环、活血化瘀类药物 □ 应用营养神经药物 □ 必要时糖皮质激素药物应用 **临时医嘱** □ 血常规、尿常规 □ 血生化检查 □ 心电图 □ 感染性疾病筛查 □ 免疫学相关检查 □ 眼部辅助检查 □ 相关影像学检查	**长期医嘱** □ 眼科二级或三级护理 □ 监测血压 □ 必要时监测血糖 □ 应用改善微循环、活血化瘀类药物 □ 应用营养神经药物 □ 必要时糖皮质激素药物应用 **临时医嘱** □ 根据病情需要制订（加用降血压、降血糖、降血脂等相关治疗） □ 必要时糖皮质激素药物应用及补钙、护胃、补钾药物应用	**长期医嘱** □ 眼科二级或三级护理 □ 监测血压 □ 必要时监测血糖 □ 应用改善微循环、活血化瘀类药物 □ 应用营养神经药物 □ 必要时糖皮质激素药物应用 □ 今日出院 **临时医嘱** □ 根据病情需要制订 □ 必要时复查相关眼科及全身辅助检查 □ 出院带药：根据病情需要制订
病情变异记录	□ 无 □ 有，原因： 1. 2.	□ 无 □ 有，原因： 1. 2.	□ 无 □ 有，原因： 1. 2.
医师签名			

（二）护士表单

非动脉炎性前部缺血性视神经病变临床路径护士表单

适用对象：第一诊断为缺血性视神经病变（ICD-10：H47.004）

患者姓名：	性别：　　年龄：　　门诊号：	住院号：
住院日期：　　年　月　日	出院日期：　　年　月　日	标准住院日：10~14 天

时间	住院第 1 天	住院第 2~5 天	住院第 6~14 天
健康宣教	□ 入院宣教 　介绍主管医师、护士 　介绍环境、设施 　介绍住院注意事项及规章制度 　向患者宣教戒烟、限酒的重要性，医院内禁止吸烟 □ 根据风险评估结果进行相应防范措施宣教	□ 指导患者输液时的注意事项 □ 责任护士与患者沟通，了解并指导心理应对 □ 宣教疾病知识、用药知识及特殊检查的操作过程 □ 观察药物不良反应及注意事项 □ 饮食指导 □ 根据病情实时动态进行风险评估并结果进行相应防范措施宣教	□ 根据病情进展，针对性给予相关药物知识宣教指导 □ 护眼康复和训练 □ 定时复查 □ 出院带药服用方法 □ 饮食休息等注意事项指导
护理处置	□ 核对患者姓名，佩戴腕带 □ 建立入院护理病历 □ 卫生处置：更换病号服 □ 未成年人需陪护 1 人	□ 随时观察患者病情变化 □ 协助医师完成各项实验室检查	□ 办理出院手续 □ 书写出院小结
基础护理	□ 二级或三级护理 □ 晨晚间护理 □ 患者安全管理	□ 二级或三级护理 □ 晨晚间护理 □ 患者安全管理	□ 二级或三级护理 □ 晨晚间护理 □ 患者安全管理
专科护理	□ 护理查体 □ 需要时，填写跌倒及压疮防范表 □ 需要时，请家属陪护 □ 心理护理	□ 护理查体 □ 需要时，填写跌倒及压疮防范表 □ 需要时，请家属陪护 □ 心理护理	□ 护理查体 □ 需要时，填写跌倒及压疮防范表 □ 需要时，请家属陪护 □ 心理护理
重点医嘱	□ 详见医嘱执行单	□ 详见医嘱执行单	□ 详见医嘱执行单
病情变异记录	□ 无　□ 有，原因： 1. 2.	□ 无　□ 有，原因： 1. 2.	□ 无　□ 有，原因： 1. 2.
护士签名			

（三）患者（家属）表单

非动脉炎性前部缺血性视神经病变临床路径患者（家属）表单

适用对象：第一诊断为缺血性视神经病变（ICD-10：H47.004）

患者姓名：		性别： 年龄： 门诊号：		住院号：
住院日期： 年 月 日		出院日期： 年 月 日		标准住院日：10~14 天

时间	住院第 1 天	住院第 2~5 天	住院第 6~14 天
医患配合	□ 配合询问病史、收集资料，请务必详细告知既往史、用药史、过敏史 □ 配合进行体格检查 □ 有任何不适请告知医师	□ 配合完善入院相关检查，如采血、留尿、心电图、X 线胸片、眼科特殊检查、磁共振成像、颈部超声等检查 □ 医师向患者及家属介绍病情，如有异常检查结果需进一步检查 □ 配合医师用药及治疗 □ 配合医师调整用药 □ 有任何不适告知医师	□ 接受出院前指导 □ 知道复查程序 □ 获取出院诊断书
护患配合	□ 配合测量体温、脉搏、呼吸、血压、体重1次 □ 配合完成入院护理评估（简单询问病史、过敏史、用药史） □ 接受入院宣教（环境介绍、病室规定、订餐制度、贵重物品保管等） □ 有任何不适请告知护士	□ 配合测量体温、脉搏、呼吸、询问排便情况1次 □ 接受相关实验室检查宣教，正确留取标本，配合检查 □ 有任何不适告知护士 □ 接受输液、服药治疗 □ 注意活动安全，避免跌倒 □ 配合执行探视及陪护 □ 接受疾病及用药等相关知识指导	□ 接受出院宣教 □ 办理出院手续 □ 获取出院带药 □ 知道服药方法、作用、注意事项 □ 知道复印病历方法
饮食	□ 普通饮食、糖尿病饮食、低脂饮食	□ 普通饮食、糖尿病饮食、低脂饮食	□ 普通饮食、糖尿病饮食、低脂饮食
排泄	□ 正常排尿便	□ 正常排尿便	□ 正常排尿便
活动	□ 适度活动	□ 适度活动	□ 适度活动

附：原表单（2016 年版）

缺血性视神经病变临床路径表单

适用对象：第一诊断为缺血性视神经病变（ICD-10：H47.004）

患者姓名：	性别： 年龄： 门诊号：	住院号：
住院日期： 年 月 日	出院日期： 年 月 日	标准住院日：10~14 天

时间	住院第 1 天	住院第 2~5 天	住院第 6~14 天
主要诊疗工作	□ 询问病史 □ 体格检查 □ 交代病情 □ 完成首次病程记录和住院病历	□ 核实各项检查结果正常 □ 上级医师查房评估病情与患者沟通 □ 完成必要的相关科室会诊 □ 调整全身用药，控制血压、血糖等	□ 上级医师查房，确定病情转归，若患者可以出院，则需完成出院记录 □ 通知患者及其家属出院 □ 向患者交代出院后注意事项并书写出院须知 □ 预约复诊日期 □ 出具诊断证明书及出院证明书
重点医嘱	**长期医嘱** □ 眼科二级或三级护理 □ 监测血压 □ 必要时监测血糖 □ 应用改善微循环、活血化瘀类药物 □ 应用营养神经药物 □ 必要时糖皮质激素药物应用 **临时医嘱** □ 血常规、尿常规 □ 血生化检查 □ 心电图 □ 感染性疾病筛查 □ 免疫学相关检查 □ 眼部辅助检查 □ 相关影像学检查	**长期医嘱** □ 眼科二级或三级护理 □ 监测血压 □ 必要时监测血糖 □ 应用改善微循环、活血化瘀类药物 □ 应用营养神经药物 □ 必要时糖皮质激素药物应用 **临时医嘱** □ 根据病情需要制订（加用降眼压、降血压、降血糖、降血脂等相关治疗） □ 必要时糖皮质激素药物应用及补钙、护胃、补钾药物应用	**长期医嘱** □ 眼科二级或三级护理 □ 监测血压 □ 必要时监测血糖 □ 应用改善微循环、活血化瘀类药物 □ 应用营养神经药物 □ 必要时糖皮质激素药物应用 □ 今日出院 **临时医嘱** □ 根据病情需要制订 □ 必要时复查相关眼科及全身辅助检查 □ 出院带药：根据病情需要制订
主要护理工作	□ 入院护理评估 □ 病区环境及医护人员介绍 □ 医院相关制度介绍 □ 入院评估 □ 执行医嘱 □ 饮食宣教 □ 观察生命体征 □ 介绍相关治疗、检查、用药等护理中应注意的问题 □ 完成护理记录单书写	□ 指导患者尽快适应病区环境 □ 按医嘱执行护理治疗 □ 介绍有关疾病的护理知识 □ 介绍相关治疗、检查、用药等护理中应注意的问题 □ 饮食宣教 □ 观察生命体征 □ 完成护理记录单书写	□ 按医嘱执行护理治疗 □ 观察生命体征 □ 心理与基础护理 □ 如果患者可出院，做出院宣教，协助患者办理出院手续、交费等事项

续　表

时间	住院第 1 天			住院第 2~5 天			住院第 6~14 天		
病情 变异 记录	□无 □有，原因： 1. 2.			□无 □有，原因： 1. 2.			□无 □有，原因： 1. 2.		
护士 签名	白班	小夜班	大夜班	白班	小夜班	大夜班	白班	小夜班	大夜班
医师 签名									

第三十章

部分调节性内斜视临床路径释义

【医疗质量控制指标】

指标一、诊断需结合症状、体征和辅助检查。

指标二、手术适应证选择符合部分调节性内斜视矫正术。

指标三、手术疗效达到预期目标。

指标四、抗菌药物使用符合规范。

指标五、住院时间符合路径实施要求。

一、部分调节性内斜视编码

1. 原编码：

疾病名称及编码：部分调节性内斜视（ICD-10：H50.001）

手术操作名称及编码：斜视矫正术（ICD-9-CM-3：15.9）

2. 修改编码：

疾病名称及编码：部分调节性内斜视（ICD-10：H50.001）

手术操作名称及编码：斜视矫正术（ICD-9-CM-3：15.1/15.2/15.3/15.4/15.5）

二、临床路径检索方法

H50.001 伴（15.1/15.2/15.3/15.4/15.5）

三、国家医疗保障疾病诊断相关分组（CHS-DRG）

DCC　眼疾病及功能障碍

MCS1　眼的神经及血管疾患

四、部分调节性内斜视临床路径标准住院流程

（一）适用对象

第一诊断为部分调节性内斜视（ICD-10：H50.001），行斜视矫正术（ICD-9-CM-3：15.9）。

> **释义**
>
> ■ 本路径适用对象为诊断为部分调节性内斜视的患者。部分调节性内斜视是大脑中枢在形成双眼视觉反射过程中遇到障碍所导致的病变，而神经和肌肉正常，眼球各方向运动一致，第一、第二斜视角相同；不包括 A-V 型斜视；全矫戴镜后内斜视度数减小，但仍有内斜视。屈光调节性内斜视因不能手术治疗，不适用本路径。如有限制因素或神经支配异常等请参考其他临床路径。隐性斜视因不需手术治疗，不进入本路径。

（二）诊断依据

根据《临床诊疗指南·眼科学分册》（中华医学会编著，人民卫生出版社，2006）：

1. 发病年龄、病程特点。

2. 相关眼部检查；屈光状态检查；戴镜去调节之后，三棱镜遮盖法测量斜视度；眼球运动检查；双眼视功能检查等。

> **释义**
>
> ■ 屈光状态检查：儿童及青少年应在睫状肌麻痹的状态下检影验光。对于12岁以下部分调节性内斜视的儿童首次验光或复发后再次验光必须用1%阿托品眼膏涂眼，以麻痹睫状肌消除调节，戴镜去调节指的是戴镜去除调节因素对斜视角的影响，如部分调节性内斜视，首先应散瞳验光，然后全矫配镜，戴镜半年后剩余内斜度数再行手术矫治。12~40岁的青少年和成人可选用2%的后马托品或0.5%托吡卡胺散瞳验光，待瞳孔恢复常态后，再进行复验，对于有屈光不正的应及时配镜。有条件者，麻痹睫状肌验光也可选用环戊酮。
>
> ■ 三棱镜遮盖法是斜视手术前后常用的测量斜视角度的方法，适合于能交替注视的患者。让患者分别注视33cm和6m的目标，将三棱镜以尖端与斜视方向一致放在斜视眼前，逐渐增加度数直至遮盖-去遮盖时眼球运动静止，这时的三棱镜度数即为客观斜视度数。部分调节性内斜视者需要分别检查戴镜和裸眼内斜视角度。如果单眼视力差不能注视者则采用三棱镜角膜映光法（Krimsky）：嘱双眼注视33cm处光点，置三棱镜于注视眼前方，逐渐增加度数，并观察偏斜眼的角膜反光点。何时由颞侧或鼻侧移至中央，所得的三棱镜度数即为斜视度。
>
> ■ 双眼视功能：部分调节性内斜视好发于婴幼儿，对患儿的主要影响是双眼单视功能的破坏，眼球各个方向运动不受限制，斜视角不随注视眼及注视方向而改变。双眼视功能检查包括：同视机检查、立体视功能检查、Bagolini线状镜、Worth四点灯检查等。双眼视功能检查并不是必查项目，但对患者术前双眼视功能和术后恢复情况的评估有帮助。

（三）治疗方案的选择

根据《临床技术操作规范·眼科学分册》（中华医学会编著，人民军医出版社，2007）：

1. 诊断明确。

2. 屈光检查与矫正：强调首次或复发必需阿托品散瞳验光，有屈光不正者，需戴镜矫正视力；有弱视者观察眼位同时治疗弱视。

3. 远视性屈光不正者全部矫正，戴镜观察6个月，斜视部分改善，残余度数＜15$^\triangle$，可佩戴三棱镜矫正；如残余斜视的度数≥15$^\triangle$。需重复睫状肌麻痹状态下检影验光，以防额外的远视性屈光不正没有被发现；如远视性屈光不正的度数正确，可实施斜视矫正术。

> **释义**
>
> ■ 首先排除麻痹性、限制性斜视等非共同性斜视。因部分患儿合并弱视，经过弱视治疗后，绝大多数（6岁前弱视治疗成功率可达90%以上）患儿视力提高，相应的斜视度数也会发生改变，因此术前尽可能将弱视治疗至双眼均可注视视标，或双眼视力接近。

■屈光检查与矫正强调首次或复发必需阿托品散瞳验光。远视性屈光不正者全部矫正，戴镜观察 6 个月，斜视部分改善，残余度数＜15$^\triangle$，可佩戴三棱镜矫正；如残余斜视的度数≥15$^\triangle$，需重复睫状肌麻痹状态下检影验光，以防额外的远视性屈光不正没有被发现；如远视性屈光不正的度数正确，可实施斜视矫正术。

■大部分屈光性调节性内斜视患者由远视性屈光不正引起，通过戴镜矫正屈光不正可消除调节性因素，是非手术治疗的主要方法。部分调节性内斜视通过手术只解决非调节部分，调节部分仍需戴镜治疗。部分调节性内斜视的斜度≤15$^\triangle$的患者如有症状可采用三棱镜等治疗方式。

■有弱视者观察眼位同时治疗弱视。

（四）标准住院日

≤5 天。

> **释义**
>
> ■标准住院日是推荐的最低要求，提倡缩短住院日。儿童需全身麻醉下手术，需提前入院行术前准备及麻醉科会诊，通常手术日为入院第 2~3 天，如手术无严重并发症，术后恢复 1~3 天可予出院。成年患者全身情况良好者，可门诊手术治疗或日间手术 24 小时出院。

（五）进入路径标准

1. 第一诊断必须符合部分调节性内斜视（ICD-10：H50.001）疾病编码。
2. 当患者同时具有其他疾病诊断，但在住院期间不需要特殊处理也不影响第一诊断的临床路径流程实施时，可以进入路径。

> **释义**
>
> ■本路径适用对象为临床诊断为部分调节性内斜视的患者。如斜视继发于其他眼病，建议先治疗原发病，不进入本路径；如原发病不能或难以治疗，仅为矫正眼位，可也进入本路径。合并全身疾病但住院期间不需要特殊处理，并且可耐受手术的患者，也可以进入本路径。

（六）住院期间检查项目

必须的检查项目：
1. 血常规、尿常规。
2. 肝肾功能，电解质，凝血功能，感染性疾病筛查（乙型肝炎、丙型肝炎、艾滋病、梅毒等）。
3. 心电图、X 线胸片。
4. 视力、眼前后节、眼位、眼球运动、眼压、泪道。

5. 屈光检查：散瞳（显然）验光。

6. 主导眼、三棱镜检查、同视机双眼视觉检查与眼底照相等。

> **释义**
>
> ■ 心电图、血常规、尿常规、凝血和生化检查、传染源筛查等是常规检查，每个进入路径的患者均需完成，肝肾功能、血糖、凝血功能、心电图、X 线胸片主要是评估有无基础疾病，关系到围术期的特殊处理，可能会影响到住院时间、费用以及治疗预后。传染性疾病的筛查主要用于排除可能的传染源如乙型肝炎、丙型肝炎、艾滋病、梅毒等，这些患者的手术操作需要特殊处理。为缩短患者术前等待时间，检查项目可以在患者入院前于门诊完成。
>
> ■ 术前准备常规检查眼压、眼前节及眼底；还需行视功能（远近视力、最佳矫正视力）、眼位、眼球运动检查。同视机、立体视、Bagolini 线状镜、Worth 四点灯及 Hess 屏检查可评估术前双眼视功能及术后的恢复情况，可选择性进行检查。其中，同视机检查和立体视检查临床上较常用，而最接近生理状态的双眼视功能评估手段是 Bagolini 线状镜。
>
> ■ 人类在视物时，双眼所起的作用常不同，其中一眼往往在一定程度上占优势，成为定位、引起融合的主要负担者，此眼称为主导眼。主导眼测定常采用卡片法。将中心带有直径 2.5cm 小孔的边长 25cm 卡片放在眼前 15cm 处，通过小孔观察 3m 远处直径 2.5cm 的点。令患者闭左眼，如仍能看到视标，则主导是右眼。若看不到这点，则主导眼是左眼。
>
> ■ 测量斜视度常采用三棱镜加交替遮盖法。如单眼或双眼视力差，不能注视视标，则采用三棱镜角膜映光法估算斜视度数。

（七）治疗方案与药物选择

1. 选用局部抗菌药物滴眼液，预防性用药时间可 1~2 天。

2. 斜视矫正术（手术日为入院后 2~3 天）：

（1）麻醉方式：局部麻醉或全身麻醉。

（2）眼内植入物：无。

（3）术中用耗品：缝线。

3. 术后处理（术后恢复 1~2 天）：

（1）术后用药：局部抗菌药物滴眼液，酌情使用非甾体滴眼液。

（2）术后需要复查的项目：视力，眼前后节，眼位、眼球运动（酌情）。

> **释义**
>
> ■ 鉴于 2012 年 8 月 1 日起施行《抗菌药物临床应用管理办法》（卫生部令第 84 号），路径中抗菌药物使用应按照新的管理规范执行，路径均不再全身（口服、静脉注射或肌内注射）使用抗菌药物，原则上以局部使用抗菌药物预防感染。选用局部抗菌药物滴眼液，预防性用药时间可 1~3 天。
>
> ■ 麻醉方式包括局部麻醉和全身麻醉，儿童或者不能耐受局部麻醉手术的成人患者可采用全身麻醉，也可行局部麻醉联合神经安定镇痛麻醉。此类手术为外眼手术，不使用眼内植入物。缝线为术中唯一耗品，用以缝合肌肉及结膜。

■ 眼位、眼球运动、视力、前节检查是术后评价手术效果的主要指标。术后常规使用局部抗菌药物，儿童多用氨基糖苷类滴眼液。通常还使用非甾体或糖皮质激素滴眼液，以减轻术后炎症、水肿。

（八）出院标准

1. 手术后眼位正位或明显改善，病情稳定。
2. 切口对合齐，缝线在位，无感染征象。
3. 没有需要住院处理的并发症和/或合并症。

释义

■ 手术后眼位基本矫正，切口无感染，无严重并发症或合并症的患者，可以考虑出院。出院后继续使用抗菌药物滴眼液，非甾体或糖皮质激素滴眼液，要定期随访，根据恢复情况及时调整用药。

（九）变异及原因分析

1. 术前实验室检查异常，需要复查相关检查，导致住院时间延长。
2. 术中出现严重手术并发症（眼球穿通、肌肉滑脱等），导致住院时间延长。
3. 术后炎症反应或并发症（切口愈合不良等）需要进一步处理，导致住院时间延长。

释义

■ 住院后患者出现特殊情况，如感冒、发热等不宜手术疾病，需要等病情好转后才可手术治疗。

■ 在固定肌肉时，缝针意外穿通眼球壁，可能造成视网膜裂孔以及出血，这种情况需行巩膜外冷冻术或眼底激光光凝术封闭视网膜裂孔。手术中因为肌肉固定不牢固，术后再次出现异常眼位，可能系肌肉滑脱所致，需再次手术治疗。

■ 如手术创伤严重，感染，或出现结膜切口裂开，患者对药物或缝线过敏，致组织水肿严重等情况，可能需要住院观察，导致住院时间延长。

五、部分调节性内斜视临床路径给药方案

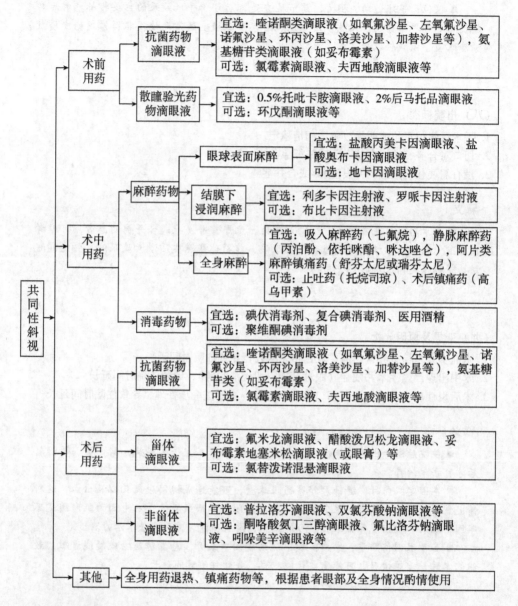

1. 用药选择:

(1) 手术前应用广谱抗菌药物滴眼液 1~3 天,起到清洁结膜囊的作用。术前检影验光,评估患者屈光状态及视力情况,部分患者对常见的散瞳剂过敏,表现为眼红、眼痒等,可以试用盐酸环喷托酯滴眼液。儿童及青少年应在睫状肌麻痹的状态下检影验光。为便于住院后进行检查,也可在入院前完成屈光状态检查。

(2) 手术中除了眼睑周围皮肤消毒外,还要注意结膜囊的消毒,除了术前冲洗结膜囊外,结膜囊应用 5% 聚维酮碘消毒液可以起到有效的灭菌作用。

(3) 手术后常规应用广谱抗菌药物、甾体、非甾体滴眼液,起到预防感染、控制炎症反应的作用。

(4) 儿童在局部麻醉下多不能配合手术,考虑全身麻醉下手术;成人在局部麻醉下行手术,

牵拉眼外肌时患者明显不适感，可静脉应用神经镇静镇痛药物。

（5）全身麻醉术后，部分患者会出现发热、呕吐等不适症状，给予退热、止吐等对症处理。

2. 药学提示：

术后糖皮质激素类滴眼液不宜长期使用，因有导致激素性青光眼的可能，使用前后监测眼压变化。

3. 注意事项：

斜视矫正手术，为眼局部的手术，通常围术期眼局部点药即可，一般不需要静脉用抗菌药物等。

六、部分调节性内斜视护理规范

1. 术前护理：

（1）心理护理，适当讲解手术过程及注意事项，增加患者对手术的理解，建立合理的疗效预期和风险考虑，情绪稳定接受手术治疗。

（2）术前遵医嘱滴抗菌药物滴眼液，清洁结膜囊预防术后感染。

（3）术前嘱患者排空大小便，取下义齿、手表、首饰等。

2. 术后护理：

（1）部分调节性内斜视患者大多采用全身麻醉，术后应去枕平卧位，观察呼吸平稳以防误吸等，麻醉苏醒后 3~4 小时患者可适当下床活动。

（2）密切观察辅料有无渗血渗出等，若有，及时报告医师。

（3）术后第 1 天开始点眼药水，尽量滴在结膜上，操作时动作要轻柔，以免眼球受压。

七、部分调节性内斜视营养治疗规范

饮食指导：

1. 部分调节性内斜视手术患者，切口多为微创，对全身影响小，正常饮食即可，也可以多吃新鲜水果蔬菜，多吃软食及易消化的食物，忌辛辣刺激的食物，忌用硬食，以防过度用力，使切口裂开。

2. 保持大便通畅，防止便秘，以防过度用力，使切口裂开。

八、部分调节性内斜视健康宣教

1. 出院指导：部分调节性内斜视术后近期一般为轻度欠矫，遵医嘱继续戴原度数眼镜或者调整度数，应注意术眼保护，滴抗菌药物滴眼液，防止细菌感染，一般术后 1 周，1 个月，3 个月随访复查。

2. 部分调节性内斜视患者术后，应教会家属或者患者正确使用滴眼液的方法，嘱其按时点眼药 2 周左右。

3. 忌烟酒及辛辣的食物，因为辛辣食物可导致血管扩张眼部充血。

4. 术后 2 周内避免剧烈活动，尽可能少用电子产品，尽量少去公共场所。

九、推荐表单

（一）医师表单

部分调节性内斜视临床路径医师表单

适用对象：第一诊断为部分调节性内斜视（ICD-10：H50.001）
行斜视矫正术（ICD-9-CM-3：15.1-15.5）

患者姓名：		性别：	年龄：	门诊号：	住院号：
住院日期：	年　月　日	出院日期：	年　月　日		标准住院日：≤5 天

时间	住院第 1 天	住院第 1~2 天
主要诊疗工作	□ 询问病史与体格检查，包括裂隙灯、眼底及斜视专科检查 □ 完成首次病程记录 □ 完成病历书写 □ 开实验室检查单 □ 上级医师查房 □ 初步确定手术方式和日期	□ 上级医师查房与手术前评估 □ 向患者及其家属交代围术期注意事项 □ 继续完善术前检查和专科特殊检查，术前评估 □ 进一步鉴别诊断，除外 A-V 征、垂直斜视以及其他非共同性斜视 □ 根据检查结果，进行术前讨论，确定手术方案 □ 住院医师完成术前小结和术前讨论，上级医师查房记录等病历书写 □ 签署手术知情同意书
重点医嘱	**长期医嘱** □ 眼科二级或三级护理 □ 饮食 □ 抗菌药物滴眼液点双眼 tid 或 qid □ 未成年人需陪护 1 人 **临时医嘱** □ 血常规、尿常规，肝肾功能，感染性疾病筛查，凝血功能 □ 心电图、X 线胸片 □ 眼科特殊检查：三棱镜检查眼位、眼球运动检查、双眼视觉检查、眼底照相等	**长期医嘱** □ 眼科二级或三级护理 □ 饮食 □ 抗菌药物滴眼液点双眼 tid 或 qid □ 未成年人需陪护 1 人 **临时医嘱** □ 拟明日在局部麻醉或全身麻醉下行左/右眼共同性斜视矫正术 □ 全身麻醉患者术前禁食、禁水 □ 局部麻醉+镇静或镇痛药（必要时）
病情变异记录	□ 无　□ 有，原因： 1. 2.	□ 无　□ 有，原因： 1. 2.
医师签名		

时间	住院第2~3天 （手术日）	住院第3~4天 （术后第1日）	住院第4~5天 （术后第2日，出院日）
主要诊疗工作	□ 手术前再次确认患者姓名、性别、年龄和准备手术的眼睛、手术方案 □ 手术：有手术适应证、无手术禁忌 □ 完成手术记录 □ 完成手术日病程记录 □ 向患者及其家属交代术后注意事项	□ 检查患者，注意眼位、切口、眼球运动、前节等情况，注意观察体温、血压等全身情况 □ 上级医师查房，确定有无手术并发症 □ 为患者换药 □ 完成术后病程记录 □ 向患者及家属交代术后恢复情况	□ 上级医师查房，进行手术及切口评估，确定有无手术并发症和切口愈合不良情况，确定今日出院 □ 完成出院记录等 □ 通知出院处 □ 通知患者及其家属出院 □ 向患者交代出院后注意事项 □ 预约复诊日期 □ 将出院记录副本及诊断证明交给患者
重点医嘱	**长期医嘱** □ 眼科一级或二级护理 □ 饮食 □ 抗菌药物滴眼液 □ 非甾体抗炎药 □ 甾体激素滴眼液 □ 口服抗菌药物 □ 未成年人需陪护1人 **临时医嘱** □ 根据病情需要下达	**长期医嘱** □ 眼科二级护理 □ 抗菌药物滴眼液 □ 甾体激素滴眼液 □ 非甾体抗炎药 □ 口服抗菌药物 **临时医嘱** □ 换药、止吐等，根据病情需要下达	**长期医嘱** □ 眼科二级护理 □ 抗菌药物滴眼液 □ 甾体激素滴眼液 □ 非甾体抗炎药 □ 口服抗菌药物 **临时医嘱** □ 今日出院 □ 出院用药：抗菌药物滴眼液3~4次/日，持续2~3周
病情变异记录	□ 无 □ 有，原因： 1. 2.	□ 无 □ 有，原因： 1. 2.	□ 无 □ 有，原因： 1. 2.
医师签名			

（二）护士表单

部分调节性内斜视临床路径护士表单

适用对象：第一诊断为部分调节性内斜视（ICD-10：H50.001）
行斜视矫正术（ICD-9-CM-3：15.1~15.5）

患者姓名：	性别： 年龄： 门诊号：	住院号：
住院日期： 年 月 日	出院日期： 年 月 日	标准住院日：≤5 天

时间	住院第 1 天	住院第 1~2 天	住院第 2~3 天 （手术日）
健康宣教	□ 入院宣教 　介绍主管医师、护士 　介绍环境、设施 　介绍住院注意事项	□ 术前宣教 　宣教疾病知识、术前准备及手术过程 　告知准备物品、沐浴 　告知术后饮食、活动及探视注意事项 　告知术后可能出现的情况及应对方式 □ 主管护士与患者沟通，了解并指导心理应对 □ 告知家属等候区位置	□ 术后当日宣教 　告知术后注意事项 　告知术后饮食、活动及探视注意事项 　告知术后可能出现情况的应对方式 □ 给予患者及家属心理支持 □ 再次明确探视陪伴须知
护理处置	□ 核对患者姓名，佩戴腕带 □ 建立入院护理病历 □ 卫生处置：剪指（趾）甲、沐浴，更换病号服 □ 未成年人需陪护 1 人	□ 协助医师完成术前检查化验 □ 术前准备 　未成年者禁食、禁水 　卫生处置：头部清洁、沐浴	□ 送手术 　摘除患者各种活动物品 　核对患者资料及带药 　填写手术交接单，签字确认 □ 接手术 　核对患者及资料，签字确认
基础护理	□ 三级护理 □ 晨晚间护理 □ 患者安全管理	□ 三级护理 □ 晨晚间护理 □ 患者安全管理	□ 二级护理 □ 晨晚间护理 □ 患者安全管理
专科护理	□ 护理查体 □ 需要时，填写跌倒及压疮防范表 □ 需要时，请家属陪护 □ 遵医嘱抗菌药物滴眼液点双眼（3~4 次/日） □ 心理护理	□ 协助完成相关检查 □ 遵医嘱抗菌药物滴眼液点双眼（3~4 次/日） □ 心理护理	□ 病情观察，观察术眼情况变化 □ 测量患者 TPR 变化 □ 全身麻醉患者遵医嘱予静脉补液 □ 心理护理
重点医嘱	□ 详见医嘱执行单	□ 详见医嘱执行单	□ 详见医嘱执行单
病情变异记录	□ 无 □ 有，原因： 1. 2.	□ 无 □ 有，原因： 1. 2.	□ 无 □ 有，原因： 1. 2.
护士签名			

时间	住院第 3~4 天 （术后第 1~2 日）	住院第 4~5 天 （出院日）
健康宣教	□ 术后宣教 　眼药作用及频率 　饮食、活动指导 　复查患者对术前宣教内容的掌握程度	□ 出院宣教 　复查时间 　眼药使用方法与频率 　活动休息 　指导饮食 　指导办理出院手续
护理处置	□ 协助完成相关检查	□ 办理出院手续
基础护理	□ 二级护理 □ 晨晚间护理 □ 患者安全管理	□ 二级护理 □ 晨晚间护理 □ 患者安全管理
专科护理	□ 病情观察，观察术眼情况变化 □ 遵医嘱眼药治疗 □ 心理护理	□ 病情观察 □ 遵医嘱眼药治疗 □ 心理护理
重点医嘱	□ 详见医嘱执行单	□ 详见医嘱执行单
病情变异记录	□ 无　□ 有，原因： 1. 2.	□ 无　□ 有，原因： 1. 2.
护士签名		

（三）患者（家属）表单

部分调节性内斜视临床路径患者（家属）表单

适用对象：第一诊断为部分调节性内斜视（ICD-10：H50.001）

行斜视矫正术（ICD-9-CM-3：15.1~15.5）

患者姓名：		性别：	年龄：	门诊号：	住院号：
住院日期： 年 月 日		出院日期： 年 月 日			标准住院日：≤5 天

时间	入　院	手术前	手术当天
医患配合	□ 配合询问病史、收集资料，请务必详细告知既往史、用药史、过敏史 □ 如服用抗凝剂，请明确告知 □ 配合进行体格检查 □ 有任何不适请告知医师	□ 配合完善术前相关检查，如采血、留尿、心电图、X 线胸片。眼科特殊检查：三棱镜检查眼位、眼球运动检查、双眼视觉检查、眼底照相等 □ 医师与患者及家属介绍病情及手术谈话、术前签字 □ 麻醉师与患者进行术前访视	□ 配合评估手术效果 □ 有任何不适请告知医师
护患配合	□ 配合测量体温、脉搏、呼吸、血压、体重 1 次 □ 配合完成入院护理评估（简单询问病史、过敏史、用药史） □ 接受入院宣教（环境介绍、病室规定、订餐制度、贵重物品保管等） □ 有任何不适请告知护士	□ 配合测量体温、脉搏、呼吸、询问排便情况 1 次 □ 接受术前宣教 □ 自行沐浴，加强头部清洁，剪指（趾）甲 □ 准备好必要用物，吸水管 □ 取下义齿、饰品等，贵重物品交家属保管	□ 清晨测量体温、脉搏、呼吸、送手术室前，协助完成核对，带齐影像资料和术中带药 □ 返回病房后，协助完成核对，配合过病床，配合血压测量 □ 配合检查意识 □ 配合术后输液 □ 遵医嘱采取正确体位 □ 配合缓解疼痛 □ 有任何不适请告知护士
饮食	□ 普通饮食	□ 全身麻醉者术前 12 小时禁食、禁水 □ 局部麻醉+镇静（必要时）可普通饮食	□ 全身麻醉者麻醉清醒前禁食、禁水 □ 全身麻醉者麻醉清醒后，根据医嘱试饮水，无恶心呕吐进少量流食
排泄	□ 正常排尿便	□ 正常排尿便	□ 正常排尿便
活动	□ 正常活动	□ 正常活动	□ 全身麻醉完全清醒后可正常活动

时间	手术后	出　院
医患配合	□ 配合检查眼部情况 □ 配合眼部切口换药	□ 接受出院前指导 □ 知道复查程序 □ 获取出院诊断书 □ 预约复诊日期
护患配合	□ 配合定时测量体温、脉搏、呼吸、每日询问排便情况 □ 注意活动安全，避免坠床或跌倒 □ 配合执行探视及陪护	□ 接受出院宣教 □ 办理出院手续 □ 获取出院带药 □ 知道眼药用药频率、方法和眼药保存注意事项 □ 知道复印病历方法
饮食	□ 普通饮食	□ 普通饮食
排泄	□ 正常排尿便 □ 避免便秘	□ 正常排尿便 □ 避免便秘
活动	□ 正常活动	□ 正常活动

附：原表单（2016 年版）

部分调节性内斜视临床路径表单

适用对象：第一诊断为共同性斜视（ICD-10：H50.0-H50.4）

行共同性斜视矫正术（ICD-9-CM-3：15.1-15.5）

患者姓名：		性别：	年龄：	门诊号：	住院号：
住院日期： 年 月 日		出院日期： 年 月 日			标准住院日：≤5 天

时间	住院第 1 天	住院第 1~2 天
主要诊疗工作	□ 询问病史与体格检查 □ 完成首次病程记录 □ 完成病历书写 □ 开实验室检查单 □ 上级医师查房 □ 初步确定手术方式和日期	□ 上级医师查房与手术前评估 □ 向患者及其家属交代围术期注意事项 □ 继续完成眼科特殊检查 □ 进一步鉴别诊断，除外 A-V 征、垂直斜视以及其他非共同性斜视 □ 根据检查结果，进行术前讨论，确定手术方案 □ 住院医师完成术前小结和术前讨论，上级医师查房记录等病历书写 □ 签署手术知情同意书
重点医嘱	**长期医嘱** □ 眼科三级护理 □ 饮食 □ 抗菌药物滴眼液点双眼 qid □ 未成年人需陪护 1 人 **临时医嘱** □ 血常规、尿常规，肝肾功能，电解质，感染性疾病筛查，凝血功能 □ 心电图、X 线胸片 □ 眼肌学检查：主导眼、三棱镜遮盖法检查原在位及各个诊断眼位上的斜视度、双眼视觉检查、立体视觉检查、眼外肌功能检查等	**长期医嘱** □ 眼科三级护理 □ 饮食 □ 抗菌药物滴眼液点双眼 qid □ 未成年人需陪护 1 人 **临时医嘱** □ 拟明日在局部麻醉或全身麻醉下行左/右眼内斜视矫正术 □ 备皮、洗眼 □ 全身麻醉患者术前禁食、禁水 □ 局部麻醉+镇静（必要时）
主要护理工作	□ 病区环境及医护人员介绍 □ 入院护理评估 □ 医院相关制度介绍 □ 执行医嘱 □ 饮食宣教、生命体征监测 □ 介绍相关治疗、检查、用药等护理中应注意的问题 □ 完成护理记录单书写	□ 手术前物品准备、心理护理 □ 手术前准备（沐浴、更衣） □ 按医嘱执行护理治疗 □ 介绍有关疾病的护理知识 □ 介绍相关治疗、检查、用药等护理中应注意的问题 □ 健康宣教：术前/术中注意事项 □ 完成术前护理记录单书写 □ 提醒患者禁食、禁水
病情变异记录	□ 无 □ 有，原因： 1. 2.	□ 无 □ 有，原因： 1. 2.
护士签名		
医师签名		

时间	住院第2~3天 （手术日）	住院第3~4天 （术后第1日）	住院第4~5天 （术后第2日，出院日）
主要诊疗工作	□ 手术前再次确认患者姓名、性别、年龄和准备手术的眼睛、手术方案 □ 手术 □ 完成手术记录 □ 完成手术日病程记录 □ 向患者及其家属交代术后注意事项	□ 检查患者，注意观察体温、血压等全身情况，检查视力、眼前后节、切口、眼位、眼球运动等情况 □ 上级医师查房，确定有无手术并发症 □ 为患者换药 □ 完成术后病程记录 □ 向患者及家属交代术后恢复情况	□ 上级医师查房，进行手术及切口评估，确定有无手术并发症和切口愈合不良情况，确定今日出院 □ 完成出院记录等 □ 通知出院处 □ 通知患者及其家属出院 □ 向患者交代出院后注意事项 □ 预约复诊日期 □ 将出院记录副本及诊断证明交给患者
重点医嘱	**长期医嘱** □ 眼科一级或二级护理 □ 饮食 □ 未成年人需陪护1人 **临时医嘱** □ 根据病情需要下达	**长期医嘱** □ 眼科三级护理 □ 抗菌药物滴眼液点术眼 qid □ 非甾体抗炎药滴眼液点眼 qid **临时医嘱** □ 换药等，根据病情需要下达	**长期医嘱** □ 眼科三级护理 □ 抗菌药物滴眼液点术眼 qid □ 非甾体抗炎药滴眼液点术眼 qid **临时医嘱** □ 今日出院 □ 出院用药：抗菌药物滴眼液、非甾体抗炎药滴眼液4次/日，持续2~3周
主要护理工作	□ 健康宣教：术后注意事项 □ 术后心理与生活护理 □ 执行术后医嘱 □ 完成手术当日护理记录单 □ 观察动态病情变化，及时与医师沟通，执行医嘱 □ 介绍相关治疗、检查、用药等护理中注意的问题	□ 执行术后医嘱 □ 健康宣教：术后相关注意事项 □ 介绍有关患者康复锻炼方法 □ 术后用药知识宣教 □ 监测患者生命体征变化、术眼情况变化 □ 术后心理与生活护理 □ 完成术后第1日护理记录单	□ 执行术后医嘱、出院医嘱 □ 出院宣教：生活指导、饮食指导、用药指导 □ 协助患者办理出院手续、交费等事项 □ 完成术后第2日及出院护理记录单
病情变异记录	□ 无 □ 有，原因： 1. 2.	□ 无 □ 有，原因： 1. 2.	□ 无 □ 有，原因： 1. 2.
护士签名			
医师签名			

第三十一章

共同性内斜视临床路径释义

【医疗质量控制指标】

指标一、诊断需结合症状、体征和辅助检查。

指标二、手术适应证选择符合共同性内斜视矫正术。

指标三、手术疗效达到预期目标。

指标四、抗菌药物使用符合规范。

指标五、住院时间符合路径实施要求

一、共同性内斜视编码

1. 原编码：

疾病名称及编码：共同性内斜视（ICD-10：H50.002）

手术操作名称及编码：斜视矫正术（ICD-9-CM-3：15.9）

2. 修改编码：

疾病名称及编码：共同性内斜视（ICD-10：H50.0）

手术操作名称及编码：斜视矫正术（ICD-9-CM-3：15.1/15.2/15.3/15.4/15.5）

二、临床路径检索方法

H50.0 伴（15.1/15.2/15.3/15.4/15.5）

三、国家医疗保障疾病诊断相关分组（CHS-DRG）

MDCC　眼疾病及功能障碍

CS1　眼的神经及血管疾患

四、共同性内斜视临床路径标准住院流程

（一）适用对象

第一诊断为共同性内斜视（ICD-10：H50.002），行斜视矫正术（ICD-9-CM-3：15.9）。

> **释义**
>
> ■ 本路径适用对象为诊断为共同性内斜视的患者。共同性内斜视是大脑中枢在形成双眼视觉反射过程中遇到障碍所导致的病变；而神经和肌肉正常，眼球各方向运动一致，第一、第二斜视角相同；不包括 A-V 型斜视；屈光调节性内斜视因不能手术治疗，不适用本路径。如有限制因素或神经支配异常等请参考其他临床路径。隐性斜视因不需手术治疗，不进入本路径。急性发作的共同性内斜视需排除中枢神经系统病变，且观察 6 个月，斜视度稳定后，需手术治疗的可进入本路径。

（二）诊断依据

根据《临床诊疗指南·眼科学分册》（中华医学会编著，人民卫生出版社，2006）；

1. 发病年龄、病程特点。

2. 相关眼部检查：屈光状态检查；戴镜去调节之后，三棱镜遮盖法测量斜视度；眼球运动检查；双眼视功能检查等。

释义

■ 屈光状态检查：小儿及青少年应在睫状肌麻痹的状态下检影验光。对于 12 岁以下儿童验光前必须用 1% 阿托品眼膏涂眼，每日 3 次连续用药 3~5 天，以麻痹睫状肌消除调节，戴镜去调节指的是戴镜去除调节因素对斜视角的影响，如部分调节性内视，首先应散瞳验光，然后全矫配镜，戴镜半年后剩余内斜度数再行手术矫治。12~40 岁的青少年和成人可选用 2% 的后马托品或 0.5% 托吡卡胺散瞳验光，待瞳孔恢复常态后，再进行复验，对于有屈光不正的应及时配镜。有条件者，麻痹睫状肌验光也可选用环戊酮。

■ 三棱镜遮盖法是斜视手术前后常用的测量斜视角度的方法，适合于能交替注视的患者。让患儿分别注视 33cm 和 6m 的目标，将三棱镜以尖端与斜视方向一致放在斜视眼前，逐渐增加度数直至遮盖-去遮盖时眼球运动静止，这时的三棱镜度数即为客观斜视度数。如果单眼视力差不能注视者则采用三棱镜角膜映光法（Krimsky）：嘱双眼注视 33cm 处光点，置三棱镜于注视眼前方，逐渐增加度数，并观察偏斜眼的角膜反光点。何时由颞侧或鼻侧移至中央，所得的三棱镜度数即为斜视度。对于部分调节性内斜视患者，患者需坚持戴镜确保去调节后，通过三棱镜遮盖法检查患者戴镜后斜视度。

■ 双眼视功能：共同性内斜视好发于婴幼儿，一旦发病，很快即为恒定性，对患儿的主要影响是双眼单视功能的破坏，眼球各个方向运动不受限制，斜视角不随注视眼及注视方向而改变。双眼视功能检查包括：同视机检查、立体视功能检查、Bagolini 线状镜、Worth 四点灯检查屏等。双眼视功能检查并不是必查项目，但对患者术前双眼视功能和术后恢复情况的评估有帮助。

（三）治疗方案的选择

根据《临床技术操作规范·眼科学分册》（中华医学会编著，人民军医出版社，2007）：

1. 诊断明确。

2. 屈光检查与矫正：强调必需阿托品散瞳验光，有屈光不正者，需戴镜矫正视力；有弱视者观察眼位同时治疗弱视。

3. 远视性屈光不正者全部矫正，戴镜观察 6 个月。戴镜后眼位完全改善者考虑屈光调节性内斜视，定期验光调整眼镜，以不出现斜视和保持最佳矫正视力为原则。

4. 戴镜至少 6 个月后斜视无改善或部分改善，斜视的斜度 < 15$^\triangle$，可佩戴三棱镜矫正；斜视的斜度 ≥ 15$^\triangle$ 实施斜视矫正术。

> **释义**
>
> ■ 首先排除麻痹性、限制性等非共同性内斜视。因部分患儿合并弱视，经过弱视治疗后，绝大多数患儿视力提高，相应的斜视度数也会发生改变，因此术前尽可能将弱视治疗至视力接近。对于6~12岁斜视伴弱视或斜视性弱视的患儿，可考虑在弱视常规治疗方案的基础上，加用低含量规格左旋多巴类药品改善视觉对比敏感度，提高视力。大部分屈光性调节性内斜视患者由远视性屈光不正引起，通过戴镜矫正屈光不正可消除调节性因素，是非手术治疗的主要方法。共同性内斜视的斜视度≤15$^{\triangle}$的患者如有症状可采用三棱镜等治疗方式。

（四）标准住院日

≤5天。

> **释义**
>
> ■ 标准住院日是推荐的最低要求，提倡缩短住院日。儿童需全身麻醉下手术，需提前入院行术前准备及麻醉科会诊，通常手术日为入院第2~3天，如手术无严重并发症，术后恢复1~3天可予出院。成年患者全身情况良好者，可门诊手术治疗或日间手术24小时出院。

（五）进入路径标准

1. 第一诊断必须符合共同性内斜视（ICD-10：H50.002）疾病编码。
2. 当患者同时具有其他疾病诊断，但在住院期间不需要特殊处理也不影响第一诊断的临床路径流程实施时，可以进入路径。

> **释义**
>
> ■ 本路径适用对象为临床诊断为共同性内斜视的患者。如继发于其他眼病，建议先治疗原发病，不进入本路径；如原发病不能或难以治疗，仅为矫正眼位，也可进入本路径。合并全身疾病但住院期间不需要特殊处理，并且可耐受手术的患者，也可以进入本路径。

（六）住院期间检查项目

必须的检查项目：

1. 血常规、尿常规。
2. 肝肾功能、电解质，凝血功能，感染性疾病筛查（乙型肝炎、丙型肝炎、艾滋病、梅毒等）。
3. 心电图、X线胸片。
4. 视力、眼前后节、眼位、眼球运动、眼压、泪道。
5. 屈光检查：散瞳（显然）验光。

6. 主导眼、三棱镜检查、同视机双眼视觉检查与眼底照相等。

> **释义**
>
> ■ 心电图、血常规、尿常规、凝血和生化检查、传染源筛查等是常规检查，每个进入路径的患者均需完成，肝肾功能、血糖、凝血功能、心电图、X线胸片主要是评估有无基础疾病，关系到围术期的特殊处理，可能会影响到住院时间、费用以及治疗预后。传染性疾病的筛查主要用于排除可能的传染源如乙型肝炎、丙型肝炎、艾滋病、梅毒等，这些患者的手术操作需要特殊处理。为缩短患者术前等待时间，检查项目可以在患者入院前于门诊完成。
>
> ■ 术前准备常规检查眼压、泪道、眼前节及眼底；还需行视功能（远近视力、最佳矫正视力）、眼位、眼球运动检查；眼外肌功能检查。同视机、立体视、Bagolini 线状镜、Worth 四点灯及 Hess 屏检查可评估术前双眼视功能及术后的恢复情况，可选择性进行检查。其中，同视机检查和立体视检查临床上较常用，而最接近生理状态的双眼视功能评估手段是 Bagolini 线状镜。
>
> ■ 人类在视物时，双眼所起的作用常不同，其中一眼往往在一定程度上占优势，成为定位、引起融合的主要负担者，此眼称为主导眼。主导眼测定常采用卡片法。将中心带有直径 2.5cm 小孔的边长 25cm 卡片放在眼前 15cm 处，通过小孔观察 3m 远处直径 2.5cm 的点。令患者闭左眼，如仍能看到视标，则主导是右眼。若看不到这点，则主导眼是左眼。
>
> ■ 测量斜视度采用三棱镜加交替遮盖法。如单眼或双眼视力差，不能注视视标，则采用角膜映光三棱镜估算斜视度数。

（七）治疗方案与药物选择

1. 选用局部抗菌药物滴眼液，预防性用药时间可 1~2 天。
2. 斜视矫正术（手术日为入院后 2~3 天）：
（1）麻醉方式：局部麻醉或全身麻醉。
（2）眼内植入物：无。
（3）术中用耗品：缝线。
3. 术后处理（术后恢复 1~2 天）：
（1）术后用药：局部抗菌药物滴眼液，酌情使用非甾体滴眼液。
（2）术后需要复查的项目：视力，眼前后节，眼位、眼球运动（酌情）。

> **释义**
>
> ■ 鉴于 2012 年 8 月 1 日起施行《抗菌药物临床应用管理办法》（卫生部令第 84 号），路径中抗菌药物使用应按照新的管理规范执行，路径均不再全身（口服、静脉注射或肌内注射）使用抗菌药物，原则上以局部使用抗菌药物预防感染。
>
> ■ 麻醉方式包括局部麻醉和全身麻醉，儿童或者不能耐受局部麻醉手术的成人患者可采用全身麻醉，也可行局部麻醉联合神经安定镇痛麻醉。此类手术为外眼手术，不使用眼内植入物。缝线为术中唯一耗品，用以缝合肌肉及结膜。
>
> ■ 术中应用肾上腺素稀释液棉片置于结膜囊内，可以有效收缩血管，减少术中出血，使手术野更加清晰。

■ 眼位、眼球运动、视力、前节检查是术后评价手术效果的主要指标。术后常规使用局部抗菌药物，儿童多用氨基糖苷类滴眼液。通常还使用非甾体抗炎药或糖皮质激素滴眼液，以减轻术后炎症、水肿。

■ 对于术后反应重，出现发热、头晕、恶心、呕吐、进食困难的患者可在内科医师指导下合理用药。

（八）出院标准

1. 手术后眼位正位或明显改善，病情稳定。
2. 切口对合齐，缝线在位，无感染征象。
3. 没有需要住院处理的并发症和/或合并症。

释义

■ 手术后眼位基本矫正，切口无感染，无严重并发症或合并症的患者，可以考虑出院。出院后继续使用抗菌药物滴眼剂或合并使用糖皮质激素滴眼液，要定期随访，根据恢复情况及时调整用药。

（九）变异及原因分析

1. 术前实验室检查异常，需要复查相关检查，导致住院时间延长。
2. 术中出现严重手术并发症（眼球穿通、肌肉滑脱等），导致住院时间延长。
3. 术后炎症反应或并发症（切口愈合不良等）需要进一步处理，导致住院时间延长。

释义

■ 住院后患者出现特殊情况，如感冒、发热等不宜手术的疾病，需要等病情好转后才可手术治疗。

■ 在固定肌肉时，缝线意外穿通眼球壁，可能造成视网膜裂孔以及出血，这种情况需行巩膜外冷冻术或眼底激光光凝术封闭视网膜裂孔。手术中因为肌肉固定不牢固，术后再次出现异常眼位，可能系肌肉滑脱所致，需再次手术治疗。

■ 如手术创伤严重、感染，或出现结膜切口裂开、患者对药物或缝线过敏，致组织水肿严重等情况，可能需要住院观察，导致住院时间延长。

■ 术中出现严重手术并发症（眼球穿通、肌肉滑脱、角膜上皮损伤等），导致住院时间延长。

五、共同性内斜视临床路径给药方案

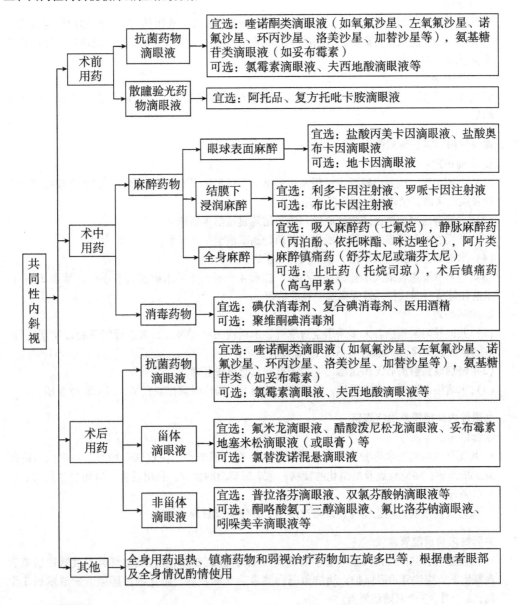

1. 用药选择：

（1）手术前应用广谱抗菌药物滴眼液 1~3 天，起到清洁结膜囊的作用。术前检影验光，评估患者屈光状态及视力情况，部分患者对常见的散瞳剂过敏，表现为眼红、眼痒等，可以试用盐酸环喷托酯滴眼液。小儿及青少年应在睫状肌麻痹的状态下检影验光。为便于住院后进行检查，也可在入院前完成屈光状态检查。

（2）手术中除了眼睑周围皮肤消毒外，还要注意结膜囊的消毒，除了术前冲洗结膜囊外，结膜囊应用 5% 聚维酮碘消毒液可以起到有效的灭菌作用。

（3）手术后常规应用广谱抗菌药物、甾体、非甾体滴眼液，起到预防感染、控制炎症反应的作用。

（4）儿童在局部麻醉下多不能配合手术，考虑全身麻醉下手术；成人在局部麻醉下行手术，牵拉眼外肌时患者明显不适感，可静脉应用神经安定镇痛药物或选择全身麻醉。

（5）全身麻醉术后，部分患者会出现发热、呕吐等不适症状，给予退热、止吐等对症处理。

2. 药学提示：

术后糖皮质激素类滴眼液不宜长期使用，因有导致激素性青光眼的可能，使用前后应监测眼压变化。低含量规格左旋多巴等药品不宜连续使用超过 1 年，对患者的神经系统可能出现的不良反应予以观察。

3. 注意事项：

斜视矫正手术，为眼局部的手术，通常围术期眼局部点药即可，一般不需要静脉用抗菌药物等。

六、共同性内斜视护理规范

1. 术前护理：

（1）心理护理，适当讲解手术过程及注意事项，增加患者对手术的理解，建立合理的疗效预期和风险考虑，情绪稳定接受手术治疗。

（2）术前遵医嘱滴抗菌药物滴眼液，清洁结膜囊预防术后感染。

（3）共同性内斜视患者继续双眼点抗菌药物滴眼液至手术日晨。

（4）术前嘱患者排空大小便，取下义齿、手表、首饰等。

（5）全身麻醉患者成人术前禁食 8 小时，禁水 4 小时，小儿术前禁食 6 小时，禁水 2 小时，术前如等待时间较长，遵医嘱给予补液治疗

2. 术后护理：

（1）共同性内斜视患者大多采用全身麻醉，术后应去枕平卧位，观察呼吸平稳以防误吸等，麻醉苏醒后 3~4 小时患者可适度下床活动。

（2）密切观察敷料有无渗血渗出等，若有，及时报告医师。

（3）术后第 1 天开始滴滴眼液，尽量滴在结膜上，操作时动作要轻柔，以免眼球受压。

七、共同性内斜视营养治疗规范

饮食指导：

1. 共同性内斜视手术患者，切口多为微创，对全身影响小，正常饮食即可，也可以多吃新鲜水果蔬菜；多吃软食及易消化的食物，忌辛辣刺激的食物，忌用硬食，以防过度用力，使切口裂开。

2. 保持大便通畅，防止便秘，以防过度用力，使切口裂开。

八、共同性内斜视健康宣教

1. 出院指导：共同性内斜视患者术后近期一般为轻度欠矫，遵医嘱继续戴原度数眼镜或者调整度数，应注意术眼保护，滴抗菌药物滴眼液 2 周左右，防止细菌感染，一般术后 1 个周，1 个月，3 个月随访复查。

2. 忌烟酒及辛辣的食物，因为辛辣食物可导致血管扩张眼部充血，常易引起排斥反应。

3. 睡眠要充足，注意保暖，早期应避免打喷嚏、咳嗽，保持大便通畅，以防止缝线脱落。

4. 术后半年内要注意保护术眼，外出或睡觉时要戴保护眼罩。注意用眼卫生，尽量少看电视，避免强光刺激，阅读时间不超过 1 小时。出院后要避免和传染病患者接触，尽量少去公共场所。

5. 根据病情需要定期复诊。

九、推荐表单

（一）医师表单

共同性内斜视临床路径医师表单

适用对象：第一诊断为共同性内斜视（ICD-10：H50.0）

行斜视矫正术（ICD-9-CM-3：15.1-15.5）

患者姓名：		性别：　　年龄：　　门诊号：	住院号：
住院日期：　　年　月　日		出院日期：　　年　月　日	标准住院日：≤5天

时间	住院第1天	住院第1~2天
主要诊疗工作	□ 询问病史与体格检查，包括裂隙灯显微镜、眼底及斜视专科检查 □ 完成首次病程记录 □ 完成病历书写 □ 开实验室检查单 □ 上级医师查房 □ 初步确定手术方式和日期	□ 上级医师查房与手术前评估 □ 向患者及其家属交代围术期注意事项 □ 继续完善术前检查和专科特殊检查，术前评估 □ 进一步鉴别诊断，除外A-V征、垂直斜视以及其他非共同性斜视 □ 根据检查结果，进行术前讨论，确定手术方案 □ 住院医师完成术前小结和术前讨论，上级医师查房记录等病历书写 □ 签署手术知情同意书
重点医嘱	**长期医嘱** □ 眼科二级或三级护理 □ 饮食 □ 抗菌药物滴眼液点术眼 qid □ 未成年人需陪护1人 **临时医嘱** □ 血常规、尿常规，肝肾功能，感染性疾病筛查，凝血功能 □ 心电图、X线胸片 □ 眼科特殊检查：主导眼、三棱镜遮盖法检查原在位及各个诊断眼位上的斜视度、同视机检查、双眼视觉检查、立体视觉检查、眼外肌功能检查、眼底照相等	**长期医嘱** □ 眼科二级或三级护理 □ 饮食 □ 抗菌药物滴眼液点术眼 qid □ 未成年人需陪护1人 **临时医嘱** □ 拟明日在局部麻醉或全身麻醉下行左/右眼共同性斜视矫正术 □ 备皮、洗眼 □ 全身麻醉患者术前禁食、禁水 □ 局部麻醉+镇静或镇痛药（必要时）
病情变异记录	□ 无　□ 有，原因： 1. 2.	□ 无　□ 有，原因： 1. 2.
医师签名		

时间	住院第2~3天 （手术日）	住院第3~4天 （术后第1日）	住院第4~5天 （术后第2日，出院日）
主要诊疗工作	□ 手术前再次确认患者姓名、性别、年龄和准备手术的眼别、手术方案 □ 手术：有手术适应证、无手术禁忌 □ 完成手术记录 □ 完成手术日病程记录 □ 向患者及其家属交代术后注意事项	□ 检查患者，注意眼位、切口、眼球运动、前节等情况，注意观察体温、血压等全身情况 □ 上级医师查房，确定有无手术并发症 □ 为患者换药 □ 完成术后病程记录 □ 向患者及家属交代术后恢复情况	□ 上级医师查房，进行手术及切口评估，确定有无手术并发症和切口愈合不良情况，确定今日出院 □ 完成出院记录等 □ 通知出院处 □ 通知患者及其家属出院 □ 向患者交代出院后注意事项 □ 预约复诊日期 □ 将出院记录副本及诊断证明交给患者
重点医嘱	**长期医嘱** □ 眼科一级或二级护理 □ 饮食 □ 抗菌药物滴眼液 □ 非甾体抗炎药 □ 甾体抗炎药 □ 口服抗菌药物 □ 未成年人需陪护1人 **临时医嘱** □ 根据病情需要下达	**长期医嘱** □ 眼科二级护理 □ 抗菌药物滴眼液 qid □ 甾体激素滴眼液 □ 非甾体抗炎药 □ 口服抗菌药物 **临时医嘱** □ 换药、止吐等，根据病情需要下达	**长期医嘱** □ 眼科二级护理 □ 抗菌药物滴眼液 qid □ 甾体激素滴眼液 □ 非甾体抗炎药 □ 口服抗菌药物 **临时医嘱** □ 今日出院 □ 出院用药：抗菌药物滴眼液4次／日，持续2~3周
病情变异记录	□ 无　□ 有，原因： 1. 2.	□ 无　□ 有，原因： 1. 2.	□ 无　□ 有，原因： 1. 2.
医师签名			

（二）护士表单

共同性内斜视临床路径护士表单

适用对象：第一诊断为共同性内斜视（ICD-10：H50.0）

行斜视矫正术（ICD-9-CM-3：15.1~15.5）

患者姓名：	性别：	年龄：	门诊号：	住院号：
住院日期：　年　月　日	出院日期：　年　月　日			标准住院日：≤5天

时间	住院第1天	住院第1~2天	住院第2~3天（手术日）
健康宣教	□ 入院宣教 介绍主管医师、护士 介绍环境、设施 介绍住院注意事项	□ 术前宣教 宣教疾病知识、术前准备及手术过程 告知准备物品、沐浴 告知术后饮食、活动及探视注意事项 告知术后可能出现的情况及应对方式 □ 主管护士与患者沟通，了解并指导心理应对 □ 告知家属等候区位置	□ 术后当日宣教 告知术后注意事项 告知术后饮食、活动及探视注意事项 告知术后可能出现情况的应对方式 □ 给予患者及家属心理支持 □ 再次明确探视陪伴须知
护理处置	□ 核对患者姓名，佩戴腕带 □ 建立入院护理病历 □ 卫生处置：剪指（趾）甲、沐浴，更换病号服 □ 未成年人需陪护1人	□ 协助医师完成术前检查化验 □ 术前准备 未成年者禁食、禁水 冲洗结膜囊 卫生处置：头部清洁、沐浴	□ 送手术 摘除患者各种活动物品 核对患者资料及带药 填写手术交接单，签字确认 □ 接手术 核对患者及资料，签字确认
基础护理	□ 三级护理 □ 晨晚间护理 □ 患者安全管理	□ 三级护理 □ 晨晚间护理 □ 患者安全管理	□ 二级护理 □ 晨晚间护理 □ 患者安全管理
专科护理	□ 护理查体 □ 需要时，填写跌倒及压疮防范表 □ 需要时，请家属陪伴 □ 遵医嘱抗菌药物滴眼液点术眼（4次/日） □ 心理护理	□ 协助完成相关检查 □ 遵医嘱抗菌药物滴眼液点术眼（4次/日） □ 心理护理	□ 病情观察，观察术眼情况变化 □ 测量患者TPR变化 □ 全身麻醉患者遵医嘱予静脉补液 □ 心理护理
重点医嘱	□ 详见医嘱执行单	□ 详见医嘱执行单	□ 详见医嘱执行单
病情变异记录	□ 无　□ 有，原因： 1. 2.	□ 无　□ 有，原因： 1. 2.	□ 无　□ 有，原因： 1. 2.
护士签名			

时间	住院第3~4天 （术后第1~2日）	住院第4~5天 （出院日）
健康宣教	□ 术后宣教 眼药作用及频率 饮食、活动指导 复查患者对术前宣教内容的掌握程度	□ 出院宣教 复查时间 眼药使用方法与频率 活动休息 指导饮食 指导办理出院手续
护理处置	□ 协助完成相关检查	□ 办理出院手续
基础护理	□ 二级护理 □ 晨晚间护理 □ 患者安全管理	□ 二级护理 □ 晨晚间护理 □ 患者安全管理
专科护理	□ 病情观察，观察术眼情况变化 □ 遵医嘱眼药治疗 □ 心理护理	□ 病情观察 □ 遵医嘱眼药治疗 □ 心理护理
重点医嘱	□ 详见医嘱执行单	□ 详见医嘱执行单
病情变异记录	□无 □有，原因： 1. 2.	□无 □有，原因： 1. 2.
护士签名		

（三）患者（家属）表单

共同性内斜视临床路径患者（家属）表单

适用对象：第一诊断为共同性内斜视（ICD-10：H50.0）

　　　　　行斜视矫正术（ICD-9-CM-3：15.1~15.5）

患者姓名：		性别：　　年龄：　　门诊号：	住院号：
住院日期：　　年　月　日		出院日期：　　年　月　日	标准住院日：≤5 天

时间	入　院	手术前	手术当天
医患配合	□ 配合询问病史、收集资料，请务必详细告知既往史、用药史、过敏史 □ 如服用抗凝剂，请明确告知 □ 配合进行体格检查 □ 有任何不适请告知医师	□ 配合完善术前相关检查，如采血、留尿、心电图、X 线胸片；眼科特殊检查：主导眼、三棱镜遮盖法检查原在位及各个诊断眼位上的斜视度、双眼视觉检查、同视机检查、立体视觉检查、眼外肌功能检查等 □ 医师与患者及家属介绍病情及手术谈话、术前签字 □ 麻醉师与患者进行术前访视	□ 配合评估手术效果 □ 有任何不适请告知医师
护患配合	□ 配合测量体温、脉搏、呼吸、血压、体重 1 次 □ 配合完成入院护理评估（简单询问病史、过敏史、用药史） □ 接受入院宣教（环境介绍、病室规定、订餐制度、贵重物品保管等） □ 有任何不适请告知护士	□ 配合测量体温、脉搏、呼吸、询问排便情况 1 次 □ 接受术前宣教 □ 自行沐浴，加强头部清洁，剪指（趾）甲 □ 准备好必要用物，吸水管 □ 取下义齿、饰品等，贵重物品交家属保管	□ 清晨测量体温、脉搏、呼吸，送手术室前，协助完成核对，带齐影像资料和术中带药 □ 返回病房后，协助完成核对，配合过床，配合血压测量 □ 配合检查意识 □ 配合术后输液 □ 遵医嘱采取正确体位 □ 配合缓解疼痛 □ 有任何不适请告知护士
饮食	□ 普通饮食	□ 全身麻醉者术前 12 小时禁食、禁水 □ 局部麻醉+镇静（必要时）可普通饮食	□ 全身麻醉者麻醉清醒前禁食、禁水 □ 全身麻醉者麻醉清醒后，根据医嘱试饮水，无恶心呕吐进少量流食
排泄	□ 正常排尿便	□ 正常排尿便	□ 正常排尿便
活动	□ 正常活动	□ 正常活动	□ 全身麻醉完全清醒后可正常活动

时间	手术后	出 院
医患配合	□ 配合检查眼部情况 □ 配合眼部切口换药	□ 接受出院前指导 □ 知道复查程序 □ 获取出院诊断书 □ 预约复诊日期
护患配合	□ 配合定时测量体温、脉搏、呼吸、每日询问排便 □ 注意活动安全，避免坠床或跌倒 □ 配合执行探视及陪伴	□ 接受出院宣教 □ 办理出院手续 □ 获取出院带药 □ 知道眼药用药频率、方法和眼药保存注意事项 □ 知道复印病历方法
饮食	□ 普通饮食	□ 普通饮食
排泄	□ 正常排尿便 □ 避免便秘	□ 正常排尿便 □ 避免便秘
活动	□ 正常活动	□ 正常活动

附：原表单（2016 年版）

共同性内斜视临床路径表单

适用对象：第一诊断为共同性斜视（ICD-10：H50.0-H50.4）

行共同性斜视矫正术（ICD-9-CM-3：15.1-15.5）

| 患者姓名： | 性别： | 年龄： | 门诊号： | 住院号： |

| 住院日期：　　年　月　　日 | 出院日期：　　年　月　　日 | 标准住院日：≤5 天 |

时间	住院第 1 天	住院第 1~2 天
主要诊疗工作	□ 询问病史与体格检查 □ 完成首次病程记录 □ 完成病历书写 □ 开实验室检查单 □ 上级医师查房 □ 初步确定手术方式和日期	□ 上级医师查房与手术前评估 □ 向患者及其家属交代围术期注意事项 □ 继续完成眼科特殊检查 □ 进一步鉴别诊断，除外 A-V 征、垂直斜视以及其他非共同性斜视 □ 根据检查结果，进行术前讨论，确定手术方案 □ 住院医师完成术前小结和术前讨论，上级医师查房记录等病历书写 □ 签署手术知情同意书
重点医嘱	**长期医嘱** □ 眼科三级护理 □ 饮食 □ 抗菌药物滴眼液点双眼 qid □ 未成年人需陪护 1 人 **临时医嘱** □ 血常规、尿常规，肝肾功能、电解质，感染性疾病筛查，凝血功能 □ 心电图、X 线胸片 □ 眼肌学检查：主导眼、三棱镜遮盖法检查原在位及各个诊断眼位上的斜视度、双眼视觉检查、立体视觉检查、眼外肌功能检查等	**长期医嘱** □ 眼科三级护理 □ 饮食 □ 抗菌药物滴眼液点双眼 qid □ 未成年人需陪护 1 人 **临时医嘱** □ 拟明日在局部麻醉或全身麻醉下行左/右眼内斜视矫正术 □ 备皮、洗眼 □ 全身麻醉患者术前禁食、禁水 □ 局部麻醉+镇静（必要时）
主要护理工作	□ 病区环境及医护人员介绍 □ 入院护理评估 □ 医院相关制度介绍 □ 执行医嘱 □ 饮食宣教、生命体征监测 □ 介绍相关治疗、检查、用药等护理中应注意的问题 □ 完成护理记录单书写	□ 手术前物品准备、心理护理 □ 手术前准备（沐浴、更衣） □ 按医嘱执行护理治疗 □ 介绍有关疾病的护理知识 □ 介绍相关治疗、检查、用药等护理中应注意的问题 □ 健康宣教：术前/术中注意事项 □ 完成术前护理记录单书写 □ 提醒患者禁食、禁水
病情变异记录	□ 无　□ 有，原因： 1. 2.	□ 无　□ 有，原因： 1. 2.
护士签名		
医师签名		

时间	住院第 2~3 天 （手术日）	住院第 3~4 天 （术后第 1 日）	住院第 4~5 天 （术后第 2 日，出院日）
主要诊疗工作	□ 手术前再次确认患者姓名、性别、年龄和准备手术的眼睛、手术方案 □ 手术 □ 完成手术记录 □ 完成手术日病程记录 □ 向患者及其家属交代术后注意事项	□ 检查患者，注意观察体温、血压等全身情况，检查视力、眼前后节、切口、眼位、眼球运动等情况 □ 上级医师查房，确定有无手术并发症 □ 为患者换药 □ 完成术后病程记录 □ 向患者及家属交代术后恢复情况	□ 上级医师查房，进行手术及切口评估，确定有无手术并发症和切口愈合不良情况，确定今日出院 □ 完成出院记录等 □ 通知出院处 □ 通知患者及其家属出院 □ 向患者交代出院后注意事项 □ 预约复诊日期 □ 将出院记录副本及诊断证明交给患者
重点医嘱	长期医嘱 □ 眼科一级或二级护理 □ 饮食 □ 未成年人需陪护 1 人 临时医嘱 □ 根据病情需要下达	长期医嘱 □ 眼科三级护理 □ 抗菌药物滴眼液点术眼 qid □ 非甾体抗炎滴眼液点术眼 qid 临时医嘱 □ 换药等，根据病情需要下达	长期医嘱 □ 眼科三级护理 □ 抗菌药物滴眼液点术眼 qid □ 非甾体抗炎滴眼液点术眼 qid 临时医嘱 □ 今日出院 □ 出院用药：抗菌药物滴眼液、非甾体抗炎滴眼液，4次/日，持续 2~3 周
主要护理工作	□ 健康宣教：术后注意事项 □ 术后心理与生活护理 □ 执行术后医嘱 □ 完成手术当日护理记录单 □ 观察动态病情变化，及时与医师沟通，执行医嘱 □ 介绍相关治疗、检查、用药等护理中注意的问题	□ 执行术后医嘱 □ 健康宣教：术后相关注意事项 □ 介绍有关患者康复锻炼方法 □ 术后用药知识宣教 □ 监测患者生命体征变化、术眼情况变化 □ 术后心理与生活护理 □ 完成术后 1 日护理记录单	□ 执行术后医嘱、出院医嘱 □ 出院宣教：生活指导、饮食指导、用药指导 □ 协助患者办理出院手续、交费等事项 □ 完成术后 2 日及出院护理记录单
病情变异记录	□ 无 □ 有，原因： 1. 2.	□ 无 □ 有，原因： 1. 2.	□ 无 □ 有，原因： 1. 2.
护士签名			
医师签名			

第三十二章

共同性外斜视临床路径释义

【医疗质量控制指标】

指标一、诊断需结合发病年龄、病程特点和相关眼部检查。

指标二、手术适应证选择符合斜视矫正术。

指标三、手术疗效达到预期目标。

指标四、抗菌药物、甾体和非甾体药物使用符合规范。

指标五、住院时间符合路径实施要求。

一、共同性外斜视编码

1. 原编码：

疾病名称及编码：散开性共同性斜视（ICD-10：H50.102）

手术操作名称及编码：斜视矫正术（ICD-9-CM-3：15.9）

2. 修改编码：

疾病名称及编码：散开性共同性斜视：（ICD-10：H50.1）

手术操作名称及编码：斜视矫正术（ICD-9-CM-3：15.1/15.2/15.3/15.4/15.5）

二、临床路径检索方法

H50.1 伴（15.1/15.2/15.3/15.4/15.5）

三、国家医疗保障疾病诊断相关分组（CHS-DRG）

MDCC　眼疾病及功能障碍

CS1　眼的神经及血管疾患

四、共同性外斜视临床路径标准住院流程

（一）适用对象

第一诊断为共同性外斜视（ICD-10：H50.102），行斜视矫正术（ICD-9-CM-3：15.9）。

> **释义**
>
> ■ 本路径适用对象为诊断为共同性外斜视的患者，不包括先天性外斜视、继发性外斜视和非共同性外斜视。首先患者发病年龄应大于1岁。患者如果有内斜视手术史，可能为继发性斜视；需询问患者发生斜视之前是否有外伤史及脑部疾病或其他神经系统疾病病史，以排除神经性或限制性外斜视。在诊断之前应进行双眼屈光、眼前节及眼底的全面检查，以排除知觉性外斜视的可能。共同性外斜视是大脑中枢在形成双眼视觉反射过程中遇到障碍所导致的病变，而神经和肌肉正常，眼球各方向运动一致，第一、第二斜视角相同。包括间歇性外斜视及恒定性外斜视。间歇性外斜视是幼年发病，外隐斜和外显斜交替出现，精神不集中或遮盖一只眼时可诱发显

性外斜视。包括基本型，视远与视近的斜视度数相近；分开过强型，看远斜视度数大于看近，遮盖一只眼 30~60 分钟后，看远斜视度数仍大于看近；集合不足型，看近斜视度数大于看远（≥15$^\triangle$）；类似分开过强型，与基本型相似，但遮盖一只眼 30~60 分钟后，看近斜视度数增大，与看远相近或更大。恒定性外斜视是指无间歇性，眼位始终处于显性外斜视的斜视类型。

（二）诊断依据

根据《临床诊疗指南·眼科学分册》（中华医学会编著，人民卫生出版社，2006）：
1. 发病年龄、病程特点。
2. 相关眼部检查：屈光状态、三棱镜遮盖法测量斜视度、眼球运动检查和同视机双眼视功能检查等。

> **释义**
>
> ■ 发病年龄大于 1 岁。外显斜视出现次数增多，除看远出现外显斜，看近也出现外显斜，或双眼视功能明显下降者。
>
> ■ 屈光状态检查：小儿及青少年应在睫状肌麻痹状态下检影验光。儿童验光前必须用 1%阿托品眼膏涂眼，每日 3 次用 3 天或每日 2 次用 5 天，以麻痹睫状肌消除调节，戴镜去调节指的是戴镜去除调节因素对斜视度的影响，12~40 岁的青少年和成人可选用 2%后马托品或 0.5%托吡卡胺散瞳验光，待瞳孔恢复常态后再进行复验，伴有屈光不正者及时配镜。有条件者，麻痹睫状肌验光也可选用环戊通。对于视力正常的共同性外斜视儿童，术前仍需睫状肌麻痹状态下检影验光，防止高度远视患者出现调节因素影响斜视度的准确检查。
>
> ■ 三棱镜遮盖法是斜视手术前后常用的测量斜视度的方法，适合于能交替注视的患者。嘱患者分别注视 33cm 和 6m 的目标，间歇性外斜视需单眼遮盖 30~60 分钟后检查外斜视角度，并注意注视远处（阳光下或窗外）时斜视度数的变化，特别需注意是否伴有垂直分离性斜视。伴有垂直分离性斜视者可排除在外，不属于共同性外斜视。
>
> ■ 双眼视功能：共同性外斜视可早期发病，对患儿的主要影响是双眼视功能的破坏，眼球各个方向运动不受限制，斜视角不随注视眼及注视方向而改变。双眼视功能检查包括：同视机检查、立体视功能检查、Bagolini 线状镜、Worth 四点灯检查等。双眼视功能检查并不是必查项目，但对患者术前双眼视功能和术后恢复情况的评估有帮助。
>
> ■ 眼球运动检查：嘱患者注视笔灯或视标，分别注视 9 个方位，并同时进行交替遮盖试验，了解眼球运动情况。内转时，内转眼鼻侧瞳孔缘到达上下泪小点连线；外转时，外转眼角膜到达外眦，不露巩膜；上转时，角膜下缘到达内外眦连线；下转时，角膜上缘到达内外眦连线。伴有屈光不正的患者需行戴镜及不戴镜眼位检查。

（三）治疗方案的选择

根据《临床技术操作规范·眼科学分册》（中华医学会编著，人民军医出版社，2007）：
1. 诊断明确。

2. 有屈光不正者，需戴镜矫正视力。有弱视者先治疗弱视。

3. 若斜视度＜15$^\triangle$，可佩戴三棱镜矫正；斜视度≥15$^\triangle$，行斜视矫正术。

> **释义**
>
> ■ 首先排除因麻痹性、限制性等因素所致的非共同性斜视，再根据发病年龄排除先天性外斜视。因部分患儿合并弱视，经过弱视治疗后，绝大多数患儿视力提高，其外斜视度也会发生相应改变，对于6~12岁斜视伴弱视或斜视性弱视的患儿，可考虑在弱视常规治疗方案基础上，加用低含量规格左旋多巴类药物改善视觉对比敏感度，提高视力。因此术前应首先治疗弱视，待双眼能够交替注视或双眼视力接近时再行手术治疗，这样不仅可以提高患者的双眼视觉，还可以促进术后眼位的稳定。

（四）标准住院日

≤5天。

> **释义**
>
> ■ 标准住院日是推荐的最低要求，提倡缩短住院日。儿童需全身麻醉下手术，需提前入院行术前准备及麻醉科会诊，通常手术日为入院第2~3天，如手术无严重并发症，术后恢复1~3天可予出院。成年患者全身情况良好者，可门诊手术或日间手术24小时出院。

（五）进入路径标准

1. 第一诊断必须符合（ICD-10：H50.102）共同性外斜视疾病编码。

2. 当患者同时具有其他疾病诊断，但在住院期间不需要特殊处理也不影响第一诊断的临床路径流程实施时，可以进入路径。

> **释义**
>
> ■ 本路径适用对象为临床诊断为共同性外斜视的患者。如共同性斜视合并其他眼病，建议先治疗其他眼病，不进入本路径；如合并的其他眼病不能或难以治疗，或无需治疗，或需长期治疗不影响本次斜视治疗，可也进入本路径。合并全身疾病但住院期间不需要特殊处理，并且可耐受手术的患者，也可以进入本路径。

（六）住院期间检查项目

必须的检查项目：

1. 血常规、尿常规。

2. 肝肾功能、电解质、凝血功能、感染性疾病筛查（乙型肝炎、丙型肝炎、艾滋病、梅毒等）。

3. 心电图、X线胸片。

4. 视力、眼前后节、眼位、眼球运动、眼压、泪道。

5. 屈光检查　散瞳（显然）验光。

6. 主导眼、三棱镜检查、同视机、双眼视功能检查与眼底照相等。

> **释义**
>
> ■ 心电图、血常规、尿常规、凝血和生化检查、传染源筛查等是常规检查，每个进入路径的患者均需完成，肝肾功能、血糖、凝血功能、心电图、X线胸片主要是评估有无基础疾病，关系到围术期的特殊处理，可能会影响到住院时间、费用以及治疗预后。传染性疾病的筛查主要用于排除可能的传染源如乙型肝炎、丙型肝炎、艾滋病、梅毒等，这些患者的手术操作需要特殊处理。为缩短患者术前等待时间，检查项目可以在患者入院前于门诊完成。
>
> ■ 术前准备常规检查眼压、泪道、眼前节及眼底；还需行视功能（远近视力、最佳矫正视力）、眼位、眼球运动检查；眼外肌功能检查。同视机、近立体视、Bagolini线状镜、Worth四点灯及Hess屏检查可评估术前双眼视功能及术后的恢复情况，可选择性进行检查。其中，同视机检查和立体视检查临床上较常用。而最接近生理状态的双眼视功能评估手段是Bagolini线状镜。
>
> ■ 人类在视物时，双眼所起作用稍有差异，其中一眼往往在一定程度上占优势，成为定位、引起融合的主要负担者，此眼称为主导眼。主导眼测定常采用卡洞法。将中心带有直径2.5cm小孔的边长25cm卡片放在眼前15cm处，通过小孔观察3m远处直径2.5cm的点。令患者闭左眼，如仍能看到视标，则主导眼是右眼。若看不到这点，则主导眼是左眼。
>
> ■ 测量斜视度采用三棱镜加交替遮盖法。如单眼或双眼视力差，不能注视视标，则采用Krimsky法估算斜视度数。
>
> ■ 眼底照相可以帮助排除旋转性斜视及明显的眼底疾病。

（七）治疗方案与药物选择

1. 选用局部抗菌药物滴眼液，预防性用药时间可1~2天。

2. 斜视矫正术（手术日为入院后2~3天）：

（1）麻醉方式：局部麻醉或全身麻醉。

（2）眼内植入物：无。

（3）术中用耗品：缝线。

3. 术后处理（术后恢复1~2天）：

（1）术后用药：局部抗菌药物滴眼液，酌情使用非甾体滴眼液。

（2）术后需要复查的项目：视力，眼前后节，眼位、眼球运动（酌情）。

> **释义**
>
> ■ 麻醉方式包括局部麻醉和全身麻醉，儿童或者不能耐受局部麻醉手术的成人患者可采用全身麻醉，也可行局部麻醉联合神经安定镇痛治疗。此类手术为外眼手术，不使用眼内植入物。缝线为术中唯一耗品，用以缝合肌肉及结膜。
>
> ■ 眼位、眼球运动是术后评价手术效果的主要指标。参见"（二）诊断依据"及"（七）治疗方案与药物选择"释义。术后常规使用局部抗菌药物，儿童多用氨基糖苷类滴眼液。通常还使用非甾体抗炎药或糖皮质激素滴眼液，以减轻术后炎症、水肿。

（八）出院标准

1. 手术后眼位正位或明显改善，病情稳定。
2. 切口对合齐，缝线在位，无感染征象。
3. 没有需要住院处理的并发症和/或合并症。

释义

　　■ 手术后眼位大致正位，切口无感染，无严重并发症或合并症的患者，可以考虑出院。出院后继续使用抗菌药物滴眼液或合并使用糖皮质激素滴眼液，要定期随访，根据恢复情况及时调整用药。

（九）变异及原因分析

1. 术前实验室检查异常，需要复查相关检查，导致住院时间延长。
2. 术中出现严重手术并发症（眼球穿通、肌肉滑脱等），导致住院时间延长。
3. 术后炎症反应或并发症（切口愈合不良等）需要进一步处理，导致住院时间延长。

释义

　　■ 住院后患者出现特殊情况，如感冒、发热等不宜手术的疾病，需要等病情好转后才可手术治疗。住院期间发现其他全身疾病如血糖、血压高、心电图明显异常，影响手术进行或切口愈合，需要等病情稳定后才能手术治疗。

　　■ 在缝线固定肌肉时，意外穿通眼球壁，可能造成视网膜裂孔以及出血，这种情况需行巩膜外冷冻术或眼底激光光凝术封闭视网膜裂孔。手术中因为肌肉滑脱，术后再次出现眼位异常，需再次手术治疗。

　　■ 如手术创伤严重、感染，或出现结膜切口裂开、患者对药物或缝线过敏，致组织水肿严重等情况，可能需要住院观察，导致住院时间延长。

五、共同性外斜视临床路径给药方案

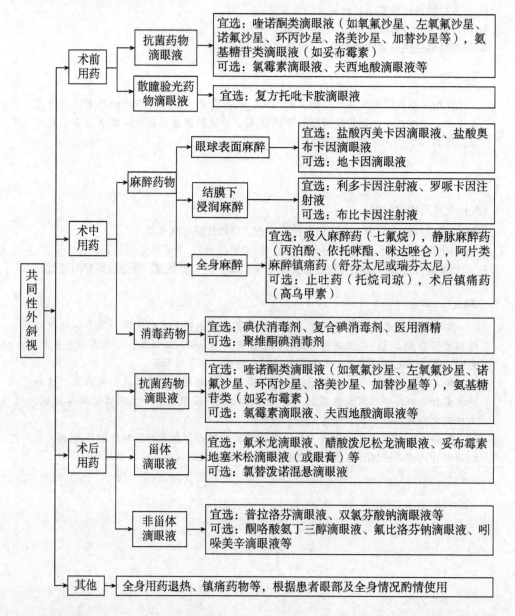

1. 用药选择：

（1）手术前应用广谱抗菌药物滴眼液 1~3 天，起到清洁结膜囊的作用。术前检影验光，评估患者屈光状态及视力情况，部分患者对常见的散瞳剂过敏，表现为眼红、眼痒等，可以试用盐酸环喷托酯滴眼液。小儿及青少年应在睫状肌麻痹的状态下检影验光。为便于住院后进行检查，也可在入院前完成屈光状态检查。

（2）手术中除了眼睑周围皮肤消毒外，还要注意结膜囊的消毒，除了术前冲洗结膜囊外，结膜囊应用 5%聚维酮碘消毒液可以起到有效的灭菌作用。

（3）术中应用肾上腺素稀释液棉片置于结膜囊内，可以有效收缩血管，减少术中出血，使手术野更加清晰。

（4）手术后常规应用广谱抗菌药物、甾体或非甾体滴眼液，起到预防感染、控制减轻炎症反应的作用。

（5）儿童在局部麻醉下多不能很好地配合手术，考虑全身麻醉下手术；成人在局部麻醉下行手术，牵拉眼外肌时患者明显不适感，甚至有心搏骤停的可能，可静脉应用神经镇静镇痛药物，仍无法良好配合的，也可以考虑全身麻醉下手术。

（6）全身麻醉后，部分患者会出现发热、呕吐等不适症状，给予退热、止吐等对症处理。

2. 药学提示：

术后糖皮质激素滴眼液不宜长期使用，因有导致激素性青光眼的可能，使用前后应监测眼压变化。

3. 注意事项：

斜视矫正手术，为眼局部的手术，通常围术期眼局部点药即可，一般不需要静脉用抗菌药物等。

六、共同性外斜视护理规范

1. 术前护理：

（1）眼部准备：术前遵医嘱滴抗菌药物滴眼液，必要时冲洗结膜囊，能有效预防术中及术后感染。手术当日核对眼别及眼部标记，确认无误。

（2）全身准备：术前控制好血压、血糖，按时服药日常用药。术前一日洗头沐浴，更换手术衣裤，做好清洁卫生工作，避免受凉感冒。全身麻醉患者成人术前禁食8小时，禁水4小时，小儿术前禁食6小时，禁水2小时，术前如等待时间较长，遵医嘱给予补液治疗；局部麻醉患者正常饮食。

（3）检查准备：协助完成术前各项检查，包括入院常规检查及眼肌专科检查的配合宣教，如术前常规血液、心电图、X线胸片检查和眼部专科检查，如验光、眼球运动检查、斜视检查组套等。

（4）心理护理：建立良好的护患关系，帮助患者尽快适应环境，能配合检查及治疗，减轻焦虑及恐惧感。告知患者手术时间、名称及麻醉方式，适当讲解手术流程及注意事项，增加患者及家属对手术的理解，建立合理的疗效预期和风险考虑，情绪稳定接受手术治疗。保证充足的睡眠。

（5）手术交接护理：术前嘱患者排空大小便，取下义齿、手表、首饰等，术晨监测血压及体温情况，与手术室做好手术患者交接。

2. 术后护理：

（1）术后常规护理：做好手术患者的交接工作，全身麻醉患者术后平卧位或者侧卧位2~4小时，如有恶心、呕吐现象，头偏一侧，以防窒息，严重者遵医嘱给予止吐药物；遵医嘱给予吸氧、心电监护等；4~6小时经评估后由少量饮水逐渐过渡至正常饮食（儿童可根据情况缩短1~2小时），6小时后患者可适当下床活动。局部麻醉患者注意保护术眼，正常饮食、活动。

（2）病情观察：严密观察患者病情及全身情况，如监测生命体征等，了解患者有无不适表现，执行术后医嘱。

（3）专科情况观察：观察术眼有无出血、水肿、疼痛、分泌物等眼部不适，有无复视现象并做好解释。

（4）保护术眼：术眼一般不包扎，指导患者不要用力挤眼、揉眼、压眼，洗脸、洗头、沐浴避免眼内进水，谨防碰撞术眼；术后根据医嘱，行眼部视功能训练，以巩固和提高视功能。

（5）用药护理：术后第2天开始遵医嘱使用滴眼液，指导患者正确使用滴眼液的方法，操作时动作要轻柔，以免眼球受压。

（6）出院护理：做好出院宣教，指导患者出院流程，协助办理出院手续。

七、共同性外斜视营养治疗规范

1. 多吃软食及易消化的食物，忌辛辣刺激的食物，忌用硬食，以防过度用力致使切口渗血。

2. 保持大便通畅，防止便秘，以防过度用力致使切口渗血。

八、共同性外斜视健康宣教

1. 出院指导：应注意术眼保护，无菌纱布遮盖或戴保护镜，遵医嘱滴抗菌药物、甾体或非甾体滴眼液，预防感染、控制减轻炎症反应。

2. 教会患者正确使用滴眼液的方法，操作时动作要轻柔，以免眼球受压。

3. 指导患者不要用力挤眼、揉眼、压眼，洗脸、头部清洁、沐浴避免眼内进水，谨防碰撞术眼；术后根据医嘱，行眼部视功能训练，以巩固和提高视功能。

4. 根据病情需要定期复诊。

九、推荐表单

（一）医师表单

共同性外斜视临床路径医师表单

适用对象：第一诊断为共同性外斜视（ICD-10：H50.1）

行斜视矫正术（ICD-9-CM-3：15.1～15.5）

患者姓名：	性别：　　年龄：　　门诊号：	住院号：
住院日期：　　年　月　日	出院日期：　　年　月　日	标准住院日：≤5天

时间	住院第1天	住院第1~2天
主要诊疗工作	□ 询问病史与体格检查，包括裂隙灯显微镜、眼底及斜视专科检查 □ 完成首次病程记录 □ 完成病历书写 □ 开实验室检查单 □ 上级医师查房 □ 初步确定手术方式和日期	□ 上级医师查房与手术前评估 □ 向患者及其家属交代围术期注意事项 □ 继续完善术前检查和专科特殊检查，术前评估 □ 进一步鉴别诊断，除外A-V征、垂直斜视以及其他非共同性斜视 □ 根据检查结果，进行术前讨论，确定手术方案 □ 住院医师完成术前小结和术前讨论，上级医师查房记录等病历书写 □ 签署手术知情同意书
重点医嘱	**长期医嘱** □ 眼科二级或三级护理 □ 饮食 □ 抗菌药物滴眼液点术眼 qid □ 未成年人需陪护1人 **临时医嘱** □ 血常规、尿常规，肝肾功能，感染性疾病筛查，凝血功能 □ 心电图、X线胸片 □ 斜视专科检查：主导眼、三棱镜遮盖法检查原在位及各诊断眼位的斜视度、同视机检查、双眼视觉检查、立体视觉检查、眼外肌功能检查、眼底照相等	**长期医嘱** □ 眼科二级或三级护理 □ 饮食 □ 抗菌药物滴眼液点术眼 qid □ 未成年人需陪护1人 **临时医嘱** □ 拟明日在局部麻醉或全身麻醉下行左/右眼共同性斜视矫正术 □ 备皮、洗眼 □ 全身麻醉患者术前禁食、禁水 □ 局部麻醉+镇静或镇痛药（必要时）
病情变异记录	□ 无　□ 有，原因： 1. 2.	□ 无　□ 有，原因： 1. 2.
医师签名		

时间	住院第 2~3 天 （手术日）	住院第 3~4 天 （术后第 1 日）	住院第 4~5 天 （术后第 2 日，出院日）
主要诊疗工作	□ 手术前再次确认患者姓名、性别、年龄和准备手术的眼睛、手术方案 □ 手术：有手术适应证、无手术禁忌 □ 完成手术记录 □ 完成手术日病程记录 □ 向患者及其家属交代术后注意事项	□ 检查患者，注意眼位、切口、眼球运动、前节等情况，注意观察体温、血压等全身情况 □ 上级医师查房，确定有无手术并发症 □ 为患者换药 □ 完成术后病程记录 □ 向患者及家属交代术后恢复情况	□ 上级医师查房，进行手术及切口评估，确定有无手术并发症和切口愈合不良情况，确定今日出院 □ 完成出院记录等 □ 通知出院处 □ 通知患者及其家属出院 □ 向患者交代出院后注意事项 □ 预约复诊日期 □ 将出院记录副本及诊断证明交给患者
重点医嘱	**长期医嘱** □ 眼科一级或二级护理 □ 饮食 □ 抗菌药物滴眼液 □ 非甾体抗炎药 □ 甾体抗炎药 □ 口服抗菌药物 □ 未成年人需陪护 1 人 **临时医嘱** □ 根据病情需要下达	**长期医嘱** □ 眼科二级护理 □ 抗菌药物滴眼液 qid □ 甾体激素滴眼液 □ 非甾体抗炎药 □ 口服抗菌药物 **临时医嘱** □ 换药、止吐等，根据病情需要下达	**长期医嘱** □ 眼科二级护理 □ 抗菌药物滴眼液 qid □ 甾体激素滴眼液 □ 非甾体抗炎药 □ 口服抗菌药物 **临时医嘱** □ 今日出院 □ 出院用药：抗菌药物滴眼液，4 次／日，持续 2~3 周
病情变异记录	□ 无 □ 有，原因： 1. 2.	□ 无 □ 有，原因： 1. 2.	□ 无 □ 有，原因： 1. 2.
医师签名			

（二）护士表单

共同性外斜视临床路径护士表单

适用对象：第一诊断为共同性外斜视（ICD-10：H50.1）

行斜视矫正术（ICD-9-CM-3：15.1-15.5）

患者姓名：	性别：　　年龄：　　门诊号：	住院号：
住院日期：　　年　月　日	出院日期：　　年　月　日	标准住院日：≤5天

时间	住院第1天	住院第1~2天	住院第2~3天（手术日）
健康宣教	□ 入院宣教 　介绍主管医师、护士 　介绍环境、设施 　介绍住院注意事项	□ 术前宣教 　宣教疾病知识、术前准备及手术过程 　告知准备物品、沐浴 　告知术后饮食、活动及探视注意事项 　告知术后可能出现的情况及应对方式 　主管护士与患者沟通，了解并指导心理应对 　告知家属等候区位置	□ 术后当日宣教 　告知术后注意事项 　告知术后饮食、活动及探视注意事项 　告知术后可能出现情况的应对方式 □ 给予患者及家属心理支持 □ 再次明确探视陪伴须知
护理处置	□ 核对患者姓名，佩戴腕带 □ 建立入院护理病历 □ 卫生处置：剪指（趾）甲、沐浴，更换病号服 □ 未成年人需陪护1人	□ 协助医师完成术前检查 □ 术前准备 　未成年者禁食、禁水 　冲洗结膜囊 　卫生处置：头部清洁、沐浴	□ 送手术 　摘除患者各种活动物品 　核对患者资料及带药 　填写手术交接单，签字确认 □ 接手术 　核对患者及资料，签字确认
基础护理	□ 三级护理 □ 晨晚间护理 □ 患者安全管理	□ 三级护理 □ 晨晚间护理 □ 患者安全管理	□ 二级护理 □ 晨晚间护理 □ 患者安全管理
专科护理	□ 护理查体 □ 需要时，填写跌倒及压疮防范表 □ 需要时，请家属陪护 □ 遵医嘱抗菌药物滴眼液点术眼（4次/日） □ 心理护理	□ 协助完成相关检查 □ 遵医嘱抗菌药物滴眼液点术眼（4次/日） □ 心理护理	□ 病情观察，观察术眼情况变化 □ 测量患者TPR变化 □ 全身麻醉患者遵医嘱予静脉补液 □ 心理护理
重点医嘱	□ 详见医嘱执行单	□ 详见医嘱执行单	□ 详见医嘱执行单
病情变异记录	□ 无　□ 有，原因： 1. 2.	□ 无　□ 有，原因： 1. 2.	□ 无　□ 有，原因： 1. 2.
护士签名			

时间	住院第3~4天 （术后第1~2日）	住院第4~5天 （出院日）
健康宣教	□ 术后宣教 　　眼药作用及频率 　　饮食、活动指导 　　复查患者对术前宣教内容的掌握程度	□ 出院宣教 　　复查时间 　　眼药使用方法与频率 　　活动休息 　　指导饮食 　　指导办理出院手续
护理处置	□ 协助完成相关检查	□ 办理出院手续
基础护理	□ 二级护理 □ 晨晚间护理 □ 患者安全管理	□ 二级护理 □ 晨晚间护理 □ 患者安全管理
专科护理	□ 病情观察，观察术眼情况变化 □ 遵医嘱眼药治疗 □ 心理护理	□ 病情观察 □ 遵医嘱眼药治疗 □ 心理护理
重点医嘱	□ 详见医嘱执行单	□ 详见医嘱执行单
病情变异记录	□ 无　□ 有，原因： 1. 2.	□ 无　□ 有，原因： 1. 2.
护士签名		

（三）患者（家属）表单

共同性斜视临床路径患者（家属）表单

适用对象：第一诊断为共同性外斜视（ICD-10：H50.1）

行斜视矫正术（ICD-9-CM-3：15.1-15.5）

患者姓名：	性别：	年龄：	门诊号：	住院号：
住院日期： 年 月 日	出院日期： 年 月 日			标准住院日：≤5天

时间	入 院	手术前	手术当天
医患配合	□ 配合询问病史、收集资料，请务必详细告知既往史、用药史、过敏史 □ 如服用抗凝剂，请明确告知 □ 配合进行体格检查 □ 有任何不适请告知医师	□ 配合完善术前相关检查，如采血、留尿、心电图、X线胸片；眼科特殊检查：主导眼、三棱镜遮盖法检查原在位及各个诊断眼位上的斜视度、双眼视觉检查、同视机检查、立体视觉检查、眼外肌功能检查等 □ 医师与患者及家属介绍病情及手术谈话、术前签字 □ 麻醉师与患者进行术前访视	□ 配合评估手术效果 □ 有任何不适请告知医师
护患配合	□ 配合测量体温、脉搏、呼吸、血压、体重1次 □ 配合完成入院护理评估（简单询问病史、过敏史、用药史） □ 接受入院宣教（环境介绍、病室规定、订餐制度、贵重物品保管等） □ 有任何不适请告知护士	□ 配合测量体温、脉搏、呼吸、询问排便情况1次 □ 接受术前宣教 □ 自行沐浴，加强头部清洁，剪指（趾）甲 □ 准备好必要用物，吸水管 □ 取下义齿、饰品等，贵重物品交家属保管	□ 清晨测量体温、脉搏、呼吸、送手术室前，协助完成核对，带齐影像资料和术中带药 □ 返回病房后，协助完成核对，配合过病床，配合血压测量 □ 配合检查意识 □ 配合术后输液 □ 遵医嘱采取正确体位 □ 配合缓解疼痛 □ 有任何不适请告知护士
饮食	□ 普通饮食	□ 全身麻醉者术前12小时禁食、禁水 □ 局部麻醉+镇静（必要时）可普通饮食	□ 全身麻醉者麻醉清醒前禁食、禁水 □ 全身麻醉者麻醉清醒后，根据医嘱试饮水，无恶心呕吐可进少量流食
排泄	□ 正常排尿便	□ 正常排尿便	□ 正常排尿便
活动	□ 正常活动	□ 正常活动	□ 全身麻醉完全清醒后可正常活动

时间	手术后	出　院
医患配合	□ 配合检查眼部情况 □ 配合眼部切口换药	□ 接受出院前指导 □ 知道复查程序 □ 获取出院诊断书 □ 预约复诊日期
护患配合	□ 配合定时测量体温、脉搏、呼吸、每日询问排便情况 □ 注意活动安全，避免坠床或跌倒 □ 配合执行探视及陪护	□ 接受出院宣教 □ 办理出院手续 □ 获取出院带药 □ 知道眼药用药频率、方法和眼药保存注意事项 □ 知道复印病历方法
饮食	□ 普通饮食	□ 普通饮食
排泄	□ 正常排尿便 □ 避免便秘	□ 正常排尿便 □ 避免便秘
活动	□ 正常活动	□ 正常活动

附：原表单（2016 年版）

共同性外斜视临床路径表单

适用对象：第一诊断为共同性外斜视（ICD-10：H50.102）
行斜视矫正术（ICD-9-CM-3：15.9）

患者姓名：	性别：	年龄：	门诊号：	住院号：
住院日期：　年　月　日	出院日期：　年　月　日		标准住院日：≤5 天	

时间	住院第 1 天	住院第 1~2 天
主要诊疗工作	□ 询问病史与体格检查 □ 完成首次病程记录 □ 完成病历书写 □ 开实验室检查单 □ 上级医师查房 □ 初步确定手术方式和日期	□ 上级医师查房与手术前评估 □ 向患者及其家属交代围术期注意事项 □ 继续完成眼科特殊检查 □ 进一步鉴别诊断，除外 A-V 征、垂直斜视以及其他非共同性斜视 □ 根据检查结果，进行术前讨论，确定手术方案 □ 住院医师完成术前小结和术前讨论，上级医师查房记录等病历书写 □ 签署手术知情同意书
重点医嘱	**长期医嘱** □ 眼科三级护理 □ 饮食 □ 抗菌药物滴眼液点双眼 qid □ 未成年人需陪护 1 人 **临时医嘱** □ 血常规、尿常规，肝肾功能、电解质，感染性疾病筛查，凝血功能 □ 心电图、X 线胸片 □ 眼肌学检查：主导眼、三棱镜遮盖法检查斜视度、双眼视觉检查、立体视觉检查、眼外肌功能检查等	**长期医嘱** □ 眼科三级护理 □ 饮食 □ 抗菌药物滴眼液点双眼 qid □ 未成年人需陪护 1 人 **临时医嘱** □ 拟明日在局部麻醉或全身麻醉下行左/右眼外斜视矫正术 □ 备皮、洗眼 □ 全身麻醉患者术前禁食、禁水 □ 局部麻醉+镇静（必要时）
主要护理工作	□ 病区环境及医护人员介绍 □ 入院护理评估 □ 医院相关制度介绍 □ 执行医嘱 □ 饮食宣教、生命体征监测 □ 介绍相关治疗、检查、用药等护理中应注意的问题 □ 完成护理记录单书写	□ 手术前物品准备、心理护理 □ 手术前准备（沐浴、更衣） □ 按医嘱执行护理治疗 □ 介绍有关疾病的护理知识 □ 介绍相关治疗、检查、用药等护理中应注意的问题 □ 健康宣教：术前/术中注意事项 □ 完成术前护理记录单书写 □ 提醒患者禁食、禁水
病情变异记录	□ 无　□ 有，原因： 1. 2.	□ 无　□ 有，原因： 1. 2.
护士签名		
医师签名		

时间	住院第2~3天 （手术日）	住院第3~4天 （术后第1日）	住院第4~5天 （术后第2日，出院日）
主要诊疗工作	□ 手术前再次确认患者姓名、性别、年龄和准备术眼、手术方案 □ 手术 □ 完成手术记录 □ 完成手术日病程记录 □ 向患者及其家属交代术后注意事项	□ 检查患者，注意观察体温、血压等全身情况，检查视力、眼前后节、切口、眼位、眼球运动等情况 □ 上级医师查房，确定有无手术并发症 □ 为患者换药 □ 完成术后病程记录 □ 向患者及家属交代术后恢复情况	□ 上级医师查房，进行手术及切口评估，确定有无手术并发症和切口愈合不良情况，确定今日出院 □ 完成出院记录等 □ 通知出院处 □ 通知患者及其家属出院 □ 向患者交代出院后注意事项 □ 预约复诊日期 □ 将出院记录副本及诊断证明交给患者
重点医嘱	**长期医嘱** □ 眼科一级或二级护理 □ 饮食 □ 未成年人需陪护1人 **临时医嘱** □ 根据病情需要下达	**长期医嘱** □ 眼科三级护理 □ 抗菌药物滴眼液点术眼 qid □ 非甾体抗炎滴眼液点术眼 qid **临时医嘱** □ 换药等，根据病情需要下达	**长期医嘱** □ 眼科三级护理 □ 抗菌药物滴眼液点术眼 qid □ 非甾体抗炎滴眼液点术眼 qid **临时医嘱** □ 今日出院 □ 出院用药：抗菌药物滴眼液、非甾体抗炎滴眼液4次/日，持续2~3周
主要护理工作	□ 健康宣教：术后注意事项 □ 术后心理与生活护理 □ 执行术后医嘱 □ 完成手术当日护理记录单 □ 观察动态病情变化，及时与医师沟通，执行医嘱 □ 介绍相关治疗、检查、用药等护理中注意的问题	□ 执行术后医嘱 □ 健康宣教：手术后相关注意事项 □ 介绍有关患者康复锻炼方法 □ 术后用药知识宣教 □ 监测患者生命体征变化、术眼情况变化 □ 术后心理与生活护理 □ 完成术后第1日护理记录单	□ 执行术后医嘱、出院医嘱 □ 出院宣教：生活指导、饮食指导、用药指导 □ 协助患者办理出院手续、交费等事项 □ 完成术后第2日及出院护理记录单
病情变异记录	□ 无 □ 有，原因： 1. 2.	□ 无 □ 有，原因： 1. 2.	□ 无 □ 有，原因： 1. 2.
护士签名			
医师签名			

第三十三章

外斜 V 征临床路径释义

【医疗质量控制指标】

指标一、诊断需结合发病年龄、病程特点和相关眼部检查。

指标二、手术适应证选择符合斜视矫正术。

指标三、手术疗效达到预期目标。

指标四、抗菌药物、甾体和非甾体药物使用符合规范。

指标五、住院时间符合路径实施要求。

一、外斜 V 征编码

1. 原编码：

疾病名称及编码：外斜 V 征（ICD-10：H50.801）

手术操作名称及编码：斜视矫正术（ICD-9-CM-3：15.9）

2. 修改编码：

疾病名称及编码：外斜 V 征（ICD-10：H50.801）

手术操作名称及编码：斜视矫正术（ICD-9-CM-3：15.1/15.2/15.3/15.4/15.5）

二、临床路径检索方法

H50.801 伴（15.1/15.2/15.3/15.4/15.5）

三、国家医疗保障疾病诊断相关分组（CHS-DRG）

MDCC　眼疾病及功能障碍

CS1　眼的神经及血管疾患

四、外斜 V 征临床路径标准住院流程

（一）适用对象

第一诊断为外斜视 V 征（ICD-10：H50.801），行斜视矫正术（ICD-9-CM-3：15.9）。

> **释义**
>
> ■ 水平斜视存在垂直方向上的非共同性，向上注视比向下注视时的外斜视度数 $\geq15^{\Delta}$，临床常见的病因为下斜肌功能亢进。需排除各种原因引起的上斜肌麻痹性疾病，排除集合原因所造成的假性 V 征。

（二）诊断依据

根据《临床诊疗指南·眼科学分册》（中华医学会编著，人民卫生出版社，2006）：

1. 发病年龄、病程特点。

2. 相关眼部检查

（1）屈光状态检查。

（2）戴镜去除调节之后，三棱镜加遮盖法测量斜视度：第一眼位的斜视度≥15$^\triangle$、上转25$^\triangle$注视时斜视度变大，下转25$^\triangle$注视时斜视度变小，且二者相差≥15$^\triangle$。

（3）眼球运动检查：常有双眼下斜肌亢进。

（4）双眼视功能检查等。

> **释义**
>
> ■ 屈光状态检查：儿童青少年应在睫状肌麻痹状态下检影验光，待瞳孔恢复常态后，再进行复验，屈光不正者应及时配镜。根据患者年龄，睫状肌麻痹药物可选用1%阿托品、1%环戊酮、0.5%~1%托吡卡胺。
>
> ■ 三棱镜加遮盖法是斜视手术前后常用的测量斜视角度的方法，适合于能交替注视的患者。外斜视V征主要通过患者注视5m远视标，眼球上转25$^\triangle$时的外斜视度数大于下转25$^\triangle$，且斜视度差异≥15$^\triangle$。屈光不正的患者需矫正后检查，采取下颌上抬及下颌内收25$^\triangle$的方法看远处调节视标，以排除集合造成的假性V征。
>
> ■ 双眼视功能检查包括：Bagolini线状镜、Worth四点灯、同视机、立体视功能检查等。双眼视功能检查可对患者术前和术后的双眼视功能状况进行评估。
>
> ■ 眼球运动检查：包括单眼运动（duction）和双眼运动（version）检查。双眼运动检查是检查受检者向9个方位注视时两眼配偶肌的运动情况，又称诊断眼位，检查时患者注视调节性视标或笔灯，并进行交替遮盖试验，以了解双眼眼球运动情况。检查单眼运动时，遮盖受检者一只眼，嘱其另一眼作追随运动，使眼球尽量转动，以检查眼球向内、向外、向上、向下4个方向转动时的最大转动范围。内转时，内转眼瞳孔鼻侧缘到达上下泪小点连线；外转时，外转眼角膜到达外眦，不露巩膜；上转时，角膜下缘到达内外眦连线；下转时，角膜上缘到达内外眦连线。伴有屈光不正的患者需行戴镜及不戴镜眼位检查。检查第三眼位注视时，内转眼可见伴明显上转，为下斜肌亢进的主要表现。

（三）治疗方案的选择

根据《临床技术操作规范·眼科学分册》（中华医学会编著，人民军医出版社，2007）：

1. 诊断明确。

2. 有屈光不正者，需戴镜矫正视力。

3. 双眼下斜肌亢进者行下斜肌减弱术，无下斜肌亢进者行直肌附着点上下移位术。

> **释义**
>
> ■ 大部分外斜视V征的患者存在下斜肌亢进，这是引起V征的主要病因，故在外斜视手术同时，需行下斜肌减弱术；也有少部分V征患者不伴有下斜肌亢进，而是由于向上注视时外直肌功能过强、向下注视时内直肌功能过强引起，故可考虑行外直肌向上移动1/2肌腹、内直肌向下移动1/2肌腹的手术方法。

（四）标准住院日

≤5天。

> **释义**
>
> ■标准住院日是推荐的最低要求，提倡缩短住院日。儿童需全身麻醉下手术，需提前入院行术前准备及麻醉科会诊，通常手术日为入院第 2~3 天，如手术无严重并发症，术后恢复 1~3 天可予出院。成年患者全身情况良好者，可门诊手术或日间手术 24 小时出院。

（五）进入路径标准

1. 第一诊断必须符合外斜 V 征 （ICD-10：H50.801） 疾病编码。
2. 当患者同时具有其他疾病诊断，但在住院期间不需要特殊处理也不影响第一诊断的临床路径流程实施时，可以进入路径。

> **释义**
>
> ■本路径适用对象为临床诊断为外斜 V 征的患者。如外斜 V 征继发于其他眼病，建议先治疗原发病，不进入本路径；如原发病不能或难以治疗，或无需治疗，或需长期治疗不影响本次斜视治疗，仅为矫正斜位，可也进入本路径。合并全身疾病但住院期间不需要特殊处理，并且可耐受手术的患者，也可以进入本路径。

（六）住院期间检查项目

必须的检查项目：
1. 血常规、尿常规。
2. 肝肾功能、电解质、凝血功能、感染性疾病筛查 （乙型肝炎、丙型肝炎、艾滋病、梅毒等）。
3. 心电图、X 线胸片。
4. 视力、眼前、后节、眼位、眼球运动、眼压、泪道。
5. 屈光检查：散瞳 （显然） 验光。
6. 主导眼、三棱镜定量检查、同视机和双眼视觉检查、眼底照相等。

> **释义**
>
> ■心电图、血常规、尿常规、凝血和生化检查、感染性疾病筛查等是常规检查，每个进入路径的患者均需完成，肝肾功能、血糖、凝血功能、心电图、X 线胸片主要是评估有无基础疾病，关系到围术期的特殊处理，可能会影响到住院时间、费用以及治疗预后。传染性疾病的筛查主要用于排除可能的传染源如乙型肝炎、丙型肝炎、艾滋病、梅毒等，这些患者的手术操作需要特殊处理。为缩短患者术前等待时间，检查项目可以在患者入院前于门诊完成。
>
> ■术前准备常规检查眼压、泪道、眼前节及眼底；还需行视功能 （远近视力、最佳矫正视力）、眼位、眼球运动检查；眼外肌功能检查。同视机、近立体视、Bagolini 线状镜、Worth 四点灯及 Hess 屏检查可评估术前双眼视功能及术后的恢复情况，可选择性进行检查。其中，同视机检查和立体视检查临床上较常用。而最接近生

理状态的双眼视功能评估手段是 Bagolini 线状镜。

■ 人类在视物时，双眼所起作用稍有差异，其中一眼往往在一定程度上占优势，成为定位、引起融合的主要负担者，此眼称为主导眼。主导眼测定常采用卡洞法。将中心带有直径 2.5cm 小孔的边长 25cm 卡片放在眼前 15cm 处，通过小孔观察 3m 远处直径 2.5cm 的点。令患者闭左眼，如仍能看到视标，则主导眼是右眼。若看不到这点，则主导眼是左眼。

■ 眼底照相可以帮助诊断是否存在旋转斜视及排除明显的眼底疾病。

（七）治疗方案与药物选择

1. 选用局部抗菌药物滴眼液，预防性用药时间可 1~2 天。
2. 斜视矫正术（手术日为入院后 2~3 天）：
（1）麻醉方式：局部麻醉或全身麻醉。
（2）眼内植入物：无。
（3）术中用耗品：缝线。
3. 术后处理（术后恢复 1~2 天）：
（1）术后用药：局部抗菌药物滴眼液，酌情使用非甾体滴眼液。
（2）术后需要复查的项目：视力，眼前、后节，眼位、眼球运动（酌情）。

> **释义**
>
> ■ 麻醉方式包括局部麻醉和全身麻醉，儿童或者不能耐受局部麻醉手术的成人患者可采用全身麻醉，也可行局部麻醉联合神经安定镇痛治疗。此类手术为外眼手术，不使用眼内植入物。缝线为术中唯一耗品，用以缝合肌肉及结膜。
>
> ■ 眼位、眼球运动是术后评价手术效果的主要指标。参见"（七）治疗方案与药物选择"。术后常规使用局部抗菌药物，儿童多用氨基糖苷类滴眼剂。通常还使用非甾体抗炎药或糖皮质激素滴眼剂，以减轻术后炎症、水肿。

（八）出院标准

1. 手术后眼位正位或明显改善，上下注视 V 征改善，病情稳定。
2. 切口对合齐，缝线在位，无感染征象。
3. 没有需要住院处理的并发症和/或合并症。

> **释义**
>
> ■ 手术后眼位大致正位，切口无感染，无严重并发症或合并症的患者，可以考虑出院。出院后继续使用抗菌药物滴眼液或合并使用糖皮质激素滴眼液，要定期随访，根据恢复情况及时调整用药。

（九）变异及原因分析

1. 术前化验检查异常，需要复查相关检查，导致住院时间延长。

2. 术中出现严重手术并发症（眼球穿通、肌肉滑脱等），导致住院时间延长。

3. 术后炎症反应或并发症（切口愈合不良等）需要进一步处理，导致住院时间延长。

释义

■ 住院后患者出现特殊情况，如感冒、发热等不宜手术的疾病，需要等病情好转后才可手术治疗。住院期间发现其他全身疾病，如血糖、血压高、心电图明显异常等，影响手术进行或切口愈合，需要等病情稳定后才能手术治疗。

■ 在缝线固定肌肉时，意外穿通眼球壁，可能造成视网膜裂孔以及出血，这种情况需行巩膜外冷冻术或眼底激光光凝术封闭视网膜裂孔。手术中由于肌肉滑脱，术后出现眼位异常，需再次手术治疗。

■ 如手术创伤严重、感染，或出现结膜切口裂开、患者对药物或缝线过敏，致组织水肿严重等情况，可能需要住院观察，导致住院时间延长。

五、外斜 V 征临床路径给药方案

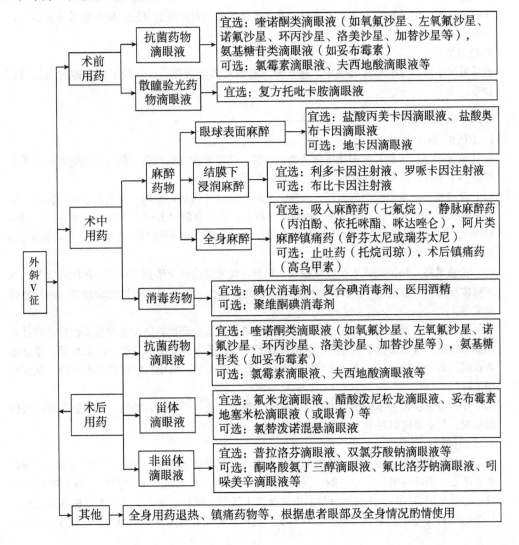

1. 用药选择：

（1）手术前应用广谱抗菌药物滴眼液 1~3 天，起到清洁结膜囊的作用。术前检影验光，评估患者屈光状态及视力情况，部分患者对常见的散瞳剂过敏，表现为眼红、眼痒等，可以试用盐酸环喷托酯滴眼液。小儿及青少年应在睫状肌麻痹的状态下检影验光。为便于住院后进行检查，也可在入院前完成屈光状态检查。

（2）手术中除了眼睑周围皮肤消毒外，还要注意结膜囊的消毒，除了术前冲洗结膜囊外，结膜囊应用 5% 聚维酮碘消毒液可以起到有效的灭菌作用。

（3）术中应用肾上腺素稀释液棉片置于结膜囊内，可以有效收缩血管，减少术中出血、使手术野更加清晰。

（4）手术后常规应用广谱抗菌药物、甾体或非甾体滴眼液，起到预防感染、控制减轻炎症反应的作用。

（5）儿童在局部麻醉下多不能很好地配合手术，考虑全身麻醉下手术；成人在局部麻醉下行手术，牵拉眼外肌时患者明显不适感，甚至有心搏骤停的可能，可静脉应用神经安定镇痛药物，仍无法良好配合的，也可以考虑全身麻醉下手术。

（6）全身麻醉后，部分患者会出现发热、呕吐等不适症状，给予退热、止吐等对症处理。

2. 药学提示：

术后糖皮质激素滴眼液不宜长期使用，因有导致激素性青光眼的可能，使用前后应监测眼压变化。

3. 注意事项：

斜视矫正手术，为眼局部的手术，通常围术期眼局部用药即可，一般不需要静脉用抗菌药物等。

六、外斜 V 征护理规范

1. 术前护理：

（1）眼部准备：术前遵医嘱滴抗菌药物滴眼液，必要时冲洗结膜囊，能有效预防术中及术后感染。手术当日核对眼别及眼部标记，确认无误。

（2）全身准备：术前控制好血压、血糖，按时服药日常用药。术前一日头部情况、沐浴，更换手术衣裤，做好清洁卫生工作，避免受凉感冒。全身麻醉患者成人术前禁食 8 小时，禁水 4 小时，小儿术前禁食 6 小时，禁水 2 小时，术前如等待时间较长，遵医嘱给予补液治疗；局麻患者正常饮食。

（3）检查准备：协助完成术前各项检查，包括入院常规检查及眼肌专科检查的配合宣教，如术前常规血液、心电图、X 线胸片检查和眼部专科检查，如验光、眼球运动检查、斜视检查组套等。

（4）心理护理：建立良好的护患关系，帮助患者尽快适应环境，能配合检查及治疗，减轻焦虑及恐惧感。告知患者手术时间、名称及麻醉方式，适当讲解手术流程及注意事项，增加患者及家属对手术的理解，建立合理的疗效预期和风险考虑，情绪稳定接受手术治疗。保证充足的睡眠。

（5）手术交接护理：术前嘱患者排空大小便，取下义齿、手表、首饰等，术晨监测血压及体温情况，与手术室做好手术患者交接。

2. 术后护理：

（1）术后常规护理：做好手术患者的交接工作，全麻患者术后平卧位或者侧卧位 2~4 小时，如有恶心、呕吐现象，头偏一侧，以防窒息，严重者遵医嘱给予止吐药物；遵医嘱给予吸氧、心电监护等；4~6 小时经评估后由少量饮水逐渐过渡至正常饮食（儿童可根据情况缩短 1~2 小时），6 小时后患者可适当下床活动。局部麻醉患者注意保护术眼，正常饮食、活动。

（2）病情观察：严密观察患者病情及全身情况，如监测生命体征等，了解患者有无不适表现，执行术后医嘱。

（3）专科情况观察：观察术眼有无出血、水肿、疼痛、分泌物等眼部不适，有无复视现象并做好解释。

（4）保护术眼：术眼一般不包扎，指导患者不要用力挤眼、揉眼、压眼，洗脸、头部清洁、沐浴避免眼内进水，谨防碰撞术眼；术后根据医嘱，行眼部视功能训练，以巩固和提高视功能。

（5）用药护理：术后第 2 天开始遵医嘱使用滴眼液，指导患者正确使用滴眼液的方法，操作时动作要轻柔，以免眼球受压。

（6）出院护理：做好出院宣教，指导患者出院流程，协助办理出院手续。

七、外斜 V 征营养治疗规范

1. 多吃软食及易消化的食物，忌辛辣刺激的食物，忌用硬食，以防过度用力致使切口渗血。

2. 保持大便通畅，防止便秘，以防过度用力致使切口渗血。

八、外斜 V 征健康宣教

1. 出院指导：应注意术眼保护，无菌纱布遮盖或戴保护镜，遵医嘱滴抗菌药物、甾体或非甾体滴眼液，预防感染、控制减轻炎症反应。

2. 教会患者正确使用滴眼液的方法，操作时动作要轻柔，以免眼球受压。

3. 指导患者不要用力挤眼、揉眼、压眼，洗脸、头部清洁、沐浴避免眼内进水，谨防碰撞术眼；术后根据医嘱，行眼部视功能训练，以巩固和提高视功能。

4. 根据病情需要定期复诊。

九、推荐表单

(一) 医师表单

外斜 V 征临床路径医师表单

适用对象：第一诊断为外斜 V 征（ICD-10：H50.801）

行斜视矫正术（ICD-9-CM-3：15.1-15.5）

患者姓名：		性别：	年龄：	门诊号：	住院号：
住院日期：	年 月 日	出院日期：	年 月 日		标准住院日：≤5 天

时间	住院第 1 天	住院第 1~2 天
主要诊疗工作	□ 询问病史与体格检查，包括裂隙灯、眼底及斜视专科检查 □ 完成首次病程记录 □ 完成病历书写 □ 开实验室检查单 □ 上级医师查房 □ 初步确定手术方式和日期	□ 上级医师查房与手术前评估 □ 向患者及其家属交代围术期注意事项 □ 继续完善术前检查和专科检查，术前评估 □ 进一步鉴别诊断，排除垂直斜视以及其他非共同性斜视 □ 根据检查结果，组织术前讨论，确定手术方案 □ 住院医师完成术前小结和术前讨论、上级医师查房记录等病历书写 □ 签署手术知情同意书
重点医嘱	**长期医嘱** □ 眼科二级或三级护理 □ 饮食 □ 抗菌药物滴眼液点术眼 qid □ 未成年人需陪护 1 人 **临时医嘱** □ 血常规、尿常规，肝肾功能，感染性疾病筛查，凝血功能 □ 心电图、X 线胸片 □ 斜视专科检查：主导眼、三棱镜遮盖法定量检查原在位及各个诊断眼位的斜视度、同视机检查、双眼视觉检查、立体视觉检查、眼外肌功能检查、眼底照相等	**长期医嘱** □ 眼科二级或三级护理 □ 饮食 □ 抗菌药物滴眼液点术眼 qid □ 未成年人需陪护 1 人 **临时医嘱** □ 拟明日在局部麻醉或全身麻醉下行左/右眼斜视矫正术 □ 备皮、洗眼 □ 全身麻醉患者术前禁食、禁水 □ 局部麻醉+镇静或镇痛药（必要时）
病情变异记录	□ 无　□ 有，原因： 1. 2.	□ 无　□ 有，原因： 1. 2.
医师签名		

时间	住院第 2~3 天 （手术日）	住院第 3~4 天 （术后第 1 日）	住院第 4~5 天 （术后第 2 日，出院日）
主要诊疗工作	□ 手术前再次确认患者姓名、性别、年龄和准备手术的眼、手术方案 □ 手术：有手术适应证、无手术禁忌 □ 完成手术记录 □ 完成手术日病程记录 □ 向患者及其家属交代术后注意事项	□ 检查患者，注意眼位、切口、眼球运动、眼前节等情况，注意观察体温、血压等全身情况 □ 上级医师查房，确定有无手术并发症 □ 为患者换药 □ 完成术后病程记录 □ 向患者及家属交代术后恢复情况	□ 上级医师查房，进行手术及切口评估，确定有无手术并发症和切口愈合不良情况，确定今日出院 □ 完成出院记录等 □ 通知出院处 □ 通知患者及其家属出院 □ 向患者交代出院后注意事项 □ 预约复诊日期 □ 将出院记录副本及诊断证明交给患者
重点医嘱	**长期医嘱** □ 眼科一级或二级护理 □ 饮食 □ 抗菌药物滴眼液 □ 非甾体抗炎药 □ 甾体抗炎药 □ 口服抗菌药物 □ 未成年人需陪护 1 人 **临时医嘱** □ 根据病情需要下达	**长期医嘱** □ 眼科二级护理 □ 抗菌药物滴眼液 qid □ 甾体激素滴眼液 □ 非甾体抗炎药 □ 口服抗菌药物 **临时医嘱** □ 换药、止吐等，根据病情需要下达	**长期医嘱** □ 眼科二级护理 □ 抗菌药物滴眼液 qid □ 甾体激素滴眼液 □ 非甾体抗炎药 □ 口服抗菌药物 **临时医嘱** □ 今日出院 □ 出院用药：抗菌药物滴眼液，4 次/日，持续 2~3 周
病情变异记录	□ 无　□ 有，原因： 1. 2.	□ 无　□ 有，原因： 1. 2.	□ 无　□ 有，原因： 1. 2.
医师签名			

（二）护士表单

外斜 V 征临床路径护士表单

适用对象：第一诊断为外斜 V 征（ICD-10：H50.801）

行斜视矫正术（ICD-9-CM-3：15.1-15.5）

患者姓名：	性别： 年龄： 门诊号：	住院号：
住院日期： 年 月 日	出院日期： 年 月 日	标准住院日：≤5 天

时间	住院第 1 天	住院第 1~2 天	住院第 2~3 天 （手术日）
健康宣教	□ 入院宣教 　介绍主管医师、护士 　介绍环境、设施 　介绍住院注意事项	□ 术前宣教 　宣教疾病知识、术前准备 　及手术过程 　告知准备物品、沐浴 　告知术后饮食、活动及探 　视注意事项 　告知术后可能出现的情况 　及应对方式 □ 主管护士与患者沟通，了 　解并指导心理应对 □ 告知家属等候区位置	□ 术后当日宣教 　告知术后注意事项 　告知术后饮食、活动及探 　视注意事项 　告知术后可能出现情况的 　应对方式 □ 给予患者及家属心理支持 □ 再次明确探视陪伴须知
护理处置	□ 核对患者姓名，佩戴腕带 □ 建立入院护理病历 □ 卫生处置：剪指（趾）甲、沐 　浴，更换病号服 □ 未成年人需陪护 1 人	□ 协助医师完成术前检查 □ 术前准备 　未成年者禁食、禁水 　冲洗结膜囊 　卫生处置：头部清洁、 　沐浴	□ 送手术 　摘除患者各种活动物品 　核对患者资料及术中带药 　填写手术交接单，签字确认 □ 接手术 　核对患者及资料，签字确认
基础护理	□ 三级护理 □ 晨晚间护理 □ 患者安全管理	□ 三级护理 □ 晨晚间护理 □ 患者安全管理	□ 二级护理 □ 晨晚间护理 □ 患者安全管理
专科护理	□ 护理查体 □ 需要时，填写跌倒及压疮防范表 □ 需要时，请家属陪伴 □ 遵医嘱抗菌药物滴眼液点术眼 　（4 次/日） □ 心理护理	□ 协助完成相关检查 □ 遵医嘱抗菌药物滴眼液点 　术眼（4 次/日） □ 心理护理	□ 病情观察，观察术眼情况 　变化 □ 测量患者 TPR 变化 □ 全身麻醉患者遵医嘱予静 　脉补液 □ 心理护理
重点医嘱	□ 详见医嘱执行单	□ 详见医嘱执行单	□ 详见医嘱执行单
病情变异记录	□ 无 □ 有，原因： 1. 2.	□ 无 □ 有，原因： 1. 2.	□ 无 □ 有，原因： 1. 2.
护士签名			

时间	住院第 3~4 天 （术后第 1~2 日）	住院第 4~5 天 （出院日）
健康宣教	□ 术后宣教 　眼药作用及频率 　饮食、活动指导 　复查患者对术前宣教内容的掌握程度	□ 出院宣教 　复查时间 　眼药使用方法与频率 　活动休息 　指导饮食 　指导办理出院手续
护理处置	□ 协助完成相关检查	□ 办理出院手续
基础护理	□ 二级护理 □ 晨晚间护理 □ 患者安全管理	□ 二级护理 □ 晨晚间护理 □ 患者安全管理
专科护理	□ 病情观察，观察术眼情况变化 □ 遵医嘱眼药治疗 □ 心理护理	□ 病情观察 □ 遵医嘱眼药治疗 □ 心理护理
重点医嘱	□ 详见医嘱执行单	□ 详见医嘱执行单
病情变异记录	□ 无　□ 有，原因： 1. 2.	□ 无　□ 有，原因： 1. 2.
护士签名		

（三）患者（家属）表单

外斜 V 征临床路径患者（家属）表单

适用对象：第一诊断为外斜 V 征（ICD-10：H50.801）

行斜视矫正术（ICD-9-CM-3：15.1-15.5）

患者姓名：		性别：	年龄：	门诊号：	住院号：
住院日期： 年 月 日		出院日期： 年 月 日			标准住院日：≤5 天

时间	入　院	手术前	手术当天
医患配合	□ 配合询问病史、收集资料，请务必详细告知既往史、用药史、过敏史 □ 如服用抗凝剂，请明确告知 □ 配合进行体格检查 □ 有任何不适请告知医师	□ 配合完善术前相关检查，如采血、留尿、心电图、X 线胸片 □ 眼科特殊检查：主导眼、三棱镜遮盖法检查原在位及各诊断眼位的斜视度、双眼视觉检查、同视机检查、立体视觉检查、眼外肌功能检查等 □ 医师与患者及家属介绍病情及手术谈话、术前签字 □ 麻醉师与患者进行术前访视	□ 配合评估手术效果 □ 有任何不适请告知医师
护患配合	□ 配合测量体温、脉搏、呼吸、血压、体重 1 次 □ 配合完成入院护理评估（简单询问病史、过敏史、用药史） □ 接受入院宣教（环境介绍、病室规定、订餐制度、贵重物品保管等） □ 有任何不适请告知护士	□ 配合测量体温、脉搏、呼吸、询问排便情况 1 次 □ 接受术前宣教 □ 自行沐浴，加强头部清洁，剪指（趾）甲 □ 准备好必要用物，吸水管 □ 取下义齿、饰品等，贵重物品交家属保管	□ 清晨测量体温、脉搏、呼吸、送手术室前，协助完成核对，带齐影像资料和术中带药 □ 返回病房后，协助完成核对，配合过病床，配合血压测量 □ 配合检查意识 □ 配合术后输液 □ 遵医嘱采取正确体位 □ 配合缓解疼痛 □ 有任何不适请告知护士
饮食	□ 普通饮食	□ 全身麻醉者术前 12 小时禁食、禁水 □ 局部麻醉+镇静（必要时）可普通饮食	□ 全身麻醉者麻醉清醒前禁食、禁水 □ 全身麻醉者麻醉清醒后，根据医嘱试饮水，无恶心、呕吐进少量流食
排泄	□ 正常排尿便	□ 正常排尿便	□ 正常排尿便
活动	□ 正常活动	□ 正常活动	□ 全身麻醉完全清醒后可正常活动

时间	手术后	出　院
医患配合	□ 配合检查眼部情况 □ 配合眼部切口换药	□ 接受出院前指导 □ 知道复查程序 □ 获取出院诊断书 □ 预约复诊日期
护患配合	□ 配合定时测量体温、脉搏、呼吸、每日询问排便情况 □ 注意活动安全，避免坠床或跌倒 □ 配合执行探视及陪伴	□ 接受出院宣教 □ 办理出院手续 □ 获取出院带药 □ 知道眼药用药频率、方法和眼药保存注意事项 □ 知道复印病历方法
饮食	□ 普通饮食	□ 普通饮食
排泄	□ 正常排尿便 □ 避免便秘	□ 正常排尿便 □ 避免便秘
活动	□ 正常活动	□ 正常活动

附: 原表单 (2016 年版)

外斜 V 征临床路径表单

适用对象: 第一诊断为外斜 V 征 (ICD-10: H50.801)
行斜视矫正术 (ICD-9-CM-3: 15.9)

患者姓名:		性别:	年龄:	门诊号:	住院号:
住院日期: 年 月 日		出院日期: 年 月 日			标准住院日: ≤5 天

时间	住院第 1 天	住院第 1~2 天
主要诊疗工作	□ 询问病史与体格检查 □ 完成首次病程记录 □ 完成病历书写 □ 开实验室检查单 □ 上级医师查房 □ 初步确定手术方式和日期	□ 上级医师查房与手术前评估 □ 向患者及其家属交代围术期注意事项 □ 继续完成眼科特殊检查 □ 进一步鉴别诊断,除外垂直斜视以及其他非共同性斜视 □ 根据检查结果,进行术前讨论,确定手术方案 □ 住院医师完成术前小结和术前讨论,上级医师查房记录等病历书写 □ 签署手术知情同意书
重点医嘱	**长期医嘱** □ 眼科三级护理 □ 饮食 □ 抗菌药物滴眼液点双眼 qid □ 未成年人需陪护 1 人 **临时医嘱** □ 血常规、尿常规,肝肾功能,电解质,感染性疾病筛查,凝血功能 □ 心电图、X 线胸片 □ 眼肌学检查: 主导眼、三棱镜遮盖法检查原在位及各个诊断眼位上的斜视度、双眼视觉检查、立体视觉检查、眼外肌功能检查等	**长期医嘱** □ 眼科三级护理 □ 饮食 □ 抗菌药物滴眼液点双眼 qid □ 未成年人需陪护 1 人 **临时医嘱** □ 拟明日在局部麻醉或全身麻醉下行左/右眼外斜视矫正术 □ 备皮、洗眼 □ 全身麻醉患者术前禁食、禁水 □ 局部麻醉+镇静 (必要时)
主要护理工作	□ 病区环境及医护人员介绍 □ 入院护理评估 □ 医院相关制度介绍 □ 执行医嘱 □ 饮食宣教、生命体征监测 □ 介绍相关治疗、检查、用药等护理中应注意的问题 □ 完成护理记录单书写	□ 手术前物品准备、心理护理 □ 手术前准备 (沐浴、更衣) □ 按医嘱执行护理治疗 □ 介绍有关疾病的护理知识 □ 介绍相关治疗、检查、用药等护理中应注意的问题 □ 健康宣教: 术前/术中注意事项 □ 完成术前护理记录单书写 □ 提醒患者禁食、禁水
病情变异记录	□ 无 □ 有,原因: 1. 2.	□ 无 □ 有,原因: 1. 2.
护士签名		
医师签名		

时间	住院第 2~3 天 （手术日）	住院第 3~4 天 （术后第 1 日）	住院第 4~5 天 （术后第 2 日，出院日）
主要诊疗工作	□ 手术前再次确认患者姓名、性别、年龄和准备手术的眼睛、手术方案 □ 手术 □ 完成手术记录 □ 完成手术日病程记录 □ 向患者及其家属交代术后注意事项	□ 检查患者，注意观察体温、血压等全身情况，检查视力、眼前后节、切口、眼位、眼球运动等情况 □ 上级医师查房，确定有无手术并发症 □ 为患者换药 □ 完成术后病程记录 □ 向患者及家属交代术后恢复情况	□ 上级医师查房，进行手术及切口评估，确定有无手术并发症和切口愈合不良情况，确定今日出院 □ 完成出院记录等 □ 通知出院处 □ 通知患者及其家属出院 □ 向患者交代出院后注意事项 □ 预约复诊日期 □ 将出院记录副本及诊断证明交给患者
重点医嘱	**长期医嘱** □ 眼科一级或二级护理 □ 饮食 □ 未成年人需陪护 1 人 **临时医嘱** □ 根据病情需要下达	**长期医嘱** □ 眼科三级护理 □ 抗菌药物滴眼液点术眼 qid □ 非甾体抗炎滴眼液点术眼 qid **临时医嘱** □ 换药等，根据病情需要下达	**长期医嘱** □ 眼科三级护理 □ 抗菌药物滴眼液点术眼 qid □ 非甾体抗炎滴眼液点术眼 qid **临时医嘱** □ 今日出院 □ 出院用药：抗菌药物滴眼液、非甾体抗炎滴眼液，4 次/日，持续 2~3 周
主要护理工作	□ 健康宣教：术后注意事项 □ 术后心理与生活护理 □ 执行术后医嘱 □ 完成手术当日护理记录单 □ 观察动态病情变化，及时与医师沟通，执行医嘱 □ 介绍相关治疗、检查、用药等护理中注意的问题	□ 执行术后医嘱 □ 健康宣教：术后相关注意事项 □ 介绍有关患者康复锻炼方法 □ 术后用药知识宣教 □ 监测患者生命体征变化、术眼情况变化 □ 术后心理与生活护理 □ 完成术后第 1 日护理记录单	□ 执行术后医嘱、出院医嘱 □ 出院宣教：生活指导、饮食指导、用药指导 □ 协助患者办理出院手续、交费等事项 □ 完成术后第 2 日及出院护理记录单
病情变异记录	□ 无 □ 有，原因： 1. 2.	□ 无 □ 有，原因： 1. 2.	□ 无 □ 有，原因： 1. 2.
护士签名			
医师签名			

第三十四章

麻痹性斜视临床路径释义

【医疗质量控制指标】

指标一、诊断首先需明确病因，必要时进行其他学科会诊。

指标二、治疗首先以处理原发病为主。

指标三、手术时机应在病情稳定期。

指标四、手术疗效达到预期目的。

指标五、抗菌药物使用符合规范。

指标六、住院时间符合路径实施要求。

一、麻痹性斜视编码

1. 原编码：

疾病名称及编码：麻痹性斜视（ICD-10：H4900）

手术名称及编码：斜视矫正术（ICD-9-CM-3：15.9）

2. 修改编码：

疾病名称及编码：麻痹性斜视（ICD-10：H49）

手术名称及编码：斜视矫正术（ICD-9-CM-3：15.1/15.2/15.3/15.4/15.5）

二、临床路径检索方法

H49 伴（15.1/15.2/15.3/15.4/15.5）

三、国家医疗保障疾病诊断相关分组（CHS-DRG）

MDCC　眼疾病及功能障碍

CS1　眼的神经及血管疾患

四、麻痹性斜视临床路径标准住院流程

（一）适用对象

第一诊断为麻痹性斜视（ICD-10：H49.900），行斜视矫正术（ICD-9-CM-3：15.9）。

> 【释义】
>
> ■ 第一诊断为麻痹性斜视（ICD-10：H49），行斜视矫正术（ICD-9-CM-3：15.1/15.2/15.3/15.4/15.5）。
>
> ■ 麻痹性斜视是由于神经核、神经或眼外肌本身器质性病变引起的单条或多条眼外肌部分或完全性麻痹所致的眼位偏斜，其偏斜大小在不同注视方向和距离有所不同，并伴有不同程度的眼球运动障碍。根据麻痹性斜视发生的时间，通常将其分为先天性与后天性两种。出生或生后早期发生者常与先天发育异常、产伤或生后疾病有关，后天性主要与炎症、肿瘤、高血压、内分泌代谢性疾病、神经系统疾病、肌病或外伤等有关。

（二）诊断依据

根据《临床诊疗指南·眼科学分册》（中华医学会编著，人民卫生出版社，2006）：

1. 发病年龄、病程特点。
2. 相关眼部检查：屈光状态检查；代偿头位检查；斜视度检查；眼球运动检查；Hess 屏检查；复视像检查；双眼视功能检查；牵拉试验检查等。

释义

■ 屈光状态检查：小儿及青少年应在睫状肌麻痹状态下检影验光。睫状肌麻痹剂可根据患者年龄和检查目的使用 1%阿托品、1%环戊酮或 1%托吡卡胺以消除调节因素的影响。成人亦可采用电脑验光加主观试镜矫正屈光不正。

■ 代偿头位检查：代偿头位检查对于眼外肌麻痹引起的非共同性斜视至关重要，患者采取代偿头位是为了减轻复视、维持双眼单视功能。代偿头位主要表现形式包括面部左转或右转、下颌内收或上抬、头向左肩或右肩倾斜。如果排除了机械性限制或眼球震颤引起的代偿头位，面部左转或右转提示水平肌的麻痹（外展神经麻痹、动眼神经麻痹、外伤所致水平直肌离断或斜视手术中水平直肌滑脱以及中枢性病变引起的水平注视麻痹）；下颌内收或上抬提示垂直肌或斜肌的麻痹（单眼上转不足会出现下颌上抬，单眼下转不足会出现下颌内收）；头向左肩或右肩倾斜提示斜肌或垂直肌的麻痹（如临床较为常见的头向左肩倾斜提示右眼上斜肌麻痹、头向右肩倾斜提示左眼上斜肌麻痹）。

■ 斜视度检查：检查者必须考虑到原发性偏斜（第一斜视角）和继发性偏斜（第二斜视角）。第一斜视角是指以健眼注视时所测得的麻痹眼的偏斜度，若以麻痹眼注视所测得的健眼的偏斜度称为第二斜视角。麻痹性斜视时第二斜视角大于第一斜视角。在行三棱镜交替遮盖试验时，患者必定会使用眼前未加三棱镜的一只眼为注视眼，眼前加三棱镜的一只眼为非注视眼。因此，将三棱镜放在眼球转动受限的一眼前时，测量的斜视度数为第一斜视角；而将三棱镜放在健眼前时，测量的斜视度数为第二斜视角。还应注意各方向注视时斜视度的差异。

■ 眼球运动检查：眼球运动受限是麻痹性斜视的主要体征之一，主要表现为眼球向麻痹肌肉作用方向转动时出现完全或不完全的运动障碍。斜视度因注视方向而不同，向麻痹肌作用方向注视时，斜视度最大。检查麻痹性斜视时，检查者不但要采用调节性视标检查受检者注视 9 个方位时的双眼配偶肌的运动情况（诊断眼位），还要遮盖受检者一只眼，嘱其另一眼作追随运动，使眼球尽量转动，以检查单眼向内、向外、向上、向下 4 个方向的最大转动范围。在有条件的医院可以进行 Hess 屏检查以评估眼外肌功能。

■ 复视像检查：红色滤光片试验是检查麻痹性斜视患者复视像常用的方法。将一红玻璃片放在患者一眼前，让患者注视一个手电筒光源。双眼正位并具有正常视网膜对应者会看到一个粉红色的灯光（红灯与白灯融合为一点）。具有正常视网膜对应的麻痹性内斜视患者看到的红灯与放置红玻璃片的眼在同一侧，即为同侧性复视；而具有正常视网膜对应的麻痹性外斜视患者看到的红灯位于放置红玻璃片眼的对侧，即为交叉性复视。当眼球向麻痹肌作用方向转动时复视像距离加大。用三棱镜中和斜视角后复视会随之消失。

■ 双眼视功能检查：Worth 四点灯、Bagolini 线状镜、同视机和立体视功能检查可评估患者术前双眼视功能及术后的恢复情况，可选择性进行。术前临床常用 Bagolini 线状镜检查麻痹性斜视患者的视网膜对应和复视情况。采用 Bagolini 线状镜检查时，将 Bagolini 线状镜放在患者眼前，令其双眼注视 6m 远处的光源，具有正常双眼单视功能者看到两条线条呈"X"交叉，并看到灯光位于"X"交叉的中心。具有正常视网膜对应的麻痹性内斜视和外斜视患者看到两个灯光，并且两条线条的上下端长度不对称。

■ 牵拉试验检查：首先采用被动牵拉试验排除限制性眼球运动障碍；然后采用主动牵拉试验鉴别眼外肌完全麻痹或部分麻痹，以评估眼外肌的功能。主动牵拉试验的方法为：在表面麻醉下，检查者用有齿镊子夹住麻痹肌作用方向对侧的角巩膜缘处球结膜，嘱患者向麻痹肌的作用方向注视，检查者感受眼球转动的力量。若检查者感到镊子被牵动说明该肌肉有部分功能存在，并可以与健眼进行比较。因该试验需要患者合作，一般仅用于成人。

■ 此外，还应做颅脑和眼眶影像学检查。

（三）治疗方案的选择

根据《临床技术操作规范·眼科学分册》（中华医学会编著，人民军医出版社，2007）：
1. 诊断明确。
2. 有屈光不正者，需戴镜矫正视力。
3. 先天性麻痹性斜视手术治疗。后天继发性麻痹性斜视，病情稳定半年以上后手术治疗。
4. 当斜视度稳定，且水平斜视的斜度≥15$^\triangle$、垂直斜视的斜度≥10$^\triangle$予斜视矫正术；斜视度较小时可佩戴三棱镜矫正。

释义

■ 麻痹性斜视与共同性斜视的主要鉴别点在于有无眼球运动障碍。存在屈光不正者应佩戴合适的矫正眼镜。先天性麻痹性斜视在确诊之后应尽早手术，以矫正斜视和代偿头位，保护双眼视功能。后天性麻痹性斜视患者在确定诊疗方案前，需要进行详细的神经科检查以及内科疾病的筛查，查明病因，治疗原发病，同时应用营养神经的药物促进神经肌肉功能的恢复，一般保守治疗半年以上方可考虑手术。在保守治疗过程中不能耐受复视的患者可佩戴三棱镜或行单眼遮盖治疗。当斜视度稳定，且水平斜视的斜度≥15$^\triangle$、垂直斜视的斜度≥10$^\triangle$予斜视矫正术；斜视度较小时可佩戴三棱镜治疗。

（四）标准住院日

≤5 天。

> **释义**
>
> ■ 标准住院日是推荐的最低要求，提倡缩短住院日。儿童需在全身麻醉下手术，需提前入院行术前准备及麻醉科会诊，通常手术日为入院第 2~3 天，术后 1~2 天可以出院。在已开展日间手术的医院，儿童术前准备及麻醉科会诊可于门诊完成，行日间手术，术后观察 6~8 小时即可出院。成年患者全身情况良好者，可行门诊手术或日间手术 24 小时出院。

（五）进入临床路径标准

1. 第一诊断必须符合麻痹性斜视（ICD-10：H49.900）疾病编码。
2. 当患者同时具有其他疾病诊断，但在住院期间不需要特殊处理也不影响第一诊断的临床路径流程实施时，可以进入路径。

> **释义**
>
> ■ 本路径适用对象为临床诊断为麻痹性斜视的患者。如麻痹性斜视继发于其他疾病且需要先治疗原发病者，不进入本路径；如原发病已确诊，暂时不能或难以治疗，全身情况稳定且可以耐受眼部手术，本次入院仅为矫正眼位，也可进入本路径。

（六）住院期间检查项目：

必须的检查项目：

1. 血常规、尿常规。
2. 肝肾功能、电解质，凝血功能，感染性疾病筛查（乙型肝炎、丙型肝炎、艾滋病、梅毒等）。
3. 心电图、X 线胸片。
4. 视力、眼前、后节、眼位、眼球运动、眼内压、泪道。
5. 屈光检查：散瞳（显然）验光。
6. 代偿头位、斜视度、眼球运动、复视像、双眼视功能、牵拉试验、Hess 屏检查等。

> **释义**
>
> ■ 心电图、血常规、尿常规、凝血和生化检查、传染病筛查等是常规检查，每个进入路径的患者均需完成。肝肾功能、凝血功能、心电图、X 线胸片主要是评估有无基础疾病，关系到围术期的特殊处理，可能会影响到住院时间、费用以及治疗预后。传染病筛查主要用于排除可能的传染源，如乙型肝炎、丙型肝炎、艾滋病、梅毒等，这些患者的手术操作需要特殊处理。为缩短患者术前等待时间，检查项目可以在患者入院前在门诊完成。
>
> ■ 术前准备常规检查眼内压、泪道、眼前节及眼底；还需行矫正视力和眼外肌专科检查。代偿头位检查提供了麻痹性斜视患者的基本信息；眼位检查时应分别测量健眼注视（第一斜视角）和麻痹眼注视（第二斜视角）的斜视度；眼球运动检查不但要检查诊断眼位时双眼配偶肌的运动情况，还要进行单眼运动检查；采用红色滤

光片试验进行复视像检查时，首先应鉴定患者为同侧性复视抑或交叉性复视，然后鉴定在哪个方向上复视像距离最大（麻痹肌作用方向）；采用被动牵拉试验以排除限制性眼球运动障碍，采用主动牵拉试验以鉴别眼外肌完全身麻痹瘫或部分麻痹，以评估眼外肌的功能。

（七）治疗方案与药物选择

1. 选用局部抗菌药物滴眼液，预防性用药时间可 1~2 天。
2. 斜视矫正术（手术日为入院后 2~3 天）：
（1）麻醉方式：局部麻醉或全身麻醉。
（2）眼内植入物：无。
（3）术中用耗品：缝线。
3. 术后处理（术后恢复 1~2 天）：
（1）术后用药：局部抗菌药物滴眼液，酌情使用非甾体滴眼液。
（2）术后需要复查的项目：视力，眼前、后节，眼位、眼球运动（酌情）。

> **释义**
>
> ■ 根据《2015 年抗菌药物临床应用指导原则》，路径中均不再应用全身抗菌药物，以局部使用抗菌药物滴眼液点眼为主。
>
> ■ 麻醉方式包括局部麻醉和全身麻醉。儿童及不能耐受局部麻醉手术的成人患者可行全身麻醉。此类手术为外眼手术，不使用眼内植入物，缝线为唯一耗品，用以缝合肌肉及结膜。
>
> ■ 术后局部应用抗菌药物滴眼液点眼，局部反应较重的患者可加用非甾体抗炎眼液或皮质激素滴眼剂。
>
> ■ 视力、眼前、后节、眼位是术后评价手术效果的主要指标。部分麻痹性斜视患者术后眼球运动可无明显改善。

（八）出院标准

1. 手术后眼位正位或明显改善，病情稳定。
2. 切口对合齐，缝线在位，无感染征象。
3. 没有需要住院处理的并发症和/或合并症。

> **释义**
>
> ■ 手术后眼位基本矫正或明显改善，切口对合好、无感染，无并发症或合并症的患者，可以考虑出院。出院后继续应用抗菌药物滴眼液或联合应用非甾体抗炎滴眼液或皮质激素滴眼液，门诊定期随访，调整用药。

（九）变异及原因分析

1. 术前实验室检查异常，需要复查相关检查，导致住院时间延长。

2. 术中出现严重手术并发症（眼球穿通、肌肉滑脱等），导致住院时间延长。

3. 术后炎症反应或并发症（切口愈合不良等）需要进一步处理，导致住院时间延长。

> **释义**
>
> ■ 住院后患者出现特殊情况，如感冒、发热、检查结果提示患有不宜手术的疾病，或全身情况出现不稳定、不能耐受手术的变化，需要其他治疗，等病情好转后才可实施眼部手术。
>
> ■ 在固定肌肉时，缝线意外穿通眼球壁，可能造成视网膜裂孔及出血，需行眼底激光光凝术或巩膜外冷冻术封闭视网膜裂孔。手术中因为肌肉固定不牢固，术后再次出现异常眼位，可能系肌肉滑脱所致，需再次手术治疗。
>
> ■ 如手术创伤严重、感染，或出现结膜切口裂开、患者对药物或缝线过敏，致组织水肿严重等情况，可能需要住院观察，导致住院时间延长。

五、麻痹性斜视临床路径给药方案

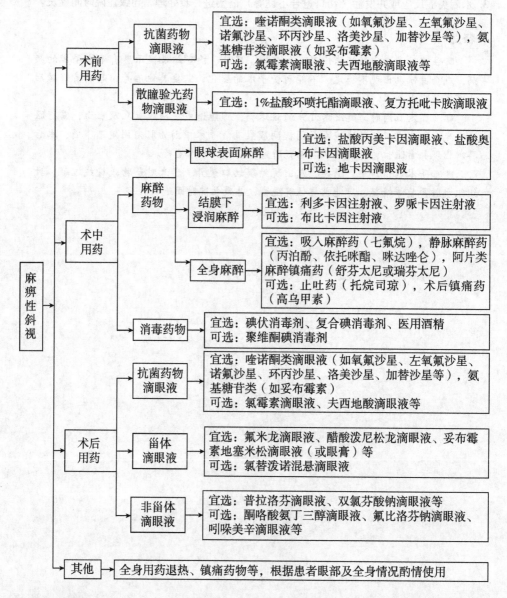

1. 用药选择:

(1) 手术前应用广谱抗菌药物滴眼液 1~3 天,起到清洁结膜囊的作用。术前检影验光,评估患者屈光状态及视力情况。小儿及青少年应在睫状肌麻痹的状态下检影验光,常用 1%盐酸环喷托酯滴眼液或复方托吡卡胺滴眼液。睫状肌麻痹药物有一定不良反应通常表现为眼红、眼痒、皮肤潮红等。为便于住院后进行斜视度检查,可在入院前完成屈光状态检查。

(2) 手术中除了眼睑周围皮肤消毒外,还要注意结膜囊的消毒,除了术前冲洗结膜囊外,结膜囊应用 5%聚维酮碘消毒液可以起到有效的灭菌作用。

(3) 手术后常规应用广谱抗菌药物、甾体、非甾体滴眼液,起到预防感染、控制炎症反应的作用。

(4) 儿童在局部麻醉下多不能配合手术,考虑全身麻醉下手术;成人在局部麻醉下行手术,牵拉眼外肌时患者明显不适感,可静脉应用神经镇静镇痛药物。

（5）全身麻醉术后，部分患者会出现发热、呕吐等不适症状，给予退热、止吐等对症处理。

2. 药学提示：

术后糖皮质激素类滴眼液不宜长期使用，因有导致激素性青光眼的可能，使用前后应监测眼压变化。

3. 注意事项：

斜视矫正手术为外眼手术，通常在围术期眼局部点药即可，一般不需要静脉用抗菌药物等。

六、麻痹性斜视护理规范

1. 术前护理：

（1）术前宣教，讲解手术基本过程，增加患者对手术的理解和配合度。告知全身麻醉患者术毕纱布遮盖术眼，避免患者苏醒后的恐惧和紧张。

（2）术前准备：协助患者完成各项术前检查，遵医嘱滴抗菌药物滴眼液预防术后感染。

（3）饮食准备：术前嘱全身麻醉患者按时禁食、禁水，嘱局部麻醉患者清淡饮食，切勿过饱。

（4）生活准备：术前嘱患者保证充足的休息，避免面部化妆和涂指甲油，勿佩戴首饰进入手术室。

2. 术后护理：

（1）全身麻醉患者术后需密切观察生命体征以及有无麻醉药物反应，在麻醉苏醒后6小时可适当下床活动，逐步恢复进水进食；局部麻醉患者术后需评估疼痛情况，以及有无恶心、呕吐等眼心反射情况，及时与麻醉师或者医师联系。

（2）对于年幼患儿，安抚患儿情绪，减少哭闹，有利于减轻术后切口反应。

（3）眼部护理：观察术后眼位、眼球运动和复视情况，观察结膜切口对合、结膜充血和水肿情况。

（4）术后第2天开始规范按时点滴眼液，注意眼部清洁卫生，避免剧烈运动和揉眼。

七、麻痹性斜视营养治疗规范

饮食指导：

1. 斜视术后宜多食蔬菜，适当饮水，忌辛辣刺激的食物，忌烟酒。

2. 保持大便通畅，防止便秘，以防过度用力，使切口裂开或者出血。

八、麻痹性斜视健康宣教

1. 出院指导：按时按量使用滴眼液或眼膏，注意术眼清洁与卫生，避免用力揉眼，1月内避免剧烈运动和游泳。

2. 正确使用滴眼液的方法：教会患者或者家属正确使用滴眼液的方法，保持瓶口干净卫生，避免二次污染。

3. 饮食和生活指导：忌烟酒及辛辣的食物，保证充分的休息和睡眠，避免长时间过度用眼。

4. 遵医嘱告知按时复诊。

九、推荐表单

（一）医师表单

麻痹性斜视临床路径医师表单

适用对象：第一诊断为麻痹性斜视（ICD-10：H49）

行斜视矫正术（ICD-9-CM-3：15.1-15.5）

患者姓名：		性别： 年龄： 门诊号：	住院号：
住院日期： 年 月 日		出院日期： 年 月 日	标准住院日：≤5 天

时间	住院第 1 天	住院第 1~2 天
主要诊疗工作	□ 询问病史与体格检查 □ 完成首次病程记录 □ 完成病历书写 □ 开实验室检查单 □ 上级医师查房 □ 初步确定手术方式和日期	□ 上级医师查房与手术前评估 □ 向患者及其家属交代围术期注意事项 □ 继续完成术前检查及眼科特殊检查，术前评估 □ 进一步鉴别诊断，除外共同性斜视、限制性斜视 □ 根据检查结果，进行术前讨论，确定手术方案 □ 住院医师完成术前小结和术前讨论，上级医师查房记录等病历书写 □ 签署手术知情同意书
重点医嘱	**长期医嘱** □ 眼科二级或三级护理 □ 饮食 □ 抗菌药物滴眼液点双眼 qid □ 未成年人需陪护 1 人 **临时医嘱** □ 血常规、尿常规，肝肾功能，电解质，感染性疾病筛查，凝血功能 □ 心电图、X 线胸片 □ 眼科特殊检查：视力、眼前后节、眼位、眼球运动、眼压、泪道；屈光检查：散瞳（显然）验光；代偿头位、斜视度、眼球运动、复视像、双眼视功能、牵拉试验、Hess 屏检查等	**长期医嘱** □ 眼科二级或三级护理 □ 饮食 □ 抗菌药物滴眼液点双眼 qid □ 未成年人需陪护 1 人 **临时医嘱** □ 拟明日在局部麻醉或全身麻醉下行左/右眼麻痹性斜视矫正术 □ 备皮、洗眼 □ 全身麻醉患者术前禁食、禁水 □ 局部麻醉+镇静或镇痛药（必要时）
病情变异记录	□ 无　□ 有，原因： 1. 2.	□ 无　□ 有，原因： 1. 2.
医师签名		

时间	住院第 2~3 天 （手术日）	住院第 3~4 天 （术后第 1 日）	住院第 4~5 天 （术后第 2 日，出院日）
主要诊疗工作	□ 手术前再次确认患者姓名、性别、年龄和准备手术的眼睛、手术方案 □ 手术：有手术适应证、无禁忌 □ 完成手术记录 □ 完成手术日病程记录 □ 向患者及其家属交代术后注意事项	□ 检查患者，注意观察体温、血压等全身情况，检查视力、眼前后节、切口、眼位、眼球运动等情况 □ 上级医师查房，确定有无手术并发症 □ 为患者换药 □ 完成术后病程记录 □ 向患者及家属交代术后恢复情况	□ 上级医师查房，进行手术及切口评估，确定有无手术并发症和切口愈合不良情况，确定今日出院 □ 完成出院记录等 □ 通知出院处 □ 通知患者及其家属出院 □ 向患者交代出院后注意事项 □ 预约复诊日期 □ 将出院记录副本及诊断证明交给患者
重点医嘱	**长期医嘱** □ 眼科一级或二级护理 □ 饮食 □ 抗菌药物滴眼液 □ 非甾体抗炎药 □ 未成年人需陪护 1 人 **临时医嘱** □ 根据病情需要下达	**长期医嘱** □ 眼科二级或三级护理 □ 抗菌药物滴眼液点术眼 qid □ 非甾体抗炎药或皮质激素滴眼液点术眼 qid **临时医嘱** □ 换药等，根据病情需要下达	**长期医嘱** □ 眼科二级或三级护理 □ 抗菌药物滴眼液点术眼 qid □ 非甾体抗炎药或皮质激素滴眼液点术眼 qid **临时医嘱** □ 今日出院 □ 出院用药：抗菌药物滴眼液、非甾体抗炎滴眼液，4 次/日，持续 2~3 周，必要时加用皮质激素滴眼液
病情变异记录	□ 无 □ 有，原因： 1. 2.	□ 无 □ 有，原因： 1. 2.	□ 无 □ 有，原因： 1. 2.
医师签名			

（二）护士表单

麻痹性斜视临床路径护士表单

适用对象：第一诊断为麻痹性斜视（ICD-10：H49）
行斜视矫正术（ICD-9-CM-3：15.1-15.5）

患者姓名：		性别：	年龄：	门诊号：	住院号：
住院日期： 年 月 日		出院日期： 年 月 日			标准住院日：≤5 天

时间	住院第 1 天	住院第 1~2 天
健康宣教	□ 入院宣教 　介绍主管医师、护士 　介绍环境、设施 　介绍住院注意事项	□ 术前宣教 　宣教疾病知识、术前准备及手术过程 　告知准备物品、淋浴 　告知手术前后饮食、活动及探视注意事项 　告知术后可能出现的情况及应对方式 　主管护士与患者沟通，了解并指导心理应对
护理处置	□ 核对患者姓名，佩戴腕带 □ 入院护理评估，建立入院护理病历 □ 卫生处置：剪指（趾）甲、沐浴、更换病号服 □ 未成年人需陪护 1 人	□ 协助医师完成术前检查化验 □ 术前准备 　全身麻醉患者禁食、禁水 　冲洗结膜囊 　卫生处置：头部清洁、沐浴等
基础护理	□ 眼科三级护理 □ 晨晚间护理 □ 患者安全管理	□ 眼科三级护理 □ 晨晚间护理 □ 患者安全管理
专科护理	□ 护理查体，生命体征监测记录 □ 需要时，填写跌倒及压疮防范表 □ 需要时请家属陪护 □ 抗菌药物滴眼液点术眼 qid □ 心理护理	□ 协助完成相关检查 □ 抗菌药物滴眼液点术眼 qid □ 心理护理
病情变异记录	□ 无　□ 有，原因： 1. 2.	□ 无　□ 有，原因： 1. 2.
护士签名		

时间	住院第 2~3 天 （手术日）	住院第 3~4 天 （术后第 1 日）	住院第 4~5 天 （术后第 2 日，出院日）
健康宣教	□ 术后当日宣教 　术后注意事项 　术后饮食、活动及探视等注意事项 　告知术后可能出现的情况及应对方式 □ 给予患者及家属心理支持 □ 再次明确探视陪伴须知	□ 术后宣教 　眼药作用及频率 　饮食、活动指导 　复查患者对术前宣教内容的掌握程度	□ 出院宣教：生活指导、饮食指导、用药指导 □ 出院后复诊安排、复诊时间预约等
护理处置	□ 送手术 　摘除患者各种活动物品 　核对患者资料及术中带药 　填写手术交接单，签字确认 □ 接手术 　核对患者及资料，签字确认	□ 协助完成相关检查	□ 执行术后医嘱、出院医嘱 □ 协助患者办理出院手续、交费等事项 □ 完成术后第 2 日及出院护理记录单
基础护理	□ 眼科三级护理 □ 晨晚间护理 □ 患者安全管理	□ 眼科三级护理 □ 晨晚间护理 □ 患者安全管理	□ 眼科三级护理 □ 晨晚间护理 □ 患者安全管理
专科护理	□ 病情观察，观察术眼情况变化 □ 测量患者 TPR 变化 □ 全身麻醉患者遵医嘱给予静脉补液 □ 心理护理	□ 病情观察，观察术眼情况变化 □ 遵医嘱眼药治疗 □ 心理护理	□ 病情观察 □ 遵医嘱眼药治疗 □ 心理护理
病情变异记录	□ 无　□ 有，原因： 1. 2.	□ 无　□ 有，原因： 1. 2.	□ 无　□ 有，原因： 1. 2.
护士签名			

（三）患者（家属）表单

麻痹性斜视临床路径患者（家属）表单

适用对象：第一诊断为麻痹性斜视（ICD-10：H49）

行斜视矫正术（ICD-9-CM-3：15.1-15.5）

患者姓名：	性别：	年龄：	门诊号：	住院号：
住院日期： 年 月 日	出院日期： 年 月 日			标准住院日：≤5 天

时间	住院第 1 天	住院第 1~2 天
医患配合	□ 配合询问病史、收集资料，请务必详细告知既往史、用药史、过敏史 □ 如服用抗凝剂，请明确告知 □ 配合进行体格检查 □ 有任何不适告知医师	□ 配合完善相关检查，如采血，留尿、心电图、X 线胸片、眼科特殊检查 □ 配合医师完成术前介绍病情及手术谈话，签署手术同意书 □ 配合麻醉医师术前访视
护患配合	□ 配合测量体温、脉搏、呼吸、血压、体重 1 次 □ 配合完成入院护理评估单（简单询问病史、过敏史、用药史） □ 接受入院宣教（环境、主管医师、病房规定等） □ 有任何不适告知护士	□ 配合测量体温、脉搏、呼吸，询问排便情况 1 次 □ 接受术前宣教 □ 自行沐浴，加强头部清洁，剪指（趾）甲 □ 准备好必要用品 □ 取下义齿、饰品等，贵重物品交家属保管
饮食	□ 普通饮食，婴幼儿母乳喂养或混合喂养	□ 全身麻醉患者术前 12 小时禁食、禁水 □ 局部麻醉患者可普通饮食
排泄	□ 正常排尿便	□ 正常排尿便
活动	□ 正常活动	□ 正常活动

时间	住院第 2~3 天 （手术日）	住院第 3~4 天 （术后第 1 日）	住院第 4~5 天 （术后第 2 日，出院日）
医患配合	□ 配合评估手术效果 □ 术前术后有任何不适及时告知医师	□ 配合术后查房，配合检查视力、眼前后节、切口、眼位、眼球运动等情况 □ 配合接受换药	□ 接受出院前指导 □ 知道复查程序 □ 获取出院诊断书 □ 预约复诊日期
护患配合	□ 清晨测量体温、脉搏、呼吸，送手术室前，协助完成核对，带齐影像资料及术中用药 □ 返回病房后，协助完成核对，配合血压测量 □ 配合检查意识 □ 配合术后输液 □ 遵医嘱采取正确体位 □ 配合缓解疼痛 □ 有任何不适请告知护士	□ 配合测量体温、脉搏、呼吸，询问每日排便情况 □ 注意活动安全，避免坠床或丢到 □ 配合执行探视及陪伴	□ 接受出院宣教 □ 办理出院手续 □ 获取出院带药 □ 知道服药方法、作用、注意事项 □ 知道复印病历方法
饮食	□ 全身麻醉者清醒前禁食、禁水 □ 全身麻醉者清醒后，根据医嘱试饮水，无恶心、呕吐逐渐进少量流食	□ 普通饮食，婴幼儿母乳喂养或混合喂养	□ 普通饮食，婴幼儿母乳喂养或混合喂养
排泄	□ 正常排尿便	□ 正常排尿便	□ 正常排尿便
活动	□ 全身麻醉完全清醒后可正常活动	□ 正常活动	□ 正常活动

附：原表单（2016 年版）

麻痹性斜视临床路径表单

适用对象：第一诊断为麻痹性斜视（ICD-10：H49.900）
行斜视矫正术（ICD-9-CM-3：15.9）

患者姓名：		性别：	年龄：	门诊号：	住院号：

住院日期：	年 月 日	出院日期：	年 月 日	标准住院日：≤5 天

时间	住院第 1 天	住院第 1~2 天
主要诊疗工作	□ 询问病史与体格检查 □ 完成首次病程记录 □ 完成病历书写 □ 开实验室检查单 □ 上级医师查房 □ 初步确定手术方式和日期	□ 上级医师查房与手术前评估 □ 向患者及其家属交代围术期注意事项 □ 继续完成眼科特殊检查 □ 根据检查结果，进行术前讨论，确定手术方案 □ 住院医师完成术前小结和术前讨论，上级医师查房记录等病历书写 □ 签署手术知情同意书
重点医嘱	**长期医嘱** □ 眼科三级护理 □ 饮食 □ 抗菌药物滴眼液点双眼 qid □ 未成年人需陪护 1 人 **临时医嘱** □ 血常规、尿常规，肝肾功能、电解质，感染性疾病筛查，凝血功能 □ 心电图、X 线胸片 □ 眼肌学检查：主导眼、三棱镜遮盖法检查原在位及各个诊断眼位上的斜视度、双眼视觉检查、立体视觉检查、眼外肌功能检查等	**长期医嘱** □ 眼科三级护理 □ 饮食 □ 抗菌药物滴眼液点双眼 qid □ 未成年人需陪护 1 人 **临时医嘱** □ 拟明日在局部麻醉或全身麻醉下行左/右眼斜视矫正术 □ 备皮、洗眼 □ 全身麻醉患者术前禁食、禁水 □ 局部麻醉+镇静（必要时）
主要护理工作	□ 病区环境及医护人员介绍 □ 入院护理评估 □ 医院相关制度介绍 □ 执行医嘱 □ 饮食宣教、生命体征监测 □ 介绍相关治疗、检查、用药等护理中应注意的问题 □ 完成护理记录单书写	□ 手术前物品准备、心理护理 □ 手术前准备（沐浴、更衣） □ 按医嘱执行护理治疗 □ 介绍有关疾病的护理知识 □ 介绍相关治疗、检查、用药等护理中应注意的问题 □ 健康宣教：术前/术中注意事项 □ 完成术前护理记录单书写 □ 提醒患者禁食、禁水
病情变异记录	□ 无 □ 有，原因： 1. 2.	□ 无 □ 有，原因： 1. 2.
护士签名		
医师签名		

时间	住院第2~3天 （手术日）	住院第3~4天 （术后第1日）	住院第4~5天 （术后第2日，出院日）
主要诊疗工作	□ 手术前再次确认患者姓名、性别、年龄和准备手术的眼睛、手术方案 □ 手术 □ 完成手术记录 □ 完成手术日病程记录 □ 向患者及其家属交代术后注意事项	□ 检查患者，注意观察体温、血压等全身情况，检查视力、眼前后节、切口、眼位、眼球运动等情况。 □ 上级医师查房，确定有无手术并发症 □ 为患者换药 □ 完成术后病程记录 □ 向患者及家属交代术后恢复情况	□ 上级医师查房，进行手术及切口评估，确定有无手术并发症和切口愈合不良情况，确定今日出院 □ 完成出院记录等 □ 通知出院处 □ 通知患者及其家属出院 □ 向患者交代出院后注意事项 □ 预约复诊日期 □ 将出院记录副本及诊断证明交给患者
重点医嘱	**长期医嘱** □ 眼科一级或二级护理 □ 饮食 □ 未成年人需陪护1人 **临时医嘱** □ 根据病情需要下达	**长期医嘱** □ 眼科三级护理 □ 抗菌药物滴眼液点术眼 qid □ 非甾体抗炎滴眼液点术眼 qid **临时医嘱** □ 换药等，根据病情需要下达	**长期医嘱** □ 眼科三级护理 □ 抗菌药物滴眼液点术眼 qid □ 非甾体抗炎滴眼液点术眼 qid **临时医嘱** □ 今日出院 □ 出院用药：抗菌药物滴眼液、非甾体抗炎滴眼液，4次/日，持续2~3周
主要护理工作	□ 健康宣教：术后注意事项 □ 术后心理与生活护理 □ 执行术后医嘱 □ 完成手术当日护理记录单 □ 观察动态病情变化，及时与医师沟通，执行医嘱 □ 介绍相关治疗、检查、用药等护理中注意的问题	□ 执行术后医嘱 □ 健康宣教：手术后相关注意事项 □ 介绍有关患者康复锻炼方法 □ 术后用药知识宣教 □ 监测患者生命体征变化、术眼情况变化 □ 术后心理与生活护理 □ 完成术后第1日护理记录单	□ 执行术后医嘱、出院医嘱 □ 出院宣教：生活指导、饮食指导、用药指导 □ 协助患者办理出院手续、交费等事项 □ 完成术后第2日及出院护理记录单
病情变异记录	□ 无 □ 有，原因： 1. 2.	□ 无 □ 有，原因： 1. 2.	□ 无 □ 有，原因： 1. 2.
护士签名			
医师签名			

第三十五章

垂直分离性偏斜临床路径释义

【医疗质量控制指标】

指标一、诊断需结合症状、体征和辅助检查。

指标二、手术适应证为垂直分离性偏斜明显、症状较重的患者。

指标三、手术疗效达到预期目标。

指标四、抗菌药物使用符合规范。

指标五、住院时间符合路径实施要求。

一、垂直分离性偏斜编码

1. 原编码：

疾病名称及编码：垂直分离性偏斜（ICD-10：H50.402）

手术操作名称及编码：斜视矫正术（ICD-9-CM-3：15.9）

2. 修改编码：

疾病名称及编码：垂直分离性偏斜（ICD-10：H50.402）

手术操作名称及编码：斜视矫正术（ICD-9-CM-3：15.1/15.2/15.3/15.4/15.5）

二、临床路径检索方法

H50.402 伴（15.1/15.2/15.3/15.4/15.5）

三、国家医疗保障疾病诊断相关分组（CHS-DRG）

MDCC　眼疾病及功能障碍

CS1　眼的神经及血管疾患

四、垂直分离性偏斜临床路径标准住院流程

（一）适用对象

第一诊断为垂直分离性偏斜（ICD-10：H50.402），行斜视矫正术（ICD-9-CM-3：15.9）。

> **释义**
>
> ■ 本路径适用对象为垂直分离性偏斜明显、需要手术的患者。垂直斜视度小，不影响外观的患者，无需手术，不进入本路径。Helveston 综合征（垂直分离性偏斜+A型外斜视+上斜肌亢进），因为第一诊断不同，不适用本路径。

（二）诊断依据

根据《临床诊疗指南·眼科学分册》（中华医学会编著，人民卫生出版社，2006）：

1. 发病特点。

2. 相关眼部检查　眼位、眼球运动检查；双眼视功能检查等。

释义

■ 垂直分离性偏斜是一种与 Hering 法则相矛盾的垂直眼球运动异常，双眼交替遮盖时，被遮盖眼交替上斜视。常合并眼球震颤或其他斜视，病因不明。

■ 患者疲劳或注意力分散时或遮盖一眼时，被遮盖眼上斜视伴有外旋，去遮盖后伴有内旋回到原在位。通常双眼发病，但不对称，斜视度不稳定；看远时患眼上飘明显；被遮盖眼高位，但另一眼不表现为低位；50% 有隐性眼颤；Bielschowsky 现象（+）；被遮盖眼在原在位、内转位、外转位均表现为上斜视（与下斜肌亢进鉴别，下斜肌亢进只在内转位时上转明显）；23%～35% 有头位：头偏向垂直眼位低的眼侧；多见下斜肌亢进；50%～90% 患者合并先天性内斜视；可以表现为 Helveston 综合征：垂直分离性偏斜+A 型外斜视+上斜肌亢进；视功能：主动抑制，无复视，少有弱视。

（三）治疗方案的选择

根据《临床技术操作规范·眼科学分册》（中华医学会编著，人民军医出版社，2007）：

1. 诊断明确。
2. 有屈光不正者，需戴镜矫正视力。
3. 自发上飘明显，垂直斜视度≥10$^\Delta$，行手术治疗。
4. 下斜肌亢进者，行下斜肌后徙转位术；下斜肌无明显亢进者，行同侧上直肌超长量后徙术或者联合上直肌后固定术。
5. 合并水平斜视患者，同时行水平斜视矫正术。

释义

■ 如果有弱视，早期治疗。对于程度轻、不影响外观的患者，无需手术。对于需要手术的患者，术前一定和患者及其家属明确解释：因为垂直分离性偏斜是一种特殊斜视，手术只能减轻症状，不能治愈。

（四）标准住院日

≤5 天。

释义

■ 标准住院日是推荐的最低要求，提倡缩短住院日或者日间手术。

（五）进入路径标准

1. 第一诊断必须符合垂直分离性偏斜（ICD-10：H50.402）疾病编码。
2. 当患者同时具有其他疾病诊断，需要/不需要同时手术，但在住院期间不影响第一诊断的临床路径流程实施时，也可以进入路径。

释义

■ 如果患者同时合并水平斜视，而且水平斜视度≥15$^\triangle$，需要同时手术，可以将水平斜视作为第二诊断，也可以进入路径。

（六）住院期间检查项目

必须的检查项目：

1. 血常规、尿常规。
2. 肝肾功能，电解质，凝血功能，感染性疾病筛查（乙型肝炎、丙型肝炎、艾滋病、梅毒等）。
3. 心电图、X线胸片。
4. 视力、眼前后节、眼位、眼球运动、眼压、泪道。
5. 屈光检查：散瞳（显然）验光。
6. 主导眼、三棱镜检查、同视机双眼视觉检查与眼底照相等。

释义

■ 以上项目为所有斜视手术住院患者必查项目。如果是日间手术，全部在入院前完成。

（七）治疗方案与药物选择

1. 选用局部抗菌药物滴眼液，预防性用药时间可1~2天。
2. 斜视矫正术（手术日为入院后2~3天）：
(1) 麻醉方式：局部麻醉或全身麻醉。
(2) 眼内植入物：无。
(3) 术中用耗品：缝线。
3. 术后处理（术后恢复1~2天）：
(1) 术后用药：局部抗菌药物滴眼液，酌情使用非甾体滴眼液，以减轻术后水肿、炎症。
(2) 术后需要复查的项目：视力，眼前后节，眼位、眼球运动（酌情）。

释义

■ 目前多数医师采用显微镜下微创斜视手术，穹隆部球结膜切口小，所以球结膜切口可以缝合，也可以不缝合。

（八）出院标准

1. 手术后眼位正位或明显改善，患眼上飘消失或减轻，病情稳定。
2. 切口对合齐，无缝线/缝线在位，无感染征象。
3. 没有需要住院处理的并发症和/或合并症。

> **释义**
>
> ■ 术后需要继续使用抗菌药物滴眼液，或者合并使用非甾体滴眼液，需定期随访，根据恢复情况及时调整用药。

（九）变异及原因分析

1. 术前实验室检查异常，需要复查相关检查，导致住院时间延长。
2. 术中出现严重手术并发症（眼球穿通、肌肉滑脱等），导致住院时间延长。
3. 术后炎症反应或并发症（切口愈合不良等）需要进一步处理，导致住院时间延长。

> **释义**
>
> ■ 患者住院期间发生特殊情况，如感冒、发热等不宜手术的疾病，需要等待病情好转后手术。
>
> ■ 在固定肌肉时，缝线意外穿透眼球壁，可能造成视网膜出血或者裂孔，需行眼底激光光凝术或者巩膜外冷冻术。
>
> ■ 如果手术后患者反应重，导致眼局部球结膜水肿；或者术后感染、球结膜切口裂开，均需要住院观察，导致住院时间延长。

五、垂直分离性偏斜视临床路径给药方案

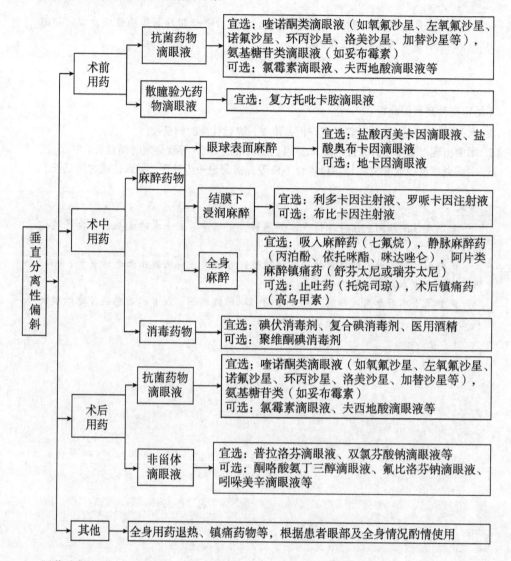

1. 用药选择：

（1）手术前应用广谱抗菌药物滴眼液1~3天，起到清洁结膜囊的作用。术前检影验光，评估患者屈光状态及视力情况，部分患者对常见的散瞳剂过敏，表现为眼红、眼痒等，可以试用盐酸环喷托酯滴眼液。小儿及青少年应在睫状肌麻痹的状态下检影验光。为便于住院后进行检查，也可在入院前完成屈光状态检查。

（2）手术中除了眼睑周围皮肤消毒外，还要注意结膜囊的消毒，除了术前冲洗结膜囊外，结膜囊应用5%聚维酮碘消毒液可以起到有效的灭菌作用。

（3）手术后常规应用广谱抗菌药物、非甾体滴眼液，起到预防感染、控制炎症反应的作用。

（4）儿童在局部麻醉下多不能配合手术，考虑全身麻醉下手术；成人在局部麻醉下行手术，牵拉眼外肌时患者明显不适感，可静脉应用神经镇静镇痛药物。

（5）全身麻醉术后，部分患者会出现发热、呕吐等不适症状，给予退热、止吐等对症处理。

2. 药学提示：

斜视手术非内眼手术，术后一般不使用糖皮质激素类滴眼液，因有导致激素性青光眼的可能。

3. 注意事项：

斜视矫正手术，为眼局部的手术，通常围术期眼局部点药即可，一般不需要静脉用抗菌药物等。

六、垂直分离性偏斜护理规范

1. 术前护理：

（1）心理护理，给患者进行疾病科普，适当讲解手术过程及注意事项，增加患者对疾病和手术的理解，建立合理的疗效预期和风险考虑，情绪稳定接受手术治疗。

（2）术前严密观察患者全身情况，有无感冒咳嗽等，术前严密观察患者眼部自觉症状，如有不适，及时通知主管医师。

（3）术前遵医嘱滴抗菌药物滴眼液，清洁结膜囊预防术后感染。

（4）嘱患者术前禁饮食6小时（包括局部麻醉及全身麻醉的患者，局部麻醉的患者术前禁饮食，若术中无法配合手术，可临时改为全身麻醉手术）。

（5）术前嘱患者排空大小便，取下义齿、手表、首饰等。

2. 术后护理：

（1）指导患者适当时机下床活动，以防长期卧床导致术后第2天换药时患者头晕症状加重。

（2）术后遵医嘱冷敷术眼，减轻患者疼痛。

（3）术后观察绷带、敷料是否干燥、有无移位、松脱，观察渗出液的性质、程度，保持敷料清洁，若有异常，及时报告主管医师做对应处置。

（4）评估患者的疼痛程度，操作时动作轻柔，指导患者闭目，减少眼球转动以减轻不适，必要时遵医嘱使用镇痛药物。

（5）患者出现恶心呕吐等不适，及时清除呕吐物，并报告医师，必要时遵医嘱使用止吐药物。

（6）术后第2天遵医嘱使用眼药水，操作时动作要轻柔，以防牵拉下眼睑过度致穹隆部结膜切口开裂。

（7）术后嘱患者避免剧烈运动，防止碰撞术眼，出现结膜切口开裂或肌肉滑脱等并发症。

七、垂直分离性偏斜营养治疗规范

饮食指导：

1. 行斜视矫正的患者，可适当增加蛋白质和维生素的摄入量，如鸡蛋、豆制品，多吃新鲜水果蔬菜，以促进切口修复；多吃软食及易消化的食物，忌辛辣刺激的食物，忌用硬食，以防过度用力，使切口裂开。

2. 保持大便通畅，防止便秘，以防过度用力，使切口裂开。

八、垂直分离性偏斜健康宣教

1. 患者手术缝线为可吸收缝线，无需拆除，但术后部分患者会出现眼磨、异物感等不适症状，属正常现象。

2. 出院指导：通常术后2周复查，这段时间应注意术眼保护，滴抗菌药物滴眼液，防止细菌感染，要避免和传染病患者接触，尽量少去公共场所，生活中应避免脏水、异物进入眼睛，患儿需家长监督防止用手揉眼。

3. 睡眠要充足，注意保暖，早期应避免打喷嚏、咳嗽，保持大便通畅，禁忌剧烈运动，以防止肌肉滑脱。

4. 斜视术后，教会患者正确使用滴眼液的方法，嘱其按时点眼药。

5. 术后应注意用眼卫生，避免强光刺激，避免过度用眼。

6. 根据病情需要定期复诊，不适随诊。

九、推荐表单

（一）医师表单

垂直分离性偏斜临床路径医师表单

适用对象：第一诊断为垂直分离性偏斜（ICD-10：H50.402）
行斜视矫正术（ICD-9-CM-3：15.1-15.5）

患者姓名：		性别： 年龄： 门诊号：	住院号：
住院日期： 年 月 日		出院日期： 年 月 日	标准住院日：≤5天

时间	住院第1天	住院第1~2天
主要诊疗工作	□ 询问病史与体格检查 □ 完成首次病程记录 □ 完成病历书写 □ 开实验室检查单 □ 上级医师查房 □ 初步确定手术方式和日期	□ 上级医师查房与手术前评估 □ 向患者及其家属交代围术期注意事项 □ 继续完成眼科特殊检查 □ 进一步鉴别诊断，除外Helveston综合征、A-V征及其他非共同性斜视 □ 根据检查结果，进行术前讨论，确定手术方案 □ 住院医师完成术前小结和术前讨论，上级医师查房记录等病历书写 □ 签署手术知情同意书
重点医嘱	**长期医嘱** □ 眼科三级护理 □ 饮食 □ 抗菌药物滴眼液点双眼 qid □ 未成年人需陪护1人 **临时医嘱** □ 血常规、尿常规，肝肾功能，血清葡萄糖，感染性疾病筛查，凝血功能 □ 心电图、X线胸片 □ 眼肌学检查：主导眼、三棱镜遮盖法检查原在位及各个诊断眼位上的斜视度、双眼视觉检查、立体视觉检查、眼外肌功能检查等	**长期医嘱** □ 眼科三级护理 □ 饮食 □ 抗菌药物滴眼液点双眼 qid □ 未成年人需陪护1人 **临时医嘱** □ 拟明日在局部麻醉或全身麻醉下行左/右眼斜视矫正术 □ 备皮、洗眼 □ 全身麻醉患者术前禁食、禁水 □ 局部麻醉+镇静（必要时）
主要护理工作	□ 病区环境及医护人员介绍 □ 入院护理评估 □ 医院相关制度介绍 □ 执行医嘱 □ 饮食宣教、生命体征监测 □ 介绍相关治疗、检查、用药等护理中应注意的问题 □ 完成护理记录单书写	□ 手术前物品准备、心理护理 □ 手术前准备（沐浴、更衣） □ 按医嘱执行护理治疗 □ 介绍有关疾病的护理知识 □ 介绍相关治疗、检查、用药等护理中应注意的问题 □ 健康宣教：术前术中注意事项 □ 完成术前护理记录单书写 □ 提醒患者禁食、禁水

时间	住院第 1 天	住院第 1~2 天
病情 变异 记录	□无　□有，原因： 1. 2.	□无　□有，原因： 1. 2.
护士 签名		
医师 签名		

时间	住院第 2~3 天 （手术日）	住院第 3~4 天 （术后第 1 日）	住院第 4~5 天 （术后第 2 日，出院日）
主要诊疗工作	□ 手术前再次确认患者姓名、性别、年龄和准备手术的眼睛、手术方案 □ 手术 □ 完成手术记录 □ 完成手术日病程记录 □ 向患者及其家属交代术后注意事项	□ 检查患者，注意观察体温、血压等全身情况，检查视力、眼前后节、切口、眼位、眼球运动等情况 □ 上级医师查房，确定有无手术并发症 □ 为患者换药 □ 完成术后病程记录 □ 向患者及家属交代术后恢复情况	□ 上级医师查房，进行手术及切口评估，确定有无手术并发症和切口愈合不良情况，确定今日出院 □ 完成出院记录等 □ 通知出院处 □ 通知患者及其家属出院 □ 向患者交代出院后注意事项 □ 预约复诊日期 □ 将出院记录副本及诊断证明交给患者
重点医嘱	**长期医嘱** □ 眼科一级或二级护理 □ 饮食 □ 未成年人需陪护 1 人 **临时医嘱** □ 根据病情需要下达	**长期医嘱** □ 眼科三级护理 □ 抗菌药物滴眼液点术眼 qid □ 非甾体抗炎滴眼液点术眼 qid **临时医嘱** □ 换药等，根据病情需要下达	**长期医嘱** □ 眼科三级护理 □ 抗菌药物滴眼液点术眼 qid □ 非甾体抗炎滴眼液点术眼 qid **临时医嘱** □ 今日出院 □ 出院用药：抗菌药物滴眼液、非甾体抗炎滴眼液，4 次/日，持续 2~3 周
主要护理工作	□ 健康宣教：术后注意事项 □ 术后心理与生活护理 □ 执行术后医嘱 □ 完成手术当日护理记录单 □ 观察动态病情变化，及时与医师沟通，执行医嘱 □ 介绍相关治疗、检查、用药等护理中注意的问题	□ 执行术后医嘱 □ 健康宣教：手术后相关注意事项 □ 介绍有关患者康复锻炼方法 □ 术后用药知识宣教 □ 监测患者生命体征变化、术眼情况变化 □ 术后心理与生活护理 □ 完成术后第 1 日护理记录单	□ 执行术后医嘱、出院医嘱 □ 出院宣教：生活指导、饮食指导、用药指导 □ 协助患者办理出院手续、交费等事项 □ 完成术后第 2 日及出院护理记录单
病情变异记录	□ 无　□ 有，原因： 1. 2.	□ 无　□ 有，原因： 1. 2.	□ 无　□ 有，原因： 1. 2.
护士签名			
医师签名			

（二）护士表单

垂直分离性偏斜临床路径护士表单

适用对象：第一诊断为垂直分离性偏斜（ICD-10：H50.402）

行斜视矫正术（ICD-9-CM-3：15.1-15.5）

患者姓名：	性别：　年龄：　门诊号：	住院号：
住院日期：　年　月　日	出院日期：　年　月　日	标准住院日：≤5天

时间	住院第1~2天	住院第2~3天 （围术期）	住院第3~5天
健康宣教	□ 介绍主管医师、责任护士 □ 介绍环境、设施 □ 介绍住院注意事项 □ 向患者宣教戒烟、戒酒的重要性，医院内禁止吸烟	□ 责任护士与患者沟通，了解并指导心理应对 □ 告知手术前后饮食、活动及探视注意事项及应对方式	□ 康复和锻炼 □ 饮食休息运动等事项指导 □ 正确指导患者出院用药 □ 遵医嘱定时复查
护理处置	□ 核对患者姓名，佩戴腕带 □ 建立入院护理病历 □ 卫生处置：指导患者剪指（趾）甲、沐浴、更换病号服	□ 密切观察患者病情变化 □ 遵医嘱正确用药 □ 协助医师完善术前各项检查 □ 术前准备 □ 做好术后病情观察	□ 办理出院手续 □ 书写出院小结
基础护理	□ 三级护理 □ 晨晚间护理 □ 患者安全管理	□ 二级护理 □ 晚间护理 □ 患者安全管理	□ 二级护理 □ 晨晚间护理 □ 患者安全管理
专科护理	□ 指导患者正确点眼及用眼卫生 □ 宣教疾病知识、用药知识及特殊检查操作过程 □ 生命体征监测 □ 需要时填写跌倒及压疮防范表 □ 需要时请家属陪伴 □ 心理护理	□ 生命体征监测 □ 心理护理 □ 遵医嘱正确给药 □ 指导患者眼部病情不适观察	□ 生命体征监测 □ 正确执行医嘱，观察术眼病情变化 □ 术后心理和生活护理，告知患者避免眼部外伤
重点医嘱	□ 详见医嘱执行单	□ 详见医嘱执行单	□ 详见医嘱执行单
病情变异记录	□ 无　□ 有，原因： 1. 2.	□ 无　□ 有，原因： 1. 2.	□ 无　□ 有，原因： 1. 2.
护士签名			

（三）患者（家属）表单

垂直分离性偏斜临床路径患者（家属）表单

适用对象：第一诊断为垂直分离性偏斜（ICD-10：H50.402）
　　　　　行斜视矫正术（ICD-9-CM-3：15.1~15.5）

患者姓名：		性别：	年龄：	门诊号：	住院号：
住院日期：　　年　月　日		出院日期：　　年　月　日			标准住院日：≤5天

时间	住院第1~2天	住院第2~3天 （围术期）	住院第3~5天
医患配合	□ 配合询问病史、收集资料，请务必详细告知既往史、用药史、过敏史 □ 配合进行体格和眼科检查 □ 配合完善相关检查 □ 有任何不适告知医师	□ 手术前了解手术及围术期相关治疗，缓解紧张情绪 □ 配合用药及治疗 □ 有任何不适告知医师	□ 接受出院前指导 □ 知道复查程序 □ 获取出院诊断书
护患配合	□ 配合测量体温、脉搏、呼吸、血压、血氧饱和度、体重 □ 配合完成入院护理评估单（简单询问病史、过敏史、用药史） □ 接受入院宣教（环境介绍、病室规定、订餐制度、贵重物品保管等） □ 有任何不适告知护士	□ 配合测量体温、脉搏、呼吸，询问每日排便情况 □ 接受相关实验室检查宣教，正确留取标本，配合检查 □ 有任何不适告知护士 □ 接受疾病及用药等相关知识指导，接受输液、服药治疗 □ 注意活动安全，避免坠床或跌倒 □ 配合执行探视及陪护制度	□ 接受出院宣教 □ 办理出院手续 □ 获取出院带药 □ 指导服药方法、作用、注意事项 □ 知道复印病历方法
饮食	□ 普通饮食	□ 普通饮食	□ 普通饮食
排泄	□ 正常排尿便	□ 正常排尿便	□ 正常排尿便
活动	□ 适度活动	□ 适度活动	□ 适度活动

附：原表单（2016 年版）

垂直分离性偏斜临床路径表单

适用对象：第一诊断为垂直分离性偏斜（ICD-10：H50.402）

行斜视矫正术（ICD-9-CM-3：15.9）

患者姓名：	性别：	年龄：	门诊号：	住院号：
住院日期：　年　月　日	出院日期：　年　月　日			标准住院日：≤5 天

时间	住院第 1 天	住院第 1~2 天
主要诊疗工作	□ 询问病史与体格检查 □ 完成首次病程记录 □ 完成病历书写 □ 开实验室检查单 □ 上级医师查房 □ 初步确定手术方式和日期	□ 上级医师查房与手术前评估 □ 向患者及其家属交代围术期注意事项 □ 继续完成眼科特殊检查 □ 进一步鉴别诊断，除外 A-V 征、垂直斜视以及其他非共同性斜视 □ 根据检查结果，进行术前讨论，确定手术方案 □ 住院医师完成术前小结和术前讨论，上级医师查房记录等病历书写 □ 签署手术知情同意书
重点医嘱	**长期医嘱** □ 眼科三级护理 □ 饮食 □ 抗菌药物滴眼液点双眼 qid □ 未成年人需陪护 1 人 **临时医嘱** □ 血常规、尿常规，肝肾功能，电解质，感染性疾病筛查，凝血功能 □ 心电图、X 线胸片 □ 眼肌学检查：主导眼、三棱镜遮盖法检查原在位及各个诊断眼位上的斜视度、双眼视觉检查、立体视觉检查、眼外肌功能检查等	**长期医嘱** □ 眼科三级护理 □ 饮食 □ 抗菌药物滴眼液点双眼 qid □ 未成年人需陪护 1 人 **临时医嘱** □ 拟明日在局部麻醉或全身麻醉下行左/右眼斜视矫正术 □ 备皮、洗眼 □ 全身麻醉患者术前禁食、禁水 □ 局部麻醉+镇静（必要时）
主要护理工作	□ 病区环境及医护人员介绍 □ 入院护理评估 □ 医院相关制度介绍 □ 执行医嘱 □ 饮食宣教、生命体征监测 □ 介绍相关治疗、检查、用药等护理中应注意的问题 □ 完成护理记录单书写	□ 手术前物品准备、心理护理 □ 手术前准备（沐浴、更衣） □ 按医嘱执行护理治疗 □ 介绍有关疾病的护理知识 □ 介绍相关治疗、检查、用药等护理中应注意的问题 □ 健康宣教：术前/术中注意事项 □ 完成术前护理记录单书写 □ 提醒患者禁食、禁水
病情变异记录	□ 无　□ 有，原因： 1. 2.	□ 无　□ 有，原因： 1. 2.
护士签名		
医师签名		

时间	住院第 2~3 天 （手术日）	住院第 3~4 天 （术后第 1 日）	住院第 4~5 天 （术后第 2 日，出院日）
主要诊疗工作	□ 手术前再次确认患者姓名、性别、年龄和准备术眼、手术方案 □ 手术 □ 完成手术记录 □ 完成手术日病程记录 □ 向患者及其家属交代术后注意事项	□ 检查患者，注意观察体温、血压等全身情况，检查视力、眼前后节、切口、眼位、眼球运动等情况 □ 上级医师查房，确定有无手术并发症 □ 为患者换药 □ 完成术后病程记录 □ 向患者及家属交代术后恢复情况	□ 上级医师查房，进行手术及切口评估，确定有无手术并发症和切口愈合不良情况，确定今日出院 □ 完成出院记录等 □ 通知出院处 □ 通知患者及其家属出院 □ 向患者交代出院后注意事项 □ 预约复诊日期 □ 将出院记录副本及诊断证明交给患者
重点医嘱	**长期医嘱** □ 眼科一级或二级护理 □ 饮食 □ 未成年人需陪护 1 人 **临时医嘱** □ 根据病情需要下达	**长期医嘱** □ 眼科三级护理 □ 抗菌药物滴眼液点术眼 qid □ 非甾体抗炎滴眼液点术眼 qid **临时医嘱** □ 换药等，根据病情需要下达	**长期医嘱** □ 眼科三级护理 □ 抗菌药物滴眼液点术眼 qid □ 非甾体抗炎滴眼液点术眼 qid **临时医嘱** □ 今日出院 □ 出院用药：抗菌药物滴眼液、非甾体抗炎滴眼液 4 次/日，持续 2~3 周
主要护理工作	□ 健康宣教：术后注意事项 □ 术后心理与生活护理 □ 执行术后医嘱 □ 完成手术当日护理记录单 □ 观察动态病情变化，及时与医师沟通，执行医嘱 □ 介绍相关治疗、检查、用药等护理中注意的问题	□ 执行术后医嘱 □ 健康宣教：手术后相关注意事项 □ 介绍有关患者康复锻炼方法 □ 术后用药知识宣教 □ 监测患者生命体征变化、术眼情况变化 □ 术后心理与生活护理 □ 完成术后第 1 日护理记录单	□ 执行术后医嘱、出院医嘱 □ 出院宣教：生活指导、饮食指导、用药指导 □ 协助患者办理出院手续、交费等事项 □ 完成术后第 2 日及出院护理记录单
病情变异记录	□ 无 □ 有，原因： 1. 2.	□ 无 □ 有，原因： 1. 2.	□ 无 □ 有，原因： 1. 2.
护士签名			
医师签名			

第三十六章

眼眶爆裂性骨折临床路径释义

【医疗质量控制指标】

指标一、诊断需结合症状、体征和辅助检查。

指标二、手术适应证选择符合眼眶爆裂性骨折修复术。

指标三、手术疗效达到预期目标。

指标四、抗菌药物使用符合规范。

指标五、住院时间符合路径实施要求。

一、眼眶爆裂性骨折编码

1. 原编码：

疾病名称及编码：眼眶爆裂性骨折（ICD-10：H02.4，Q10.10）

手术操作名称及编码：眼眶爆裂性骨折修复术（ICD-9-CM-3：08.3）

2. 修改编码：

疾病名称及编码：开放性眶骨骨折（ICD-10：S02.811）

       眶骨骨折（ICD-10：S02.801）

手术操作名称及编码：眶骨骨折闭合复位（ICD-9-CM-3：76.7801）

       眶骨骨折切开复位（ICD-9-CM-3：76.7902）

       眶骨骨折切开复位内固定（ICD-9-CM-3：76.7903）

       内镜下眶壁骨折整复术（ICD-9-CM-3：76.7802）

       眼眶骨片垫高术（ICD-9-CM-3：76.9100x008）

       眶骨缺损修复术（ICD-9-CM-3：76.9100x009）

       眶骨异质成形物置入术（ICD-9-CM-3：76.9200x006）

二、临床路径检索方法

（S02.801/S02.811）伴（76.7801/76.7802/76.7902/76.7903/76.9100x008/76.9100x009/76.9200x006）

三、国家医疗保障疾病诊断相关分组（CHS-DRG）

MDCC 眼疾病及功能障碍

CT1 前房积血及眼创伤的非手术治疗

四、眼眶爆裂性骨折临床路径标准住院流程

（一）适用对象

第一诊断为眼眶爆裂性骨折（ICD-10：H02.4，Q10.10），行眼眶爆裂性骨折修复术（ICD-9-CM-3：08.3）。

> **释义**
>
> ■ 本路径适用对象为单纯性眼眶爆裂性骨折，造成眼肌嵌顿，眼球运动障碍，眼部凹陷，伴或不伴有复视，需手术治疗者。不包括伴有眶缘骨折、眶上壁骨折、眶颌面及眶颅联合骨折。
>
> ■ 眼眶爆裂性骨折的治疗方法有数种选择，本路径针对的是爆裂性骨折修复术中的异体材料填充修复术，其他治疗方式见另外的路径指南。

（二）诊断依据

根据《临床诊疗指南·眼科学分册》（中华医学会编著，人民卫生出版社，2007 年），《眼科临床指南（PPP）》（美国眼科学会编，中华医学会眼科学分会编译，人民卫生出版社，2013 年）。

1. 较明确的外伤史。
2. 患者表现为眼球内陷和/或位移、眼球运动障碍、复视、眶下神经支配区感觉异常等。
3. 骨折发生早期，患者因眼眶组织血肿和水肿，可表现为眼球突出、上睑下垂和眼球运动障碍等。
4. CT 显示：
（1）眶底骨折，软组织和/或下直肌嵌顿于骨折处或疝入到上颌窦。
（2）眶内壁骨折，软组织和/或内直肌移位疝出到筛窦。
（3）内下壁骨折，软组织和/或眼外肌疝出到筛窦和上颌窦。
5. 鉴别诊断：
（1）因神经系统疾病、其他眼部或全身性疾病所致的获得性上睑下垂。
（2）复合性眼眶骨折。

> **释义**
>
> ■ 单纯眼眶爆裂性骨折患者症状主要表现为复视、眼球内陷，但骨折发生早期，患者因眼眶组织血肿和水肿，可表现为眼球突出。可合并上睑下垂和眼球运动障碍等。
>
> ■ 体格检查：眼球突出度、眼球位置改变；有无斜视、复视和眼球运动受限，眶下神经区是否麻木，眶压或球后阻力改变。
>
> ■ 影像学检查：眼眶轴位+冠状位+矢状位 CT+三维重建，双窗位（软组织窗和骨窗）局部放大显示骨折情况及肌肉嵌顿情况；双眼复视检查，了解复视等情况；必要时 MRI 可显示眶内肌肉情况。
>
> ■ 眼眶 CT 检查显示眼眶骨折较重要。主要显示：①眶底骨折，软组织和/或下直肌嵌顿于骨折处或疝入上颌窦；②眶内壁骨折，软组织和/或内直肌移位疝出到筛窦；③内下壁骨折，软组织和/或眼外肌疝出到筛窦和上颌窦。
>
> ■ 疾病鉴别诊断还包括：①其他原因造成的复视、眼球内陷；②因神经系统疾病、其他眼部或全身性疾病所致的获得性上睑下垂；③复合性眼眶骨折及眶颅联合损伤。

（三）治疗方案的选择

根据《临床技术操作规范·眼科学分册》（中华医学会编著，人民军医出版社，2007年）和《眼科手术学·理论与实践》（George L Spaeth 著，谢立信译，人民卫生出版社，2005年）。

1. 药物治疗：适用于 CT 扫描显示眼外肌不明显嵌顿，眶壁骨折和缺损较小，眼球内陷不明显的患者。

2. 手术治疗：大多数眼眶爆裂性骨折需要手术治疗。外伤后 2~3 周内实施的手术为早期手术，4 周以后为晚期手术，推荐早期手术。

手术适应证：①视觉障碍性复视持续存在；②被动牵拉试验阳性，CT 扫描显示软组织和/或眼外肌嵌顿或疝出；③大于 2mm 的眼球内陷或眼球位移。

3. 合并眼外伤的患者，先进行眼外伤处理，待眼球状态稳定后再行眼眶骨折修复术。

> **释义**
>
> ■ 手术适应证：
>
> 1. 眼球内陷或眼球位移在 2mm 以上。
>
> 2. 眼球运动障碍，经保守治疗无明显改善。
>
> 3. 被动牵拉试验阳性，CT 扫描显示软组织和/或眼外肌嵌顿或疝入骨折区。
>
> 4. 复视持续存在。
>
> 5. 合并眼外伤的患者，先进行眼外伤处理，待眼球状态稳定后再行眼眶骨折修复术。

（四）标准住院日为 5~7 天

10~12 天。

> **释义**
>
> ■ 标准住院日是针对多数医院的现状制定，提倡缩短住院日。
>
> ■ 眼眶爆裂性患者入院后，术前准备 1~3 天，在第 2~4 天手术，术后恢复 5~7 天出院。

（五）进入路径标准

1. 第一诊断必须符合爆裂性眼眶骨折疾病编码（ICD-10：H02.4，Q10.10）。

2. 当患者同时具有其他疾病诊断，但在住院期间不需要特殊处理、不影响第一诊断的临床路径流程实施时，可以进入路径。

> **释义**
>
> ■ 第一诊断必须符合眼眶爆裂性骨折疾病编码；单纯性眼眶爆裂性骨折造成眼肌嵌顿或疝入骨折区，眼球运动障碍，眼部凹陷需手术治疗者适用本路径。
>
> ■ 当患者同时具有其他疾病诊断，如住院期间不需特殊处理，也不影响第一诊断临床路径流程的实施时，可以进入路径。

（六）术前准备（术前评估）

1. 必需的检查项目：

（1）血常规、尿常规。

（2）肝功能，肾功能，凝血功能，感染性疾病筛查（乙型肝炎、丙型肝炎、艾滋病、梅毒等）。

（3）心电图、胸部 X 线片。

（4）眼眶 CT 扫描：水平位、冠状位、矢状位及三维重建。

2. 眼部专科检查：

（1）检查视力和矫正视力。

（2）检查眼球运动情况。

（3）复视分析。

（4）眼球突出度测量。

（5）被动牵拉试验。

（6）检查眶下神经支配区感觉。

3. 根据患者病情可选择超声心动图、计算机辅助设计等。

> **释义**
>
> ■ 必须的检查项目包括：①眼科常规检查；②眼眶常规检查；③血常规、尿常规、凝血功能、血生化（包括肝肾功能、电解质、血糖、血脂）；④感染性疾病筛查（包括乙型肝炎、丙型肝炎、艾滋病、梅毒等）；⑤心电图、胸透或胸部 X 线片；⑥影像学检查眼眶轴位+冠状+矢状位 CT+三维重建、眼眶 MRI 检查；⑦排除继发与转移病变的相关检查；⑧心脑血管疾病排查与评估、肝肾疾病评估、糖尿病评估等；⑨其他根据病情需要而定。
>
> ■ 必查项目是确保手术治疗安全、有效开展的基础，在术前必须完成。相关人员应认真分析检查结果，以便及时发现异常情况并采取对应处理。
>
> ■ 为缩短患者术前等待时间，检查项目可以在患者入院前于门诊完成。
>
> ■ 眼科常规检查包括视力、视野及双眼复视检查等。
>
> ■ 眼眶 CT 可以确定眶骨骨折范围，若可疑眼外肌损伤可以行眼眶磁共振检查。若骨折范围较大，可行计算机三维辅助设计，术前设计填充物。

（七）术前用药

按照《抗菌药物临床应用指导原则（2015 年版）》（卫医发〔2015〕43 号）执行，结合患者病情合理使用抗菌药物。

> **释义**
>
> ■ 术前 2~3 天应选用广谱的抗菌药物滴眼液，每日 4~6 次。同时应冲洗泪道，除外泪囊炎。对于合并有急性结膜炎的患者，使用局部抗菌药物的时间应延长，直到炎症完全消退后 1 周方可手术，以预防术后感染。

（八）手术日

入院第 3~4 天。

1. 麻醉方式：全身麻醉。

2. 手术内固定物：钛网、钛钉、多孔聚乙烯、可吸收网，羟基磷灰石材料、生物胶、人工骨膜等。

3. 术中用药：麻醉常规用药。

4. 术中根据患者病情可使用内镜系统，导航系统，或内镜导航系统。

> **释义**
>
> ■ 本路径推荐的麻醉方式为全身麻醉。
>
> ■ 除眶下壁骨折可以采用经睫毛下皮肤入路外，多采用经结膜入路，其中下壁采用下穹窿结膜入路，内壁采用泪阜后结膜入路。
>
> ■ 术中用药还有聚维酮碘或碘伏消毒液。
>
> ■ 术中根据情况可采用多种修补材料联合应用，以利于骨折修复及眼球下陷矫正。
>
> ■ 术中用耗品包括钛网、预成型钛网、钛钉、多孔聚乙烯板、可吸收眶板，羟基磷灰石材料、3D打印钛支架材料、人工骨膜等眶填充材料、止血材料、球结膜缝线、肌肉牵引线、注射器、受水袋、棉签、眼垫、手术贴膜、双极电凝、电刀、定位点标记笔。
>
> ■ 手术设备包括开眶手术包及眼科器械、头灯、长焦手术显微镜或内镜系统，还可选择使用导航系统或内镜导航系统。

（九）术后住院恢复3~4天

1. 必须复查的检查项目：

（1）视力、瞳孔、瞳孔对光反射。

（2）眼睑位置、切口对合情况。

（3）眼球运动情况和复视情况。

（4）眼球位置。

（5）眶下神经支配区感觉。

（6）眼眶CT（水平位、冠状位、三维重建）。

2. 术后用药：

（1）按照《抗菌药物临床应用指导原则（2015年版）》（卫医发〔2015〕43号）执行，结合患者病情合理使用抗菌药物。

（2）糖皮质激素类1~2天。

> **释义**
>
> ■ 必须复查的检查项目：
>
> 1. 创口情况对合与愈合情况；有无感染征象（红肿热痛）。
>
> 2. 视力，眼底情况；眼球运动和有无复视；眼睑情况；眼突度、眼压、眶压、球后阻力；术后复查眼眶轴位+冠状位+矢状位CT+三维重建，进一步了解植入材料情况。
>
> 3. 术后患者苏醒，尽快检查视力；第1天换药，检查以上项目；以后每日或隔日换药；一般6~8天拆线。

4. 术后用药：抗菌药物滴眼液点术眼清洁局部；预防性全身抗菌药物使用不超过术后 72 小时；如有感染或植入性材料例外。

- 术后需复查眼眶 CT（水平位、冠状位、矢状位、三维重建），了解植入材料及骨折修复情况。
- 术后根据眼部反应情况调整用药，激素类滴眼液要注意观察眼压。
- 鉴于 2012 年 8 月 1 日起施行《抗菌药物临床应用管理办法》（卫生部令第 84 号），路径中抗菌药物使用应按照新的管理规范执行，均不再全身（口服、静脉注射或肌内注射）使用抗菌药物，原则上以不再使用抗菌药物预防感染。由于骨折手术与鼻窦相通，及术中使用了植入物，建议术前及术后全身预防使用抗菌药物。
- 其他用药如皮质类固醇激素类、神经营养支持治疗。

（十）出院标准（围绕一般情况、切口情况、第一诊断转归）

1. 切口愈合好，无活动性出血及感染征象。
2. 没有需要住院处理的并发症和/或合并症。

> **释义**
>
> - 手术后反应较轻，病情稳定，一般情况好。
> - 切口对合或愈合良好。
> - 视觉功能未受影响或在术前判断情况之内。
> - 眼睑功能未受影响或在术前判断情况之内。
> - 斜视、复视与眼球运动改善或在术前判断情况之内。
> - 眶压正常、稍高或与术前判断一致。
> - 眼球突出度改善。
> - 患者出院前应符合如上相关检查标准，若未达到如上标准或有眶内感染征象，应分析原因，并做出相应的处理方案。

（十一）变异及原因分析

1. 术前实验室检查异常，需要复查相关检查，导致住院时间延长。
2. 有影响手术的合并症，如眶尖综合征、眶上裂综合征、眶内水肿、结膜水肿、结膜脱垂和下睑内翻、外翻、退缩等，需要进行相关的诊断和治疗，导致住院时间延长、费用增加。

> **释义**
>
> - 入院后发现合并其他疾病需及时治疗。
> - 手术前出现特殊不适影响手术正常进行。
> - 全身检查结果异常需延迟手术。
> - 患者不能配合手术或其他治疗。
> - 出现药物不良反应或过敏。
> - 患者用药及眼肌锻炼后不需手术治疗者。

■ 术后诊断非爆裂性眼眶骨折。

■ 术后出现排异、感染和感染征象者。

■ 术后出现较明显并发症（如视力损害、眼睑及眼球运动障碍、复视等）。

■ 其他因素导致的需中途退出路径的患者。

■ 变异是指入选临床路径的患者未能按路径流程完成医疗行为或未达到预期的医疗质量控制目标。这包含三方面情况：①按路径流程完成治疗，但出现非预期结果，可能需要后续进一步处理，如出现眶内严重出血、植入物明显移位等严重并发症。②按路径流程完成治疗，但超出了路径规定的时限或限定的费用，如实际住院日超出标准住院日要求，或未能在规定的手术日时间限定内实施手术等；对于这些患者，主管医师均应进行变异原因的分析，并在临床路径的表单中予以说明。③术中发现或发生其他情况需要改变术式。

五、眼眶爆裂性骨折临床路径给药方案

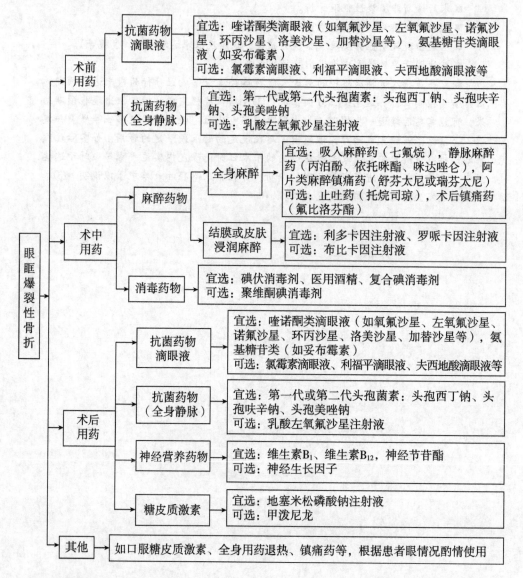

1. 用药选择：

（1）手术前应用广谱抗菌药物滴眼液 1~3 天，起到清洁结膜囊的作用。对于合并有急性结膜炎的患者，使用局部抗菌药物的时间应延长，直到炎症完全消退后 1 周方可手术，以预防术后感染。

（2）手术中除了眼睑周围皮肤消毒外，还要注意结膜囊的消毒，除了术前冲洗结膜囊外，结膜囊应用 5% 聚维酮碘消毒液可以起到有效的灭菌作用。

（3）术前及术后 1~2 天使用抗菌药物预防感染。

（4）糖皮质激素可减轻术后炎性反应及水肿。

（5）神经营养支持治疗，对肌肉功能恢复有帮助。

2. 药学提示：

（1）抗菌药物应用要注意过敏反应。

（2）激素全身应用对糖尿病、高血压患者可使血糖、血压升高，要注意监测血压、血糖。

3. 注意事项：

（1）骨折手术与鼻窦相通，且有异体植入物紧邻鼻窦，可以术前及术后 1~2 天使用抗菌药物。如有感染则需使用合适抗菌药物抗感染。

（2）儿童患者使用激素要慎重。

六、眼眶爆裂性骨折护理规范

1. 术前护理：

（1）心理护理，适当讲解手术过程及注意事项，增加患者对手术的理解，建立合理的疗效预期和风险考虑，情绪稳定接受手术治疗。

（2）术前遵医嘱滴抗菌药物滴眼液，清洁结膜囊预防术后感染。

（3）术前饮食要易于消化和吸收。

（4）术前嘱患者排空大小便，取下义齿、手表、首饰等。

2. 术后护理：

（1）眼眶骨折修复术后同一般术后护理。

（2）密切观察有无活动性出血及感染征象的发生，一般急性出血发生在术后 1~2 天内，迟发性出血发生在术后 1 周左右，如术眼疼痛加重，眼球突出，眼睑、结膜肿胀、视力突然明显下降等，及时报告医师抢救治疗。

（3）术后第 2~3 天遵医嘱使用眼药水，尽量滴在结膜上，操作时动作要轻柔，以免眼球受压。

（4）术后注意饮食易于消化和吸收，少吃辛辣刺激食物。

（5）术后注意头部不要剧烈活动，勿压或碰撞手术部位。

（6）术后坚持眼球运动，避免肌肉粘连，必要时需行牵拉治疗。

七、眼眶爆裂性骨折营养治疗规范

饮食指导：

1. 眼眶骨折手术创面较大，愈合慢，应适当增加蛋白质和维生素的摄入量，如鸡蛋、豆制品，多吃新鲜水果蔬菜，以促进切口修复；多吃软食及易消化的食物，忌辛辣刺激的食物，忌用硬食，以防过度用力，使切口裂开及植入骨板移位。

2. 保持大便通畅，防止便秘，以防过度用力，使切口裂开及植入骨板移位。

八、眼眶爆裂性骨折健康宣教

1. 出院指导：眼眶骨折术后需较长时间恢复，应注意术眼保护，滴抗菌药物滴眼液，防止细菌感染。

2. 眼眶骨折术后，教会患者正确使用滴眼液的方法，嘱其按时吃药或点眼药等。

3. 忌烟酒及辛辣的食物，因为辛辣食物可导致血管扩张眼部充血，常易引起排斥反应。

4. 睡眠要充足，注意保暖，早期应避免打喷嚏、咳嗽，保持大便通畅，以防止切口裂开及植入骨板移位。

5. 术后半年内要注意保护术眼，外出或睡觉时避免术眼过度受压。注意用眼卫生，尽量少看电视，避免强光刺激，阅读时间不超过 1 小时。出院后要避免和传染病患者接触，尽量少去公共场所。

6. 根据病情需要定期复诊。

九、推荐表单

(一) 医师表单

眼眶爆裂性骨折临床路径医师表单

适用对象：第一诊断为开放性眶骨骨折 (ICD－10：S02.811)；眶骨骨折 (ICD－10：S02.801)

行眶骨骨折闭合复位 (ICD－9－CM－3：76.7801)；眶骨骨折切开复位 (ICD－9－CM－3：76.7902)；眶骨骨折切开复位内固定 (ICD－9－CM－3：76.7903)；内镜下眶壁骨折整复术 (ICD－9－CM－3：76.7802)；眼眶骨片垫高术 (ICD－9－CM－3：76.9100x008)；眶骨缺损修复术 (ICD－9－CM－3：76.9100x009)；眶骨异质成形物置入术 (ICD－9－CM－3：76.9200x006)

患者姓名：		性别：　　年龄：　　门诊号：	住院号：
住院日期：　　年　月　日		出院日期：　　年　月　日	标准住院日：7~12 天

时间	住院第 1 天	住院第 2 天	住院第 3 天
主要诊疗工作	□ 询问病史及体格检查 □ 冲洗泪道 □ 完成病历书写 □ 开实验室检查单 □ 完善营养疼痛评估表、手术风险评估表、高值耗材使用知情同意书等术前告知单 □ 初步确定手术方式和日期 □ 术眼抗菌药物滴眼液清洁结膜囊	□ 上级医师查房 □ 完善术前检查和术前评估 □ 完成必要的相关科室会诊 □ 调整全身用药，控制血压、血糖等 □ 如有必要，完成相关检查，如眼眶 CT，计算机三维辅助设计及眼眶 MRI 等 □ 术眼抗菌药物滴眼液清洁结膜囊	□ 住院医师完成术前小结和术前讨论，上级医师查房记录等 □ 签署手术同意书、自费用品协议书 □ 抗菌药物滴眼液清洁结膜囊 □ 术前准备：如剪睫毛、冲洗结膜囊等
重点医嘱	**长期医嘱** □ 眼科二级或三级护理常规 □ 饮食 □ 抗菌药物滴眼液 **临时医嘱** □ 血常规、尿常规 □ 感染性疾病筛查（包括乙型肝炎、丙型肝炎、艾滋病、梅毒） □ 凝血功能检查 □ 心电图、胸部 X 线片 □ 血生化（肝肾功能、电解质、血糖、血脂）检查 □ 完善影像学检查、复视检查	**长期医嘱** □ 眼科二级或三级护理常规 □ 饮食 □ 抗菌药物滴眼液 **临时医嘱** □ 视具体情况添加	**长期医嘱** □ 眼科二级或三级护理常规 □ 饮食 □ 抗菌药物滴眼液 **临时医嘱（术前 1 天）** □ 明日在全身麻醉下行眼眶爆裂性骨折修复手术 □ 术前冲洗结膜囊、备皮 □ 禁食、禁水 □ 抗菌药物（术前） □ 术前镇静剂（必要时）
病情变异记录	□ 无　□ 有，原因： 1. 2.	□ 无　□ 有，原因： 1. 2.	□ 无　□ 有，原因： 1. 2.
医师签名			

时间	住院第 2~4 天 * （手术日）	住院第 3~5 天 （术后第 1 日）
主要诊疗工作	□ 手术：有手术指征，无手术禁忌可手术治疗 □ 术前再次确认患者姓名、性别、年龄和手术眼别 □ 实施手术 □ 术者完成手术记录 □ 向患者及家属交代病情及术后注意事项 □ 住院医师完成术后病程 □ 上级医师查房	□ 上级医师查房，确定有无手术并发症 □ 患者有无疼痛等不适主诉 □ 视力、眼位、眼球运动及眶压 □ 检查结膜或皮肤切口 □ 换药 □ 完成病程记录 □ 向患者及家属交代术后恢复情况
重点医嘱	**长期医嘱** □ 眼科术后二级护理常规 □ 饮食 □ 检测光感 □ 术前 30 分钟适当给予抗菌药物 □ 糖皮质激素类 □ 促神经肌肉恢复药物应用 □ 止吐药物（必要时） **临时医嘱** □ 甘露醇输液（必要时） □ 镇痛剂（必要时）	**长期医嘱** □ 眼科二级或三级护理 □ 抗菌药物应用不超过 24 小时，如有感染或植入性材料例外 □ 糖皮质激素类应用 □ 促神经肌肉恢复药物应用 **临时医嘱** □ 根据病情需要制订
病情变异记录	□ 无　□ 有，原因： 1. 2.	□ 无　□ 有，原因： 1. 2.
医师签名		

*注：如入院前已按要求完成部分术前检查，则手术前准备时间可适当缩短。

时间	住院第 4~6 天 （术后第 2~3 日）	住院第 7~12 天 （出院日）
主要诊疗工作	□ 上级医师查房 □ 患者有无疼痛等不适主诉 □ 视力、眼位、眼球运动及眶压 □ 检查结膜或皮肤切口 □ 嘱患者加强眼肌锻炼 □ 换药 □ 完成病程记录 □ 评估患者是否可以出院	□ 上级医师查房，确定是否可以出院 □ 通知出院处 □ 通知患者及其家属出院 □ 向患者交代出院后注意事项 □ 预约复诊日期 □ 出具诊断证明书、出院通知书 □ 可拆缝线 □ 完成出院志、病案首页等病历材料
重点医嘱	**长期医嘱** □ 眼科二级或三级护理 □ 抗菌药物+类固醇激素+促进上皮恢复滴眼液 □ 抗菌药物应用不超过 72 小时，如有感染或植入性材料例外 □ 促神经肌肉恢复药物应用 **临时医嘱** □ 根据病情需要制订 □ 复查影像学检查，了解植入材料情况	**出院医嘱** □ 今日出院 □ 抗菌药物+类固醇激素眼药 □ 口服促神经肌肉恢复药物 □ 眼球运动训练 □ 避免剧烈运动 □ 1 个月复诊，不适随诊
病情变异记录	□ 无　□ 有，原因： 1. 2.	□ 无　□ 有，原因： 1. 2.
医师签名		

（二）护士表单

眼眶爆裂性骨折临床路径护士表单

适用对象：第一诊断为开放性眶骨骨折（ICD-10：S02.811）；眶骨骨折（ICD-10：S02.801）

行眶骨骨折闭合复位（ICD-9-CM-3：76.7801）；眶骨骨折切开复位（ICD-9-CM-3：76.7902）；眶骨骨折切开复位内固定（ICD-9-CM-3：76.7903）；内镜下眶壁骨折整复术（ICD-9-CM-3：76.7802）；眼眶骨片垫高术（ICD-9-CM-3：76.9100x008）；眶骨缺损修复术（ICD-9-CM-3：76.9100x009）；眶骨异质成形物置入术（ICD-9-CM-3：76.9200x006）

患者姓名：		性别：	年龄：	门诊号：	住院号：
住院日期：	年 月 日	出院日期：	年 月 日		标准住院日：7~12 天

时间	住院第 1 天	住院第 2 天	住院第 3 天
健康宣教	□ 入院宣教 介绍主管医师、护士 介绍环境、设施 介绍住院注意事项	□ 疾病宣教 宣教疾病知识 主管护士与患者沟通，了解并指导心理应对	□ 术前宣教 术前准备及手术过程 告知准备物品、沐浴 告知术后饮食、活动及探视注意事项 告知术后可能出现的情况及应对方式 告知家属等候区位置
护理处置	□ 核对患者姓名，佩戴腕带 □ 建立入院护理病历 □ 卫生处置：剪指（趾）甲、沐浴，更换病号服	□ 协助医师完成术前检查，协助完成眼科特殊检查 □ 术前准备 剪睫毛、冲洗结膜囊	□ 卫生处置：头部清洁、沐浴
基础护理	□ 二级护理 □ 晨晚间护理 □ 患者安全管理	□ 二级护理 □ 晨晚间护理 □ 患者安全管理	□ 二级护理 □ 晨晚间护理 □ 患者安全管理
专科护理	□ 护理查体 □ 需要时，填写跌倒及压疮防范表 □ 需要时，请家属陪伴 □ 遵医嘱抗菌药物滴眼液点术眼（4次/日） □ 心理护理	□ 遵医嘱完成相关检查 □ 遵医嘱抗菌药物滴眼液点术眼（4次/日） □ 心理护理	□ 病情观察 □ 遵医嘱抗菌药物滴眼液点术眼（4次/日） □ 心理护理
重点医嘱	□ 详见医嘱执行单	□ 详见医嘱执行单	□ 详见医嘱执行单
病情变异记录	□ 无 □ 有，原因： 1. 2.	□ 无 □ 有，原因： 1. 2.	□ 无 □ 有，原因： 1. 2.
护士签名			

时间	住院第2~4天 （手术日）	住院第3~5天 （术后第1日）
健康宣教	□ 术后当日宣教 　告知饮食要求 　告知疼痛注意事项 　告知术后可能出现情况的应对方式 　给予患者及家属心理支持 　再次明确探视陪伴须知	□ 术后宣教 　眼药作用及频率 　饮食、体位活动指导 　复查患者对术前宣教内容的掌握程度
护理处置	□ 送手术 　摘除患者各种活动物品 　核对患者资料及术中带药 　填写手术交接单，签字确认 □ 接手术 　核对患者及资料，签字确认	□ 协助完成眼部相关检查
基础护理	□ 二级护理 □ 晨晚间护理 □ 协助或指导活动 □ 患者安全管理	□ 一级护理 □ 晨晚间护理 □ 协助或指导活动 □ 患者安全管理
专科护理	□ 病情观察，观察术眼情况变化 □ 测量患者光感变化 □ 心理护理	□ 病情观察，观察术眼情况变化 □ 测量患者光感变化 □ 心理护理
重点医嘱	□ 详见医嘱执行单	□ 详见医嘱执行单
病情变异记录	□ 无　□ 有，原因： 1. 2.	□ 无　□ 有，原因： 1. 2.
护士签名		

时间	住院第 4~6 天 （术后第 2~3 日）	住院第 7~12 天 （出院日）
健康宣教	□ 术后宣教 　药物作用及频率 　饮食、活动指导 　复查患者对术前宣教内容的掌握程度 　疾病恢复期注意事项 　下床活动注意事项	□ 出院宣教 　复查时间 　眼药使用方法与频率 　活动休息 　指导饮食 　指导办理出院手续
护理处置	□ 遵医嘱完成相关检查	□ 办理出院手续
基础护理	□ 二级护理 □ 晨晚间护理 □ 患者安全管理	□ 二级护理 □ 晨晚间护理 □ 患者安全管理
专科护理	□ 病情观察，观察术眼情况变化 □ 测量患者光感变化 □ 遵医嘱眼药治疗 □ 心理护理	□ 观察术眼情况 □ 测量患者光感变化 □ 遵医嘱眼药治疗 □ 心理护理
重点医嘱	□ 详见医嘱执行单	□ 详见医嘱执行单
病情变异记录	□ 无　□ 有，原因： 1. 2.	□ 无　□ 有，原因： 1. 2.
护士签名		

（三）患者（家属）表单

眼眶爆裂性骨折临床路径患者（家属）表单

适用对象：第一诊断为开放性眶骨骨折（ICD-10：S02.811）；眶骨骨折（ICD-10：S02.801）

行眶骨骨折闭合复位（ICD-9-CM-3：76.7801）；眶骨骨折切开复位（ICD-9-CM-3：76.7902）；眶骨骨折切开复位内固定（ICD-9-CM-3：76.7903）；内镜下眶壁骨折整复术（ICD-9-CM-3：76.7802）；眼眶骨片垫高术（ICD-9-CM-3：76.9100x008）；眶骨缺损修复术（ICD-9-CM-3：76.9100x009）；眶骨异质成形物置入术（ICD-9-CM-3：76.9200x006）

患者姓名：	性别： 年龄： 门诊号：	住院号：
住院日期： 年 月 日	出院日期： 年 月 日	标准住院日：7~12 天

时间	住院第 1 天	住院第 2~3 天	住院第 2~4 天（手术日）
医患配合	□ 配合询问病史、收集资料，请务必详细告知既往史、用药史、过敏史 □ 如服用利血平、抗凝剂，请明确告知 □ 配合进行体格检查 □ 有任何不适请告知医师	□ 配合完善术前相关检查，如采血、留尿、心电图 □ 配合完善眼科特殊检查：A+B超。如有必要，协助完成相关检查：FFA、OCT 等 □ 医师与患者及家属介绍病情及手术谈话、术前签字 □ 麻醉师与患者进行术前访视	□ 配合评估手术效果 □ 有任何不适请告知医师
护患配合	□ 配合测量体温、脉搏、呼吸、血压、体重 1 次 □ 配合完成入院护理评估（简单询问病史、过敏史、用药史） □ 接受入院宣教（环境介绍、病室规定、订餐制度、贵重物品保管、病房探视陪住管理制度等） □ 有任何不适请告知护士	□ 配合测量体温、脉搏、呼吸、询问排便情况 1 次 □ 接受术前宣教 □ 自行沐浴，加强头部清洁，剪指（趾）甲，男患者剃须 □ 准备好必要用物，吸水管、纸巾等 □ 取下义齿、饰品等，贵重物品交家属保管	□ 清晨测量体温、脉搏、呼吸 □ 送手术室前，协助完成核对，带齐影像资料和术中带药 □ 返回病房后，协助完成核对，配合过病床，配合血压测量 □ 遵医嘱采取正确体位 □ 配合缓解疼痛 □ 有任何不适请告知护士
饮食	□ 普通饮食	□ 普通饮食	□ 普通饮食
排泄	□ 正常排尿便	□ 正常排尿便	□ 正常排尿便
活动	□ 正常活动	□ 正常活动	□ 卧床休息后根据体位要求活动

时间	住院第 3~6 天 （术后第 1~3 日）	住院第 7~12 天 （出院日）
医患配合	□ 配合检查眼部情况 □ 配合眼部切口换药	□ 接受出院前指导 □ 知道复查程序 □ 获取出院诊断书 □ 预约复诊日期
护患配合	□ 配合定时测量体温、脉搏、呼吸、每日询问排便情况 □ 注意活动安全，避免坠床或跌倒 □ 配合执行探视及陪护	□ 接受出院宣教 □ 办理出院手续 □ 获取出院带药 □ 知道眼药频率、方法和眼药保存注意事项 □ 知道特殊体位的时间 □ 知道复印病历方法
饮食	□ 普通饮食	□ 普通饮食
排泄	□ 正常排尿便 □ 避免便秘	□ 正常排尿便 □ 避免便秘
活动	□ 适度活动，避免疲劳	□ 适度活动，避免疲劳

附：原表单（2016年版）

爆裂性眼眶骨折临床路径表单

适用对象：第一诊断为眼眶爆裂性骨折（ICD-10：H02.4，Q10.10）

行眼眶爆裂性骨折修复术（ICD-9-CM-3：08.3）

患者姓名：	性别： 年龄： 门诊号：	住院号：
住院日期： 年 月 日	出院日期： 年 月 日	标准住院日：5~7天

时间	住院第1天	住院第1~2天	住院第2~3天（手术日）
主要诊疗工作	□ 询问病史及体格检查 □ 完成病历书写 □ 完善检查 □ 上级医师查房与术前评估 □ 初步确定手术方式和日期	□ 上级医师查房 □ 完成术前准备与术前评估 □ 根据体检行术前讨论，确定手术方案 □ 完成必要的相关科室会诊 □ 住院医师完成术前小结、上级医师查房记录等病历书写 □ 签手术知情同意书 □ 向患者及家属交代围术期注意事项	□ 手术 □ 术者完成手术记录 □ 住院医师完成术后病程 □ 上级医师查房 □ 向患者及家属交代病情及术后注意事项
重点医嘱	**长期医嘱** □ 眼科一级护理 □ 普通饮食 **临时医嘱** □ 血常规、尿常规、肝功能、肾功能、凝血功能、感染性疾病筛查 □ 需全身麻醉者查胸部X线片、心电图 □ 超声心动图（必要时）	**长期医嘱** □ 患者既往基础用药 **临时医嘱** □ 术前医嘱 常规准备明日在全身麻醉下行眼眶爆裂性骨折修复术（植入材料消毒，计算机辅助手术设计） 术前禁食、禁水 术前术眼结膜囊冲洗 术前预防性使用抗菌药物和止血药	**长期医嘱** □ 眼科术后一级护理 □ 普通饮食 □ 抗菌药物滴眼液点术眼 □ 抗菌药物眼膏涂术眼 □ 抗菌药物静脉滴注 □ 糖皮质激素静脉滴注 **临时医嘱** □ 今日在全身麻醉下行眼眶爆裂性骨折修复术 □ 切口物理降温 □ 光感监测
主要护理工作	□ 病区环境及医护人员介绍 □ 入院护理评估 □ 医院相关制度介绍 □ 执行医嘱 □ 饮食宣教、生命体征监测 □ 介绍相关治疗、检查、用药等应注意的问题 □ 完成护理记录单书写	□ 指导患者尽快适应病区环境 □ 介绍有关疾病的护理知识 □ 介绍相关治疗、检查、用药等应注意的问题 □ 术前心理与生活护理 □ 健康宣教：术前术中注意事项 □ 执行手术前医嘱 □ 完成术前护理记录单书写	□ 观察生命体征变化 □ 切口渗出 □ 监测术眼光感 □ 健康宣教：术后注意事项 □ 术后心理与生活护理 □ 执行术后医嘱 □ 完成手术当日护理记录单书写 □ 观察动态病情变化，执行医嘱 □ 介绍相关治疗、检查、用药等应注意的问题

时间	住院第 1 天	住院第 1~2 天	住院第 2~3 天（手术日）
病情 变异 记录	□无　□有，原因： 1. 2.	□无　□有，原因： 1. 2.	□无　□有，原因： 1. 2.
护士 签名			
医师 签名			

时间	住院 3~5 天 （术后第 1~2 天）	住院 5~6 天 （术后第 3 天）	住院 7 天 （术后第 4 天，出院日）
主要诊疗工作	□ 上级医师查房，观察病情变化 □ 住院医师完成常规病历书写 □ 注意视力、瞳孔、眼球位置、眼球运动、复视和眶下神经支配区感觉 □ 观察有无视力下降、眼球运动受限及复视加重、下睑内/外翻、眶下神经支配区感觉麻木	□ 上级医师查房，进行手术及切口评估，确定有无手术并发症，观察切口愈合情况，明确是否出院 □ 住院医师完成常规病历书写	□ 完成出院记录、病案首页、出院证明书 □ 向患者及家属交代出院后的注意事项，如返院复诊的时间、地点，发生紧急情况时的处理
重要医嘱	**长期医嘱** □ 眼科术后二级护理 □ 普通饮食 □ 抗菌药物滴眼液点术眼 □ 抗菌药物眼膏涂术眼 □ 抗菌药物静脉滴注 □ 糖皮质激素静脉滴注 **临时医嘱** □ 术眼常规换药 □ 术眼绷带包扎或切口物理降温	**长期医嘱** □ 眼科术后二级护理 □ 普通饮食 □ 抗菌药物滴眼液点术眼 □ 抗菌药物眼膏涂术眼 □ 教会患者进行眼球运动训练 **临时医嘱** □ 术眼常规换药	**出院医嘱** □ 出院带药 　术眼抗菌药物滴眼液点眼 　术眼润眼凝胶涂眼 □ 术后 7~10 天拆除术眼下眼睑皮肤缝线（门诊） □ 术后复诊
主要护理工作	□ 执行术后长期医嘱 □ 健康宣教：手术后相关注意事项，介绍有关患者康复锻炼方法（眼肌训练方法） □ 术后用药知识宣教 □ 监测患者生命体征变化、观察术眼：视力、眼球运动、复视、下睑位置和形态、肿胀程度 □ 执行医嘱，落实护理措施 □ 术后心理与生活护理 □ 完成术后护理记录单	□ 执行术后长短期医嘱 □ 监测患者生命体征变化、观察术眼：视力、眼球运动、复视、下睑位置和形态、肿胀程度 □ 执行医嘱，落实护理措施 □ 术后心理与生活护理 □ 完成术后护理记录单	□ 出院指导及注意事项 □ 执行医嘱、完成出院护理记录单
病情变异记录	□ 无　□ 有，原因： 1. 2.	□ 无　□ 有，原因： 1. 2.	□ 无　□ 有，原因： 1. 2.
护士签名			
医师签名			

第三十七章

眼眶肿瘤临床路径释义

【医疗质量控制指标】

指标一、诊断需结合症状、体征、辅助检查和影像学检查。

指标二、手术适应证要符合眼眶肿瘤摘除术的指征。

指标三、手术疗效达到预期目标。

指标四、围术期药物使用符合规范。

指标五、住院时间符合路径实施要求。

一、眼眶肿瘤编码

疾病名称及编码：眶内肿瘤（ICD-10：C69.6/C79.4/D09.2/D31.6/D48.7）

二、临床路径检索方法

C69.6/C79.4/D09.2/D31.6/D48.7

三、国家医疗保障疾病诊断相关分组（CHS-DRG）

MDCC 眼疾病及功能障碍

CJ1 其他眼部手术

CR1 眼部恶性肿瘤及交界性肿瘤

四、眼眶肿瘤临床路径标准住院流程

（一）适用对象

1. 第一诊断为眼眶肿瘤。

2. 眼眶原发肿瘤，非眶尖部、不涉及眶周和颅脑。

> **释义**
>
> ■ 本临床路径的适用对象为单纯发生于眼眶内的肿瘤，就肿瘤性质而言包括良性肿瘤和恶性肿瘤；就肿瘤发生部位而言，包括眶前部和眶深部肿瘤。
>
> ■ 本临床路径不适用于发生在眶尖部的肿瘤。
>
> ■ 如果眶部肿瘤累及眶周、鼻窦及颅脑等眶外组织结构，均不归为本临床路径的适用对象。
>
> ■ 对于转移性眶内肿瘤，不适用本路径。

（二）诊断依据

根据《临床诊疗指南·眼科学分册》（中华医学会编著，人民卫生出版社，2006）：

1. 病史：眼球突出时间。

2. 体格检查：眼球突出度、眼球位置改变；有无斜视、复视和眼球运动受限。

3. 影像学检查：眼眶 CT、B 超及 MRI 可显示眼眶肿瘤病变。

4. 鉴别诊断：甲状腺相关眼病，炎性假瘤，全身恶性肿瘤眼眶转移。

> **释义**
>
> ■ 对于体积较大的眼眶肿瘤，一般会有眼球突出、眼球位置异常，有时伴有眼球运动障碍等。
>
> ■ 如果眼眶肿瘤发展较快，患者视功能较好者，可以出现复视现象；如果肿瘤发展较慢，患者一般不会有明显复视的发生。
>
> ■ 影像学检查在诊断眼眶肿瘤中具有重要作用。目前常用的影像学技术包括 B 超、CT 和 MRI。采用 B 超可以对眼眶肿瘤进行大致了解，但对眶内肿瘤与周围组织关系的直接显示欠佳。目前在诊断眶内肿瘤时，一般都采用 CT 和 MRI 对眶内肿瘤进行扫描；为了明确肿瘤与周围组织的确切关系，一般需要进行水平位、冠状位及矢状位的扫描。对于骨性或钙化性肿瘤而言，首选 CT 为妥；对于软组织肿瘤而言，首选 MRI 为妥。怀疑肿瘤有恶变时，为了观察肿瘤对眶壁骨质影响，此时需要 MRI 联合 CT 扫描。
>
> ■ 在眶内肿瘤鉴别诊断时，主要与甲状腺相关眼病、炎性假瘤及全身恶性肿瘤眼眶转移等进行鉴别。甲状腺相关眼病患者多数伴有甲状腺功能异常，主要表现为眼睑肿胀、眼睑退缩、眼部充血、眼球突出、眼球位置异常及运动障碍等，影像学检查可见眶内脂肪水肿、眼外肌肥厚等。炎性假瘤表现多种多样，累及范围广泛，必要时需行病理组织学检查才可确诊。全身恶性肿瘤眼眶转移，往往伴有全身其他组织器官原发性恶性肿瘤。

（三）治疗方案的选择依据

根据《临床技术操作规范·眼科学分册》（中华医学会编著，人民军医出版社，2007）：
1. 诊断明确。
2. 手术治疗。
3. 征得患者及家属的同意。

> **释义**
>
> ■ 一般情况下，眶内肿瘤需要考虑手术治疗。手术不仅可以切除肿瘤，更重要的是对切除病变组织进行病理组织学检查才可以明确诊断。
>
> ■ 手术前依据眶内肿瘤的病变性质、病变大小、病变位置、病变累及范围等因素，进行手术方案的设计。
>
> ■ 对于发生在眶内重要部位、性质为良性、发展缓慢、手术风险极高且患者手术愿望不强者，可以密切观察治疗。必要时再手术介入。
>
> ■ 原则上眶内肿瘤的手术，术前需要征得患者及其家属或者患者监护人的同意。

（四）标准住院日

10~12 天。

> **释义**
>
> ■ 标准住院日是所推荐的最少住院天数。
>
> ■ 由于眼眶肿瘤手术多需要全身麻醉，故在住院的前 1~2 天时间内，需要完善术前常规检查及内科会诊（儿童患者需要儿科会诊）和麻醉科会诊，并给予眼部术前常规抗菌药物点眼，以减少和避免感染的发生。
>
> ■ 手术一般在入院后 3~4 日完成。如果手术后恢复良好，一般在手术后 6~8 天即可办理出院；病情较轻且恢复好者，也可以提前至手术后 4 天出院；如果病情复杂，需要手术后密切观察，可以适当延长住院时间。

（五）进入路径标准

1. 第一诊断必须符合眼眶肿瘤疾病编码；眼眶原发肿瘤，非眶尖部、不涉及眶周和颅脑。
2. 当患者同时具有其他疾病诊断，如住院期间不需特殊处理也不影响第一诊断临床路径流程的实施时，可以进入路径。

> **释义**
>
> ■ 本路径适用对象为第一诊断为眼眶原发肿瘤，对于累及眶尖部眶内肿瘤、涉及眶周和颅脑的眶内肿瘤，以及转移性眶内肿瘤均不适合本路径。
>
> ■ 对于适合本路径的眶内原发性肿瘤的患者，如果同时罹患其他疾病，所罹患疾病不影响此次手术的进行，无需特殊处置者，也适用本路径；如果所罹患疾病需要特殊处理，且影响到此次眼眶部手术的进行，则不适用本路径。

（六）术前准备（术前评估）

2~3 天。

必须的检查项目包括：

1. 眼科常规检查。
2. 眼眶常规检查。
3. 血常规、尿常规、凝血功能、血生化（包括肝肾功能、电解质、血糖、血脂）。
4. 感染性疾病筛查（包括乙型肝炎、丙型肝炎、艾滋病、梅毒等）。
5. 心电图、胸透或胸部 X 线片。
6. 影像学检查 眼眶 CT 水平、矢状及冠状位检查；眼眶 MRI 水平、矢状及冠状位检查；B 超和/或 CDFI 检查。
7. 排除继发与转移病变的相关检查。
8. 心脑血管疾病排查与评估、肝肾疾病评估、糖尿病评估等。
9. 其他根据病情需要而定。

> **释义**
>
> ■ 手术前必查项目是确保手术治疗安全、减少和避免手术相关并发症的基础，术前应予完成。相关人员应认真分析检查结果，以便及时发现异常情况并采取相应处理措施。

- 为缩短患者术前等待时间，检查项目可以在患者入院前于门诊完成。
- 眼科检查包括视力、眼压、眼前节、眼后节、眼睑、眼球位置、眼球运动、眶缘等检查。
- 为了客观了解眼眶肿瘤的情况，需要进行眼眶的影像学检查，主要包括 MRI、CT、B 超、CDFI 等。根据病变的性质，决定所选择的影像学检查方法。行 MRI 和 CT 扫描时，需要进行眼眶的水平位、矢状及冠状位的检查，这种扫描可以为术者提供肿瘤在眼眶中的立体影像，明确肿瘤与周围组织之间的关系，有利于制订手术方案，确定手术入路。
- 眼眶手术的手术量一般较大，绝大多数需要全身麻醉，手术才可以顺利进行。为此，手术前应该完成与全身麻醉要求相关的各项检查，包括血常规、尿常规、凝血功能、血生化（包括肝肾功能、电解质、血糖、血脂）；心电图；胸透或胸部 X 线片等检查。
- 为了保证全身麻醉和手术的顺利实施，减少或避免手术并发症的发生以及促进手术后患者的良好恢复，手术前需要请内科会诊，进行心脑血管疾病排查与评估、肝肾疾病评估、糖尿病评估等项内容。儿童患者需要请儿科会诊。
- 为了避免手术中、手术后交叉感染的发生，手术前需要进行感染性疾病筛查，包括乙型肝炎、丙型肝炎、艾滋病、梅毒；如果存在上述疾病，应该进行相关处置。

（七）术前用药

术前抗菌药物眼液点眼，3 次/日，用药 2~3 天。

术前根据麻醉师要求用药。

释义

- 术前 2~3 天应选用广谱的抗菌药物滴眼液，每日 3 次。同时应冲洗泪道，除外泪囊炎。对于合并有急性结膜炎的患者，使用局部抗菌药物的时间应延长，直到炎症完全消退后 1 周方可手术，以预防术后感染的发生。
- 由于眼眶手术一般需要全身麻醉下完成手术，手术前根据麻醉师要求，停用或更换一些在麻醉过程中影响患者血压的药物，以及一些影响手术中和手术后眶内切口出血的药物。

（八）手术日

入院第 3~4 天。

1. 麻醉方式：局部或全身麻醉。
2. 手术方式：前路或外侧开眶及内外联合开眶和经鼻内镜肿瘤切除术。
3. 手术设备：开眶手术包、眼科 15 件。
4. 术中用耗品：6-0 可吸收缝线；如肿瘤较大术后眼球凹陷可备硅胶海绵或其他眶填充剂；如外侧开眶可用耳脑胶或钛钉、钛板等固定。
5. 手术用设备：头灯和开眶设备，有条件的医院可配备长焦手术显微镜。
6. 输血：根据肿瘤位置、性质和大小备血，术中根据出血情况输血。

释义

■ 本路径推荐的麻醉方式为全身麻醉。对于个别疼痛耐受力好、心理承受力强、有迫切局部麻醉愿望的患者，可以考虑局部麻醉。

■ 眶部肿瘤的手术方式主要包括眶前部手术入路、外侧开眶手术入路和内侧手术入路。根据肿瘤的性质、位置、大小及与周围组织的毗邻关系，选择具体手术入路，一般以眶前部手术入路多见。

■ 眼眶肿瘤的手术包一般包括开睑器、眼睑拉钩、斜视钩、镊子、剪刀、针持、缝合线、脑压板、骨膜剥离子、血管钳、组织钳等。

■ 眼眶手术中的耗材，一般包括缝合线、注射器、手术刀片、标记笔、电烧器头、吸引器头等，缝合线以 6-0 可吸收缝线、5-0 可吸收缝线、6-0 丝线为常用。另外，如果眶内肿瘤摘除后出血较多，需要应用明胶海绵、止血粉等止血材料；手术结束时，创腔内留置引流条，以引流潜在的出血；如果手术涉及外侧开眶，有时需要使用耳脑胶或钛钉、钛板/可吸收板、可吸收钉等材料对骨瓣进行固定。

■ 必要的手术设备是保障眼眶肿瘤手术顺利完成的基础。在进行眼眶手术时，最好佩戴头灯，可以起到照明和放大作用，有利于手术操作的进行。外侧开眶时，需要开眶设备，最好准备适合于眼眶手术的动力系统，如微动力电锯、电钻等。

■ 一般情况下，眼眶肿瘤摘除手术不需要输血。对于术前评估出血风险高者，如易出血的血管性病变、婴幼儿等患者，手术前需要进行血型检查和备血，以防止术中出血性意外的发生。

（九）术后住院恢复

6~8 天。

必须复查的检查项目：

1. 创口情况：对合与愈合情况；有无感染征象（红肿热痛）。

2. 视力，眼底情况；眼球运动和有无复视；眼睑运动；眼球突出度、眼压、眶压、球后阻力。

3. 第 1 天换药，检查以上项目；以后每日或隔日换药；一般 6~8 天拆线。

4. 术后用药：抗菌药物眼液+类固醇激素滴眼液点眼；预防性全身抗菌药物使用不超过术后 72 小时，如有感染或植入性材料例外。必要时可以全身类固醇激素治疗。

释义

■ 手术后第 1 天可以换药，对于眼眶手术后的患者，为了防止手术后眶内出血，手术后 3 天内，建议适当加压包扎患眼。

■ 手术后换药时，观察患者的视力、眼睑肿胀程度及抬举功能、眼球位置及运动等。如果检查发现患者视力严重受损，建议进行眼底检查。如果手术后发现患者眼部肿胀严重，视力严重受损，且怀疑眶内发生出血等情况，可以检眼压、眶压、球后阻力、眼球突出度，必要时行影像学检查。

■ 手术后需要密切观察眼部是否有红肿热痛等感染征象，争取早期发现，及时处理。

■一般非感染性眶内病变手术后，常规给予抗菌药物滴眼液+类固醇激素滴眼液点术眼；对于怀疑感染性眶内病变以及手术中发现病变累及鼻窦附近的骨壁，可以预防性全身使用抗菌药物，一般不超过术后3天。如果眶内病变确诊为感染性因素或手术中使用了人工植入性材料，手术后抗菌药物使用时间可以适当延长。

■为了减轻手术后非组织水肿反应，可以静脉滴注或口服类固醇糖皮质激素。

■术后应监测光感。

（十）出院标准（围绕一般情况、切口情况、第一诊断转归）

1. 病情稳定，一般情况好。
2. 切口对合或愈合良好。
3. 切口和眶内没有感染。
4. 必要时影像学复查达到临床治愈标准。

释义

■手术后，如果患者切口愈合良好，无感染征象，无明显眶内出血征象，以及无明显眶压升高征象等，可以考虑出院。

■手术后，如果眶内病情超出预计的范围，且不能进行合理解释时，可以进行眶部的影像学检查，在评估病情达到出院标准时，也可以出院。

（十一）变异原因及分析

1. 入院后发现合并其他疾病需及时治疗。
2. 手术前出现特殊不适影响手术正常进行。
3. 全身检查结果异常需延迟手术。
4. 患者不能配合手术或其他治疗。
5. 出现药物不良反应或过敏。
6. 术后诊断非肿瘤。
7. 术后出现感染和感染征象者。
8. 术后出现较明显并发症（如视力损害、眼睑及眼球运动障碍、复视等）。
9. 术后病检结果不能及时报告，根据病检结果需再次手术或转科治疗者。
10. 其他因素导致的需中途退出路径的。

释义

■变异是指入选临床路径的患者未能按路径流程完成医疗行为或未达到预期的医疗质量控制目标。

■患者入院后，如果身体出现其他问题，不适合全身麻醉或不适合手术等特殊情况，如药物过敏、血糖、血压明显升高、精神障碍等，需要暂停实施手术。必要时转入相应科室进行治疗。

■眶内肿瘤一般手术前根据病史、体征及眼眶影像学检查，可以做出初步诊断；但明确的诊断需要手术后对切除病变组织进行病理组织学检查才能够完成。个别情况下，可以发生术后诊断为非肿瘤的情况，如眶内血肿、眶内脓肿等。

■眶内肿瘤手术后，可能发生感染。为此，在换药时要仔细观察切口情况，及时发现，及时处理。对于术后发生感染可能性较高的患者，在手术后建议预防性应用广谱抗菌药物。

■眼眶肿瘤的手术操作风险高，手术后并发症较多且较为严重，为此，手术前根据患者的病情及影像学检查结果，确定合理科学的手术方案，手术中尽可能在直视下完成肿瘤的切除，手术后防止眶内出血和感染等情况，都有助于手术并发症的降低或避免。对于累及视神经、眼外肌、上睑提肌等组织结构的眶内肿瘤，在肿瘤切除过程中，势必会导致相应结构的受损，手术后势必出现诸如视力损害、眼睑及眼球运动障碍、复视等情况，这在手术前务必告知患者及其家属。对于手术操作导致的眼外肌、上睑提肌等功能障碍，手术后给予营养神经、改善微循环的药物，有助于其功能恢复；若保守治疗无效，必要时需要手术介入。

■眼眶肿瘤病种繁多、情况复杂，部分疾病需手术后进行病理组织学检查才能够明确诊断。有时手术后病变标本需要进行免疫组织化学等其他检查，才能给出准确的病理诊断，这势必导致病理结果的滞后；对于一些恶性肿瘤，有时需要再次手术切除，甚至进行眶内容剜除术。根据病理结果，有些患者需要转科进行进一步的局部放射治疗或全身化疗。

五、眼眶肿瘤护理规范

1. 术前护理：

（1）心理护理，适当讲解手术必要性、手术过程及注意事项，增加患者对手术的理解，让患者了解眼眶手术的风险，有明确合理的疗效预期，保持情绪稳定，愿意接受手术治疗。

（2）术前遵医嘱滴抗菌药物滴眼液，清洁结膜囊预防术后感染。

（3）对于眼眶手术患者，术前根据具体情况建议停用可能影响患者凝血功能的药物，以减少术中术后出血的风险。

（4）术前嘱患者排空大小便，取下义齿、手表、首饰等。

2. 术后护理：

（1）全身麻醉苏醒后6小时患者可适当下床活动，告知患者避免揉搓患眼，以防绷带脱落及切口内引流条脱出，导致眶内大量出血的发生。

（2）术后要密切观察患者术眼的病情变化，看看敷料是否在位、是否有渗出、渗出量多少；检查患者是否有光感，询问患者是否有眼痛、眼胀、胸闷、心悸等症状，发现异常及时报告医师进行处置。

（3）术眼去除绷带后，常规用抗菌药物眼药+皮质类固醇激素眼药点眼。

六、眼眶肿瘤营养治疗规范

饮食指导：

1. 眼眶肿瘤手术的手术量较大，手术后恢复较慢，应适当增加患者蛋白质和维生素的摄入量，如鸡蛋、豆制品，多吃新鲜水果蔬菜，以促进切口愈合；多吃软食及易消化的食物，忌辛辣刺激性食物，忌用硬食，以防过度用力，使切口裂开。

2. 保持大便通畅，防止便秘，以防过度用力，导致切口裂开，同时也应避免引起眶内出血。

七、眼眶肿瘤健康宣教

1. 出院指导：眼眶肿瘤手术后恢复时间较长，术眼眼睑肿胀淤血消退较慢，尤其是上睑下垂、眼球运动障碍、复视等症状的恢复需要时间，此情况应充分告知患者。

2. 眼眶肿瘤手术后，为防止术眼感染，建议用无菌纱布遮盖术眼，滴抗菌药物滴眼液。

3. 忌烟酒及辛辣的食物，因为辛辣食物可导致血管扩张眼部充血，加重手术后反应。

4. 睡眠要充足，注意保暖，早期应避免打喷嚏、咳嗽，保持大便通畅，以防迟发性眶内出血的发生。

5. 手术后早期尽量避免揉搓术眼，以免切口愈合不良。

6. 根据病情嘱咐患者要定期按时复诊。

八、推荐表单

（一）医师表单

眼眶肿瘤临床路径医师表单

适用对象：第一诊断为眼眶肿瘤（ICD-10：C69.6/C79.4/D09.2/D31.6/D48.7）
行眼眶肿瘤摘除术

患者姓名：	性别：　　年龄：　　门诊号：	住院号：
住院日期：　　年　月　日	出院日期：　　年　月　日	标准住院日：10~12 天

时间	住院第 1 天	住院第 2~3 天	住院第 3~4 天（手术日）
主要诊疗工作	□ 询问病史 □ 体格检查 □ 交代病情 □ 完成首次病程记录和住院病历 □ 开立各种检查单	□ 核实各项检查结果正常 □ 上级医师查房与术前评估 □ 向患者及家属交代术前、术中和术后注意事项 □ 术前讨论确定术式 □ 告知手术风险，签署手术知情同意书	□ 术前再次确认患者姓名、性别、年龄和手术眼别 □ 实施手术 □ 完成手术记录 □ 向患者及其家属交代术后注意事项，告知手术风险
重点医嘱	**长期医嘱** □ 眼科二级或三级护理 □ 抗菌药物滴眼液点术眼（4次/日） **临时医嘱** □ 血常规、尿常规 □ 感染性疾病筛查（包括乙型肝炎、丙型肝炎、艾滋病、梅毒） □ 凝血功能检查 □ 心电图、胸透，腹部彩超 □ 血生化（肝肾功能、电解质、血糖、血脂）检查 □ 完善影像学检查	**长期医嘱** □ 眼科二级或三级护理 □ 抗菌药物滴眼液点术眼（4次/日） **临时医嘱** □ 明日在全身麻醉或局部麻醉行眼眶肿瘤摘除术 □ 术前局部备皮 □ 术前备血 □ 血凝酶 □ 术前镇静剂	**长期医嘱** □ 眼科一级或二级护理 □ 口服或静脉抗菌药物 □ 抗菌药物滴眼液+类固醇激素眼药 **临时医嘱** □ 根据病情需要制订 □ 可在术前30分钟适当给予抗菌药物
病情变异记录	□ 无　□ 有，原因： 1. 2.	□ 无　□ 有，原因： 1. 2.	□ 无　□ 有，原因： 1. 2.
医师签名			

时间	住院第 4~5 天 （术后第 1 日）	住院第 5~9 天 （术后第 2~6 日）	住院第 10~12 天 （出院日）
主要诊疗工作	□ 检查患者术眼 □ 上级医师查房，确定有无手术并发症 □ 更换敷料 □ 完成病程记录 □ 向患者及家属交代术后恢复情况	□ 检查患者术眼 □ 上级医师查房，确定有无手术并发症 □ 更换敷料 □ 完成病程记录 □ 评估患者是否可以出院	□ 上级医师查房，确定是否可以出院，若患者可以出院，则需完成出院记录 □ 通知出院处 □ 通知患者及其家属出院 □ 向患者交代出院后注意事项 □ 预约复诊日期 □ 出具诊断证明书 □ 可拆缝线
重点医嘱	**长期医嘱** □ 眼科一级或二级护理 □ 抗菌药物+皮质类固醇激素+促进上皮恢复眼药 □ 抗菌药物和皮质类固醇激素全身应用 □ 促神经肌肉恢复药物应用 **临时医嘱** □ 根据病情需要制订	**长期医嘱** □ 眼科二级或三级护理 □ 抗菌药物+皮质类固醇激素+促进上皮恢复眼药 □ 抗菌药物应用不超过 72 小时，如有感染或植入性材料例外 □ 促神经肌肉恢复药物应用 **临时医嘱** □ 根据病情需要制订	**出院医嘱** □ 今日出院 □ 抗菌药物+皮质类固醇激素眼药 □ 口服促神经肌肉恢复药物 □ 眼球运动训练 □ 1 周复诊
病情变异记录	□ 无　□ 有，原因： 1. 2.	□ 无　□ 有，原因： 1. 2.	□ 无　□ 有，原因： 1. 2.
医师签名			

（二）护士表单

眼眶肿瘤临床路径护士表单

适用对象：第一诊断为眼眶肿瘤（ICD-10：C69.6/C79.4/D09.2/D31.6/D48.7）

行眼眶肿瘤摘除术

| 患者姓名： | 性别： | 年龄： | 门诊号： | 住院号： |
| 住院日期： 年 月 日 | 出院日期： 年 月 日 | | | 标准住院日 10~12 天 |

时间	住院第 1 天	住院第 2~3 天	住院第 3~4 天（手术日）
健康宣教	□ 入院宣教 介绍主管医师、护士 介绍环境、设施 介绍住院注意事项	□ 术前宣教 宣教疾病知识、术前准备及手术过程 告知准备物品、沐浴 告知术后饮食、活动及探视注意事项 告知术后可能出现的情况及应对方式 主管护士与患者沟通，了解并指导心理应对 告知家属等候区位置	□ 术后当日宣教 告知术后注意事项 告知饮食、体位要求 告知术后可能出现情况的应对方式 □ 给予患者及家属心理支持 □ 再次明确探视陪护须知
护理处置	□ 核对患者姓名，佩戴腕带 □ 建立入院护理病历 □ 卫生处置：剪指（趾）甲、沐浴，更换病号服 □ 年龄 < 12 岁或 > 80 岁、双眼视力低于 0.05 需陪护 1 人	□ 协助医师完成术前检查，协助完成相关专科检查 □ 卫生处置：洗头、沐浴 □ 剪眉毛、睫毛、冲洗结膜囊	□ 送手术 摘除患者各种活动物品 核对患者资料及术中带药 填写手术交接单，签字确认 □ 接手术 核对患者及资料，签字确认
基础护理	□ 三级护理 □ 晨晚间护理 □ 患者安全管理	□ 三级护理 □ 晨晚间护理 □ 患者安全管理	□ 二级护理 □ 晨晚间护理 □ 患者安全管理
专科护理	□ 护理查体 □ 需要时，填写跌倒及压疮防范表 □ 需要时，请家属陪护 □ 遵嘱抗菌药物滴眼液点术眼（4 次/日） □ 心理护理	□ 遵嘱抗菌药物滴眼液点术眼（4 次/日） □ 心理护理	□ 病情观察，观察术眼情况变化 □ 测量患者 TPR 变化 □ 术前遵医嘱给药 □ 心理护理
重点医嘱	□ 详见医嘱执行单	□ 详见医嘱执行单	□ 详见医嘱执行单
护士签名			

时间	住院第 4~5 天 （术后第 1 日）	住院第 5~9 天 （术后第 2~6 日）	住院第 10~12 天 （出院日）
健康宣教	□ 术后宣教 　眼药作用及频率 　饮食、活动指导 　复查患者对术前宣教内容的 　掌握程度	□ 术后宣教 　眼药作用及频率 　饮食、活动指导	□ 出院宣教 　复查时间 　眼药使用方法与频率 　活动休息 　指导饮食 　指导办理出院手续
护理处置	□ 协助完成眼部相关检查	□ 协助完成眼部相关检查	□ 办理出院手续
基础护理	□ 一级护理 □ 晨晚间护理 □ 患者安全管理	□ 二级护理 □ 晨晚间护理 □ 患者安全管理	□ 二级护理 □ 晨晚间护理 □ 患者安全管理
专科护理	□ 病情观察，询问患者有无恶 　心、呕吐等情况；观察术眼 　情况变化，注意绷带有无脱 　落、渗出物，眼部有无胀痛、 　眼部光感等情况 □ 遵医嘱眼药治疗 □ 心理护理	□ 病情观察，观察术眼情况变 　化，注意绷带有无脱落、渗 　出物，眼部有无胀痛、眼部 　光感等情况 □ 遵医嘱眼药治疗 □ 心理护理	□ 病情观察，观察术眼情况 　变化 □ 遵医嘱眼药治疗 □ 心理护理
重点医嘱	□ 详见医嘱执行单	□ 详见医嘱执行单	□ 详见医嘱执行单
病情变异记录	□ 无　□ 有，原因： 1. 2.	□ 无　□ 有，原因： 1. 2.	□ 无　□ 有，原因： 1. 2.
护士签名			

(三) 患者（家属）表单

眼眶肿瘤临床路径患者（家属）表单

适用对象：第一诊断为眼眶肿瘤（ICD-10：C69.6/C79.4/D09.2/D31.6/D48.7）

行眼眶肿瘤摘除术

患者姓名：		性别： 年龄： 门诊号：		住院号：
住院日期： 年 月 日		出院日期： 年 月 日		标准住院日：10~12天

时间	入 院	手术前	手术当天
医患配合	□ 配合询问病史、收集资料，请务必详细告知既往史、用药史、过敏史 □ 如服用抗凝剂，请明确告知 □ 配合进行体格检查 □ 有任何不适请告知医师	□ 配合完善术前相关检查，如采血、留尿、心电图、X线胸片、眼部特殊检查（CT、MRI、B超等） □ 麻醉师与患者进行术前访视	□ 配合评估手术效果 □ 有任何不适请告知医师
护患配合	□ 配合测量体温、脉搏、呼吸、血压、体重1次 □ 配合完成入院护理评估（简单询问病史、过敏史、用药史） □ 接受入院宣教（环境介绍、病室规定、订餐制度、贵重物品保管等） □ 有任何不适请告知护士	□ 配合测量体温、脉搏、呼吸、询问大便情况1次 □ 接受术前宣教 □ 自行沐浴，加强头部清洁，剪指（趾）甲，男患者剃须 □ 准备好必要用物，吸水管 □ 取下义齿、饰品等，贵重物品交家属保管	□ 清晨测量体温、脉搏、呼吸 □ 送手术室前，协助完成核对，带齐影像资料和术中带药 □ 返回病房后，协助完成核对，配合过病床，配合血压测量 □ 遵医嘱采取正确体位 □ 配合缓解疼痛 □ 有任何不适请告知护士
饮食	□ 普通饮食	□ 普通饮食	□ 普通饮食
排泄	□ 正常排尿便	□ 正常排尿便	□ 正常排尿便
活动	□ 正常活动	□ 正常活动	□ 全身麻醉清醒后，平卧休息约6小时后正常活动

时间	手术后	出 院
医患配合	□ 配合检查眼部情况：眼睑、皮肤及结膜切口、眶压、眼压、眼球运动、眼睑抬举等情况 □ 配合眼部切口换药	□ 接受出院前指导 □ 知道复查程序 □ 获取出院诊断书 □ 预约复诊日期
护患配合	□ 配合定时测量体温、脉搏、呼吸、每日询问排便情况 □ 注意活动安全，避免坠床或跌倒 □ 配合执行探视及陪护	□ 接受出院宣教 □ 办理出院手续 □ 获取出院带药 □ 知道眼药使用频率、方法和眼药保存注意事项 □ 知道复印病历方法
饮食	□ 普通饮食	□ 普通饮食
排泄	□ 正常排尿便 □ 避免便秘	□ 正常排尿便 □ 避免便秘
活动	□ 正常活动，避免疲劳	□ 正常活动，避免疲劳

附：原表单（2016 年版）

眼眶肿瘤临床路径表单

适用对象：第一诊断为眼眶肿瘤

行眼眶肿瘤摘除术

| 患者姓名： | 性别： | 年龄： | 门诊号： | 住院号： |

| 住院日期： 年 月 日 | 出院日期： 年 月 日 | 标准住院日 10~12 天 |

时间	住院第 1 天	住院第 2~3 天	住院第 3~4 天（手术日）
主要诊疗工作	□ 询问病史 □ 体格检查 □ 交代病情 □ 完成首次病程记录和住院病历 □ 开立各种检查单	□ 核实各项检查结果正常 □ 上级医师查房与术前评估 □ 向患者及家属交代术前、术中和术后注意事项 □ 术前讨论确定术式 □ 签署手术知情同意书	□ 术前再次确认患者姓名、性别、年龄和手术眼别 □ 实施手术 □ 完成手术记录 □ 向患者及其家属交代术后注意事项
重点医嘱	**长期医嘱** □ 眼科二级或三级护理 □ 抗菌药物滴眼液点术眼（4 次/日） **临时医嘱** □ 血常规、尿常规 □ 感染性疾病筛查（包括乙型肝炎、丙型肝炎、艾滋病、梅毒） □ 凝血功能检查 □ 心电图、胸透，腹部彩超 □ 血生化（肝肾功能、电解质、血糖、血脂）检查 □ 完善影像学检查	**长期医嘱** □ 眼科二级或三级护理 □ 抗菌药物滴眼液点术眼（4 次/日） **临时医嘱** □ 明日在局部麻醉或全身麻醉行眼眶肿瘤摘除术 □ 术前局部备皮 □ 术前备血 □ 备血凝酶 □ 术前镇静剂	**长期医嘱** □ 眼科一级或二级护理 □ 口服或静脉抗菌药物 □ 抗菌药物+类固醇激素眼药 **临时医嘱** □ 根据病情需要制订 □ 可在术前 30 分钟适当给予抗菌药物
主要护理工作	□ 入院护理评估 □ 健康教育 □ 执行医嘱	□ 手术前物品准备 □ 手术前心理护理 □ 手术前患者准备 □ 执行医嘱	□ 随时观察患者情况 □ 术前冲洗结膜囊 □ 术后心理与基础护理 □ 执行医嘱 □ 术后健康教育
病情变异记录	□ 无 □ 有，原因： 1. 2.	□ 无 □ 有，原因： 1. 2.	□ 无 □ 有，原因： 1. 2.
护士签名	白班 小夜班 大夜班	白班 小夜班 大夜班	白班 小夜班 大夜班
医师签名			

时间	住院第 4~5 天 （术后第 1 日）	住院第 5~9 天 （术后第 2~6 日）	住院第 10~12 天 （出院日）
主要诊疗工作	□ 检查患者术眼 □ 上级医师查房，确定有无手术并发症 □ 更换敷料 □ 完成病程记录 □ 向患者及家属交代术后恢复情况	□ 检查患者术眼 □ 上级医师查房，确定有无手术并发症 □ 更换敷料 □ 完成病程记录 □ 评估患者是否可以出院	□ 上级医师查房，确定是否可以出院，若患者可以出院，则需完成出院记录 □ 通知出院处 □ 通知患者及其家属出院 □ 向患者交代出院后注意事项 □ 预约复诊日期 □ 出具诊断证明书 □ 可拆缝线
重点医嘱	**长期医嘱** □ 眼科一级或二级护理 □ 抗菌药物+类固醇激素+促进上皮恢复滴眼液 □ 抗菌药物和糖皮质激素全身应用 □ 促神经肌肉恢复药物应用 **临时医嘱** □ 根据病情需要制订	**长期医嘱** □ 眼科二级或三级护理 □ 抗菌药物+类固醇激素+促进上皮恢复滴眼液 □ 抗菌药物应用不超过 72 小时，如有感染或植入性材料例外 □ 促神经肌肉恢复药物应用 **临时医嘱** □ 根据病情需要制订	**出院医嘱** □ 今日出院 □ 抗菌药物+类固醇激素眼药 □ 口服促神经肌肉恢复药物 □ 眼球运动训练 □ 1 周复诊
主要护理工作	□ 随时观察患者病情 □ 执行医嘱	□ 随时观察患者病情 □ 执行医嘱	□ 出院宣教 □ 如果患者可以出院，协助患者办理出院手续、交费等事项
病情变异记录	□ 无 □ 有，原因： 1. 2.	□ 无 □ 有，原因： 1. 2.	□ 无 □ 有，原因： 1. 2.
护士签名	白班 / 小夜班 / 大夜班	白班 / 小夜班 / 大夜班	白班 / 小夜班 / 大夜班
医师签名			

参考文献

[1] 中华医学会. 临床诊疗指南·眼科学分册. 北京：人民卫生出版社, 2006.

[2] 杨培增, 范先群. 眼科学. 9 版. 北京：人民卫生出版社, 2018.

[3] 范先群. 眼整形外科学. 北京：科学技术出版社, 2009.

[4] 赵家良. 眼科临床指南. 3 版. 北京：人民卫生出版社, 2018.

[5] 丁双. 560 例儿童霰粒肿外科手术的护理. 当代护士（中旬刊）, 2019, 26（10）：39-40.

[6] 金健蓉. 眼门诊治疗室行霰粒肿手术的体会. 中国实用护理杂志, 2015, 31：94.

[7] 刘家崎, 李凤鸣. 实用眼科学. 北京：人民卫生出版社, 2002：754.

[8] Arun D. Singh, Bertil E. Damato, Jacob Pe'er, et al. 临床眼科肿瘤学. 范先群, 傅希, 曾骏文, 等译. 上海：上海科学技术出版社, 2008.

[9] Adam T. Gerstenblity, Michael P. Rabinowitz. Wills 眼科手册. 6 版. 魏文彬, 译. 北京：科学技术出版社, 2014.

[10] 刘祖国. 眼表疾病学. 北京：人民卫生出版社, 2003.

[11] 陆岩, 葛银屏, 底煜, 等. 黏弹剂在角膜全层裂伤显微缝合术中的应用. 国际眼科杂志, 2013, 13（3）：507-508.

[12] 李林, 司马晶, 窦晓燕, 等. 角膜裂伤修补联合白内障摘出Ⅰ期人工晶状体植入术. 眼外伤职业眼病杂志（附眼科手术）, 2007, 12：921-923.

[13] 谢锡芬, 李海燕. 伴角膜裂伤的外伤性白内障手术的观察及护理. 遵义医学院学报, 2007, 03：404-405.

[14] 李凤鸣, 谢立信. 中华眼科学. 3 版. 北京：人民卫生出版社, 2014.

[15] ME Lim, EG Buckley, SG Prakalapakorn, et al. Update on congenital cataract surgery management. Curr Opin Ophthalmol, 2017, 28（1）：87-92.

[16] Jack J. Kanski. 临床眼科学. 4 版. 徐国兴, 译. 福州：福建科技出版社, 2006：156-178.

[17] 徐国兴. 眼科学基础. 3 版. 北京：高等教育出版社, 2014：204-215.

[18] 崔浩, 王宁利, 徐国兴. 眼科学. 3 版. 北京：北京大学医学出版社, 2013：90-97.

[19] 徐国兴. 视觉康复与眼保健. 福州：福建科技出版社, 2014：76-78.

[20] 葛坚, 王宁利. 眼科学. 3 版. 北京：人民卫生出版社, 2015：225-245.

[21] 徐国兴. 激光眼科学. 北京：高等教育出版社, 2011：129-133.

[22] 席淑新. 眼耳鼻咽喉口腔科护理学. 北京：人民卫生出版社, 2014：78-83.

[23] 卢奕. 眼科临床指南解读·白内障. 北京：人民卫生出版社, 2018.

[24] 刘奕志. 白内障手术学. 3 版. 北京：人民卫生出版社, 2012.

[25] 王宁利. 临床路径释义·眼科分册. 北京：中国协和医科大学出版社, 2018.

[26] 临床路径治疗药物释义专家组. 临床路径治疗药物释义·眼科分册. 北京：中国协和医科大学出版社, 2018.

[27] Kong CF, Lee BWH, George A, et al. Cataract surgery operating times：Relevance to surgical and visual outcomes. J Cataract Refract Surg, 2019, 45（12）：1849.

[28] 姚克, 毕宏生. 屈光性白内障手术学. 北京：人民卫生出版社, 2019.

[29] Roger F Steinert. 白内障手术学. 3 版. 刘奕志, 译. 北京：人民军医出版社, 2012.

［30］张少冲，吕林．临床眼底病（外科卷）．北京：人民卫生出版社，2014.

［31］葛坚，刘奕志．眼科手术学．3版．北京：人民卫生出版社，2015.

［32］中华医学会眼科学分会青光眼学组．我国原发性青光眼诊断和治疗专家共识（2014年）．中华眼科杂志，2014，50（5）：382-383.

［33］中华医学会眼科学分会青光眼学组．中国原发性闭角型青光眼诊治方案专家共识（2019年）．中华眼科杂志，2019，55（5）：325-328.

［34］中华医学会眼科学分会青光眼学组，中国医师协会眼科医师分会青光眼学组．中国青光眼指南（2020年）．中华眼科杂志，2020，56（8）：573-586.

［35］杨培增．葡萄膜炎诊治概要．北京：人民卫生出版社，2016.

［36］张承芬．眼底病学．2版．北京：人民卫生出版社，2010.

［37］文峰，易长贤．临床眼底病（内科卷）．北京：人民卫生出版社，2015.

［38］Avery RL, Bakri SJ, Blumenkranz MS, et al. Intravitreal injection technique andmonitoring：updated guidelines of an expert panel. Retina, 2014 Dec, 34 Suppl 12：S1-S18.

［39］中华医学会眼科学分会眼底病学组．我国视网膜病玻璃体腔注药术质量控制标准．中华眼科杂志，2015，51（12）：892-895.

［40］中华医学会．临床技术操作规范·眼科学分册．北京：人民军医出版社，2007.

［41］葛坚，王宁利．眼科学（8年制版）．北京：人民卫生出版社，2015.

［42］RF Spaide, GJ Jaffe, D Sarrafet al. Consensus Nomenclature for Reporting Neovascular Age-Related Macular Degeneration Data. Ophthalmology, 2020, 127：616-636.

［43］Stephen J. Ryan , C. P. Wilkinson. 视网膜．4版．黎晓新，赵家良，惠延年，等译．天津：天津科技翻译出版公司，2011.

［44］中华医学会．临床诊疗指南·眼科学分册．北京：人民卫生出版社，2006.

［45］瞿佳．眼科学．2版．北京：高等教育出版社，2015.

［46］吴文灿，瞿佳．眼鼻相关微创外科学．北京：人民卫生出版社，2020.

［47］中华医学会眼科学分会神经眼科学组．我国外伤性视神经病变内镜下经鼻视神经管减压术专家共识（2016年）．中华眼科杂志，2016，52（012）：889-893.

［48］中华医学会眼科学分会神经眼科学组．我国非动脉炎性前部缺血性视神经病变诊断和治疗专家共识（2015年）．中华眼科杂志，2015，51（5）：323-326.

［49］马建民，杨新吉，张铁民．眼眶疾病常用手术入路．北京：中华医学电子音像出版社．2013.

［50］魏文斌，施玉英．眼科手术操作与技巧．2版．北京：人民卫生出版社，2016.

［51］Aaron fay, Peter J. Dolman. 眼眶及眼附属器疾病．马建民，主译．北京：人民卫生出版社，2019.

［52］Hans-J Welkoborsky, Burkhard Wiechens, Michael L. Hinni. 眼眶病多学科协同诊疗．马建民，杨新吉，译．北京：科学出版社，2019.

附录 1

眼眶肿瘤临床路径病案质量监控表单

1. 进入临床路径标准

疾病诊断：眼眶肿瘤（ICD-10：C69.6/C79.4/D09.2/D31.6/D48.7）

手术操作：眶内肿物切除术

2. 病案质量监控表

监控项目 / 监控重点 / 住院时间	评估要点	监控内容	分数	减分理由	备注
病案首页	主要诊断名称及编码	眼眶肿瘤（ICD-10：C69.6/C79.4/D09.2/D31.6/D48.7）	5□ 4□ 3□ 1□ 0□		
	主要手术名称及编码	眶内肿物切除术			
	其他诊断名称及编码	无遗漏，编码准确			
	病案首页填写	内容完整、准确、无遗漏	5□ 4□ 3□ 1□ 0□		
住院第1天	入院记录 现病史	主要症状 是否记录： 1. 复视 2. 视力下降 3. 眼球突出 4. 眼球活动障碍 5. 眼睑抬举异常	5□ 4□ 3□ 1□ 0□		入院24小时内完成
		病情演变过程 是否描述主要症状的演变过程，如： 1. 眼球疼痛 2. 复视加重 3. 视力下降加剧 4. 进展性眼球突出	5□ 4□ 3□ 1□ 0□		

续　表

监控项目 / 监控重点 / 住院时间		评估要点		监控内容	分数	减分理由	备注
住院第1天	入院记录	现病史	其他伴随症状	是否记录伴随症状，如： 1. 眼部疼痛 2. 眼睑肿胀及下垂 3. 伴有头痛	5□ 4□ 3□ 1□ 0□		入院24小时内完成
			院外诊疗过程	是否记录诊断、治疗情况，如： 1. 眼科常规检查，眼眶常规检查 2. 血常规、尿常规、凝血功能、血生化（包括肝肾功能、电解质、血糖、血脂）；感染性疾病筛查（包括乙型肝炎、丙型肝炎、艾滋病、梅毒） 3. 影像学检查：眼眶CT（轴位、冠状位、矢状位）；眼眶MRI检查（轴位、冠状位、矢状位）；B超和/或CDFI检查 4. 院外治疗过程	5□ 4□ 3□ 1□ 0□		
		既往史 个人史 家族史		是否按照病历书写规范记录，并重点记录： 1. 家族史 2. 其他眼眶肿瘤病史 3. 眼部及全身用药史	5□ 4□ 3□ 1□ 0□		
		体格检查		是否按照病历书写规范记录，并记录重要体征，无遗漏，如： 1. 视力下降 2. 有无斜视、复视 3. 眼睑水肿及位置异常 4. 眼球活动障碍 5. 眼突度及眼球位置改变 6. 眼底检查	5□ 4□ 3□ 1□ 0□		
		辅助检查		是否记录住院前辅助检查结果，如： 1. 心电图 2. 眼部CT扫描、MRI扫描，AB超、视野、VEP等 3. 胸部X线检查、腹部彩超 4. 排除继发与转移病变的相关检查	5□ 4□ 3□ 1□ 0□		

续　表

监控项目\监控重点\住院时间		评估要点	监控内容	分数	减分理由	备注
住院第1天	首次病程记录	病例特点	是否简明扼要，重点突出，无遗漏： 1. 慢性进展性眼球突出 2. 患侧眼胀痛，伴有头痛 3. 眼突度、眼球位置改变；斜视、复视和眼球运动受限 4. 影像学检查提示眼眶肿瘤病变 5. 其他合并症及伴随疾病	5□ 4□ 3□ 1□ 0□		入院8小时内完成
		初步诊断	第一诊断为：眼眶肿瘤（ICD-10：D48.722）	5□ 4□ 3□ 1□ 0□		
			是否充分、分析合理： 根据《临床诊疗指南·眼科学分册》（中华医学会编著，人民卫生出版社） 1. 病史：眼球突出时间 2. 症状：患侧眼痛、严重时伴有头痛、复视 3. 体格检查：视力下降眼突度、眼球位置改变；有无斜视、复视和眼球运动受限 4. 影像学检查：眼眶MRI、CT及B超可显示眼眶肿瘤病变	5□ 4□ 3□ 1□ 0□		
		鉴别诊断	是否根据病例特点与下列疾病鉴别： 1. 甲状腺相关眼病 2. 炎性假瘤 3. 全身恶性肿瘤眼眶转移	5□ 4□ 3□ 1□ 0□		

续 表

监控项目 / 监控重点 / 住院时间		评估要点	监控内容	分数	减分理由	备注
住院第1天	首次病程记录	诊疗计划	是否全面并具有个性化： 根据《临床技术操作规范·眼科学分册》 （中华医学会编著，人民军医出版社） 1. 眼科常规检查 2. 眼眶常规检查 3. 血常规、尿成规、凝血功能、血生化（包括肝肾功能、电解质、血糖、血脂） 4. 感染性疾病筛查（乙型肝炎、丙型肝炎、艾滋病、梅毒） 5. 心电图；腹部X线片；腹部彩超 6. 影像学检查：眼眶CT（轴位、冠状位及矢状位）；B超和/或CDFI检查；眼眶MRI检查（轴位、冠状位及矢状位） 7. 排除继发与转移病变的相关检查 8. 心血管疾病、肝肾疾病及糖尿病的排查与评估	5□ 4□ 3□ 1□ 0□		入院8小时内完成
	病程记录	上级医师查房记录	是否有重点内容并结合本病例： 1. 补充病史和查体 2. 诊断、鉴别诊断分析 3. 完善术前检查 4. 提示需要观察和注意的内容	5□ 4□ 3□ 1□ 0□		入院48小时内完成
		住院医师查房记录	是否记录、分析全面： 1. 主要症状体征的变化，病情变化 2. 具体治疗措施和术前准备 3. 记录上级医师查房意见的执行情况 4. 知情告知情况，患者及家属意见	5□ 4□ 3□ 1□ 0□		
住院第2~3天	病程记录	住院医师查房记录	是否记录： 1. 术前准备情况，请相应科室会诊情况 2. 向患者或家属交代术前、术中和术后注意事项 3. 记录手术者术前查看患者的情况	5□ 4□ 3□ 1□ 0□		
		上级医师查房记录	是否记录： 1. 完善术前检查，术前评估 2. 确定有手术指征，确定手术方案 3. 手术适应证：无影响手术操作或影响术后恢复的全身性疾病	5□ 4□ 3□ 1□ 0□		

续　表

住院时间 / 监控项目 / 监控重点		评估要点	监控内容	分数	减分理由	备注
住院第2~3天	麻醉知情同意书		是否记录： 1. 一般项目 2. 术前诊断 3. 拟行手术方式 4. 拟行麻醉方式 5. 患者基础疾病及可能对麻醉产生影响的特殊情况 6. 麻醉中拟行的有创操作和监测 7. 麻醉风险，麻醉中及麻醉后可能发生的并发症及应对措施 8. 患者签署意见并签名，如为家属或代理人要有授权委托书 9. 麻醉医师签字，并写明日期时间	5□ 4□ 3□ 1□ 0□		
	麻醉术前访视记录		是否记录： 1. 患者自然信息 2. 患者一般情况 3. 简要病史 4. 与麻醉相关的辅助检查结果 5. 拟行手术方式 6. 拟行麻醉方式 7. 麻醉适应证 8. 麻醉风险及预防措施和麻醉中需注意的问题 9. 术前麻醉医嘱 10. 麻醉医师签字，并写明日期时间	5□ 4□ 3□ 1□ 0□		麻醉医师术前完成
	输血知情同意书		是否记录： 1. 一般项目 2. 输血指征 3. 拟输血成分 4. 输血前有关检查结果 5. 输血风险及可能产生的不良后果及应对措施 6. 患者签署意见并签名，如为家属或代理人要有授权书 7. 医师签名并填写日期	5□ 4□ 3□ 1□ 0□		

续　表

监控项目 / 监控重点 / 住院时间		评估要点	监控内容	分数	减分理由	备注
住院第 2~3 天	手术知情同意书		是否记录： 1. 术前诊断 2. 手术名称 3. 术式选择及有可能改变的术式 4. 术中、术后可能出现的并发症应对措施 5. 手术风险 6. 患者签署意见并签名，如为家属或代理人要有授权委托书 7. 经治医师和术者签名	5□ 4□ 3□ 1□ 0□		
	术前小结		是否记录： 1. 简要病情 2. 术前诊断及诊断依据 3. 手术指征 4. 拟行手术名称和方式 5. 拟行麻醉方式 6. 术前准备 7. 术中注意事项 8. 术后处置意见 9. 术者术前查看患者的情况	5□ 4□ 3□ 1□ 0□		住院医师
	术前讨论		是否记录： 1. 讨论地点时间 2. 参加者及主持者的姓名、职称 3. 简要病情 4. 术前诊断及术前准备情况 5. 手术指证及手术方案 6. 可能出现的意外和防范措施 7. 具体讨论意见和主持人小结 8. 记录者签名	5□ 4□ 3□ 1□ 0□		住院医师
住院第 3~4 天 （手术日）	麻醉记录单		是否记录： 1. 一般项目 2. 患者一般情况和术前特殊情况 3. 麻醉前用药及效果 4. 术前及术中疾病诊断 5. 手术方式及日期 6. 麻醉方式 7. 麻醉诱导及各项操作开始及结束时间 8. 麻醉期间用药名称、方式及剂量 9. 麻醉期间特殊或突发情况及处理 10. 术中出血量、输血量、输液量等 11. 手术起止时间 12. 麻醉医师签名	5□ 4□ 3□ 1□ 0□		麻醉医师

续 表

监控项目\监控重点\住院时间		评估要点	监控内容	分数	减分理由	备注
住院第3~4天（手术日）	麻醉术后访视记录		是否记录： 1. 一般项目 2. 患者一般情况 3. 目前麻醉恢复情况，清醒时间 4. 术后医嘱、是否拔除气管插管等 5. 如有特殊情况应详细记录 6. 麻醉医师签字并填写日期	5□ 4□ 3□ 1□ 0□		麻醉医师麻醉后24小时内完成
	手术记录		是否记录： 1. 一般项目 2. 手术日期 3. 术前及术中诊断 4. 手术名称 5. 手术医师（术者及助手）姓名 6. 护士姓名（分别记录刷手及巡回护士） 7. 输血量、特殊成分输血、输液量 8. 麻醉方法 9. 手术经过 10. 术中耗材 11. 术后患者去向：是否回病房 12. 医师签字	5□ 4□ 3□ 1□ 0□		术者书写术后24小时内完成
	手术安全核查记录		是否记录： 1. 手术安全核查记录单并且填写完整 2. 手术医师、麻醉医师和手术护士三方核对，并签字齐全	5□ 4□ 3□ 1□ 0□		
	手术清点记录		是否记录： 1. 一般项目 2. 术中所用各种器械和敷料数量的清点核对 3. 巡回护士和手术器械护士签名	5□ 4□ 3□ 1□ 0□		
	术后首次病程记录		是否记录： 1. 手术时间 2. 术中诊断 3. 麻醉方式 4. 手术简要经过 5. 术后处理措施 6. 术后患者一般情况 7. 术后医嘱及应当特别注意观察的事项	5□ 4□ 3□ 1□ 0□		由参加手术者术后8小时内完成

续　表

监控项目＼监控重点＼住院时间		评估要点	监控内容	分数	减分理由	备注
住院第4~5天（术后第1天）	病程记录	住院医师查房记录	是否记录、分析如下内容： 1. 视力、眼球运动、眼睑运动等情况 2. 评估辅助检查结果	5□ 4□ 3□ 1□ 0□		
		上级医师查房记录	是否记录： 1. 术后病情评估 2. 确定是否有术后并发症 3. 术后需要注意的事项 4. 术后治疗方案 5. 补充、更改诊断分析和确定诊断分析	5□ 4□ 3□ 1□ 0□		
住院第5~9天（术后第2~6天）	病程记录	住院医师查房记录	是否记录、分析： 1. 记录视力、眼球运动、眼睑运动等情况 2. 记录向患者及其家属交代出院后注意事项，预约复诊日期 3. 目前的治疗情况 4. 出院指征 5. 出院后的治疗方案 6. 注意视力、切口、眼球运动、眼睑运动等情况	5□ 4□ 3□ 1□ 0□		
		上级医师查房记录	是否记录、分析： 1. 手术疗效评估，预期目标完成情况 2. 如出现眶内出血、眼球运动障碍、眼睑下垂等，及时进行相关处理 3. 根据术后眼球突出、眶内有无出血、眼睑运动及切口愈合等情况确定是否符合出院标准 4. 出院后治疗方案	5□ 4□ 3□ 1□ 0□		
住院第10~12天（出院日）	病程记录	住院医师查房记录	是否记录： 1. 视力、眼球运动、眼睑运动、切口愈合等 2. 向患者交代出院后的后续治疗及相关注意事项	5□ 4□ 3□ 1□ 0□		

续 表

监控项目 住院时间	监控重点	评估要点	监控内容	分数	减分理由	备注
住院第10~12天（出院日）	出院记录		记录是否齐全，重要内容无遗漏，如： 1. 常规项目 2. 出院后的治疗方案 3. 出院带药：名称、用量、使用方法。需要调整的药物要注明调整的方法，如口服糖皮质激素 4. 出院后患者需要注意的事项 5. 出院1周后门诊复诊，根据切口愈合情况，拆除切口缝线 6. 术后若应用糖皮质激素滴眼液，需要按时复查眼压 7. 半年左右可以根据情况复查眼眶 MRI 或 CT	5□ 4□ 3□ 1□ 0□		住院医师
	特殊检查、特殊治疗同意书的医学文书		内容包括自然项目（另页书写时）、特殊检查、特殊治疗项目名称、目的、可能出现的并发症及风险或替代治疗方案、患者或家属签署是否同意检查或治疗、患者签名、医师签名等	5□ 4□ 3□ 1□ 0□		
	病危（重）通知书		自然项目（另页书写时）、目前诊断、病情危重情况，患方签名、医师签名并填写日期	5□ 4□ 3□ 1□ 0□		
医嘱	长期医嘱	住院第1天	1. 眼科二级或三级护理 2. 抗菌药物滴眼液点术眼（4次/日）	5□ 4□ 3□ 1□ 0□		
		住院第2~3天（术前准备日）	1. 眼科二级或三级护理 2. 抗菌药物滴眼液点术眼（4次/日）			
		住院第3~4天（手术日）	1. 眼科一级或二级护理 2. 口服或静脉注射抗菌药物 3. 抗菌药物+类固醇激素眼药 4. 全身应用糖皮质激素			
		住院第4~5天（术后第1日）	1. 眼科一级或二级护理 2. 抗菌药物和糖皮质激素应用 3. 若出现眼部神经受损情况，可应用促神经肌肉恢复药物			

续 表

监控项目 \ 监控重点 \ 住院时间		评估要点	监控内容	分数	减分理由	备注
医嘱	长期医嘱	住院第5~9天（术后2~6日）	1. 眼科二级或三级护理 2. 抗菌药物+类固醇激素 3. 抗菌药物应用不超过72小时，如有感染或植入性材料例外			
		住院第10~12天（出院日）	1. 今日出院 2. 抗菌药物+类固醇激素眼药 3. 眼球运动训练 4. 1周复诊			
	临时医嘱	住院第1天	1. 血常规、尿常规 2. 感染性疾病筛查（包括乙型肝炎、丙型肝炎、艾滋病、梅毒） 3. 凝血功能检查 4. 心电图、胸透 5. 血生化（肝肾功能、电解质、血糖、血脂）检查 6. 完善眼眶影像学检查	5□ 4□ 3□ 1□ 0□		
		住院第2~3天（术前准备日）	1. 明日在局部麻醉或全麻行眼眶肿瘤摘除术 2. 术前局部备皮 3. 术前备血 4. 血凝酶 5. 术前镇静剂			
		住院第3~4天（手术日）	1. 根据病情需要制定 2. 可在术前30分钟适当给予抗菌药物			
		住院第4~5天（术后第1日）	1. 换药 2. 观察有无眶内出血、感染等情况 3. 大致检查视力 4. 眼睑运动、眼球运动			

监控项目 住院时间	监控重点	评估要点	监控内容	分数	减分理由	备注
医嘱	临时医嘱	住院第5~9天（术后2~6日）	1. 换药 2. 观察有无眶内出血、感染等情况 3. 大致检查视力 4. 眼睑运动、眼球运动	5□ 4□ 3□ 1□ 0□		
		住院第10~12天（出院日）	1. 今日出院 2. 抗菌药物+类固醇激素眼药 3. 眼球运动训练 4. 1周复诊			
一般书写规范		各项内容	完整、准确、清晰、签字	5□ 4□ 3□ 1□ 0□		
变异情况		变异条件及原因	1. 入院后发现合并其他疾病需及时治疗 2. 手术前出现特殊不适影响手术正常进行 3. 全身检查结果异常需延迟手术 4. 患者不能配合手术或其他治疗 5. 出现药物不良反应或过敏 6. 术后诊断非肿瘤 7. 术后出现感染和感染征象 8. 术后出现较明显并发症（如视力损害、眼睑及眼球运动障碍、复视等） 9. 术后病理检查结果不能及时报告，根据病理检查结果需再次手术或转科治疗 10. 其他因素导致的需中途退出路径	5□ 4□ 3□ 1□ 0□		

附录 2

制定/修订《临床路径释义》的基本方法与程序

曾宪涛　蔡广研　陈香美　陈新石　葛立宏　高润霖　顾　晋　韩德民
贺大林　胡盛寿　黄晓军　霍　勇　李单青　林丽开　母义明　钱家鸣
任学群　申昆玲　石远凯　孙　琳　田　伟　王　杉　王行环　王宁利
王拥军　邢小平　徐英春　鱼　锋　张力伟　郑　捷　郎景和

中华人民共和国国家卫生和计划生育委员会采纳的临床路径（Clinical pathway）定义为针对某一疾病建立的一套标准化治疗模式与诊疗程序，以循证医学证据和指南为指导来促进治疗和疾病管理的方法，最终起到规范医疗行为，减少变异，降低成本，提高质量的作用。世界卫生组织（WHO）指出临床路径也应当是在循证医学方法指导下研发制定，其基本思路是结合诊疗实践的需求，提出关键问题，寻找每个关键问题的证据并给予评价，结合卫生经济学因素等，进行证据的整合，诊疗方案中的关键证据，通过专家委员会集体讨论，形成共识。可以看出，遵循循证医学是制定/修订临床路径的关键途径。

临床路径在我国已推行多年，但收效不甚理想。当前，在我国推广临床路径仍有一定难度，主要是因为缺少系统的方法论指导和医护人员循证医学理念薄弱[1]。此外，我国实施临床路径的医院数量少，地域分布不平衡，进入临床路径的病种数量相对较少，病种较单一；临床路径实施的持续时间较短[2]，各学科的临床路径实施情况也参差不齐。英国国家与卫生保健研究所（NICE）制定临床路径的循证方法学中明确指出要定期检索证据以确定是否有必要进行更新，要根据惯用流程和方法对临床路径进行更新。我国三级综合医院评审标准实施细则（2013年版）中亦指出"根据卫生部《临床技术操作规范》《临床诊疗指南》《临床

路径管理指导原则（试行）》和卫生部各病种临床路径，遵循循证医学原则，结合本院实际筛选病种，制定本院临床路径实施方案"。我国医疗资源、医疗领域人才分布不均衡[3]，并且临床路径存在修订不及时和篇幅限制的问题，因此依照国家卫生和计划生育委员会颁发的临床路径为蓝本，采用循证医学的思路与方法，进行临床路径的释义能够为有效推广普及临床路径、适时优化临床路径起到至关重要的作用。

基于上述实际情况，为规范《临床路径释义》制定/修订的基本方法与程序，本团队使用循证医学[4]的思路与方法，参考循证临床实践的制定/修订的方法[5]制定本共识。

一、总则

1. 使用对象：本《制定/修订<临床路径释义>的基本方法与程序》适用于临床路径释义制定/修订的领导者、临床路径的管理参加者、评审者、所有关注临床路径制定/修订者，以及实际制定临床路径实施方案的人员。

2. 临床路径释义的定义：临床路径释义应是以国家卫生和计划生育委员会颁发的临床路径为蓝本，克服其篇幅有限和不能及时更新的不足，结合最新的循证医学证据和更新的临床实践指南，对临床路径进行解读；同时在此基础上，制定出独立的医师表单、护士表单、患者表单、临床药师表单，从而达到推广和不

断优化临床路径的目的。

3. 制定/修订必须采用的方法：制定/修订临床路径释义必须使用循证医学的原理及方法，更要结合我国的国情，注重应用我国本土的医学资料，整个过程避免偏倚，符合便于临床使用的需求。所有进入临床路径释义的内容均应基于对现有证据通过循证评价形成的证据以及对各种可选的干预方式进行利弊评价之后提出的最优指导意见。

4. 最终形成释义的要求：通过提供明晰的制定/修订程序，保证制定/修订临床路径释义的流程化、标准化，保证所有发布释义的规范性、时效性、可信性、可用性和可及性。

5. 临床路径释义的管理：所有临床路径的释义工作均由卫生和计划生育委员会相关部门统一管理，并委托相关学会、出版社进行制定/修订，涉及申报、备案、撰写、表决、发布、试用反馈、实施后评价等环节。

二、制定/修订的程序及方法

1. 启动与规划：临床路径释义制定/修订前应得到国家相关管理部门的授权。被授权单位应对已有资源进行评估，并明确制定/修订的目的、资金来源、使用者、受益者及时间安排等问题。应组建统一的指导委员会，并按照学科领域组建制定/修订指导专家委员会，确定首席专家及所属学科领域各病种的组长、编写秘书等。

2. 组建编写工作组：指导委员会应由国家相关管理部门的领导、临床路径所涉及的各个学科领域的专家、医学相关行业学会的领导、卫生经济学领域专家、循证医学领域专家、期刊编辑与传播领域专家、出版社领导、病案管理专家、信息部门专家、医院管理者等构成。按照学科组建编写工作小组，编写小组由首席专家、组长、编写秘书等人员组成，首席专家应由该学科领域具有权威性与号召力的专家担任，负责总体的设计和指导，并具体领导工作的开展。应为首席专家配备 1~2 名编写秘书，负责整个制定/修订过程的联络工作。按照领域疾病具体病种来遴选组长，再由组长遴选参与制定/修订的专家及秘书。例如，以消化系统疾病的临床路径释义为例，选定首席专家及编写秘书后，再分别确定肝硬化腹水临床路径释义、胆总管结石临床路径释义、胃十二指肠临床路径释义等的组长及组员。建议组员尽量是由具有丰富临床经验的年富力强的且具有较高编写水平及写作经验的一线临床专家组成。

3. 召开专题培训：制定/修订工作小组成立后，在开展释义制定/修订工作前，就流程及管理原则、意见征询反馈的流程、发布的注意事项、推广和实施后结局（效果）评价等方面，对工作小组全体成员进行专题培训。

4. 确定需要进行释义的位点：针对国家正式发布的临床路径，由各个专家组根据各级医疗机构的理解情况、需要进一步解释的知识点、当前相关临床研究及临床实践指南的进展进行讨论，确定需要进行释义的位点。

5. 证据的检索与重组：对于固定的知识点，如补充解释诊断的内容可以直接按照教科书、指南进行释义。诊断依据、治疗方案等内容，则需要检索行业指南、循证医学证据进行释义。与循证临床实践指南[5]类似，其证据检索是一个"从高到低"的逐级检索的过程。即从方法学质量高的证据向方法学质量低的证据的逐级检索。首先检索临床实践指南、系统评价/Meta 分析、卫生技术评估、卫生经济学研究。如果有指南、系统评价/Meta 分析则直接作为释义的证据。如果没有，则进一步检索是否有相关的随机对照试验（RCT），再通过RCT 系统评价/Meta 分析的方法形成证据体作为证据。除临床大数据研究或因客观原因不能设计为 RCT 和诊断准确性试验外，不建议选择非随机对照试验作为释义的证据。

6. 证据的评价：若有质量较高、权威性较好的临床实践指南，则直接使用指南的内容；指南未涵盖的使用系统评价/Meta 分析、卫生技术评估及药物经济学研究证据作为补充。若无指南或指南未更新，则主要使用系统评价/Meta 分析、卫生技术评估及药物经济学研究作为证据。此处需注意系统评价/Meta 分析、卫生技术评估是否需要更新或重新制作，以及有无临床大数据研究的结果。需要采用AGREE Ⅱ工具[5]对临床实践指南的方法学质量进行评估，使用 AMSTAR 工具或 ROBIS 工具评价系统评价/Meta 分析的方法学质量[6-7]，使用 Cochrane 风险偏倚评估工具评价 RCT 的方法学质量[7]，采用 QUADAS-2 工具评价诊断准确性试验的方法学质量[8]，采用 NICE 清单、SIGN 清单或 CASP 清单评价药物经济学研究的方法学质量[9]。

证据质量等级及推荐级别建议采用 GRADE 方法学体系或牛津大学循证医学中心（Oxford Centre for Evidence-Based Medicine，OCEBM）制定推出的证据评价和推荐强度体系[5]进行评价，亦可由临床路径释义编写工作组依据 OCEBM 标准结合实际情况进行修订并采用修订的标准。为确保整体工作的一致性和完整性，对于质量较高、权威性较好的临床实践指南，若其采用的证据质量等级及推荐级别与释义工作组相同，则直接使用；若不同，则重新进行评价。应优先选用基于我国人群的研究作为证据；若非基于我国人群的研究，在进行证据评价和推荐分级时，应由编写专家组制定适用性评价的标准，并依此进行证据的适用性评价。

7. 利益冲突说明：WHO 对利益冲突的定义为："任何可能或被认为会影响到专家提供给 WHO 建议的客观性和独立性的利益，会潜在地破坏或对 WHO 工作起负面作用的情况。"因此，其就是可能被认为会影响专家履行职责的任何利益。

因此，参考国际经验并结合国内情况，所有参与制定/修订的专家都必须声明与《临床路径释义》有关的利益关系。对利益冲突的声明，需要做到编写工作组全体成员被要求公开主要经济利益冲突（如收受资金以与相关产业协商）和主要学术利益冲突（如与推荐意见密切相关的原始资料的发表）。主要经济利益冲突的操作定义包括咨询服务、顾问委员会成员以及类似产业。主要学术利益冲突的操作定义包括与推荐意见直接相关的原始研究和同行评议基金的来源（政府、非营利组织）。工作小组的负责人应无重大的利益冲突。《临床路径释义》制定/修订过程中认为应对一些重大的冲突进行管理，相关措施包括对相关人员要求更为频繁的对公开信息进行更新，并且取消与冲突有关的各项活动。有重大利益冲突的相关人员，将不参与就推荐意见方向或强度进行制定的终审会议，亦不对存在利益冲突的推荐意见进行投票，但可参与讨论并就证据的解释提

供他们的意见。

8. 研发相关表单：因临床路径表单主要针对医师，而整个临床路径的活动是由医师、护师、患者、药师和检验医师共同完成的。因此，需要由医师、护师和方法学家共同制定/修订医师表单、护士表单和患者表单，由医师、药师和方法学家共同制定/修订临床药师表单。

9. 形成初稿：在上述基础上，按照具体疾病的情况形成初稿，再汇总全部初稿形成总稿。初稿汇总后，进行相互审阅，并按照审阅意见进行修改。

10. 发布/出版：修改完成，形成最终的文稿，通过网站进行分享，或集结成专著出版发行。

11. 更新：修订《临床路径释义》可借鉴医院管理的 PDSA 循环原理［计划（plan），实施（do），学习（study）和处置（action）］对证据进行不断的评估和修订。因此，发布/出版后，各个编写小组应关注研究进展、读者反馈信息，适时的进行《临床路径释义》的更新。更新/修订包括对知识点的增删、框架的调改等。

三、编制说明

在制/修订临床路径释义的同时，应起草《编制说明》，其内容应包括工作简况和制定/修订原则两大部分。

1. 工作简况：包括任务来源、经费来源、协作单位、主要工作过程、主要起草人及其所做工作等。

2. 制定/修订原则：包括以下内容：（1）文献检索策略、信息资源、检索内容及检索结果；（2）文献纳入、排除标准，论文质量评价表；（3）专家共识会议法的实施过程；（4）初稿征求意见的处理过程和依据：通过信函形式、发布平台、专家会议进行意见征询；（5）制/修订小组应认真研究反馈意见，完成意见汇总，并对征询意见稿进行修改、完善，形成终稿；（6）上一版临床路径释义发布后试行的结果：对改变临床实践及临床路径执行的情况，患者层次、实施者层次和组织者层次的评价，以及药物经济学评价等。

参考文献

[1] 于秋红,白水平,栾玉杰,等.我国临床路径相关研究的文献回顾 [J].护理学杂志,2010,25(12):85-87.DOI:10.3870/hlxzz.2010.12.085.

[2] 陶红兵,刘鹏珍,梁婧,等.实施临床路径的医院概况及其成因分析 [J].中国医院管理,2010,30(2):28-30.DOI:10.3969/j.issn.1001-5329.2010.02.013.

[3] 彭明强.临床路径的国内外研究进展 [J].中国循证医学杂志,2012,12(6):626-630.DOI:10.3969/j.issn.1672-2531.2010.06.003.

[4] 曾宪涛.再谈循证医学 [J].武警医学,2016,27(7):649-654.DOI:10.3969/j.issn.1004-3594.2016.07.001.

[5] 王行环.循证临床实践指南的研发与评价 [M].北京:中国协和医科大学出版社,2016:1-188.

[6] Whiting P, Savović J, Higgins JP, et al. ROBIS: A new tool to assess risk of bias in systematic reviews was developed [J]. J Clin Epidemiol, 2016, 69: 225-234. DOI: 10.1016/j.jclinepi.2015.06.005.

[7] 曾宪涛,任学群.应用 STATA 做 Meta 分析 [M].北京:中国协和医科大学出版社,2017:17-24.

[8] 邹兰,张永,曾宪涛.QUADAS-2 在诊断准确性研究的质量评价工具中的应用 [J].湖北医药学院学报,2013,32(3):201-208.DOI:10.10.7543/J.ISSN.1006-9674.2013.03.004.

[9] 桂裕亮,韩晟,曾宪涛,等.卫生经济学评价研究方法学治疗评价工具简介 [J].河南大学学报(医学版),2017,36(2):129-132.DOI:10.15991/j.cnki.41-1361/r.2017.02.010.

DOI:10.3760/cma.j.issn.0376-2491.2017.40.004

基金项目:国家重点研发计划专项基金(2016YFC0106300)

作者单位:430071 武汉大学中南医院泌尿外科循证与转化医学中心(曾宪涛、王行环);解放军总医院肾内科(蔡广研、陈香美),内分泌科(母义明);《中华医学杂志》编辑部(陈新石);北京大学口腔医学院(葛立宏);中国医学科学院阜外医院(高润霖、胡盛寿);北京大学首钢医院(顾晋);首都医科大学附属北京同仁医院耳鼻咽喉头颈外科(韩德民),眼科中心(王宁利);西安交通大学第一附属医院泌尿外科(贺大林);北京大学人民医院血液科(黄晓军),胃肠外科(王杉);北京大学第一医院心血管内科(霍勇);中国医学科学院北京协和医院胸外科(李单青),消化内科(钱家鸣),内分泌科(邢小平),检验科(徐英春),妇产科(郎景和);中国协和医科大学出版社临床规范诊疗编辑部(林丽开);河南大学淮河医院普通外科(任学群);首都医科大学附属北京儿童医院(申昆玲、孙琳);中国医学科学院肿瘤医院(石远凯);北京积水潭医院脊柱外科(田伟、鱼锋);首都医科大学附属北京天坛医院(王拥军、张力伟);上海交通大学医学院附属瑞金医院皮肤科(郑捷)

通信作者:郎景和,Email:langjh@hotmil.com